U0332327

想象另一种可能

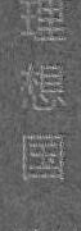

imaginist

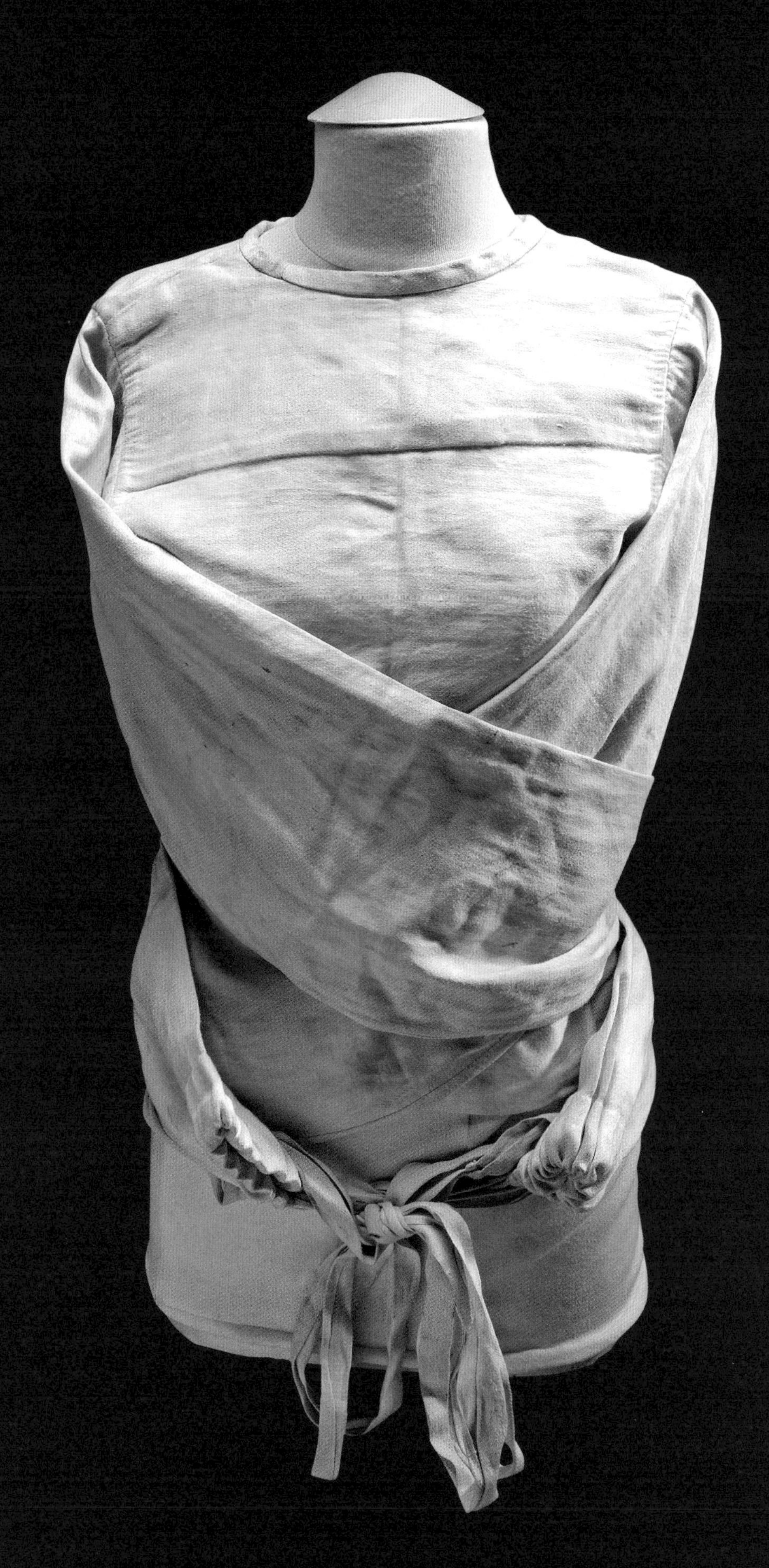

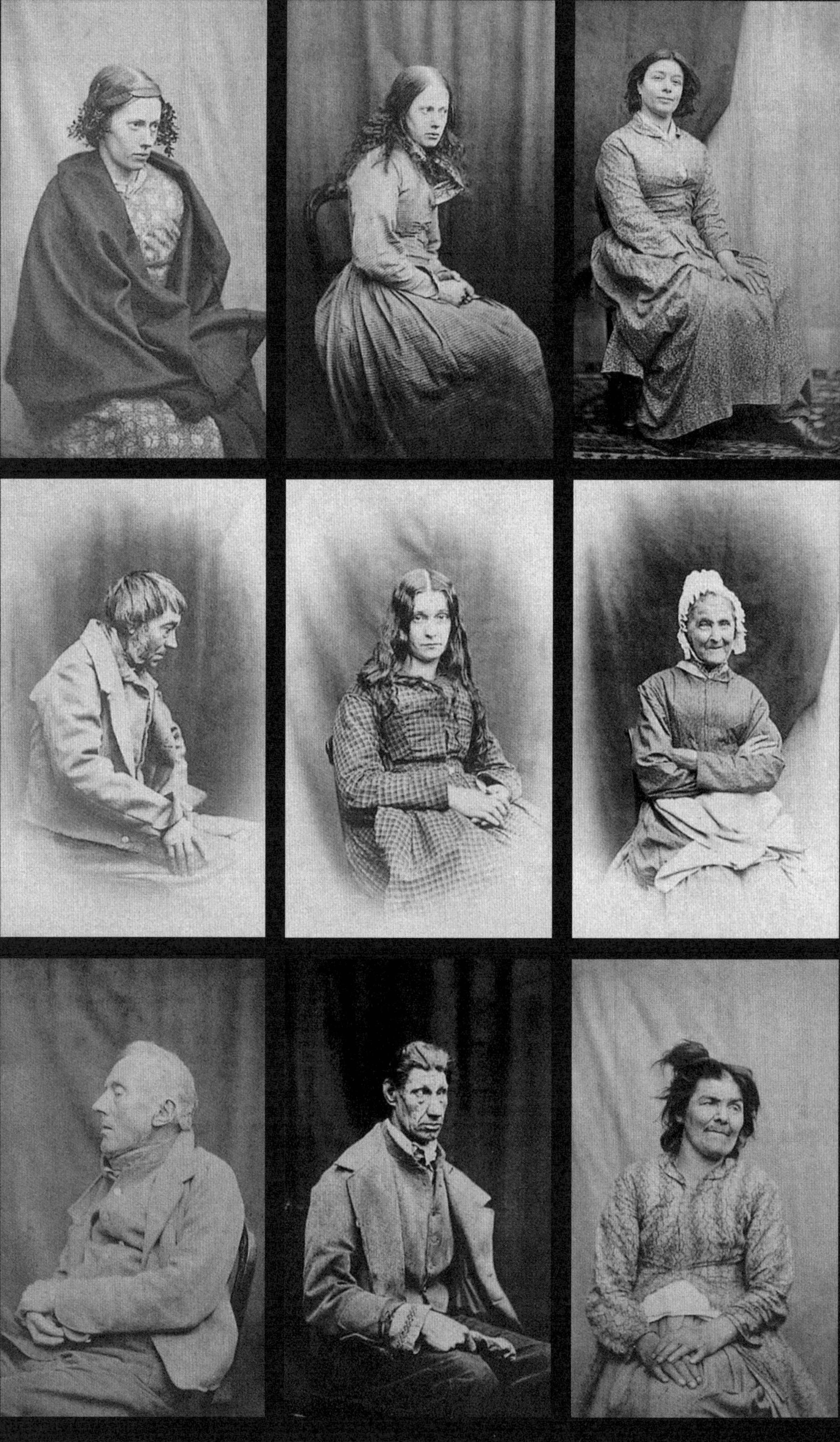

THIS WAY MADNESS LIES

见证疯狂

精神病院的前世今生

THE ASYLUM AND BEYOND

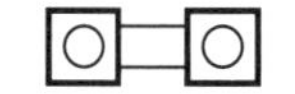

海南出版社

·海口·

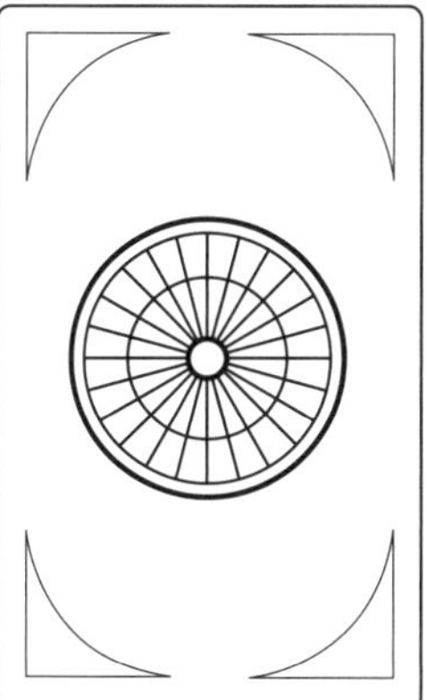

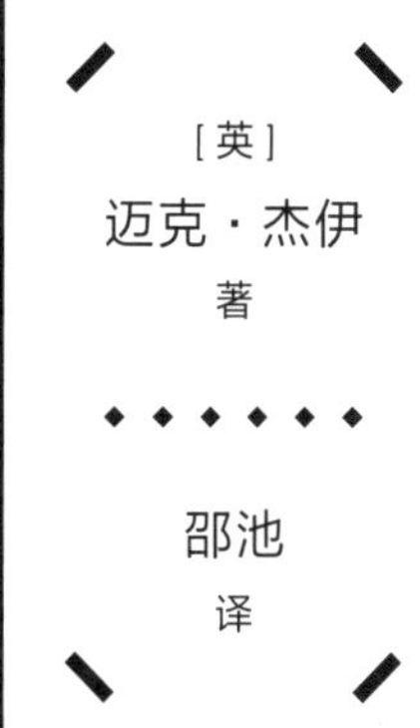

MIKE JAY

[英]
迈克·杰伊 著

邵池 译

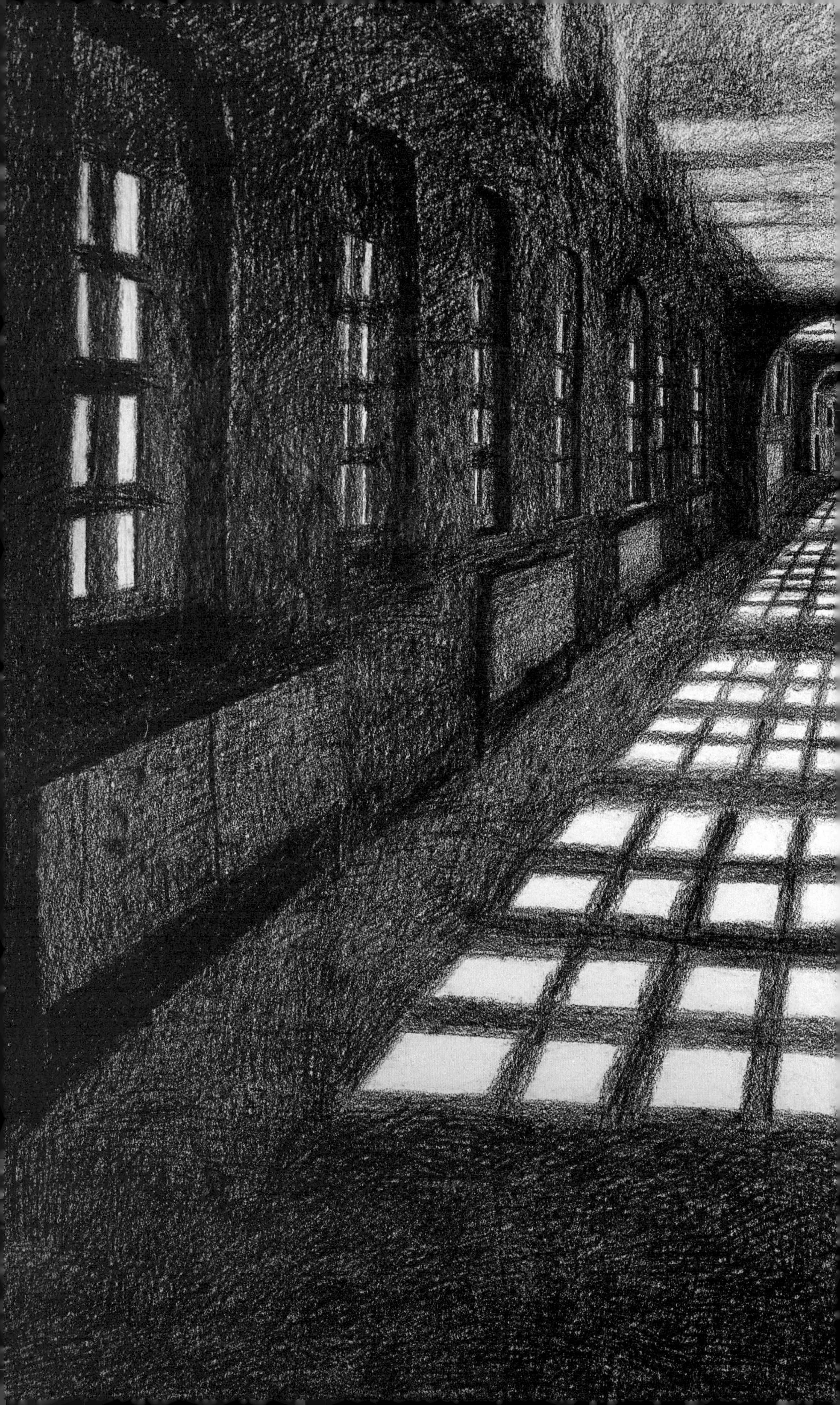

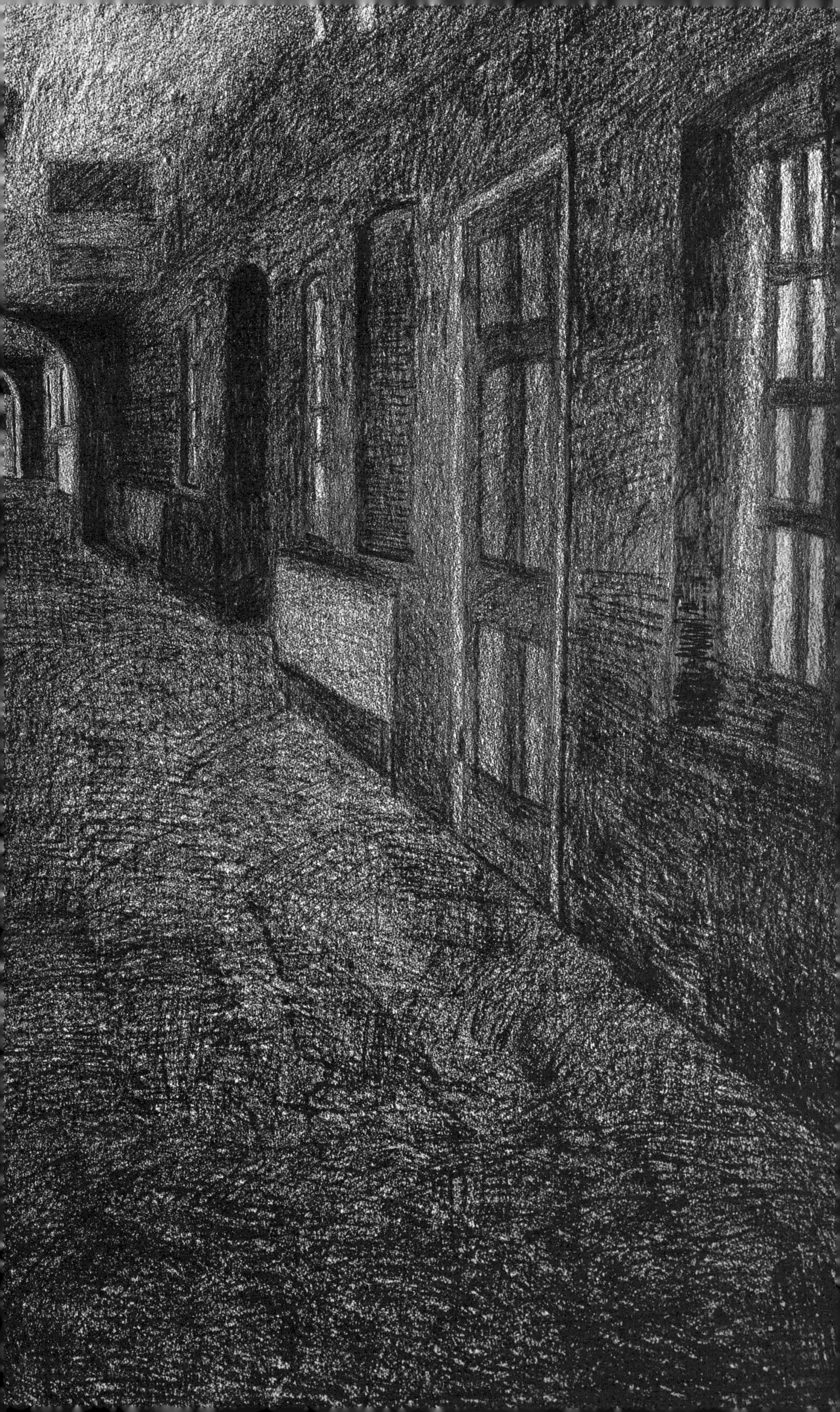

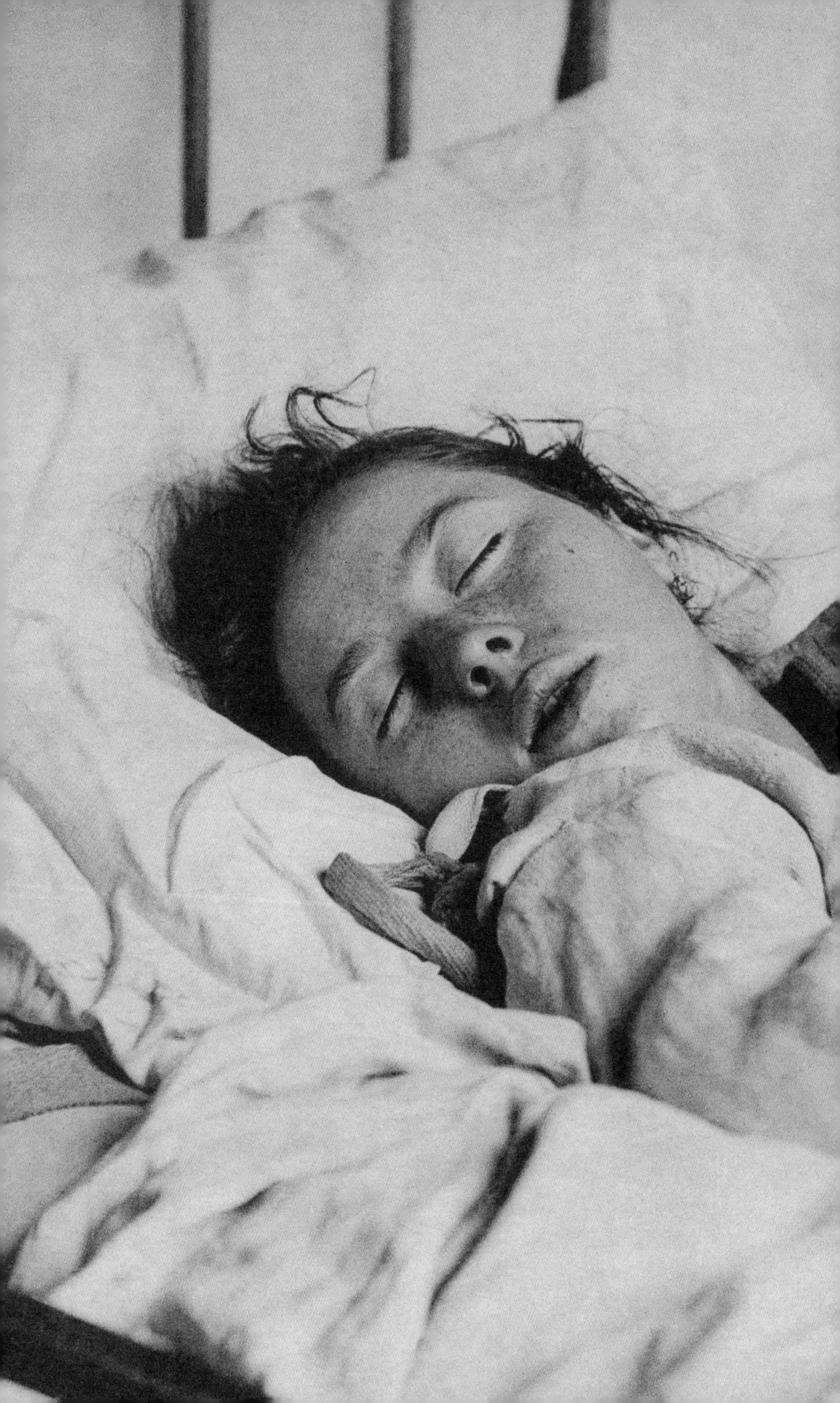

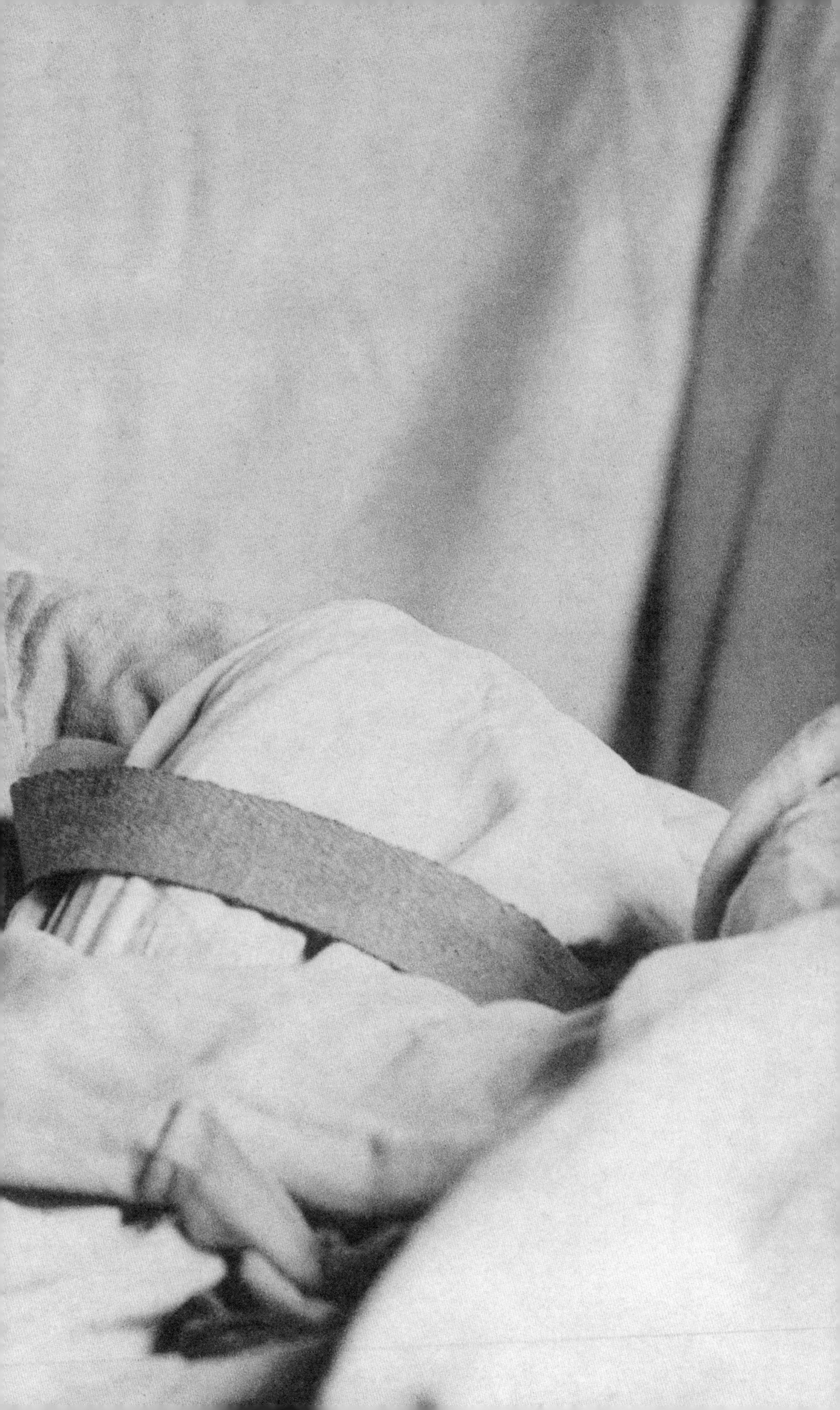

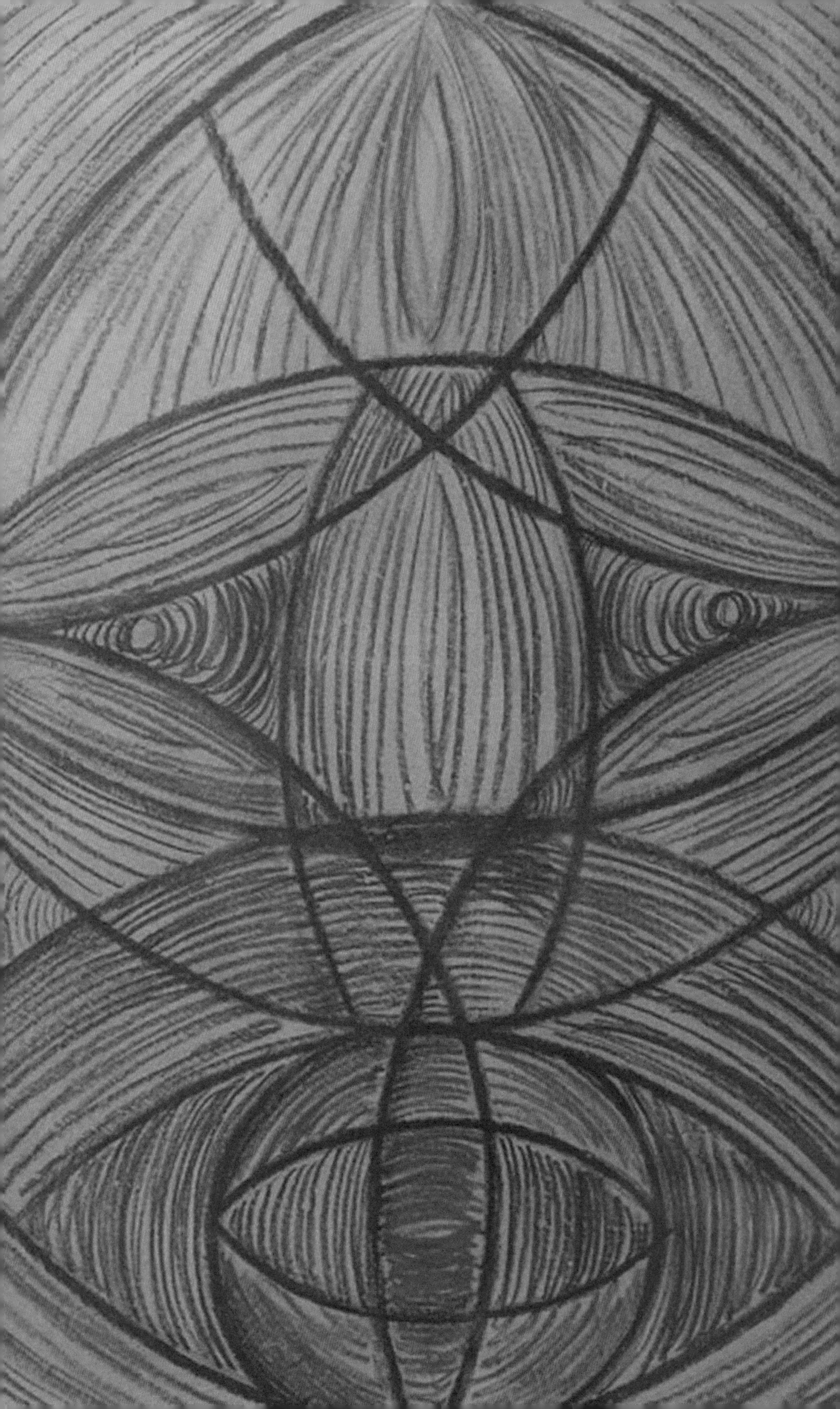

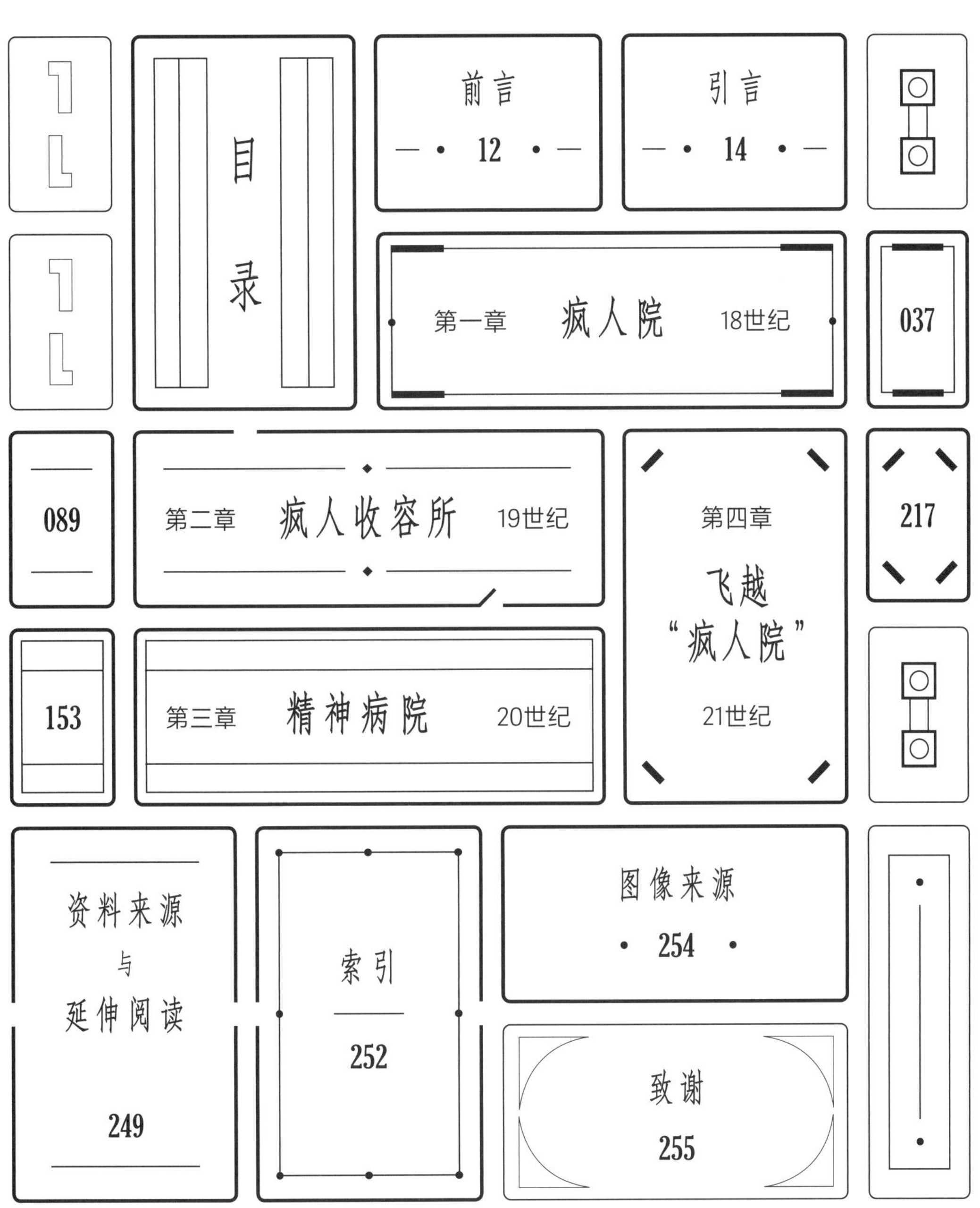

目录

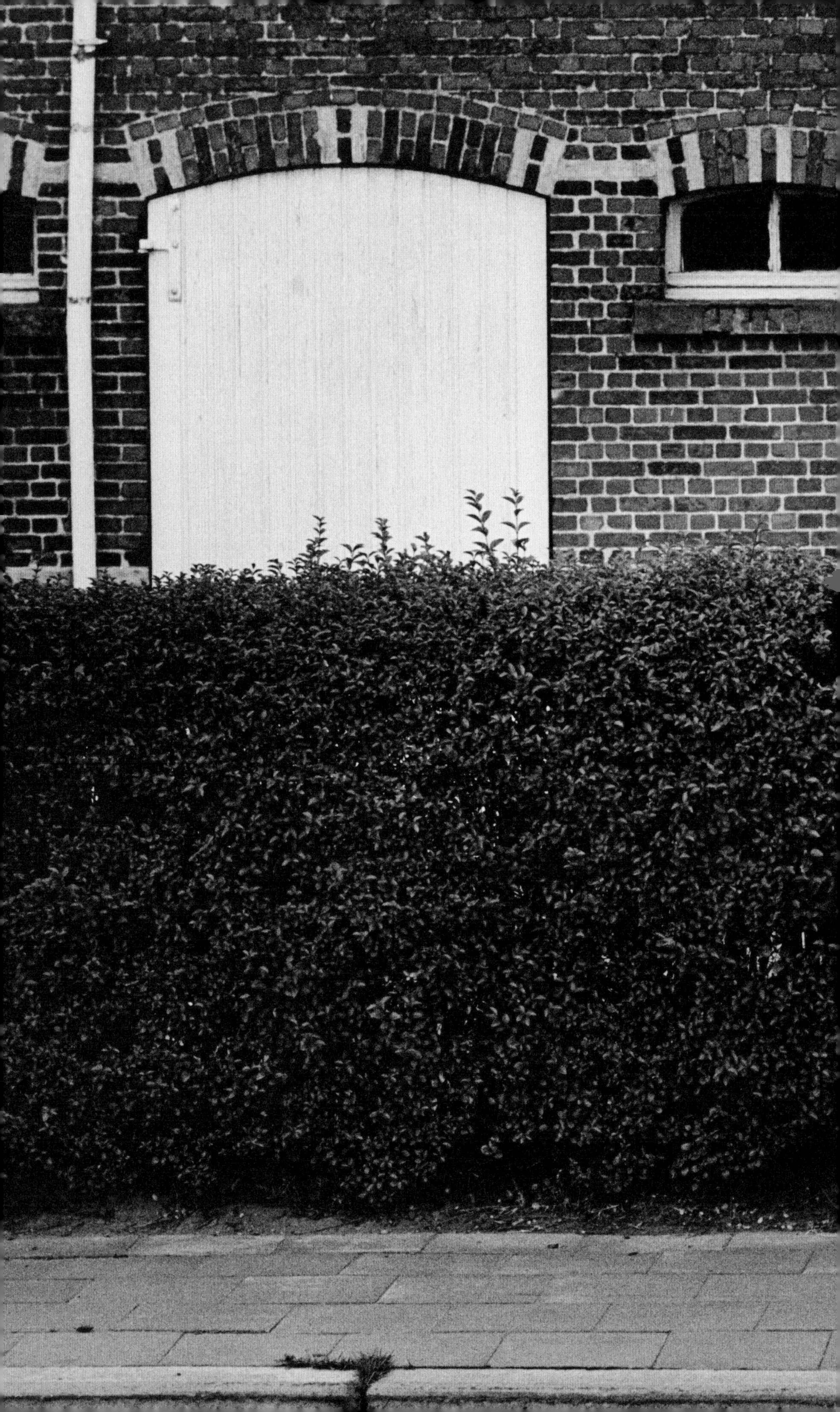

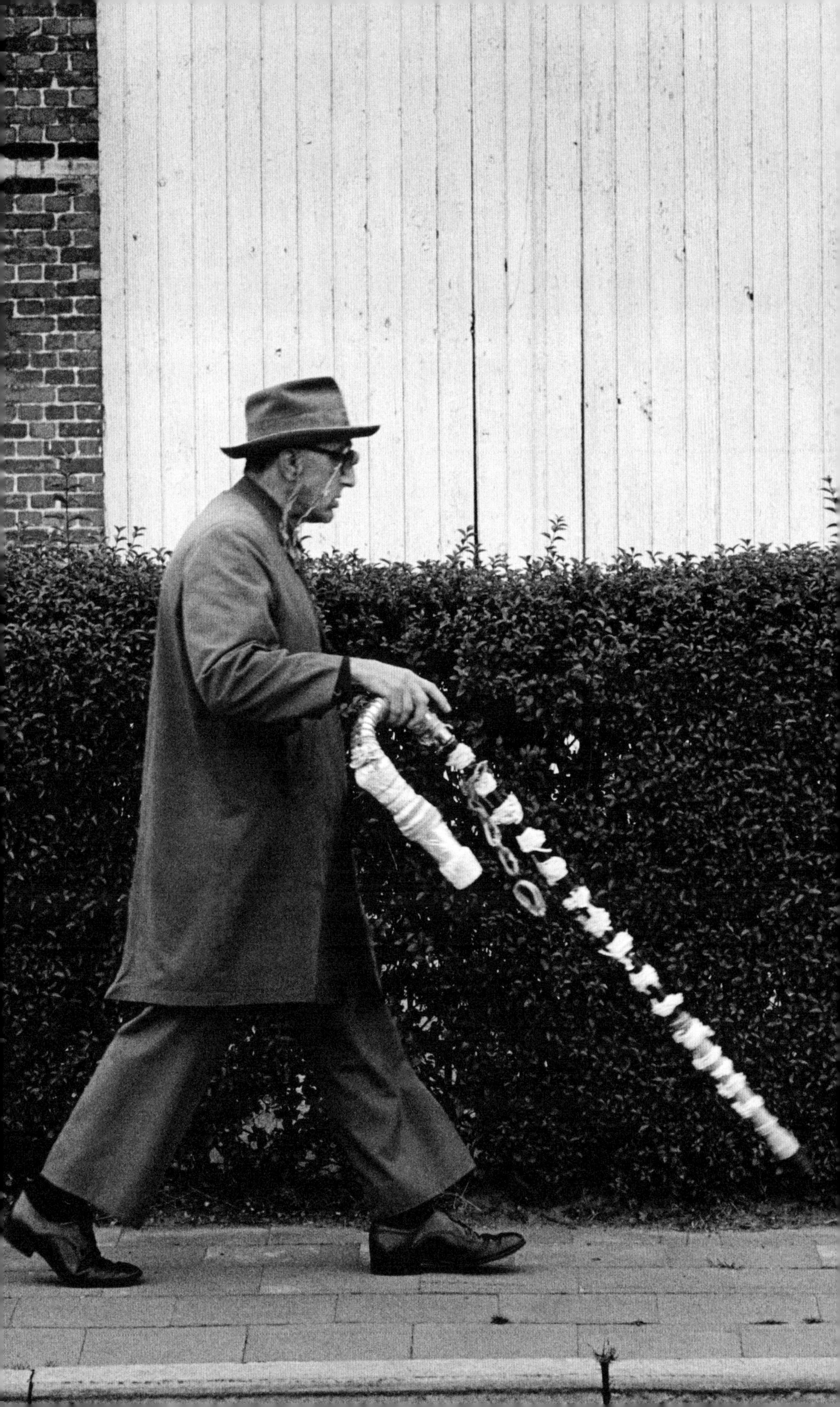

前言

惠康博物馆

《见证疯狂》中经常出现两个词——疯狂（madness）和收容所（asylum），二者之间蕴含着强烈的联系，能够在读者脑中激起某些生动映像。本书随惠康博物馆的展览“贝德莱姆：收容所的前世今生”（Bedlam: the asylum and beyond）一起面世，旨在追溯这两个词的历史和演变，以及在今日产生的影响。通过研究数个世纪以来病人、艺术家、医生和精神卫生运动倡导者的生活与工作，本书和展览均着眼于我们怎样定义和治疗精神疾病，对之产生怎样的体验，以及如何在未来与其共处的问题。本书中的档案材料和图像重在反映真实经验和个人视角，而其中的艺术家作品通常能将艺术实践与治疗实践结合起来。

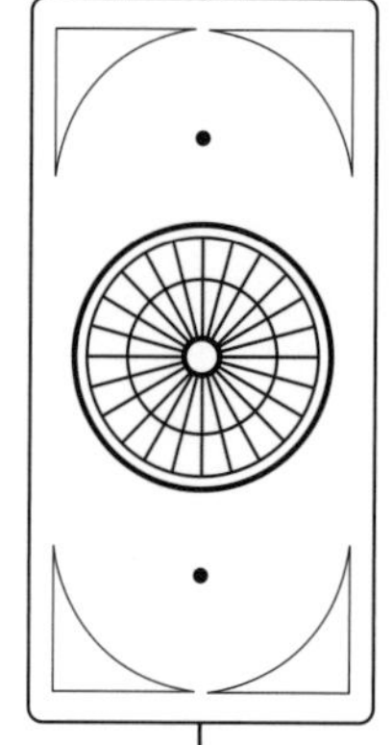

近年来，精神卫生慈善机构所面临的最重要挑战之一，就是让人们更清楚地认识到我们当中有多少人受到精神问题的困扰。例如，据英国的慈善机构 MIND（全国精神卫生协会）估计，英国每年有四分之一的人会遇到精神健康问题（2016 年）。这些统计数据，以及日益增加的对年轻人缺乏可用的精神保健服务问题的关注，还有罹患失智症的老年群体的不断扩大，使得人们重新认识到一系列紧迫的问题：应该以何种方式、在何处、由何人来提供可负担的支持和治疗。这些问题与“疯狂”的概念本身一样历史悠久，而它们引起的紧张关系——选择保护还是约束，选择医学还是社会心理治疗方法，以及优先考虑建立安全港还是致力于令患者融入更广阔的世界——同样都是存在已久的问题。

本次展览的联合策展人及本书作者迈克 · 杰伊（Mike Jay），透过“贝德莱姆”所折射出的现实来审视这些问题。贝德莱姆既象征着神秘的疯狂世界，也代表了那个实际存在的场所，“贝德莱姆”之名即来源于此（译按：贝德莱姆是伯利恒皇家医院的俗称）。本书的前三章将通过伯利恒皇家医院（Bethlem Royal Hospital）在历史上的三个形象来追踪这座医院的故事：18 世纪的疯人院，19 世纪的疯人收容所和 20 世纪的精神病院。杰伊通过分析这些极具象征意义的建筑，考量其在每一阶段所引发的对“疯狂”的不同理解。最后一章则将故事更新到了当代。作者意识到，尽管现在疯人收容所作为一个机构已经成了过去式，但它当时极力试图解决的许多难题，如今依旧存在。

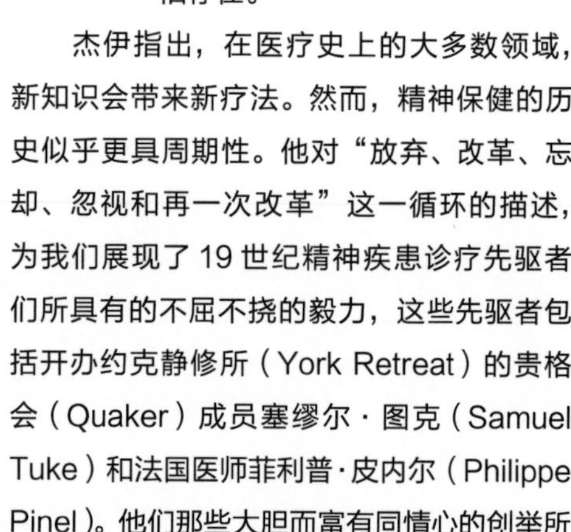

杰伊指出，在医疗史上的大多数领域，新知识会带来新疗法。然而，精神保健的历史似乎更具周期性。他对“放弃、改革、忘却、忽视和再一次改革”这一循环的描述，为我们展现了 19 世纪精神疾患诊疗先驱者们所具有的不屈不挠的毅力，这些先驱者包括开办约克静修所（York Retreat）的贵格会（Quaker）成员塞缪尔 · 图克（Samuel Tuke）和法国医师菲利普 · 皮内尔（Philippe Pinel）。他们那些大胆而富有同情心的创举所

第 1 页：成人帆布约束衣，伦敦，1930—1960 年。
第 2 页：休·韦尔奇·戴蒙德（Hugh Welch Diamond）摄，萨里疯人院（Surrey Lunatic Asylum）的病人，19 世纪 50 年代。
第 4—5 页：保罗 · 迪格比（Paul Digby）铅笔画（2004 年），描绘了约克郡伊尔克利镇曼斯顿村海罗伊兹医院（High Royds Hospital）的走廊，该医院于 1888 年建成。

詹姆斯·佩托
公众项目负责人

芭芭拉·罗德里格斯·穆尼奥斯
策展人

提供的经验，往往由于短期的权宜之计很快被忽视，导致下一代人又得重新来过。这一来回往复的过程反映了从古至今精神疾病是如何被定义和治疗的。了解过去的模式，有助于重新审视我们目前对精神障碍者看护问题的态度。

在大众的想象中，“贝德莱姆”可能会与约束和孤立联系在一起，但它在 13 世纪初建时，其实是一处避难所。如今，伯利恒皇家医院是一座风景优美的开放医院，提供各种有针对性的看护和融入式治疗模式。杰伊在讲述伯利恒医院故事的同时，还描述了比利时的“疯人聚居地”——海尔（Geel）的演变。海尔的模式不是通过禁闭，而是通过让病人融入日常的家庭生活和工作来提供照护。这一模式同样可追溯到 13 世纪。最终，海尔模式被成功地纳入比利时国立精神病院系统，一直被视为社区看护领域的实践范本。当然，近代以来生物医学和相对年轻的精神病学领域出现的新疗法，极大地影响了疯人院地位的演变和最终的衰亡。该书的最后部分引用了北欧、南欧和美国的例子，着眼于分析伴随这些新疗法而来的一些激进举措，以及由此激起的抵抗运动，例如 20 世纪 60 年代以来由意大利精神科医生弗兰科·巴萨利亚（Franco Basaglia）领导的“民主精神病学”（Psichiatria Democratica）组织。抵抗运动的领导者认为那些激进举措是专制性的，而且效果只会适得其反。

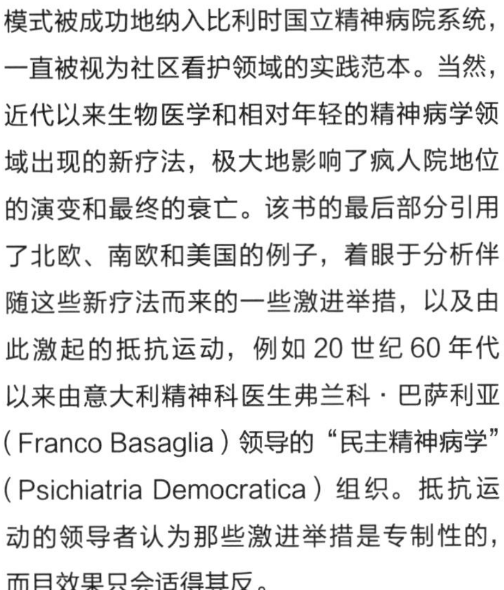

从跨越几个世纪、来自不同国家的各种模式和思想观念中，我们可以得出的一个最明确的结论，即提供真正意义上的“收容所”一直是一项艰苦的工作。在个人和机构层面，都需要保持谨慎、奉献精神和想象力。在如今的“后收容所”时代依然如此，在这个时代里，处方药与社区项目、网络环境、创造性疗法及来自世界各地的精神疗法并存。互联网也提供了通过线上论坛进行社交互动、同伴互助和治疗的机会，以及获得建议和治疗方法的可能性。

然而，这些服务同样也带来了市场超负荷、混乱乃至服务价格昂贵的危险，以及错失宝贵的直接沟通和个体支援的风险。在如此复杂的环境中，我们如何确保不过度消耗家庭、社区和机构所能提供的扶持能力？

惠康博物馆这次展览的最后部分是由英国艺术家“真空吸尘器”（the vacuum cleaner）主持的一个富有远见的合作项目，名为“疯狂的爱”（Madlove）。该项目源于在精神卫生机构中举办的一系列工作坊，旨在将收容所重新想象为它原初的概念，也就是“可供发疯的安全场所”。该项目意在表明我们如何重新评估“收容所”的概念——如果不将其作为一种场所，至少是作为一种安全、庇护和照顾的状态。我们还希望它可以提供一个语境，帮助我们更有效地应对如今众说纷纭的局面——各种疗法层出不穷，关于其各自价值的争论持续不断。

第 6—7 页：被诊断为“癔症诱发型发作性睡病”的女性患者，来自 1889 年巴黎神经病学会（Société de neurologie de Paris）萨尔佩特里埃医院（Salpêtrière Hospital）出版的《萨尔佩特里埃医院新图像志》（*Nouvelle iconographie de la Salpêtrière*）第 45 张插图。
第 8 页：《面具》（*The Mask*，约 1919 年），瓦斯拉夫·尼金斯基（Vaslav Nijinsky）作，纸本粉彩画（参见第 133 页）。
第 10—11 页：系列摄影《海尔的面貌》（*Een gelaat van Geel*）中的一幅，雨果·米能（Hugo Minnen）摄，1980—1981 年。

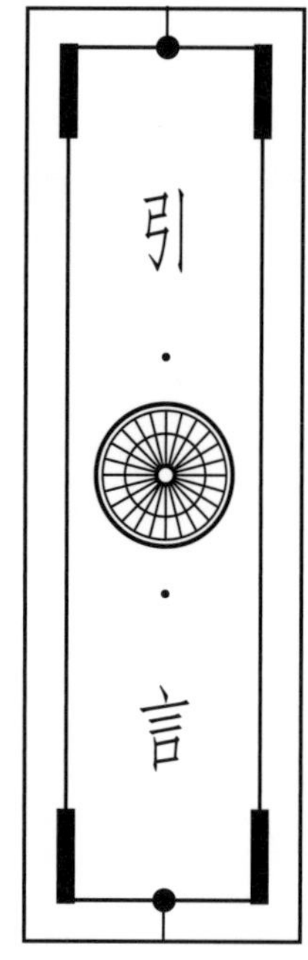

引 言

精神疾病看上去似乎一直伴随着我们，但实际上这个概念大约是从两百年前才开始深入人心的，并且是西方世界的产物。相比之下，自人类诞生之时，疯狂就已经成为全球每一种文明的一部分。我们现在所说的“精神疾病”涵盖了人的诸多状态和体验，并且自古以来人们就认识到其中一些显然具有生理属性。在不同的时代和地域，精神疾病有时会被当作恶魔附身，有时被当作体内的体液失衡或大脑的化学物质缺乏。不过，也有一些情况是没有明显生理病因的，这些状况更多地表现为社会问题，而不是医学问题：如人格的失控，无法与他人交流或难以应对人生境遇。与生理疾病不同，精神疾病很难通过验血或脑部扫描来诊断。现代精神疾病诊断，如精神分裂症或抑郁症，所表现的症状都非常实在，但其背后的生物学机制仍不清楚。

在现代医学的大多数领域中，医生都可以通过病原学或基因指标来清楚地确定疾病的来源。这些指标通常会指向某种药物或手术治疗。一旦对疾病达到这样的理解水平，医学史就可以忽略了，因为此时其作用充其量是满足医生的好奇心：抗生素发明以前的感染或麻醉术发明以前的手术可能富含戏剧性和具有时代特征的细节，但它们与当今的病人或医生的体验毫无关联。相比之下，精神疾病——或者用其长期以来更为人所知的说法“疯狂”——仍然与其过去紧密相关。

精神病学的故事里包含了医学上的突破性进展，但同样也包含了循环往复的过程和许多尚未解决的问题。近年来，人们对精神疾病中包含的社会因素给予了更多的关注：例如，精神分裂症很难通过大脑扫描和基因测序进行解释，但已被证明与儿童期虐待、缺乏家庭支持、压力和文化错位密切相关。此类研究是对 20 世纪 90 年代以来该领域过于偏重生物医学的主导思想的一种纠正。那个年代被美国国家心理健康研究所（US National Institute of Mental Health）称为“大脑年代”，当时人们预计很快就能追溯出精神分裂症的神经化学本质。而这种偏重生物医学的思想本身又是对 20 世纪中期广泛流行的社会心理理论的一种反击。该理论认为，精神分裂症是死板的社会文化规范和父母情感疏离的结果。而这类社会心理理论又是对上一代信奉的遗传生物学观念和激进物理治疗的回应：那是第一代自称为“精神病学家”的人，对于那些身患“不治之症”、在维多利亚时代的收容所里苟延

耶罗尼米斯·博斯（Hieronymus Bosch）的《愚人船》（*Ship of Fools*，约 1550 年）中，沉溺于自身激情的乘客，正在驶向罪恶和理智的沦丧。

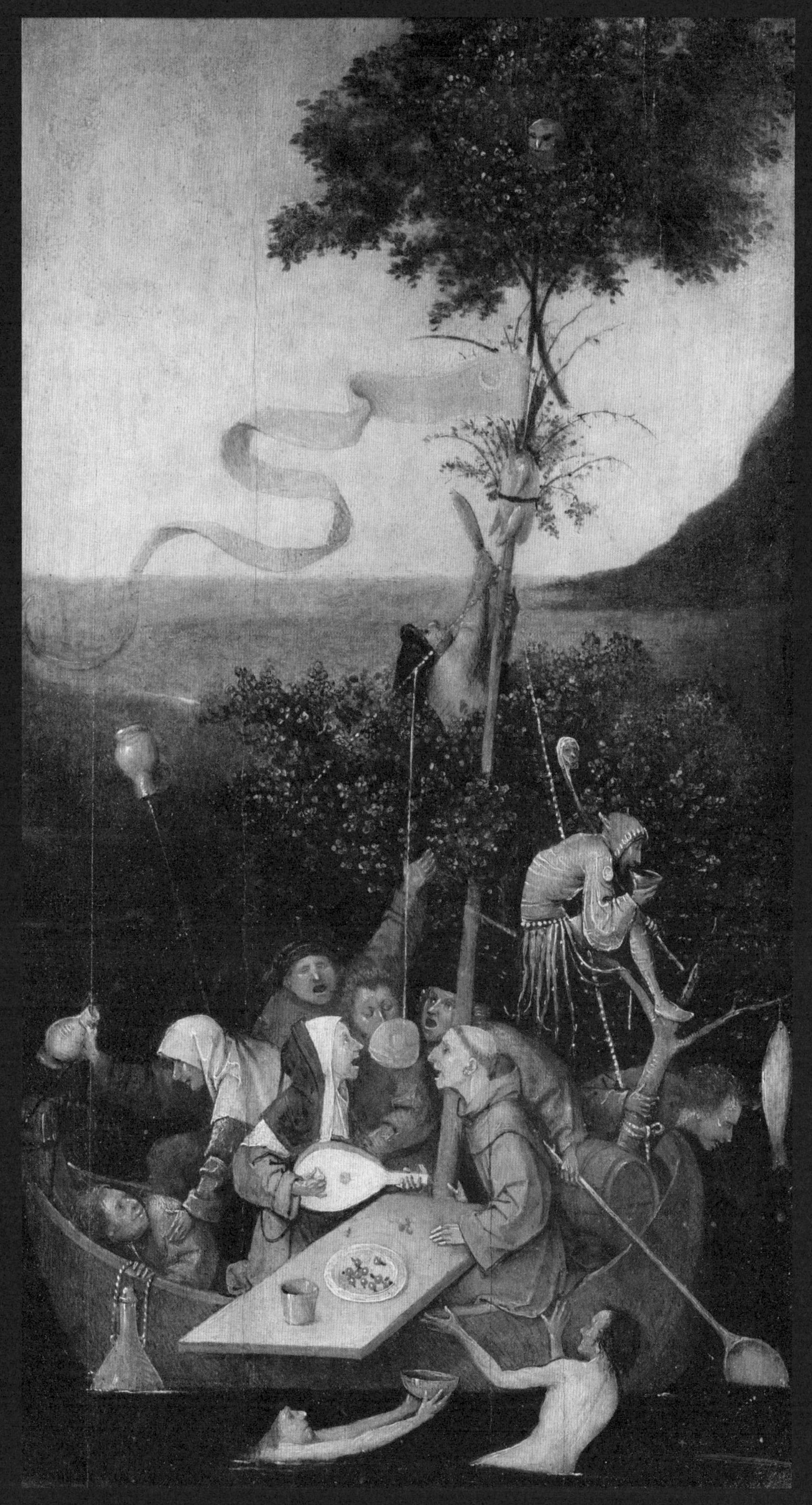

1

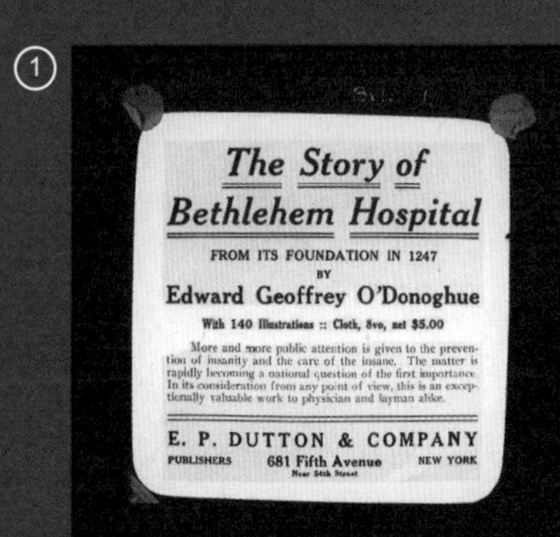

2

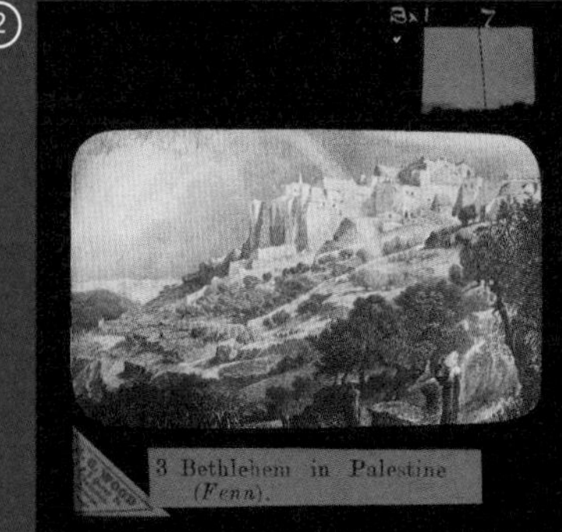

3

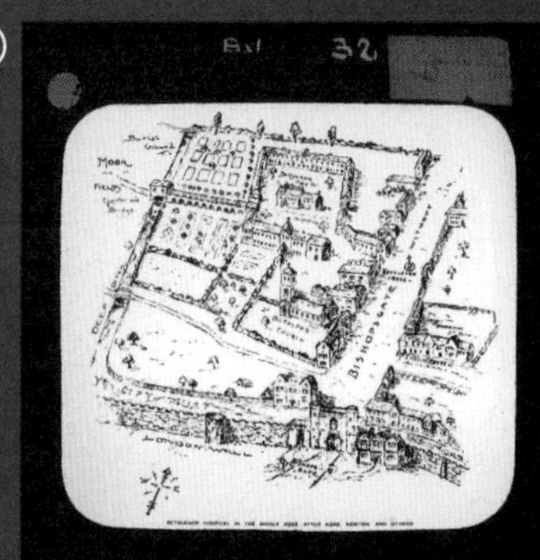

4

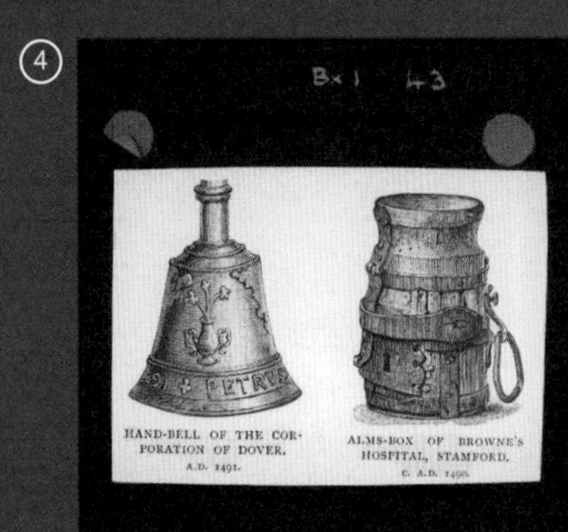

5

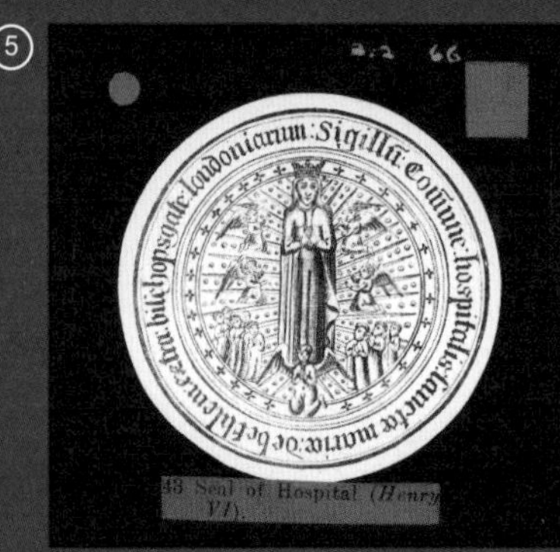

6

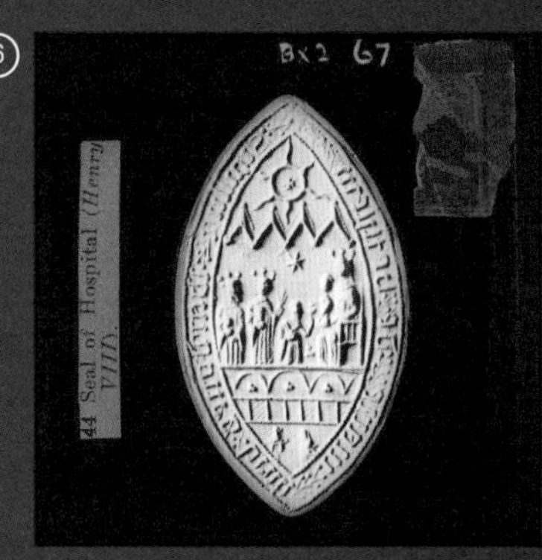

7

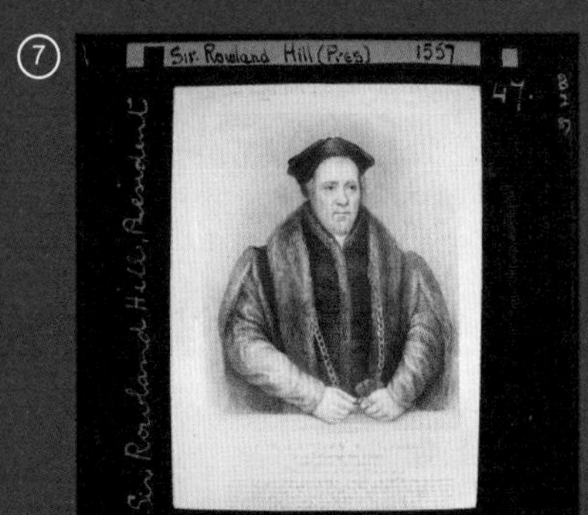

8

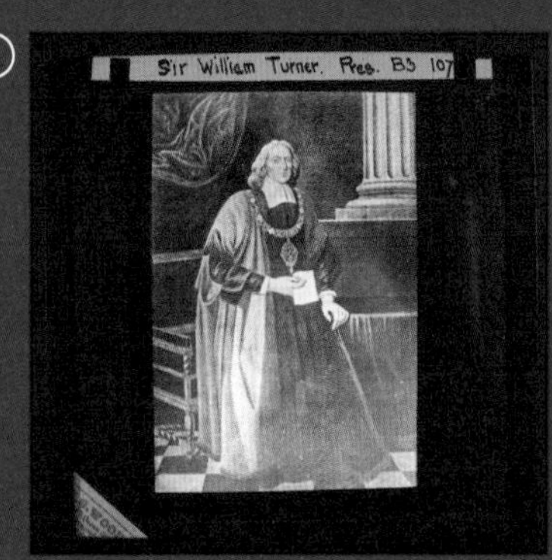

9

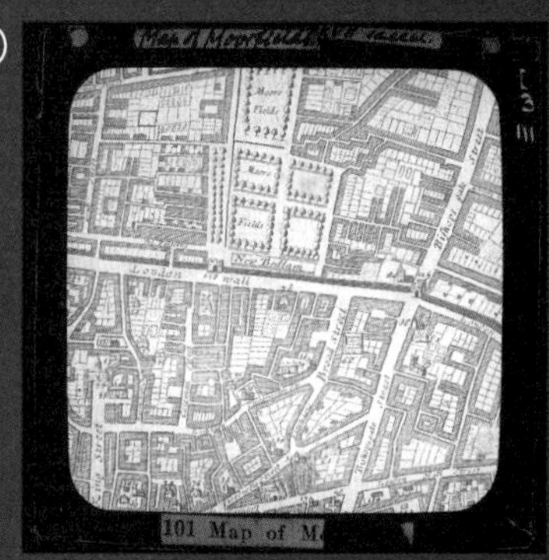

10

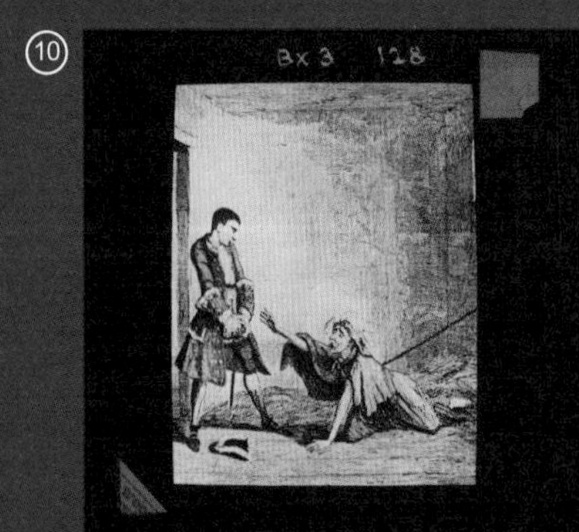

11

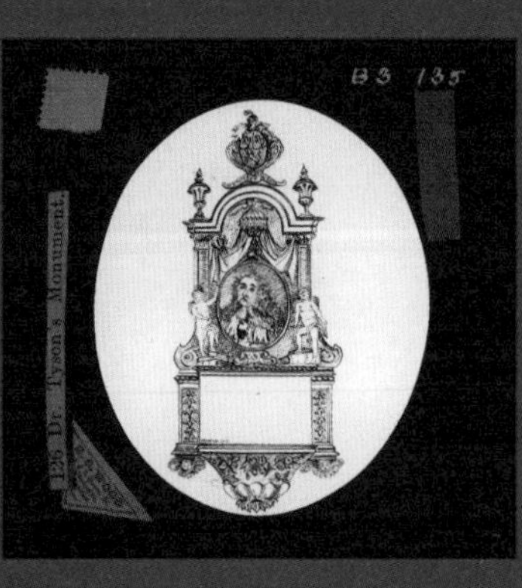

12

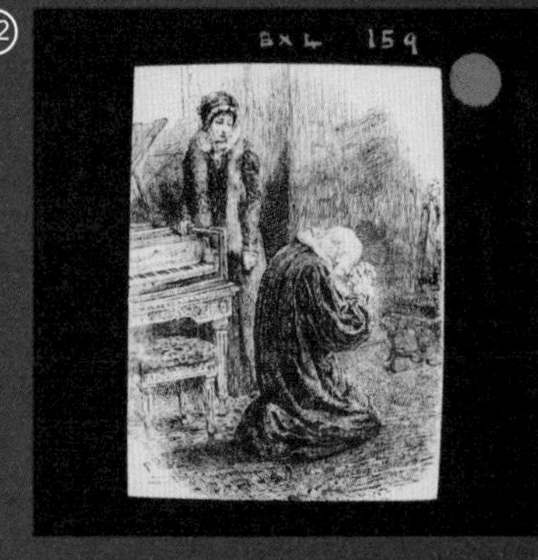

13

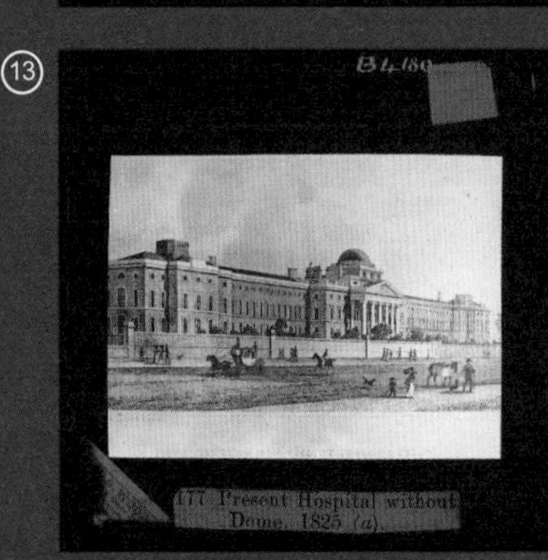

14

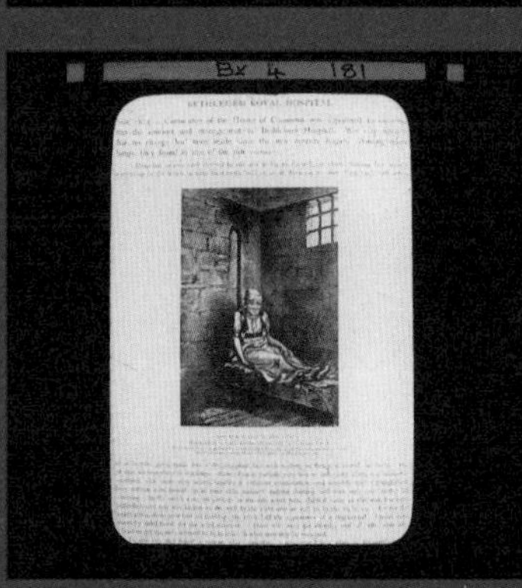

15

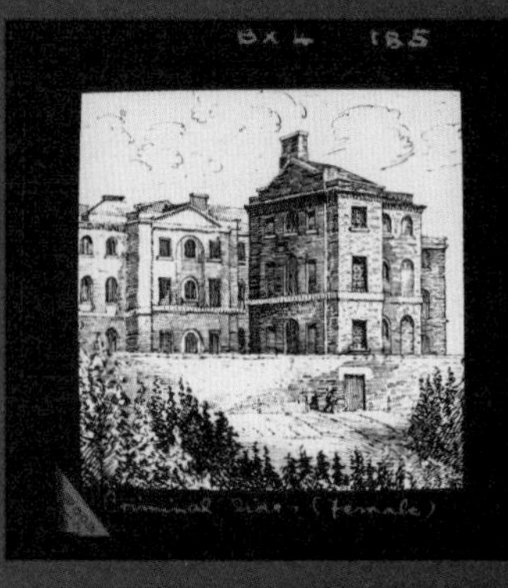

6

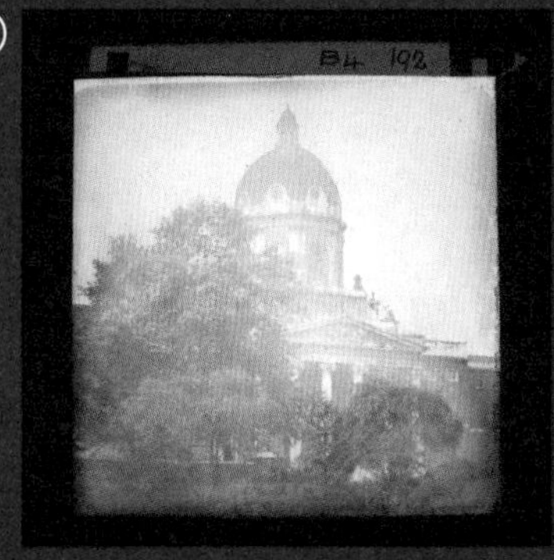

17

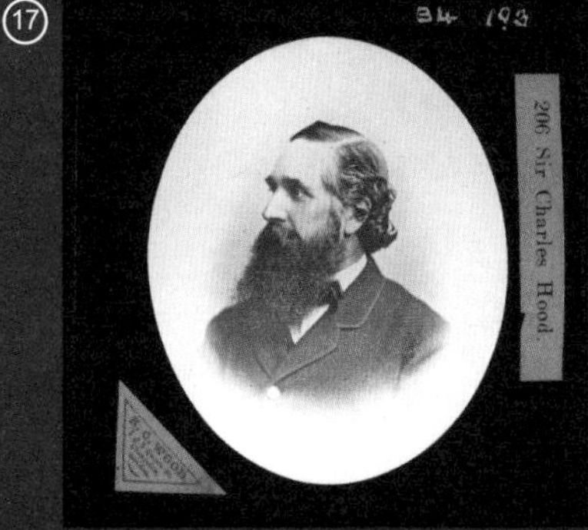

18

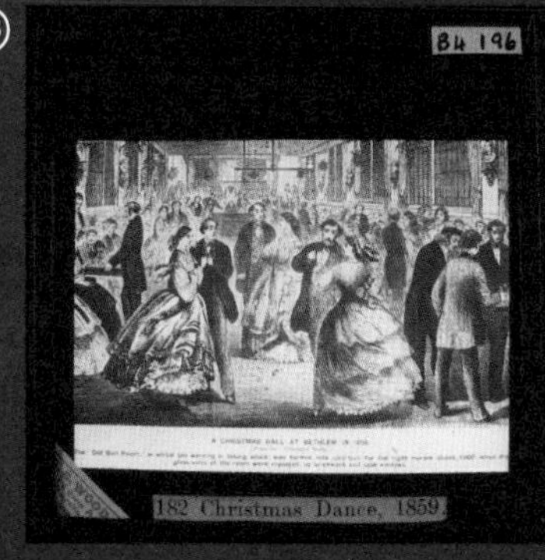

9

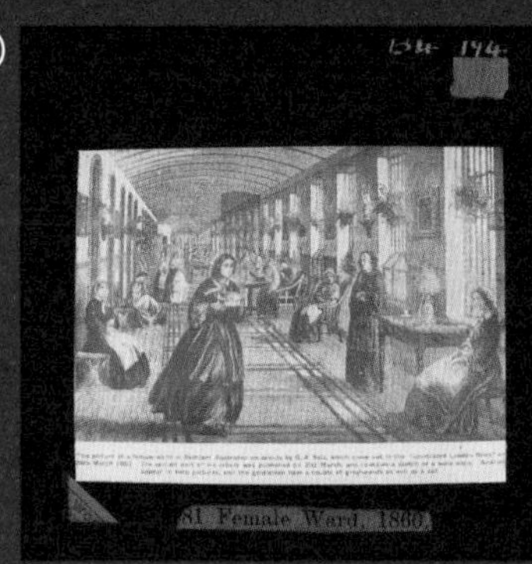
181 Female Ward, 1860.

20

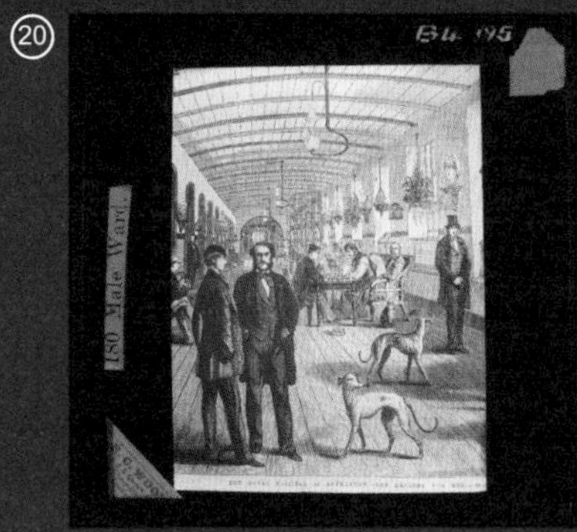

21

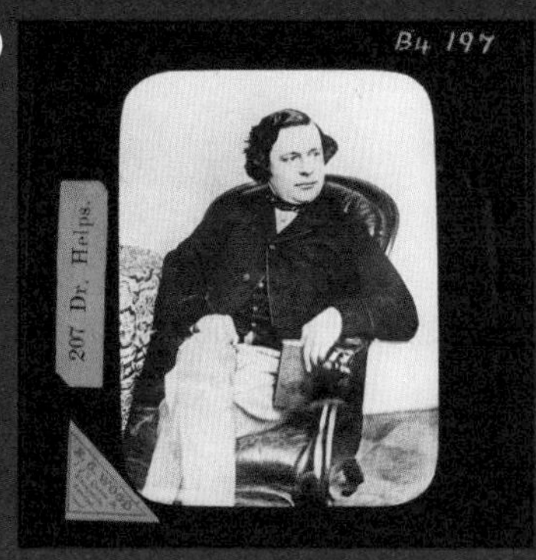

2

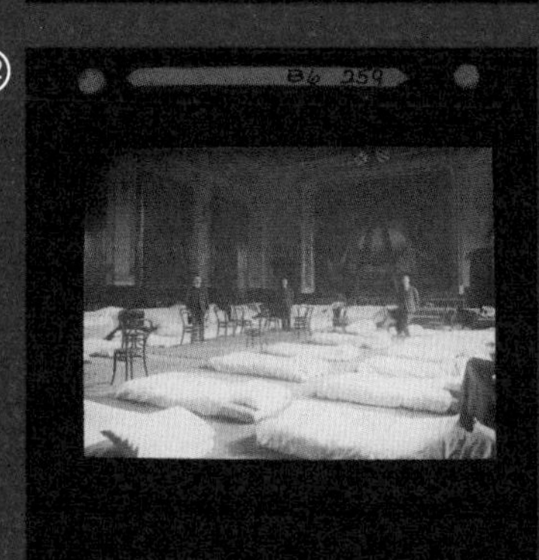

23

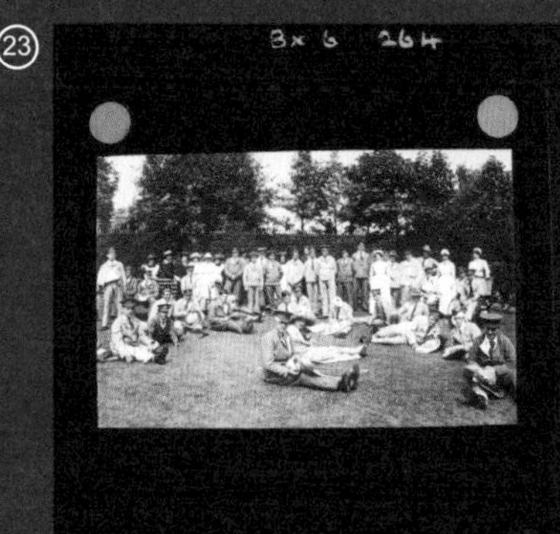

24

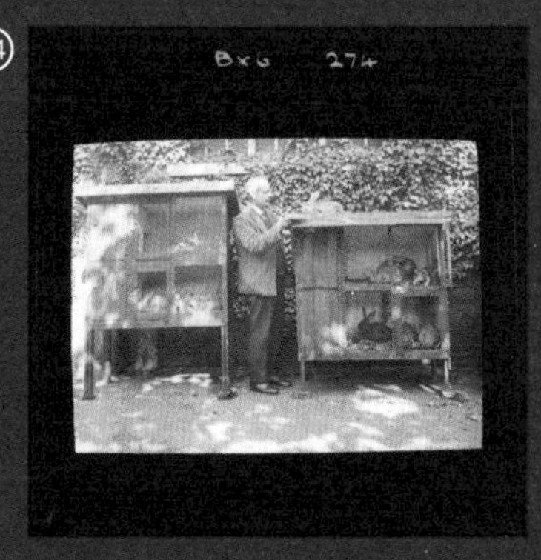

5

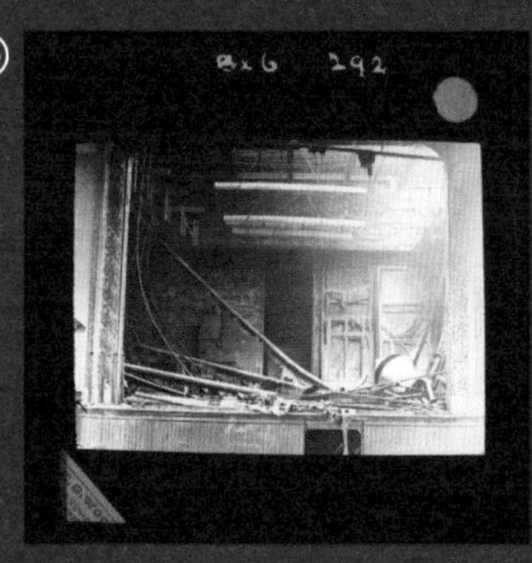

26

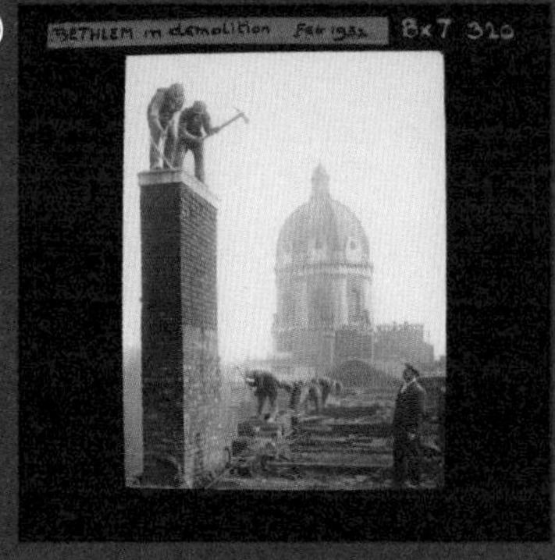
BETHLEM in demolition Feb 1932
Bx7 320

27

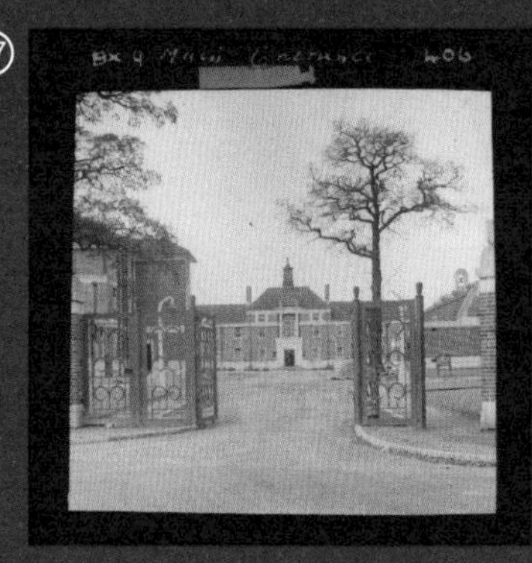

“伯利恒医院故事”中的场景

1. 伯利恒医院专职牧师 1905 年制作的幻灯片
2. 巴勒斯坦伯利恒市的圣母堂（Church of St Mary）
3. 伯利恒医院在主教门（Bishopsgate）的原址
4. 手摇铃和布施箱，1491 年
5. 伯利恒医院的印章，亨利七世在位期间
6. 院长的印章，亨利八世在位期间
7. 罗兰 · 希尔（Rowland Hill），伯利恒医院的院长，1557 年
8. 威廉 · 特纳（William Turner），院长，1669—1693 年
9. 伦敦的摩菲（Moorfields），17 世纪
10. 抢劫犯杰克 · 谢帕德（Jack Sheppard）来伯利恒医院探望母亲
11. 伯利恒医院医生爱德华 · 泰森（Edward Tyson，1684—1708 年）的纪念碑
12. 乔治三世跪地祷告
13. 搬到萨瑟克区圣乔治田（St George's Fields）时的伯利恒医院
14. 被锁着的詹姆斯 · 诺里斯（James Norris），1814 年
15. 萨瑟克区的女性精神病犯楼
16. 萨瑟克区的伯利恒医院穹顶
17. 查尔斯 · 胡德（Charles Hood），主管，1852—1862 年
18. 伯利恒医院内的病人舞会，1859 年
19. 萨瑟克区的女性病房，1860 年
20. 萨瑟克区的男性病房，1860 年
21. 威廉 · 海尔普斯（William Helps），医生，1862—1865 年
22. 医院被炸后的临时宿舍，1917 年
23. 伯利恒医院的负伤将士日（Wounded Soldiers' Day），1916 年
24. 圈养兔子作为食物，第一次世界大战期间
25. 火灾后的娱乐室，1924 年
26. 拆毁萨瑟克区的伯利恒医院，1932 年
27. 搬到贝肯汉姆区的伯利恒医院，1930 年

在摩菲的伯利恒医院，探视者在庭院里散步。临摹自罗伯特·胡克（Robert Hooke）的版画，1676年。

残喘的群体而言，他们代表着当时的科学所能提供的唯一的救助希望。

医学观点的这些循环往复只会让我们徘徊于历史的浅水区。虽然在有关疯狂的辩论中，医生一直占有一席之地，但是直到最近，我们才开始主要从医学角度看待精神疾病。精神病学是在经历了与其他医学建制以及全社会的长期斗争之后，才被接纳为医学的正统分支的。定义精神疾病的专业最初不是医学，而是法学。后者在长达数个世纪的关于有罪和减刑的质询中逐渐提出了诸如"心智健全"（compos mentis）、"犯罪意图"（mens rea）和（因精神问题）减轻责任等概念。为此创造的法律术语"精神错乱"（insanity）如今仍在普遍使用。

不过关于疯狂的基本问题早在现代医学和法学之前就已出现了。从根本上说，这是身体的疾患还是心智的错乱？或者，用过去更深奥的语言来表达，是一种"灵魂之疾"？是像躯体疾病那样针对单一器官进行治疗，还是需要统筹病人整体情况才能达到真正的康复？应该鼓励患者专注于内心去探索痛苦的根源，还是向外疏导以分散他们的痛苦并为他们创造新的生活？是应该将他们与社会隔离开来——毕竟社会往往是造成这类疾病的原因，还是应该让他们更充分地融入社会来找到解决方案？

最后一个问题对于构建我们的现代世界至关重要。由此而兴起的收容所，正是在西方世界里定义疯狂及其疗法的机构。收容所的最早形式是向"疯狂人群"提供庇护，并为饱受困扰的灵魂提供宗教慰藉的场所。随着现代治疗观念的出现以及国家责任范围的扩大，收容所的支持者承诺将之转变为一个康复和治愈的场所。渐渐地，医学界以"精神障碍是可治疗的大脑疾病"的承诺，承担起了这一责任。

这些承诺中的每一个都以一种新的形式重新构建了收容所，反映的是周遭不断变化的外部世界。但是，没有一个承诺能够最终兑现。在每一套理论实施之后，疯病似乎都变得比之前更为棘手。收容所在每一个阶段都不过是在重蹈覆辙：本着乐观的人道主义改革精神建立起来，却最终被当作过去时代的耻辱象征而遭到遗弃。每一次被遗弃的原因都一样：建立收容所时所许下的自信满满的诺言最终无法兑现。没有人能够发现治愈疯病的方法，不过从事后看来，每个人又都为获取真正的治疗方法多少做出了一点贡献。他们的理念和见解，以及其中那些激励人心的革命性人物代表，构建起了当今精神卫生领域的

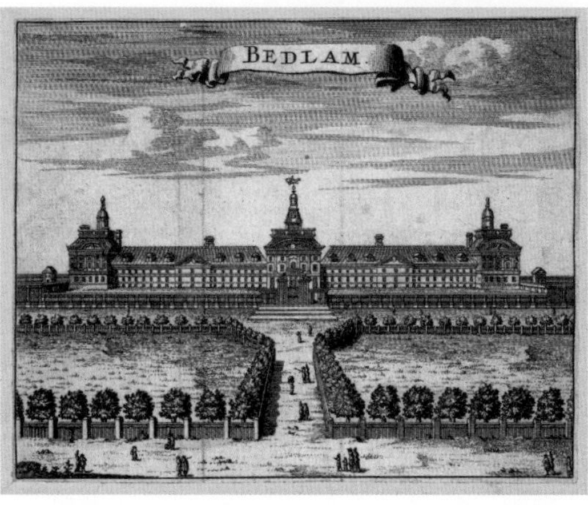

繁荣景象。

我们可以通过一个机构来追踪整个故事的发展轨迹：位于伦敦的伯利恒皇家医院，俗称“贝德莱姆”*。数个世纪以来，贝德莱姆已扎根于英语之中，成为众所周知的“疯狂”的代名词，但它同时还是一家真正的医院，时至今日仍然提供精神卫生保健方面的住院服务。几个世纪以来，它先后使用了一系列建筑，这些建筑体现了收容所经历的三个时期，以及每个时期人们看待疯病的代表性观念。

最早的伦敦地图（16 世纪 50 年代）的局部，显示了位于摩菲地区的“贝德莱姆”。

在 18 世纪，伯利恒医院是典型的疯人院：它是伦敦最著名的地标之一，并且是不少诗歌、戏剧、民谣和艺术作品所描绘的对象，在这些作品里它成了疯狂本身的神秘家园。在 19 世纪，伯利恒医院搬进了一座新的建筑：一座典型的维多利亚时期收容所，靠近泰晤士河南岸的贫民窟和工厂。此时，它已成为遍布欧洲与美国的数百个收容所中的一员。然而，这一番人道主义和改革运动的盛景，又因为疲于应对愈演愈烈的精神疾病问题而逐渐被绝望所取代。20 世纪初期，伯利恒医院的选址更加现代化：它成为全球数千所精神病医院中的典型代表，隐蔽在绿荫密布的伦敦郊区，使用最新的医学研究成果，将疯病视为一种精神疾病

* Bethlem Royal Hospital 中的“Bethlem”是伯利恒（Bethlehem）的变体，故通译为伯利恒皇家医院；在伦敦俚语中它又转变为发音相近的“Bedlam”（贝德莱姆），之后“Bedlam”在俚语中逐渐成为疯人院和疯狂的代名词。——译者注

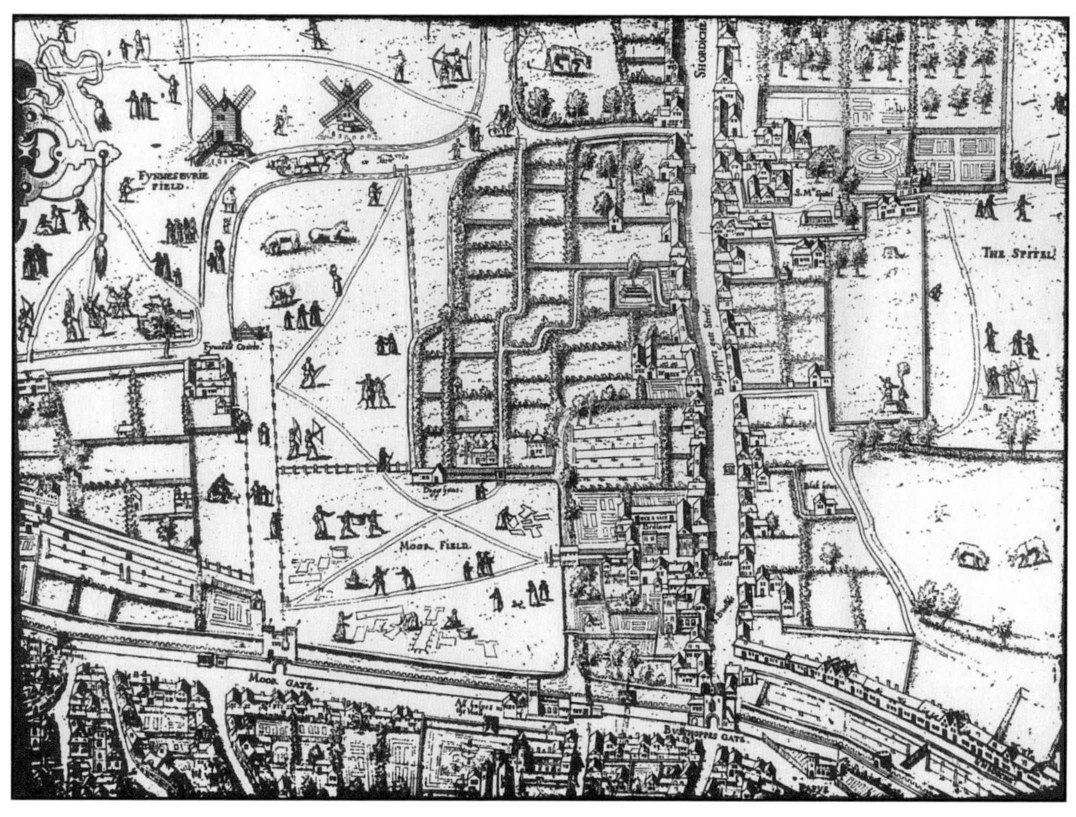

治愈福德维治的疯亨利（Mad Henry of Fordwich）的场景，描绘在坎特伯雷大教堂的玻璃花窗上（12 世纪）。

来进行治疗。

在伯利恒医院进化到最终阶段的时候，“贝德莱姆”已成为鞭子、锁链、地牢和约束衣等所有残酷行为的代名词，这些酷刑让过去各个时代的不幸之人尝尽苦头。不过，20 世纪初期被看好的新疗法，例如未经改造的电休克疗法和脑叶切除术，现在也已被列入既往野蛮暴行的名单之中。当我们回首贝德莱姆的景象时，通常想起的是过去的黑暗，并会在潜意识中将之与我们的现代文明进行对比。但是，如果假定 21 世纪最惨淡的景象——服务使用者 * 因服用药物而变得如同臃肿的僵尸，或推着废弃的购物车穿行于荒芜的城市景观中——在后世看来会比以前更好，那就言之过早了。贝德莱姆的黑镜依然映射着我们的世界。

* 服务使用者（service user）在英国指的是所有使用或接受一级、二级精神健康服务的人，这是一个比“精神病人”更广泛且更着重于社会学语境的名词。——译者注

伯利恒医院的真实历史是另一个故事。这个故事开始于 13 世纪，医院当时由伦敦市政官西蒙 · 菲兹玛利（Simon FitzMary）创立。传说在十字军东征的战斗中，他掉队了，晚上独自在沙漠中徘徊，在萨拉森人的防线后方迷失了方向。正当他在圣地的黑暗中无助地寻路时，忽然看见了一个固定的亮点：伯利恒上空一颗明亮的星星，他一路跟随着它抵达了安全地带。返回伦敦后，为了感谢这次拯救，他在主教门外的圣博托夫（St Botolph without Bishopsgate）自己的领地上建造了一座小修道院（差不多相当于现在利物浦街车站所在的区域），奉献给伯利恒的圣母玛利亚（St Mary of Bethlehem）。

这座修道院的主要功能是募捐，不过在 1400 年之前，它还被用作医院。在中世纪，“医院”（hospital）这个词的含义还停留在“好客”（hospitality）这层意思上：为有困难的陌生人提供避难所，但并不提供任何医疗护理。这里也收容了少量需要慈善救助的人，包括老人和病弱者，但逐渐地开始专门接收那些被称为“心恙”（distracted）、“癫乱”（madde）或“痴癫”（lunaticke）的病例。这些术语很难翻译，而我们现代的诊断术语

在接下来的画面中，亨利被描绘成宁静的祷告者，铭文写道：“他祷告，然后清醒地离开。”

在将来的历史学家看来可能也一样。它们被用来描述暴力或妄想的人，或失去理智、记忆、语言能力的人，其中包含了一些我们现在认为是患有躯体性疾病（例如癫痫或脑损伤）的人。

疯狂可以用各种方式来解释。有些人认为患者受到了魔鬼的折磨；另一些人则把他们看作周遭环境的受害者，因苦难或悲剧而暂时失去理智；还有人认为他们是受到傲慢的诱惑而放纵激情直至自我毁灭的罪人。至于他们怎样看待自己，我们很难找到明确的答案。有据可查的最佳案例是住在诺福克（Norfolk）的玛格丽·坎佩（Margery Kempe），她在 1436 年至 1438 年间向一位神父口述了史上第一本女性自传。许多研究者在其中发现了我们现在会将之诊断为精神疾病的证据。在她的第一个孩子出生后，她开始深受困扰：幻听幻视，攻击周围的人并伤害自己，直到她全身被缚。然而坎佩用精神信仰的眼光来看待自己的经历，将之视为对自己傲慢和虚荣的惩罚以及魔鬼的一系列诱惑。她忏悔并祈祷，吸引了许多追随者，还前往圣地和罗马朝圣，至今受到英格兰教会的敬奉。如果说她患有产后抑郁症或精神病的话，那么她似乎已经成功地将之转化为来自上帝的礼物了。

坎特伯雷大教堂三一礼拜堂的花窗上描绘了“科隆的疯玛蒂尔达”（Mad Matilda of Cologne）的苦难。

那些被认为是“疯子”的人的表现可谓千姿百态，他们与流浪者、乞丐、小偷和肢体残疾者等更广泛的群体之间并没有多少区别：都是处于社会边缘，没有家庭或资源以维持生计的人。自从有了法庭以后，疯狂才逐渐具有了特定的含义。根据英国的盎格鲁—撒克逊法，每个人只对自己的行为负责，但诺曼底人带来的教会法规将道德罪过的观念纳入其中，后者考量的是犯罪者的意图和精神状态。13 世纪的法学家亨利·德·布拉克顿（Henry de Bracton）规范了不断发展壮大的英国法律体系，他强调了意图的重要性，并正式确立了“犯罪意图”的概念。根据此一概念，用布拉克顿的话说，“疯子不负法律责任”[1]。从此以后，疯狂成为一个法律概念，在某些情况下可以获得免责，但其他方面的基本权利会受到限制。人们完善了法律来区分“天生的愚人”（先天性学习困难者）和周期性或暂时性受疯狂折磨的人。例如，疯人的财产会一直被托管，直到他痊愈之时，而愚人的财产则归王室所有。“精神错乱”一词的最早记录就来源于法学领域。教会律师亨利·斯温伯恩（Henry Swinburne）于 1590 年写道：“疯子和呆子在他们发狂或精神错乱的时候是不能作证的。”[2] 直到此时，现代概念中的理智（sanity）才作为疯狂的对立面而出现。在此之前，理智指的是人的整体健康状态，

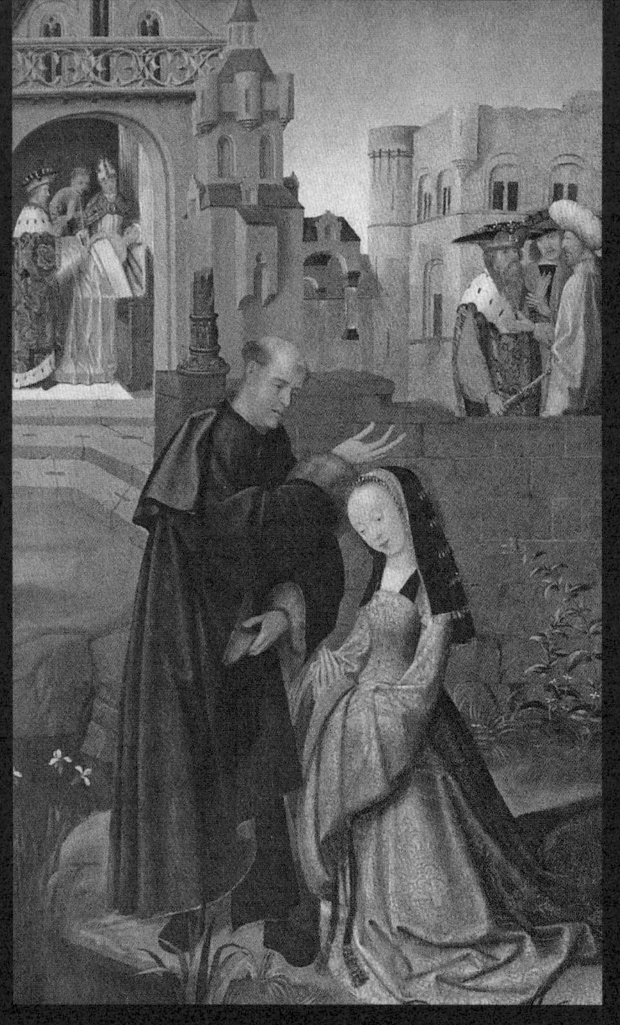

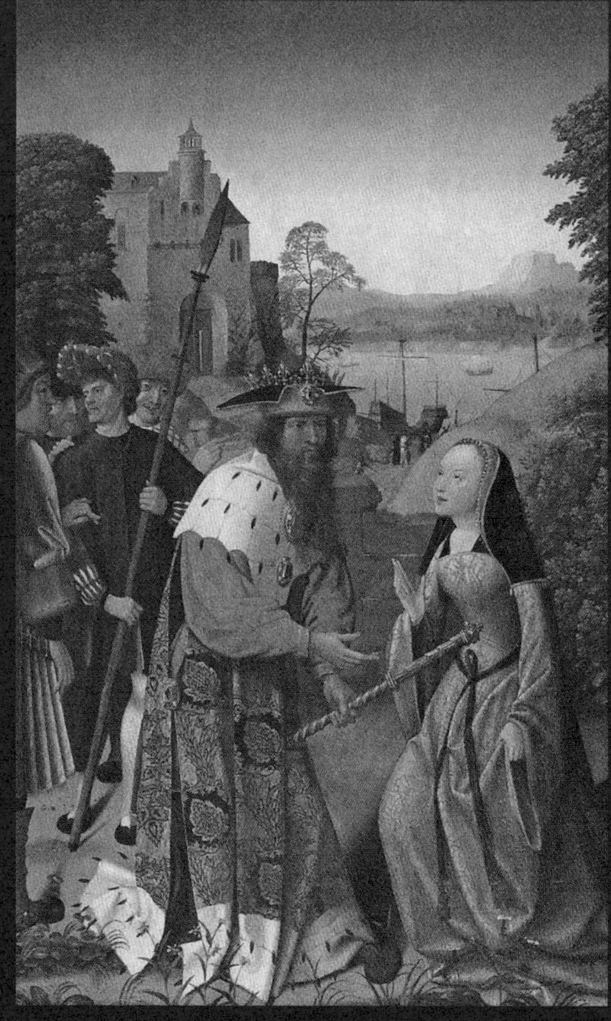

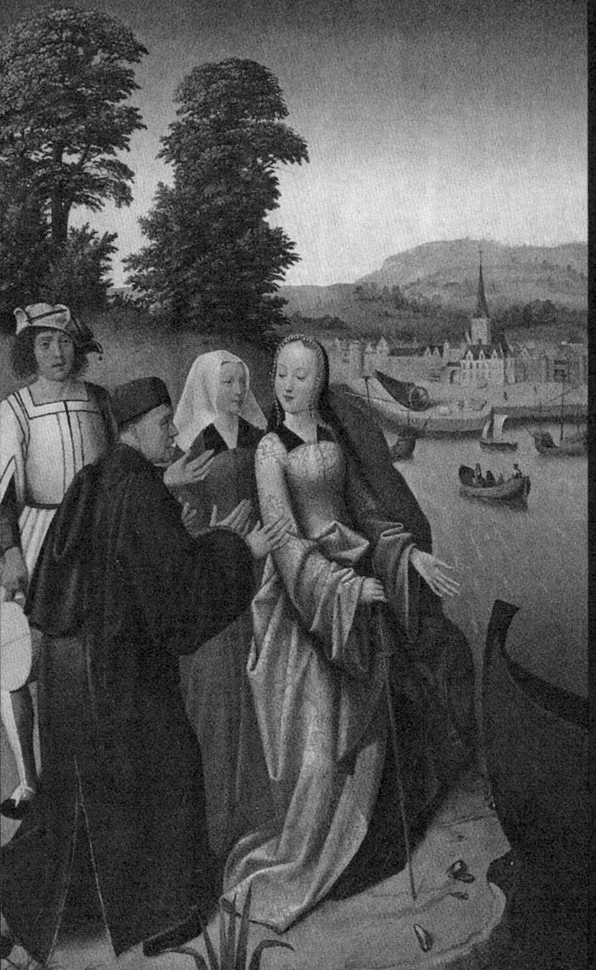

高斯温·范·德·韦登（Goswijn van der Weyden）的系列镶板画描绘了圣丁夫娜（St Dymphna）殉难的传说。这套镶板画1505年创作于安特卫普（Antwerp），最初挂在海尔附近的通厄洛修道院（Abbey of Tongerlo）里。

《圣丁夫娜的生活与敬奉七景》（*Seven Scenes from the Life and Veneration of St Dymphna*）中的第一幅描绘了她接受圣吉拉贝诺（Gerebernus）的洗礼。

丁夫娜的父亲、奥里尔（Oriel）国王达蒙（Damon），将他想娶她为妻的不当想法告诉了她。

丁夫娜带着随从启程航向比利时，到达后她躲进了海尔城。

国王发现丁夫娜逃出城堡后，派士兵去搜寻她。

一名忠诚的信使向国王汇报，发现丁夫娜住在佛兰德斯的海尔。

怒火中烧的国王杀死了神父和自己的女儿。当地居民将他们的遗体运回了城里。

15岁的丁夫娜的遗体就此安葬在海尔，后来人们建造了一座教堂来纪念她。

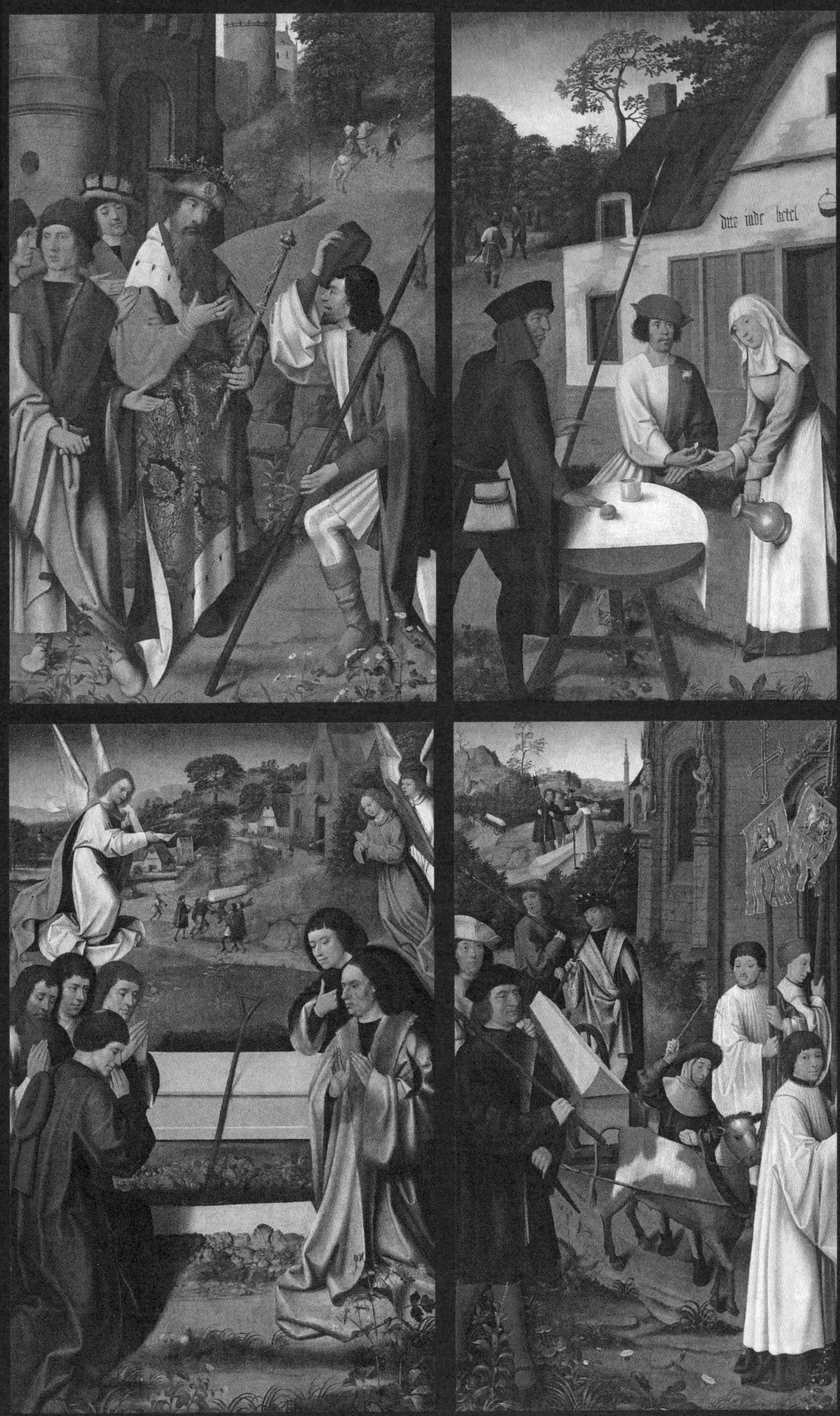
dits inde ketel

《莫伦贝克的舞者》（*Dancers in Molenbeek*，1592 年），小彼得·勃鲁盖尔（Pieter van Breughel）绘。那些患有舞蹈狂症的人常常会被带去朝圣以求治愈。

而精神错乱则赋予了它更具体的含义，使其成为与法学术语“心智健全”含义一致的名词。从这个意义上说，是疯狂定义了理智，而不是相反。

伯利恒医院是整个中世纪欧洲出现的少数避难所之一。另一个保存下来的地方是佛兰德斯的海尔。它和伯利恒医院一样始建于 13 世纪，并且关于它的起源已成为传说而一直流传了下来，也就是圣丁夫娜的故事。丁夫娜是一位 7 世纪的爱尔兰公主。她的母亲去世后，她的父亲悲痛欲绝，并试图与女儿结婚。为了躲避他的乱伦冲动，丁夫娜逃往欧洲，躲藏在佛兰德斯的遍布沼泽的平原地区。最终她的父亲在海尔找到了她，当他再次被拒绝时，便将她斩首。

岁月变迁，丁夫娜逐渐成为精神受折磨者的代祷圣人，她的圣祠传出了许多奇迹般的治愈传说。海尔成了朝圣之地，就如同伯利恒医院一样，人们可以带着他们失心疯的家人来寻求庇护和宗教慰藉。不过，当伯利恒逐渐发展成收容所时，海尔则走上了一条相反的道路。那些被带到海尔来向圣丁夫娜朝圣的病人，如果未见好转，常常就会被遗弃在她的圣祠里。到 1480 年，人们不得不新建了一个回廊来容纳他们，但很快就人满为患。当地农民开始接纳这些朝圣者，为他们提供食宿，并让他们与家人一起工作。几百年来，海尔逐渐成为广为人知的“疯人聚居地”：这是收容所以外的另一种选择，在这种模式下，精神错乱的人融入了正常生活，而不是与之隔绝。和伯利恒医院一样，海尔至今仍然履

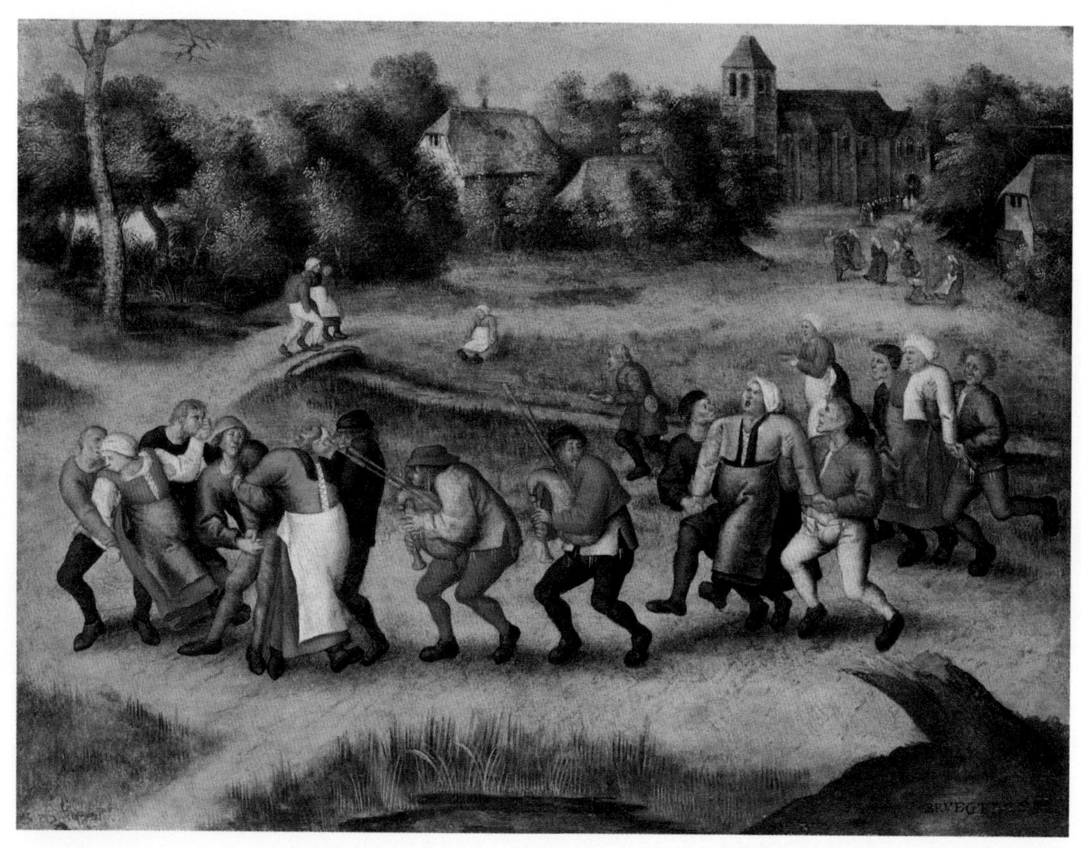

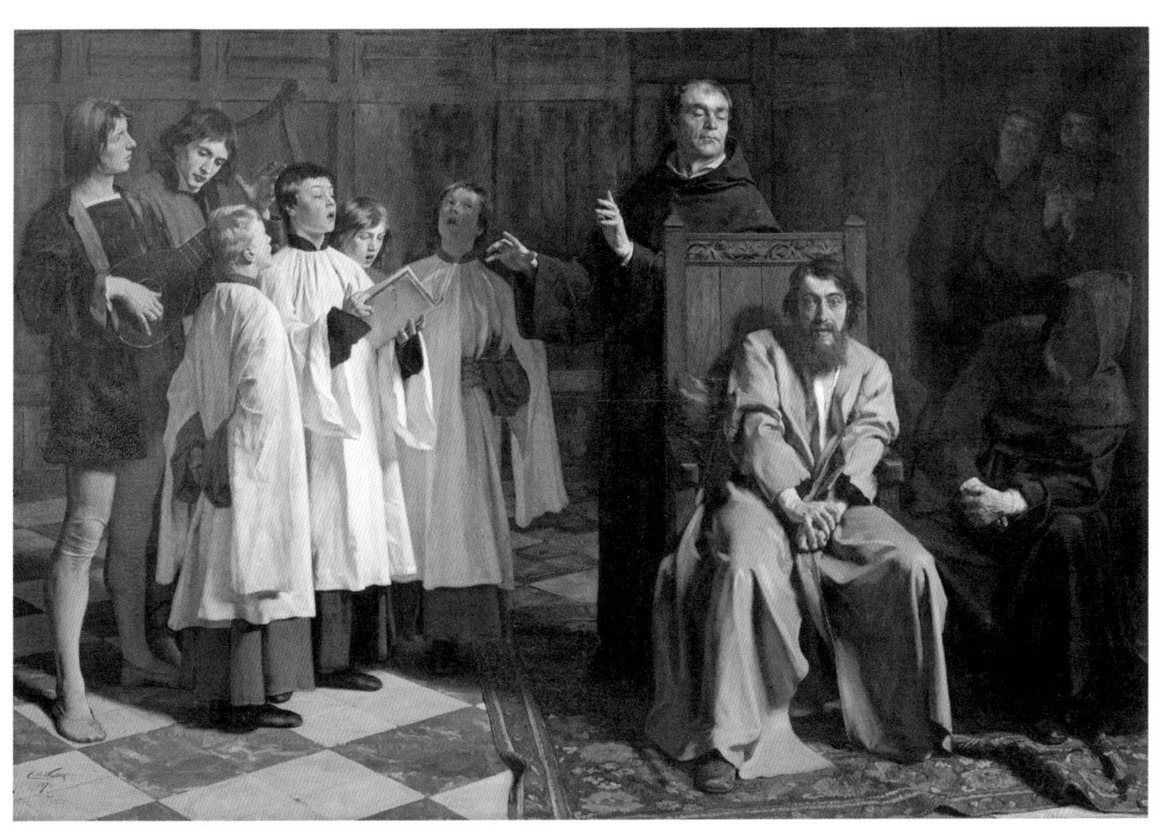

行着其古老的职责。它们的故事为我们展示了两种截然不同的方法在过去的几个世纪中取得了怎样的成效。

到了莎士比亚时代，伯利恒已不再是一座宁静的修道院。它的辖区到处都是牢房、看守人的住所和出租屋；它拥挤而喧闹，是附近贫民窟一带的著名地标。长久以来，这里的疯人对伦敦人来说可算是家喻户晓，特别是在巡游歌手演唱的悲伤的“贝德莱姆小调”中广为流传。不过，使收容所成为流行文化永恒主题的还是戏剧。在詹姆斯一世时代的复仇悲剧和喧闹的讽刺剧中，我们可以看到伯利恒已经成为一种典型象征：任何疯人院都可以被称为“贝德莱姆”。不过，它也因此获得了更广泛的含义，超越了疯人院的界限。到了 17 世纪初期，“贝德莱姆场景”从新奇事物迅速变成陈词滥调。在托马斯 · 德克（Thomas Dekker）和托马斯 · 米德尔顿（Thomas Middleton）的《诚实的妓女 · 第一部》（*The Honest Whore，Part 1*，1604 年），以及德克和约翰 · 韦伯斯特（John Webster）的《向北方》（*Northward Ho*，1607 年）中，都有剧中人物访问贝德莱姆的情节。韦伯斯特还在《马尔菲公爵夫人》（*The Duchess of Malfi*，1613/1614 年）中让疯人院里的居民列队游行。而在托马斯 · 米德尔顿和威廉 · 罗利（William Rowley）的《偷梁换柱》（*The Changeling*，1622 年）中，

海尔逐渐成为广为人知的“疯人聚居地”

《雨果 · 范 · 德 · 高斯的疯病》（*The Madness of Hugo van der Goes*，1872 年），埃米尔 · 沃特斯（Emile Wauters）绘。这位佛兰德艺术家进入了一所修道院，以拯救他受诅咒的灵魂。

发疯的李尔王，伯利恒医院专职牧师爱德华·欧多诺霍（Edward O'Donoghue）收藏的幻灯片。

两个角色冒充疯人，企图勾引疯人院管理员的妻子。贝德莱姆的场景经常以假面舞会、梦幻盛装表演的热闹形式呈现，精神病院的囚徒们在其中展现出各种形式的疯狂。在这些场景中，人们表演出过度夸张的疯狂行为是为了娱乐，不过它们同样也是折射现代社会之疯狂的一面镜子，在这个镜中世界里，所有的现实规则都被悬置了。

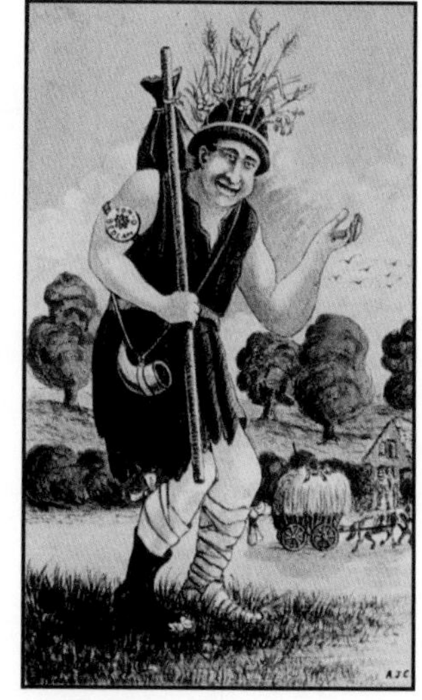

贝德莱姆走上了自己特有的神秘发展轨迹，渐渐脱离了它的起源——那座真实存在的医院，却反映出了一个特殊的时代，此时疯狂已成为吸引大众眼球的手段。用以区分疯狂的各种形式的词汇，在医生的著作和大众的言谈中都得到了长足发展。少数以狂暴状态为主要表现的人通常被称为“十足的贝德莱姆疯”：他们被狂暴或狂躁缠身，这使他们实施了通常会被认为是犯罪的行为，但这些行为在他们的疯狂状态下却被认为是无意的或自毁性的。这些人最可能因危害自身安全和公共利益而被关押。其次是那些“失心疯”或“头脑混乱”的人，他们言语荒谬，或者着魔于某种宗教幻象：这种情况更多时候被认为是一种躯体疾病，类似于发烧时的谵妄。另外还有一类“消沉”之人，这些人自我隔绝，无法与周围的人交往：他们被视为心怀忧愁或“智力不逮”。

然而，最能引发时代精神共鸣的情况还是忧郁症。这是一种复杂且麻烦不断的疾病，被认为存在躯体上的根源（过量的黑胆汁），但同时也属于心灵疾患。现代世界简直就是为了培育它而设计的，或者说它的风行使得旧形式的精神困扰以新的戏剧性方式表现出来。从占星术角度说，忧郁症患者受到土星的影响；从政治上说，他们可能会成为那种危险人群，即不满分子。忧郁症的症状在某种程度上与今天会被诊断为抑郁症的症状有所重叠，但前者还包含暴力发作和妄想：着魔、执念、偏执的幻想和撒旦的幻象。

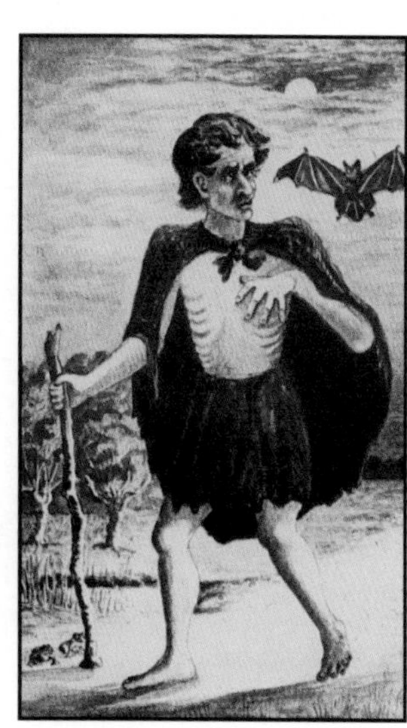

忧郁症的温和形式倒是一种时兴的培养知识分子的情感状态，是对世俗生活的存在主义式疏离，或是性格严肃和深刻的标志。但是，若想因此玩弄利用它则无异于玩火：多愁善感和疯狂之间的界限是很容易跨越的。

在处理这一主题的文学作品之中，牧师罗伯特·伯顿（Robert Burton）穷极一生撰写的著作《忧郁的解剖》（*The Anatomy of Melancholy*）堪称经典。该书于1621年首次出版。这是一部鸿篇巨制，汇集了从古典时代到当时关于

流浪的疯人被称为“疯汤姆”（Tom o'Bedlam），例如伯利恒收藏的这张幻灯片中所示的身披斗篷的形象。

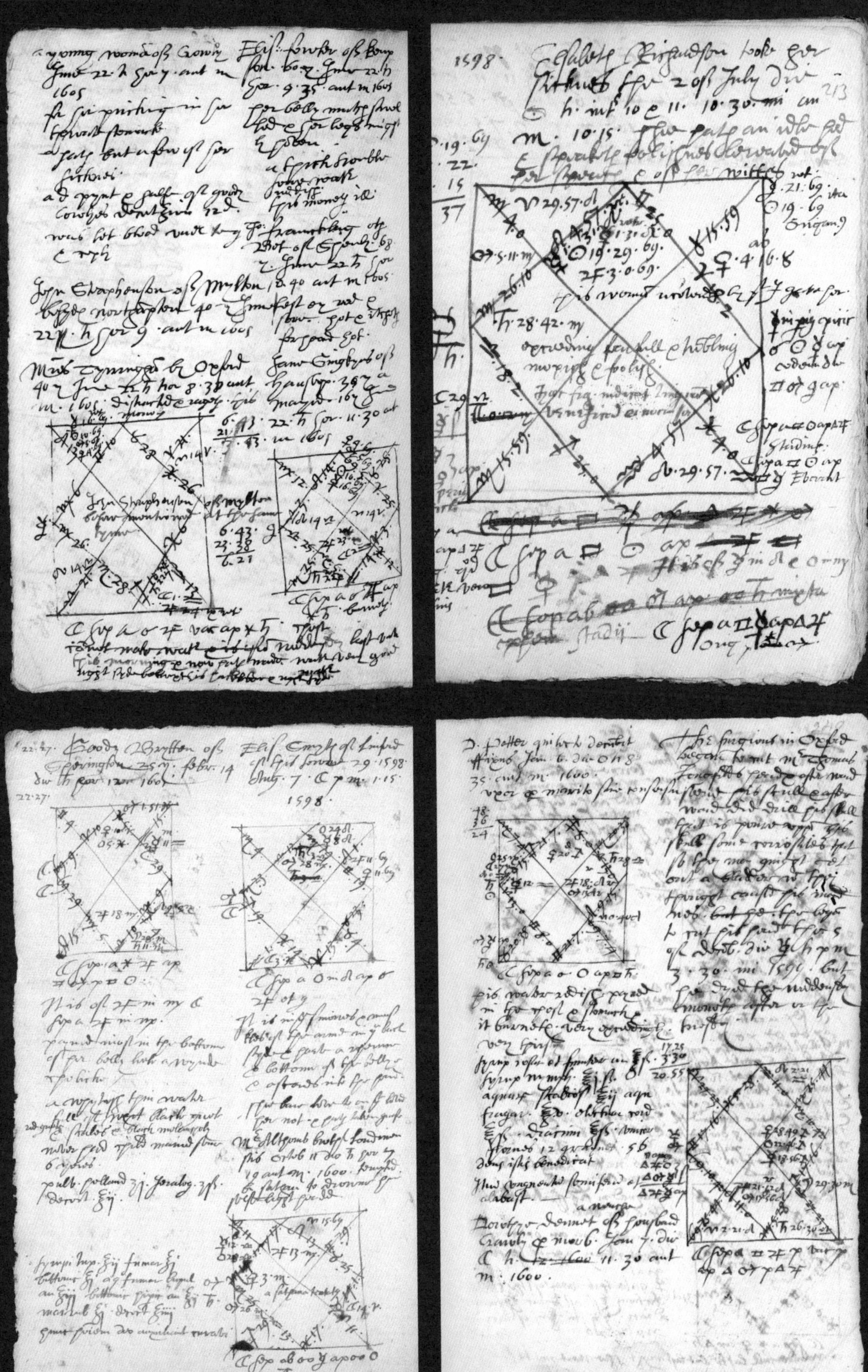

17 世纪的医生理查德·纳皮尔（Richard Napier）的病例记录本描述了疯狂的不同形式，并记录了从占星术到颅骨手术的各种治疗方法（牛津大学博德利图书馆）。

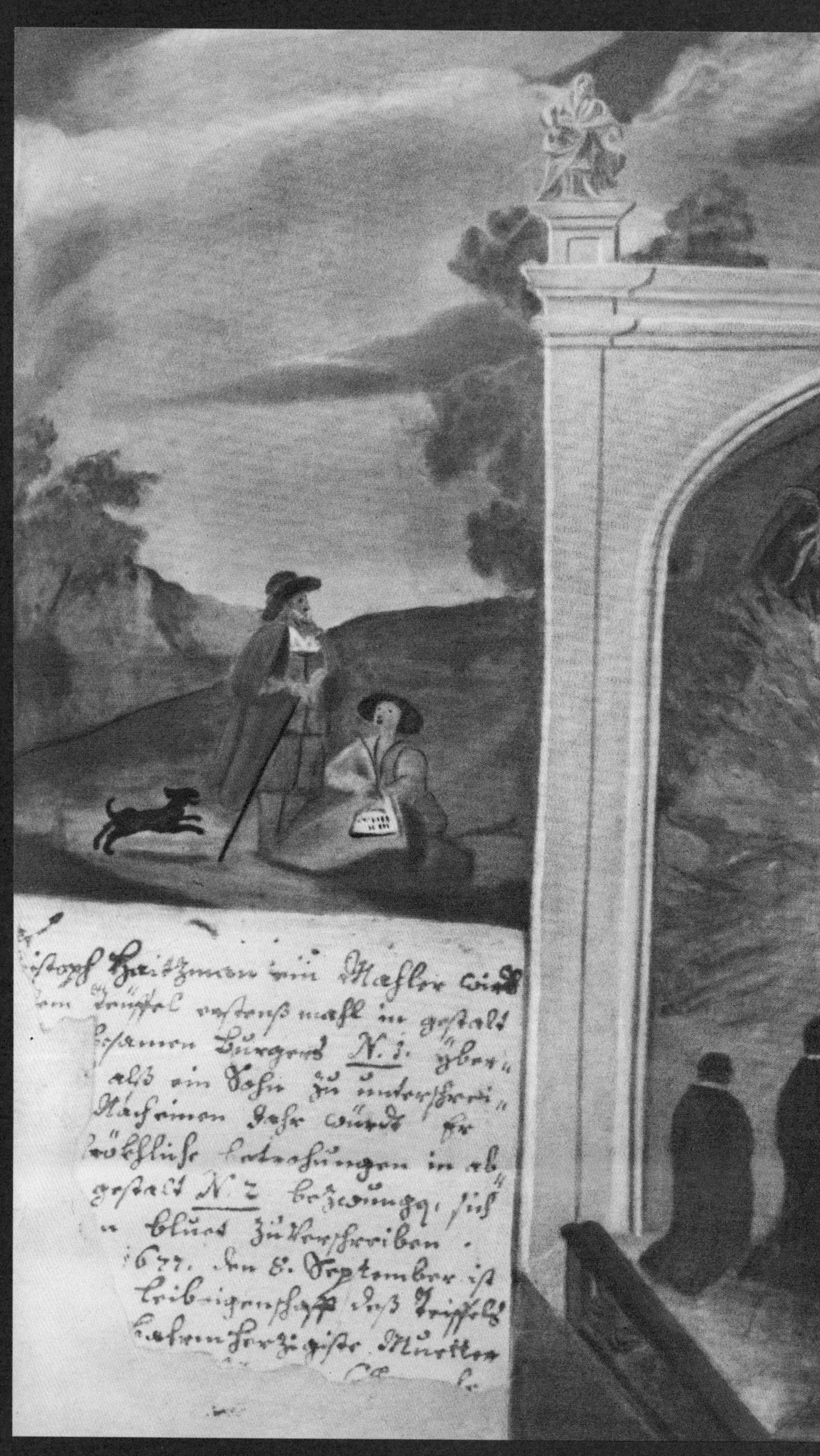

1677 年，奥地利画家克里斯托夫·海兹曼（Christoph Haizmann）用一系列画面描绘了他被恶魔附身的体验。西格蒙德·弗洛伊德（Sigmund Freud）对他的案例进行过研究，一些精神病学家则将之鉴定为精神分裂症。

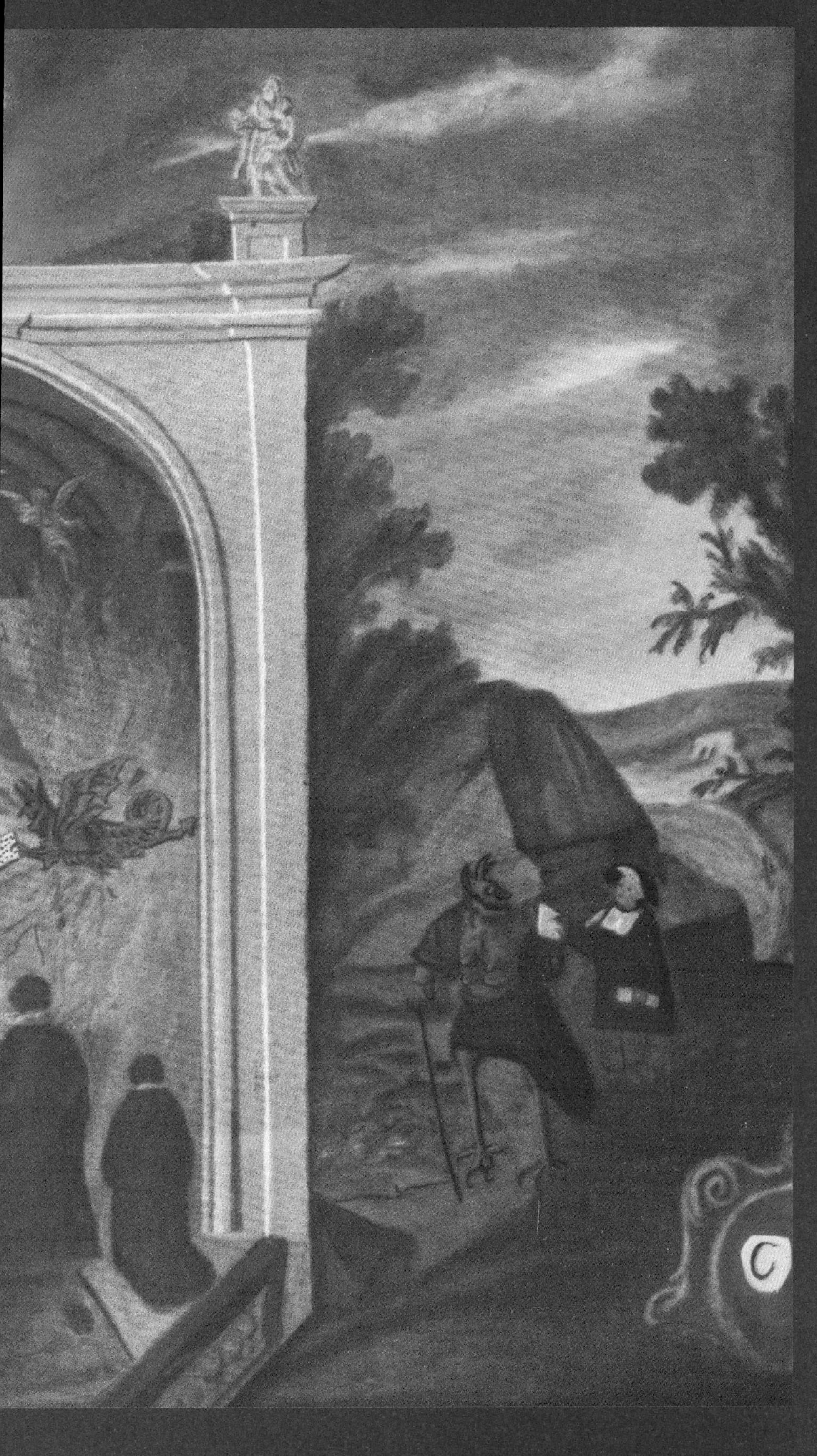

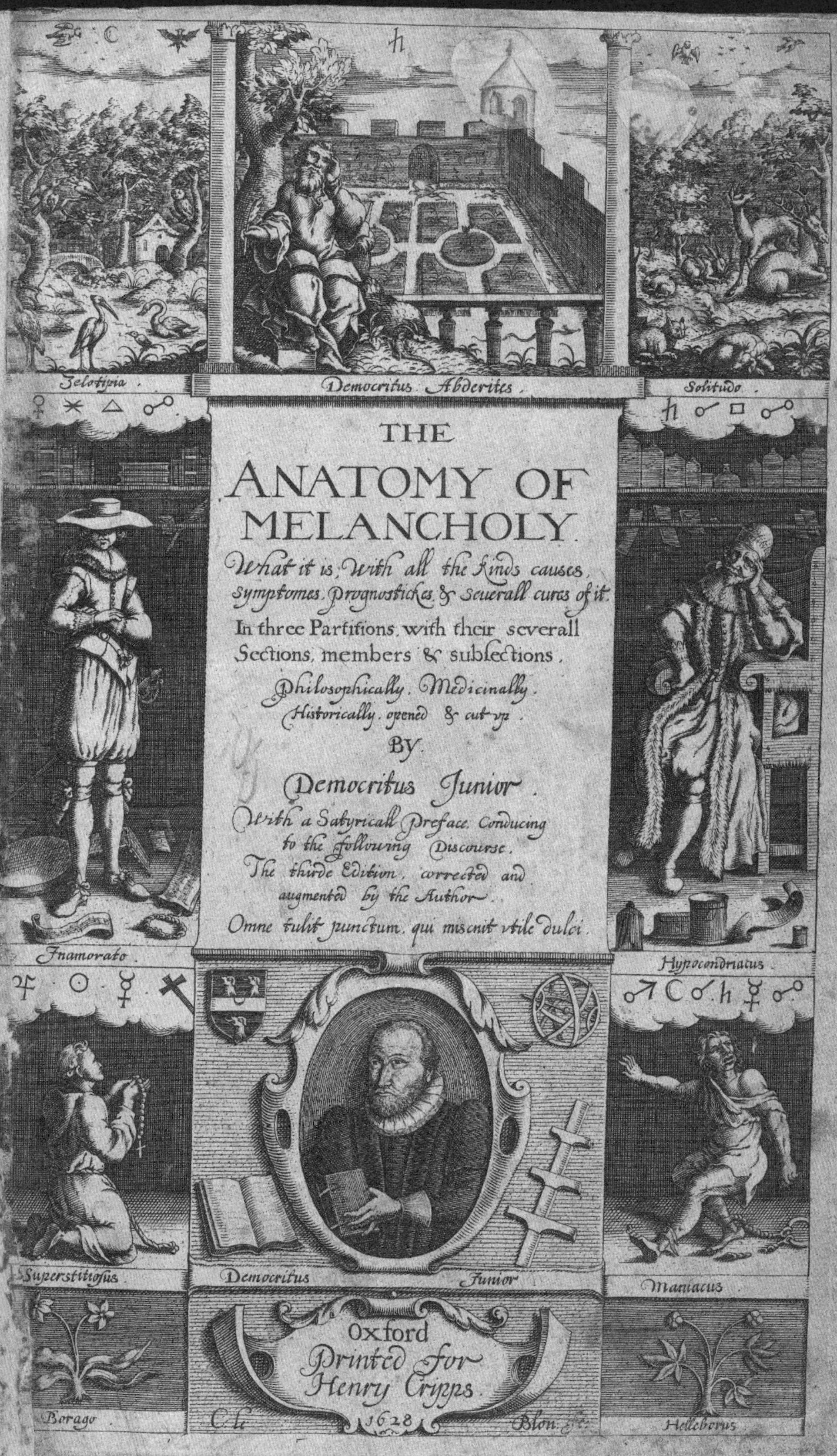
Zelotipia
Democritus Abderites
Solitudo
THE
ANATOMY OF
MELANCHOLY.
What it is, With all the kinds causes, symptomes, prognostickes, & severall cures of it.
In three Partitions, with their severall Sections, members & subsections.
Philosophically, Medicinally, Historically, opened & cut vp.
BY
Democritus Junior.
With a Satyricall Preface, Conducing to the following Discourse.
The third Edition, corrected and augmented by the Author.
Omne tulit punctum, qui miscuit utile dulci.
Inamorato
Hypocondriacus
Superstitiosus
Democritus Junior
Maniacus
Oxford
Printed for
Henry Cripps.
1628
Borago
C. le Blon: sc:
Helleborus

忧郁症主题的所有论述，包括忧郁症的原因、症状和治疗措施。伯顿写道："整个世界都是忧郁的，我忙于书写忧郁，以此来躲避忧郁。"他认为忧郁症的根源是体液的（今天可以说是化学的）失衡，从而导致了精神、心理和心灵等各方面的症状。忧郁症可能有躯体的原因，例如疾病或遗传，但它常常是被生活的压力（例如爱、过劳、分娩）或忌妒、傲慢等激烈情绪的侵蚀所激发的。这不仅仅是一种疾病——伯顿认为忧郁症与艺术和智力天赋有着密切的联系，是生命中无法摆脱的一部分。

由于法律的变化，疯狂成为一个时代的标志。《1601年济贫法案》（Poor Relief Act of 1601）将身体健全的贫民送到了济贫院（workhouse），同时要求教区照顾疯人。结果，一些乞丐开始装疯：衣衫褴褛的"疯汤姆"或"亚伯拉罕人"（Abraham-men）* 成了当时的常见景象，而伯利恒不得不发表免责声明，称医院从未授权疯人去进行乞讨。疯狂成为一种表演，其典型表现形式是由双关语、谜语、小调和脏话构成的一套固定节目，通过戏剧中的丑角和交换身份的剧情来精心打造，由街上的滑头和乞丐回收利用，最后竟以戏剧性的形式被疯人自己采用。如何将真正的疯人和假冒者区分开来的问题汇入了更广阔的时代主旋律：间谍和双重间谍的大量出现，变换宗教信仰时进行掩饰的需求，以及公共自我和个体自我之间的微妙界限。

那个时代的许多伟大戏剧都提出了关于疯狂的问题，包括莎士比亚的所有主要悲剧。在《奥赛罗》中它是忌妒的果实，在《麦克白》中是无情追求权力的结果，在《李尔王》中则是傲慢行为所致。哈姆雷特尖锐地讽刺了疯狂的时代风气，点明了试图将假扮的疯狂和真实的疯狂区别开来所导致的悖论。哈姆雷特在开场白中就向观众宣布了自己的欺骗手段：他将"故意装出一副疯疯癫癫的样子"。他不断说服他人相信自己的疯癫，并且最终说服了自己：在与雷欧提斯进行巅峰对决之前，他做出了看似发自内心的忏悔，"可怜的哈姆雷特，他的疯狂是他的敌人"。这完全是他的表演，抑或他自以为精神正常才是一种自我欺骗？波洛涅斯的怀疑"这些虽然看似疯话，却有深意在内"是对的吗？

疯狂可以完美地揭露出大脑对自己所耍的把戏：正如西格蒙德·弗洛伊德所承认的那样，"在我之前的诗人和哲学家就发现了无意识"。[3]

疯狂成为一个时代的标志。

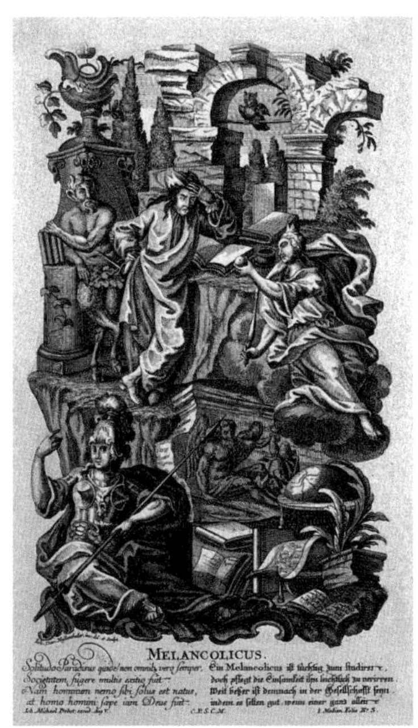

对页

罗伯特·伯顿 1638 年版《忧郁的解剖》的扉页。这是一部关于忧郁症原因、症状和治疗的经典汇编。

本页

J.D. 内森塔尔（J. D. Nessenthaler）的蚀刻版画，大约创作于 1750 年。画中学者周围的神话人物象征着忧郁气质。

* 此处的亚伯拉罕指的是伯利恒医院的亚伯拉罕病房，有些装疯的乞丐会声称自己是从该病房中被放出来乞讨的。——编者注

在《堂吉诃德》中，塞万提斯向我们展示了一种无意中的作假：一个人可以在自己没有意识到的情况下将演戏转变为真正的疯狂。用传统的道德话语来说，堂吉诃德是被傲慢之罪毁了的：他对骑士精神幻想的沉迷以及他对复活骑士荣耀的执着，使他进入了一个妄想世界，一个挂满镜子的大厅，无休止地反映出他的自负。他变得浮夸而偏执，误读环境，到处都看到荣耀和迫害，从而制造了一出荒唐的闹剧。虽然他摒除犹豫和追求梦想的方式是高尚的，甚至是英勇的，但他最后的忏悔和恢复理智的方式却是悲剧性的——是对整个世界的幻灭。

本页

《治疗蠢人》（*The Cure of Folly*），又名《取出疯人石》（*Extraction of the Stone of Madness*,1475—1480 年）。博斯创作的一幅讽刺画，描绘中世纪江湖郎中行骗的场景。

对页

《堂吉诃德》原版第 1 卷和第 2 卷的扉页及插图。

这些充满矛盾和讽刺的戏剧，把握住了现代化快速发展时期的时代精神。这个时代试图更严格地定义疯狂，却发现它与理智之间的界限根本无法确定。玩笑、歌谣和谜语让律师和医师们本来就脆弱不堪的确定性雪上加霜；戏剧和小说更是创造了一个迥然不同的世界，让疯狂和理智能够随意地互换位置。用一句经常出现在 17 世纪流行小册子和诗集里的话来说，整个世界已经成为一个“庞大的贝德莱姆”。借用米德尔顿在 1605 年首演的反映伦敦生活的无政府主义喜剧的标题，这是“一个疯狂的世界，大人们”（A Mad World, My Masters）。任何一个想要在这个世界里获得成功的人，都会同意约翰 · 福特（John Ford）戏剧《情人的忧郁》（*The Lover's Melancholy*，1628 年）中一个角色所说的，“必须学会当一个疯子或傻瓜”。至于那些被关在贝德莱姆的人，谁能说得清他们是真的疯了还是在装疯——或者，他们也许比我们其他人还要正常？正如米德尔顿《复仇者的悲剧》（*The Revenger's Tragedy*，1606 年）中装疯的复仇者文迪斯（Vindice）所说的：

> “当然，我们都是疯子；而我们以为是疯子的那些人，却不是。”

至此，时代已经为一种新的机构搭建好了舞台，在这里，关于疯狂和现代世界的戏剧将分为三幕来上演。

后页

“潘努古斯医生”（Doctor Panurgus），由马丁 · 德罗肖特（Martin Droeshout）绘制，约 1620 年。医生用化学药物将各种奇思幻想从脑中蒸馏出来。

1 Henry de Bracton, Thorne edition (Harvard, 1968–77), Volume 2, p. 424
2 Henry Swinburne, *A Treatise of Testaments and Last Wills*, Part 2 (Dublin: 1793)
3 Lionel Trilling, 'Freud and Literature' in *The Liberal Imagination* (1950) p. 34

VIDA Y HECHOS
Del Ingenioso Cavallero
DON QUIXOTE
DE LA MANCHA,
COMPUESTA
Por MIGUEL DE CERVANTES SAAVEDRA.
PARTE PRIMERA.
Nueva Edicion, coregida y ilustrada con differentes Estampas muy donosas, y apropriadas à la materia.

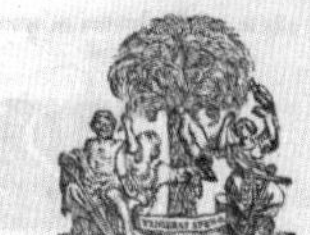

EN BRUSELAS,
De la Emprenta de JUAN MOMMARTE, Impresor jurado. Año 1662.
Con Licencia y Privilegio.

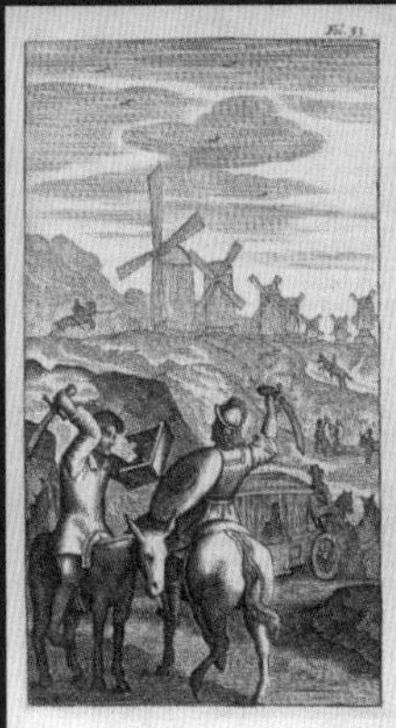

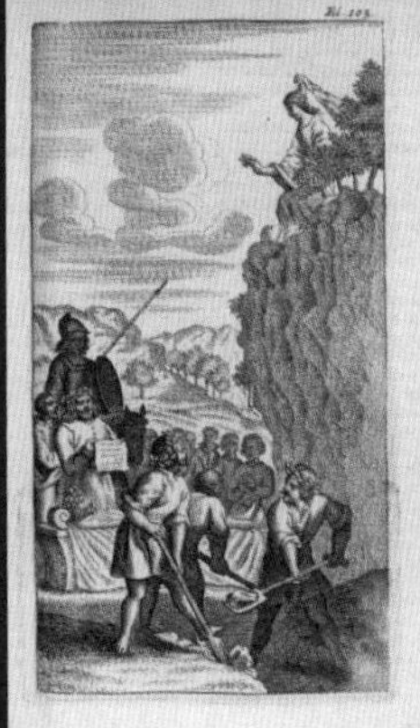

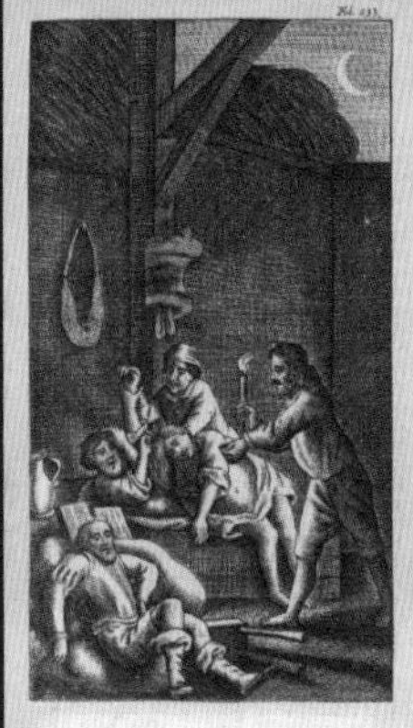

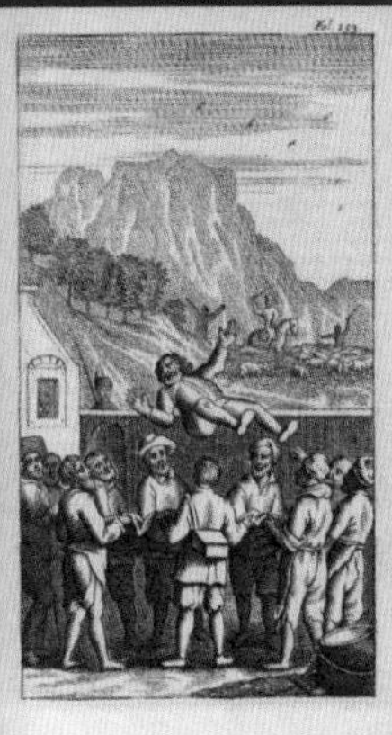

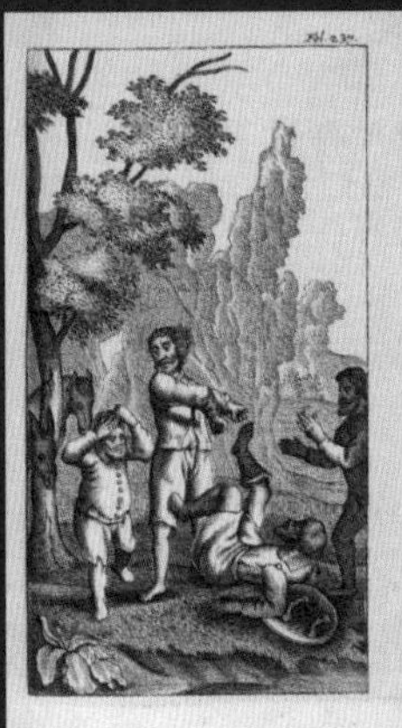

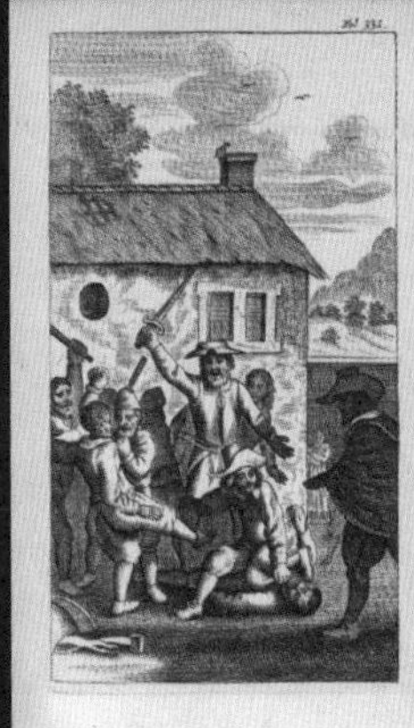

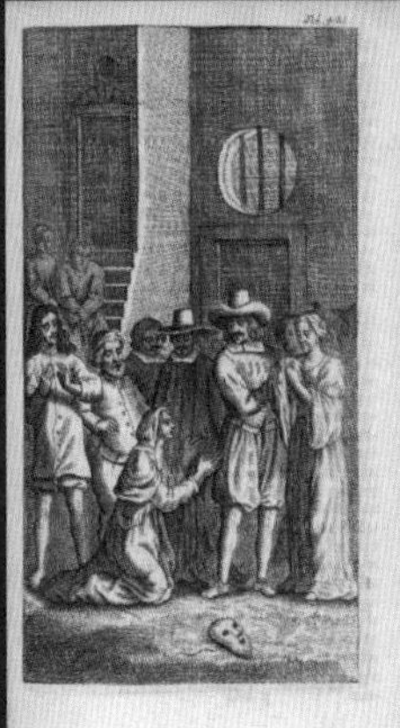

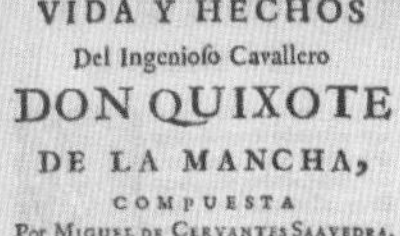

VIDA Y HECHOS
Del Ingenioso Cavallero
DON QUIXOTE
DE LA MANCHA,
COMPUESTA
Por MIGUEL DE CERVANTES SAAVEDRA,
PARTE SEGUNDA.
Nueva Edicion, coregida y ilustrada con differentes Estampas muy donosas, y apropriadas à la materia.

EN BRUSELAS,
De la Emprenta de JUAN MOMMARTE, Impressor jurado. Año 1662.
Con Licencia y Privilegio.

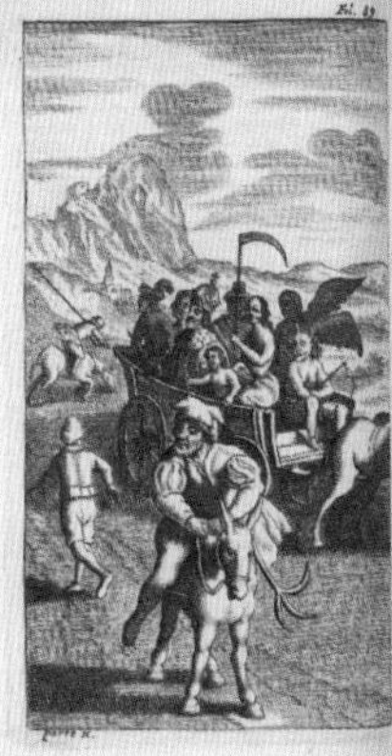

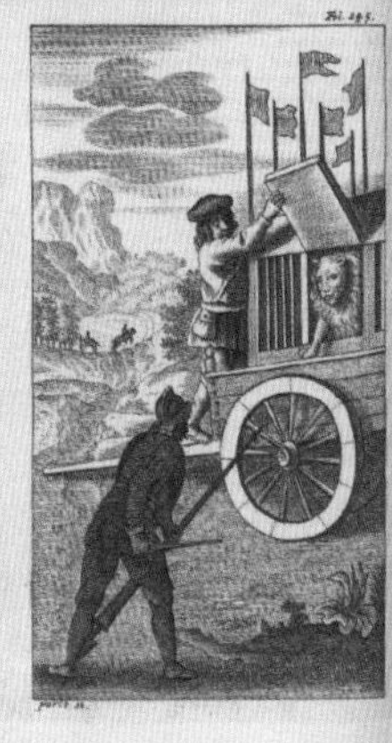

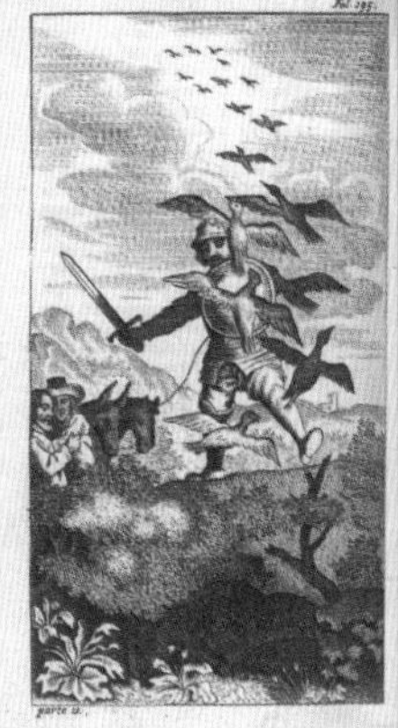

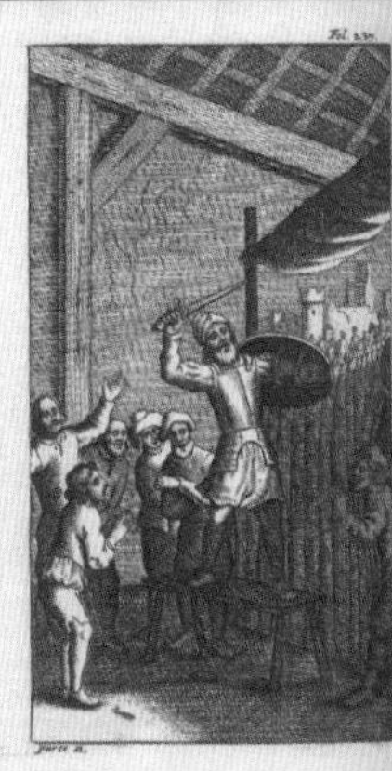

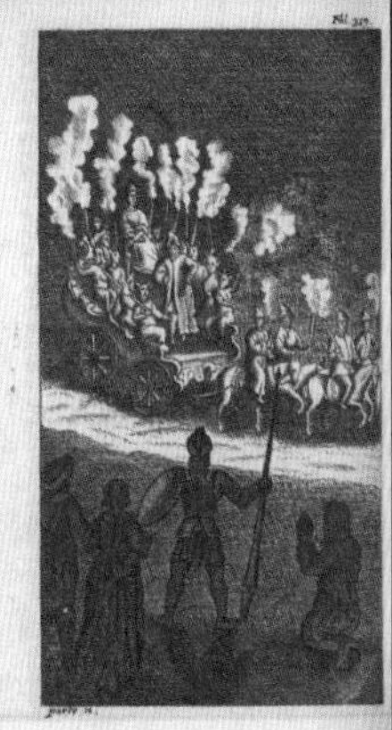

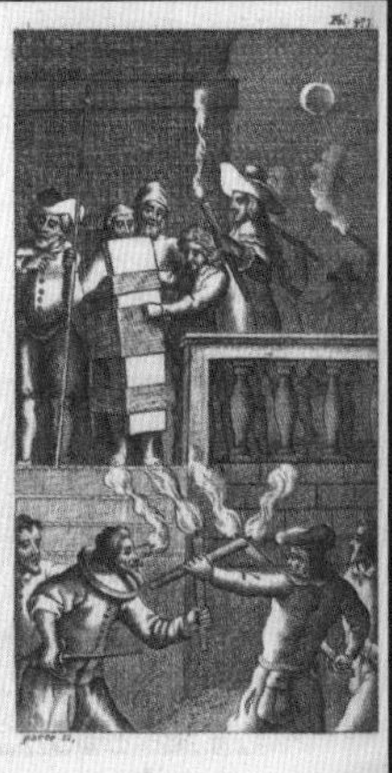

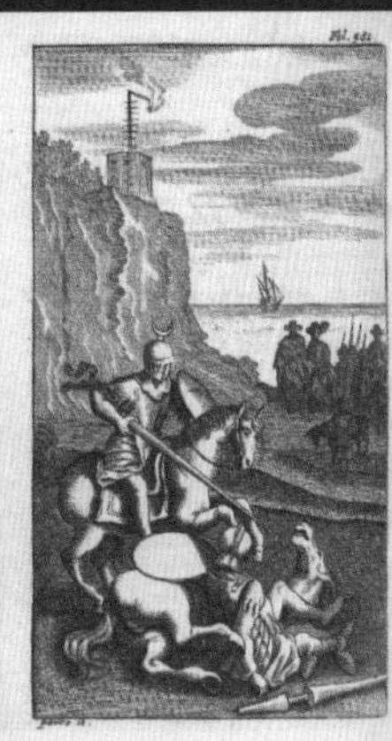

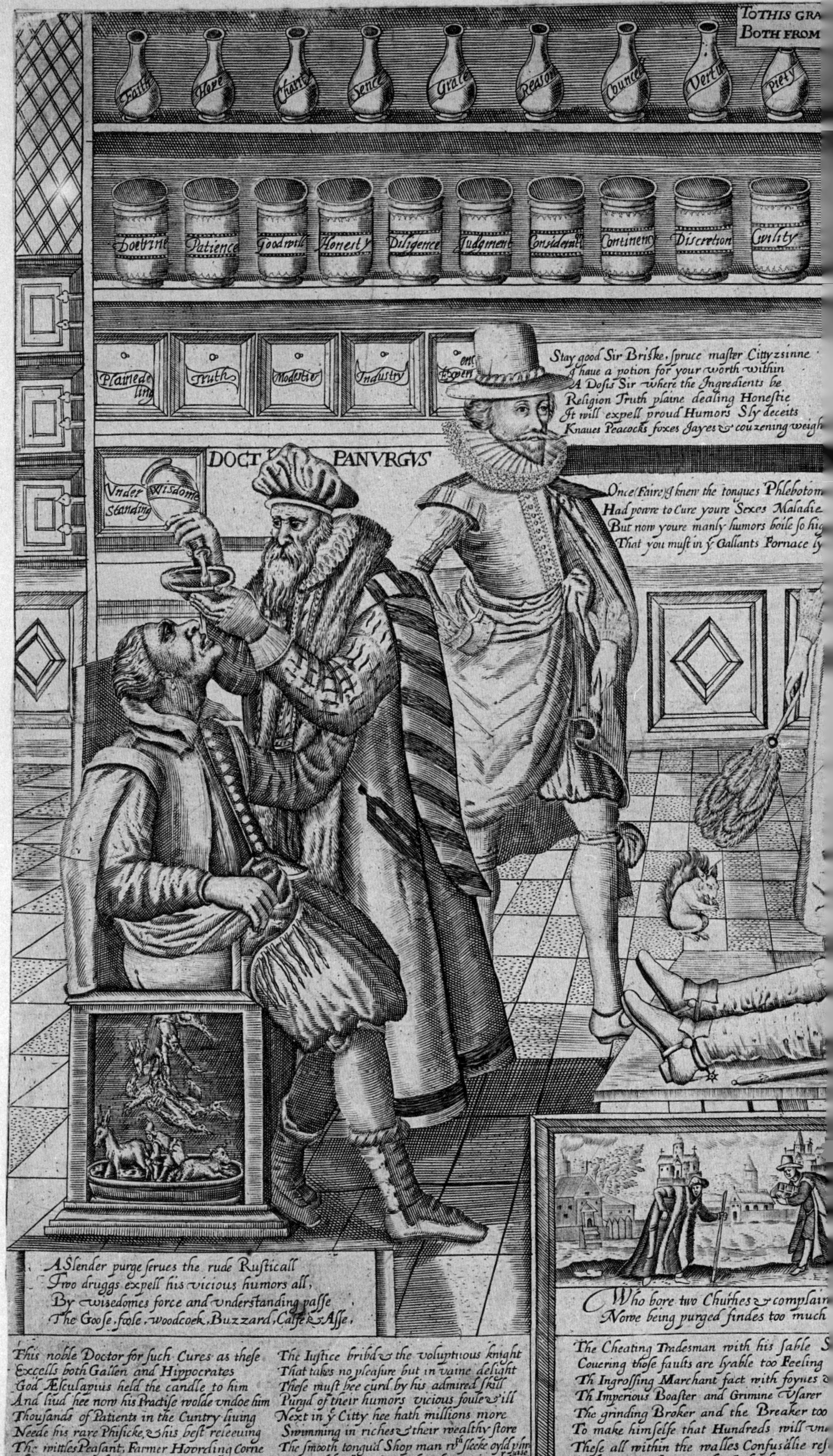
TOTHIS GRA
BOTH FROM
Faith
Hope
Charity
Sence
Grace
Reason
Councell
Vertue
Piety
Doctrine
Patience
Goodwill
Honesty
Diligence
Judgment
Consideratii
Continency
Discretion
Civility
Plainedealing
Truth
Modestie
Industry
Experience
Under standing
Wisdome
DOCT PANVRGVS
Stay good Sir Briske, spruce master Cittyzsinne
I haue a potion for your worth within
A Dosis Sir where the Ingredients be
Religion Truth plaine dealing Honestie
It will expell proud Humors Sly deceits
Knaues Peacocks foxes Jayes & couzening weigh
Once (Faire) I knew the tongues Phlebotom
Had powre to Cure youre Sexes Maladie
But now youre manly humors boile so hig
That you must in ÿ Gallants Fornace ly
A Slender purge serues the rude Rusticall
Two druggs expell his vicious humors all,
By wisedomes force and understanding passe
The Goose, foole, woodcoek, Buzzard, Calfe & Asse.
Who bore two Churhes & complain
Nowe being purged findes too much
This noble Doctor for such Cures as these
Excells both Gallen and Hippocrates
God Æsculapius held the candle to him
And liud hee now his Practise wolde undoe him
Thousands of Patients in the Cuntry liuing
Neede his rare Phisicke, & his best releeuing
The wittles Peasant, Farmer Hoording Corne
The Gentry racking rents for Hound & Horne
The Iustice bribd & the voluptuous knight
That takes no pleasure but in vaine delight
These must bee curd by his admired skill
Puryd of their humors vicious foule & ill
Next in ÿ Citty hee hath millions more
Swimming in riches & their wealthy store
The smooth tongud Shop man wth sleeke oyld phr
That gelds yor Purse yett laughs you in yor face
The Cheating Tradesman with his sable S
Couering those faults are lyable too Feeling
Th Ingrossing Marchant fact with foynes
Th Imperious Boaster and Grimine Usarer
The grinding Broker and the Breaker too
To make himselfe that Hundreds will un
These all within the walles Confusdlie res
And yett with more the Suburbs are opp

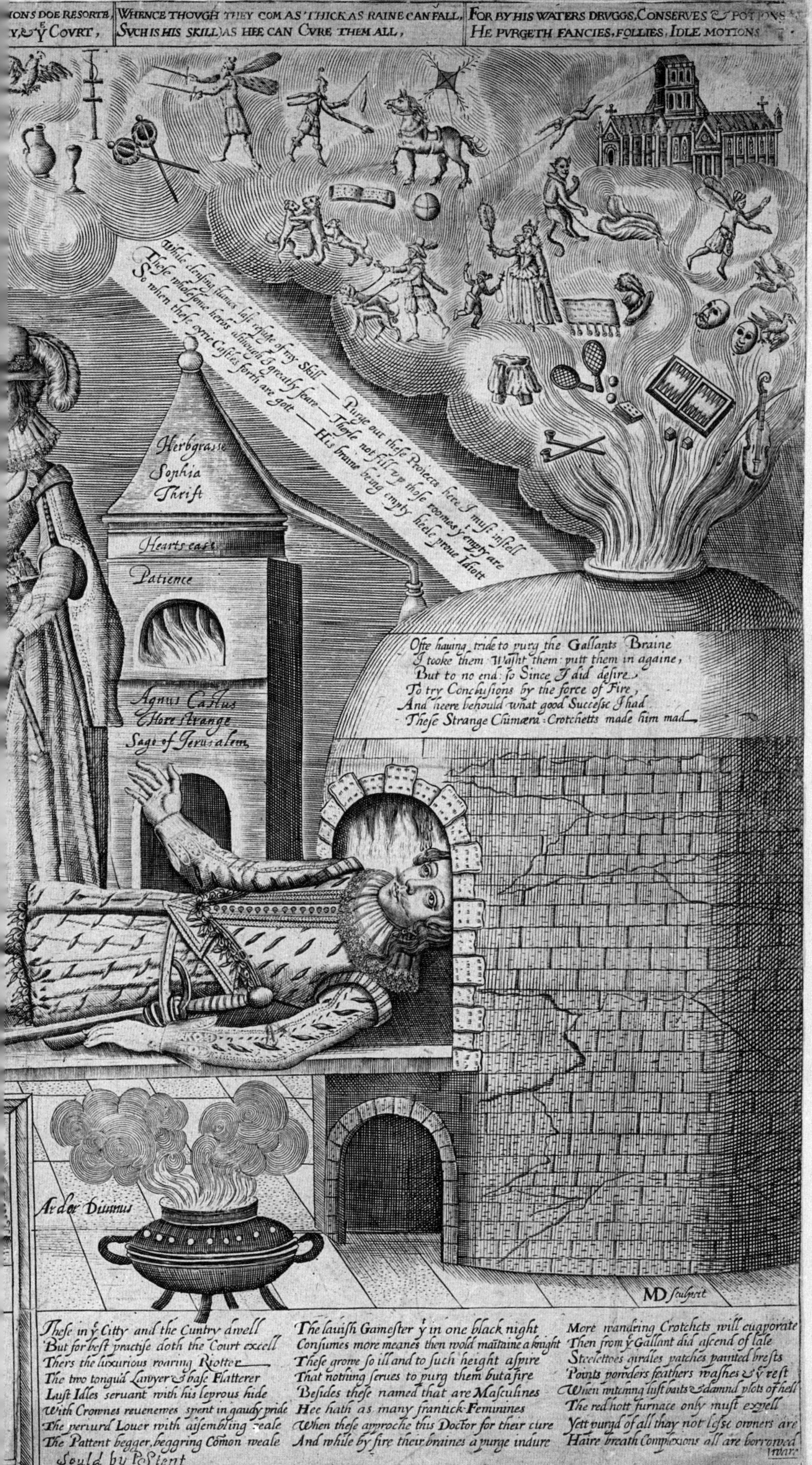

-IONS DOE RESORTE,
-Y, & Yᴱ COVRT,
WHENCE THOVGH THEY COM AS THICK AS RAINE CAN FALL,
SVCH IS HIS SKILL) AS HEE CAN CVRE THEM ALL,
FOR BY HIS WATERS DRVGGS, CONSERVES & POTIONS
HE PVRGETH FANCIES, FOLLIES, IDLE MOTIONS
While clensing flames last refuge of my Skill — Purge out these Proiects here I must instell
These wholesome herbs although I greatly feare — Theyle not fill up those roomes yᵗ empty are
So when these ayrie Castles forth are gott — His braine being empty heele proue Idiott
Herbgrasse
Sophia
Thrift
Hearts ease
Patience
Agnus Castus
Flore Strange
Sage of Jerusalem
Ofte hauing tride to purg the Gallants Braine
I tooke them Washt them: putt them in againe,
But to no end: so Since I did desire
To try Conclusions by the force of Fire,
And heere behould what good Successe I had
These Strange Chimæra: Crotchetts made him mad
Ardor Diuinus
MD Sculpsit
These in yᵉ Citty and the Cuntry dwell
But for best practise doth the Court excell
Thers the luxurious roaring Riotter
The two tongu'd Lawyer & base Flatterer
Lust Idles seruant with his leprous hide
With Crownes reuenewes spent in gaudy pride
The periurd Louer with dissembling zeale
The Pattent begger, beggring Comon weale
The lauish Gamester yᵗ in one black night
Consumes more meanes then wold maitaine a knight
These growe so ill and to such height aspire
That nothing serues to purg them but a fire
Besides these named that are Masculines
Hee hath as many frantick Feminines
When these approche this Doctor for their cure
And while by fire their braines a purge indure
More wandring Crotchets will euaporate
Then from yᵉ Gallant did ascend of late
Steelettoes girdles patches painted brests
Points powders feathers washes & yᵉ rest
When witching lust baits & damnd plots of hell
The red hott furnace only must expell
Yett purgd of all thay not lesse owners are
Haire breath Complexions all are borrowed ware
Sould by P Stent

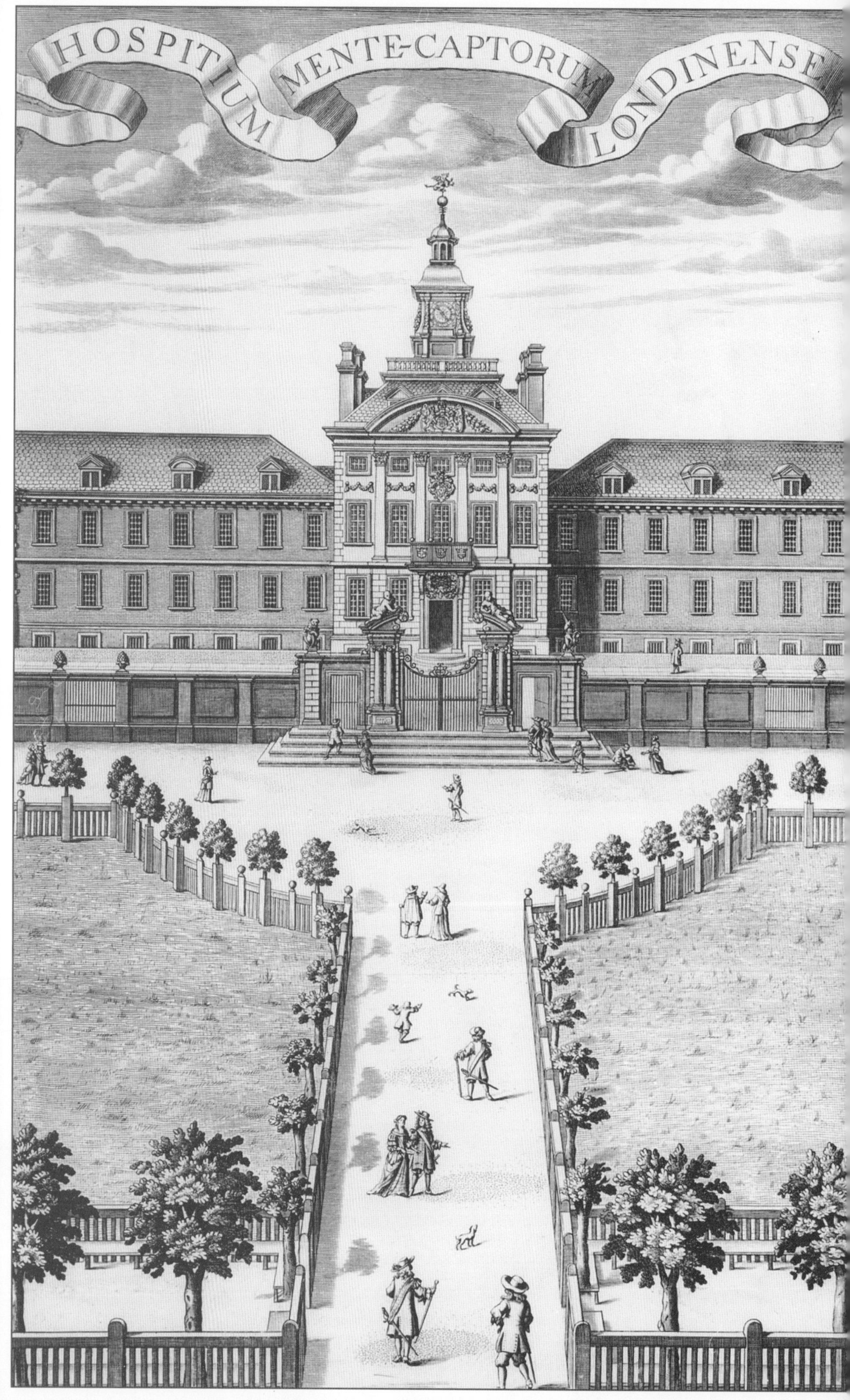
HOSPITIUM MENTE-CAPTORUM LONDINENSE

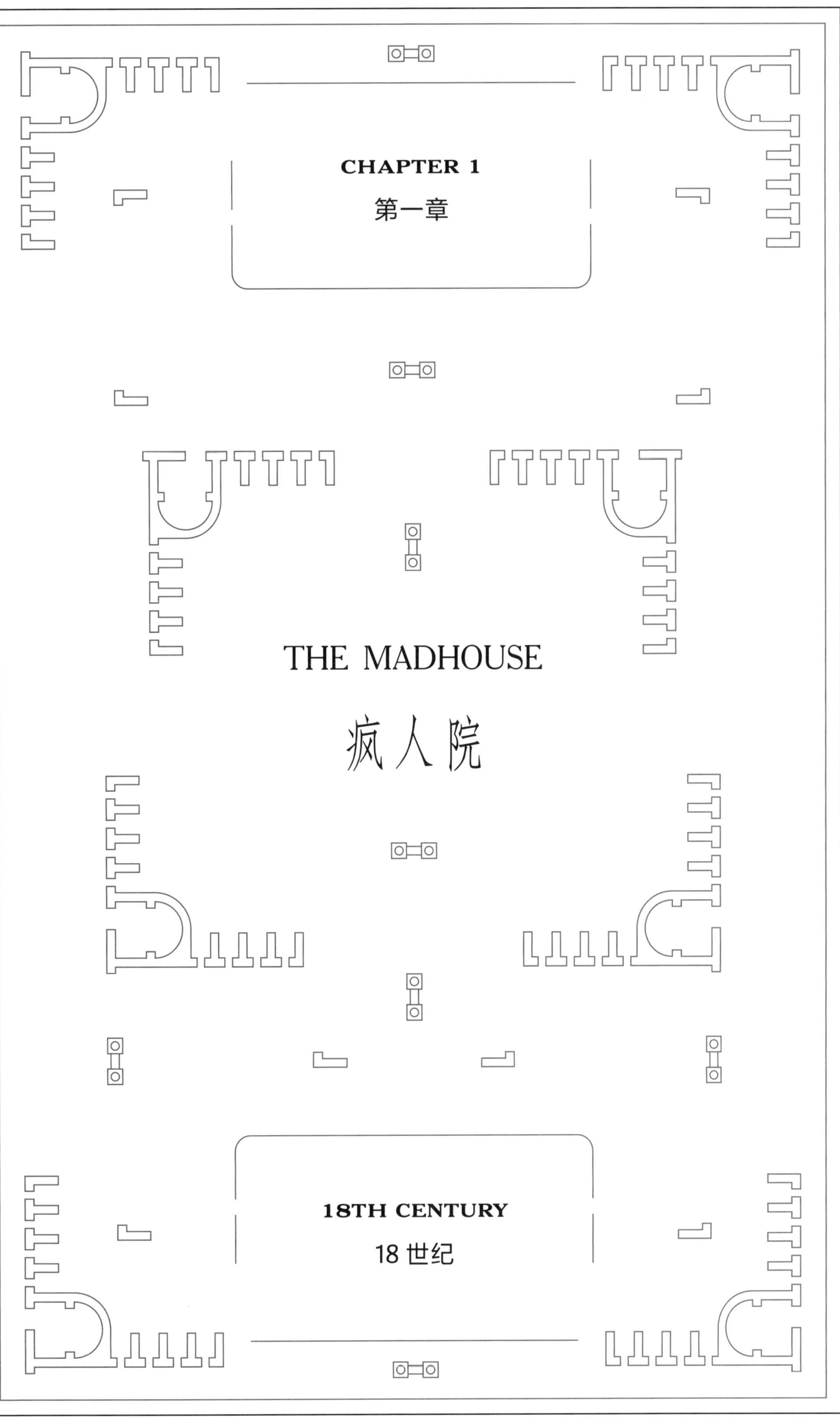

CHAPTER 1

第一章

THE MADHOUSE

疯人院

18TH CENTURY

18 世纪

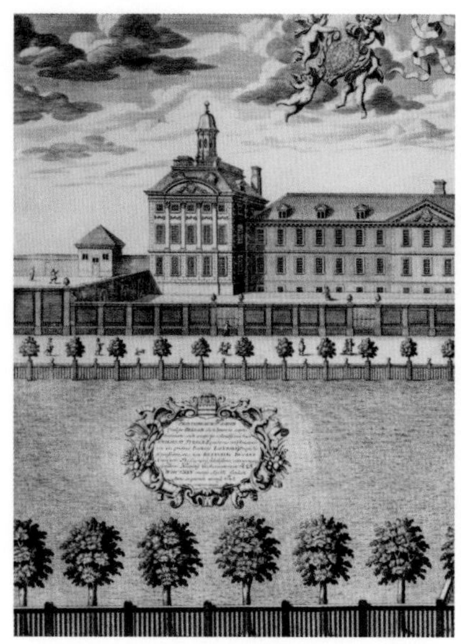
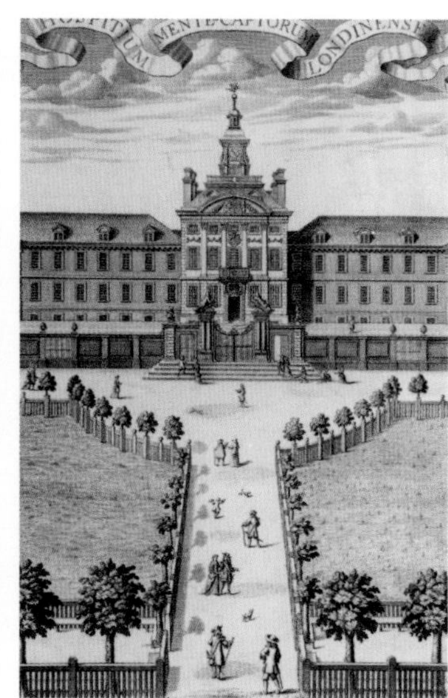
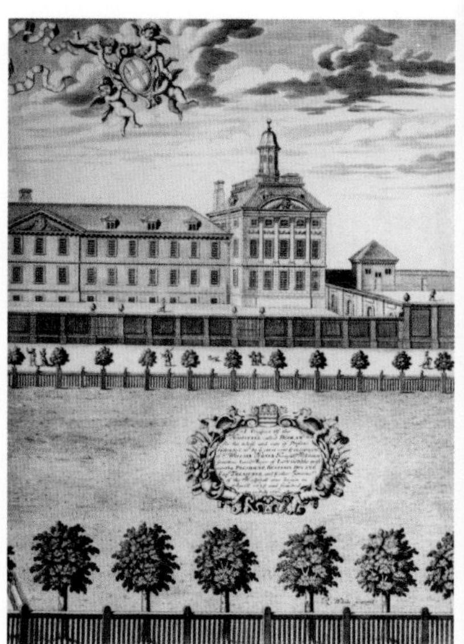

精雕细琢的建筑外表掩藏了玩忽职守的黑洞，这一象征令人无法忽视。

上图
《伦敦精神病医院》
Hospitium Mente-Captorium Londinense
约 1690 年

罗伯特 · 怀特
Robert White
创作的版画
描绘了
新伯利恒医院

1676 年在伦敦大火的灰烬中兴建起来的新伯利恒医院，为这座重获新生、造就了时代奇迹的城市增光添彩，并因此受到赞誉。中世纪伦敦的篱笆墙大杂院变成了一座现代世界的大戏院：西区的时尚住宅和娱乐场所；城市的金融中心，来自全球的商品在这里交易；还有放荡之徒聚集的格拉布街（Grub Street）和咖啡馆，永远流传着八卦和危险思想，讽刺着权势者的愚蠢行为。

老伯利恒修道院并没有在伦敦大火中被摧毁，但许多理事的住所被烧毁了。工作人员只能将医院用作临时住所。数个冬天的夜晚让这些员工明白了一个事实，这个事实数百年来伯利恒的房客们都很清楚：石头地板、没有壁炉也没有窗户，这样的条件几乎不适合人类居住。于是新的院址很快就确定了下来：在城市边缘的摩菲。院方委托杰出的通才罗伯特 · 胡克——皇家学会的坚定拥护者，艾萨克 · 牛顿（Isaac Newton）的竞争对手，克里斯托弗 · 雷恩（Christopher Wren）会长的助手——设计一家能够匹配这座新城市的公立医院。

最后的成果看上去与历史上任何一家医院都不一样。它的石制大门后面是绿树夹道、碎石铺路的大道，通向几何式庭园。庭园背后显露出装饰华丽的建筑外立面，仿照路易十四在巴黎的杜伊勒里宫建成，有科林斯式的柱子，皇家纹章雕刻在石头上并装饰以花环。中央带栏杆的台阶通往八角形的塔楼，楼顶盖有闪亮的穹顶。它以壮观的姿态来诠释浴火重生，不仅代表了伦敦的重生，也代表了疯狂这一概念本身的重塑。伯利恒作为唯一收容疯人的公共机构已经太久了，其阴风阵阵的牢房已成为疯狂这种悲惨状态的代名词。而新的建筑成

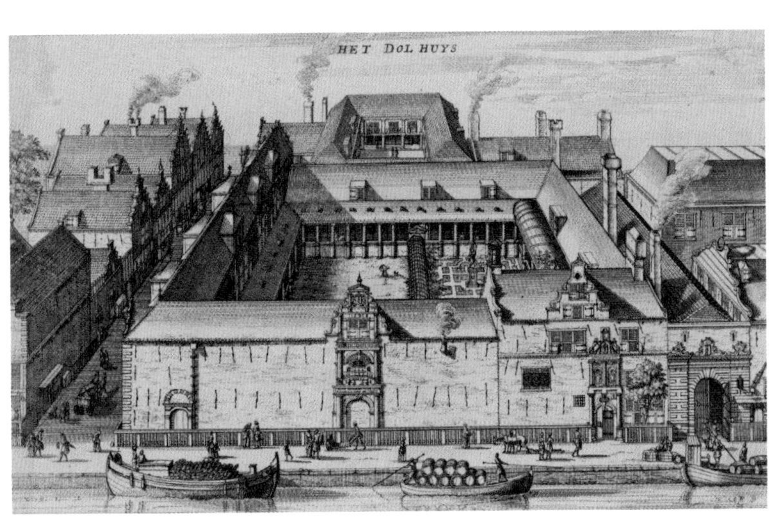

左图

阿姆斯特丹疯人院
1617 年
翻新和扩建
完成之后的样貌

了这座城市的羡慕对象。“伯利恒美景”、“伦敦之善”和“城市荣耀”（1676 年），都是它在开放后收获的诗意的溢美之词，它“使一名半疯子成为那里的永久住客”。

但是，新伯利恒向世界展示的面孔更像是一个精心布置的舞台。这座建筑没有地基：它竖立在古罗马城墙旁的废弃之地上，在地面下六英寸处砖块就被瓦砾取代。外墙的重量将它背后的脆弱结构压弯。墙面出现大量裂缝，每当下雨时到处都会漏水。没过多久，对其宏伟外观的齐声赞誉就被嘲讽所掩盖，人们讽刺它华而不实、表里不一。“外表是对内部的完美嘲讽”，讽刺作家托马斯·布朗（Thomas Brown）在 1699 年评论道，令人不禁会想“下令建造它的人和住在其中的人，到底谁更加疯狂”。[1]

此外，其中的象征性也是令人无法忽视的：精雕细琢的建筑外表掩藏了玩忽职守的黑洞。这残酷而又准确地反映了导致伯利恒重建的各种纠缠不清的动机。大型公共疯人院最早出现在 17 世纪初的荷兰共和国，是公民自豪于清洁有序城市生活的一种表现。它们被称为“多海站”（dolhuizen，荷兰语，即“疯人院”），靠公众捐款提供资金，以同样方式建立

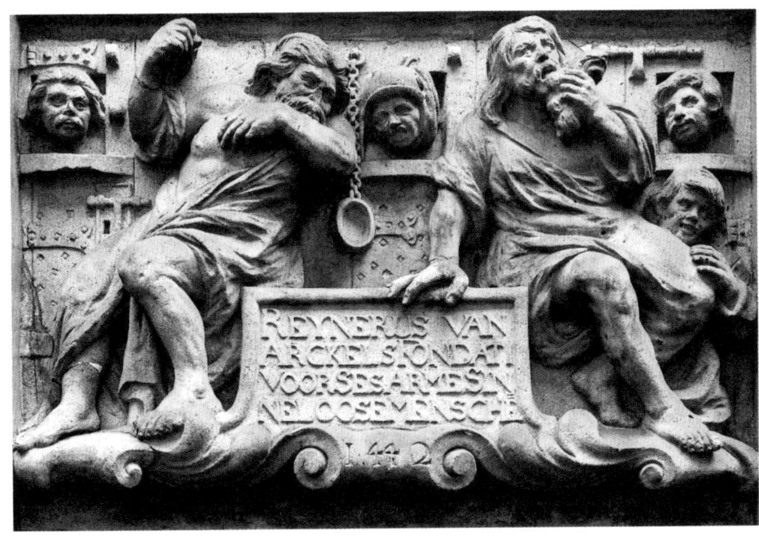
REYNERUS VAN
ARCKEL STONDAT
VOOR SES ARME SIN
NELOOSE MENSCHE
1442

左图

描绘瑟托亨博斯
‘s-Hertogenbosch
疯人院的浮雕

彼得 · 范 · 科弗登
Pieter van Coeverden
创作于 1686 年

A1.
比塞特收容所
Bicêtre Asylum
法国巴黎
1642 年

B1.
萨尔佩特里埃皇家医院
Hopital Royal de
la Salpêtrière
法国巴黎
1656 年

A2.
疯人院
Dolhuis
荷兰阿姆斯特丹
1663 年

B2.
伯利恒医院
伦敦摩菲
1676 年

A3.
圣路加疯人收容所
St Luke’s Lunatic Asylum
英国，1751 年

B3.
疯人塔
Der Narrenturm
奥地利维也纳，1784 年

A4.
泰斯赫斯特收容医院
Ticehurst House Hospital
英国，1787 年

B4.
约克静修所
英国
1796 年

A5.
新伯利恒医院
伦敦圣乔治田
1815 年

B5.
布鲁明戴尔疯人收容所
Bloomingdale
Insane Asylum
纽约，1821 年

A6.
疯人院
Lunatic Asylum
比利时布鲁塞尔
1825 年

B6.
汉威尔收容所
Hanwell Asylum
英国，1831 年

A B

1

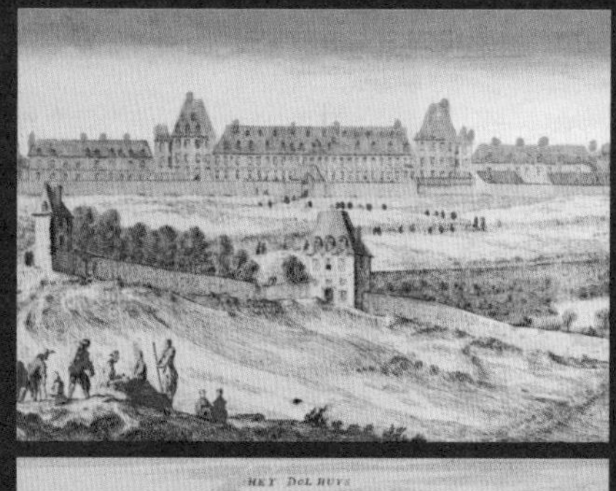

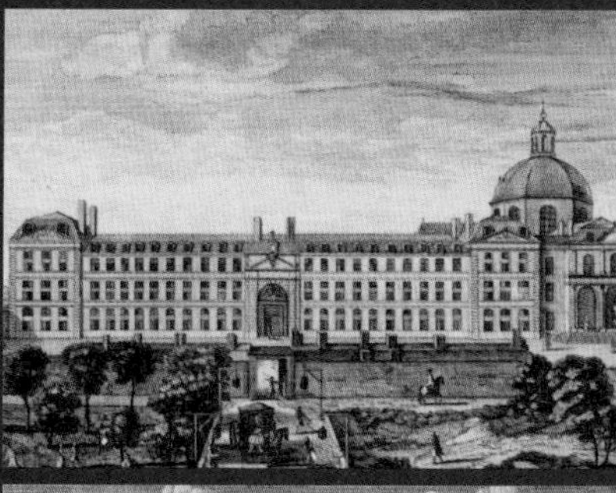

2

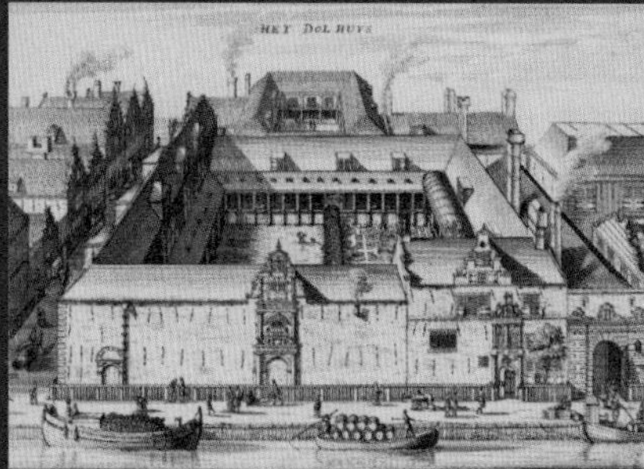

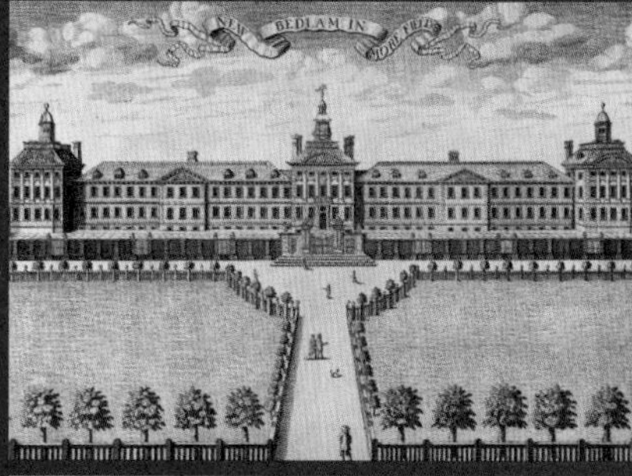

3

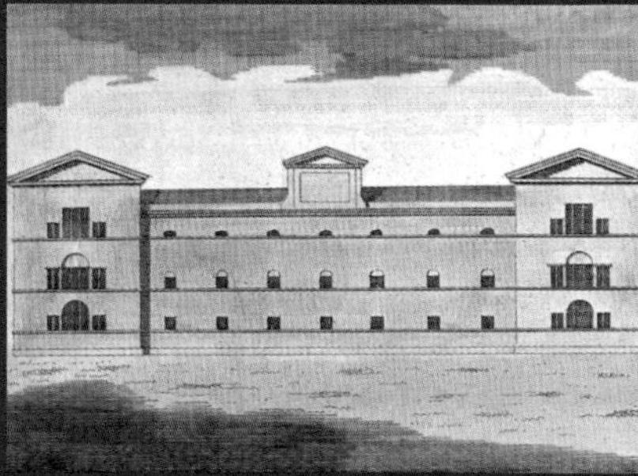

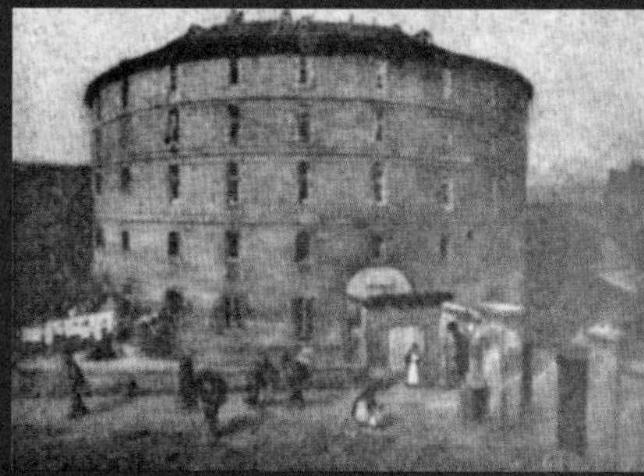

4

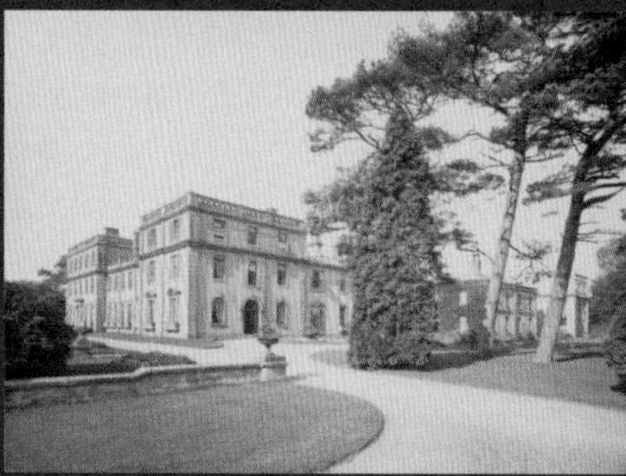

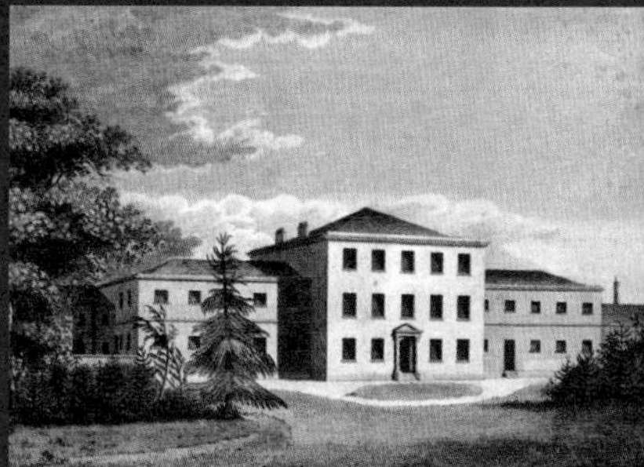

5

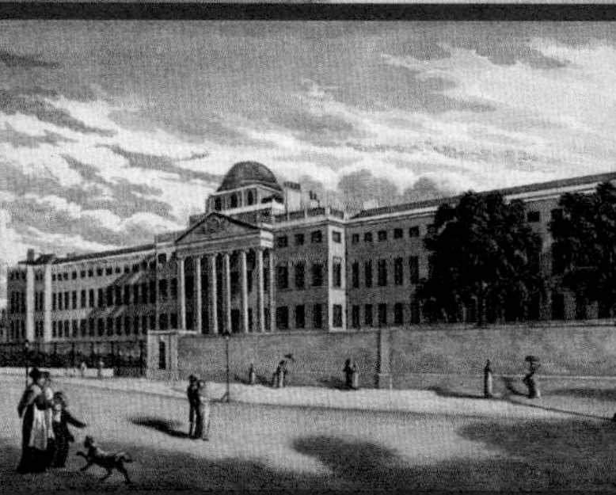

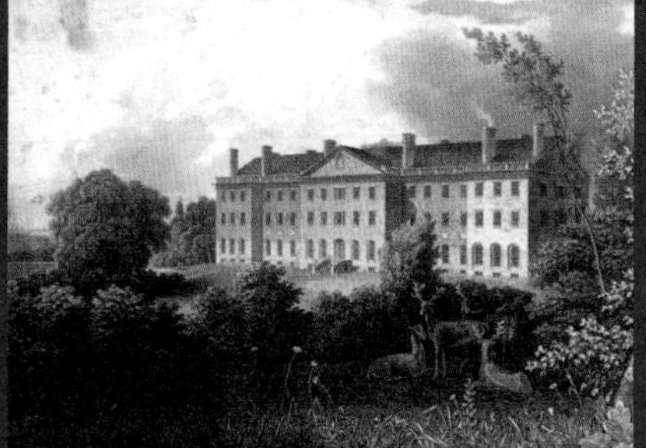

6

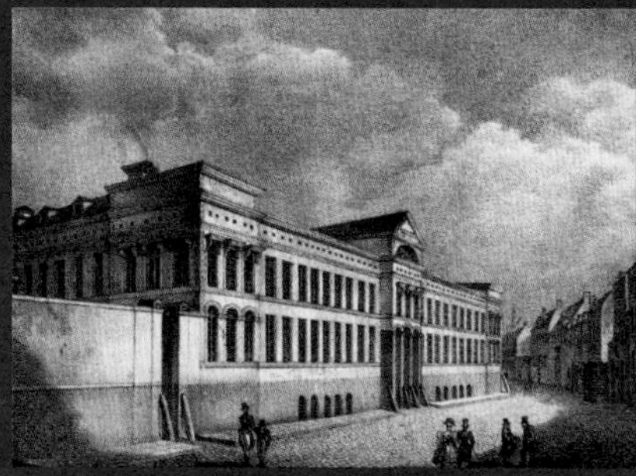

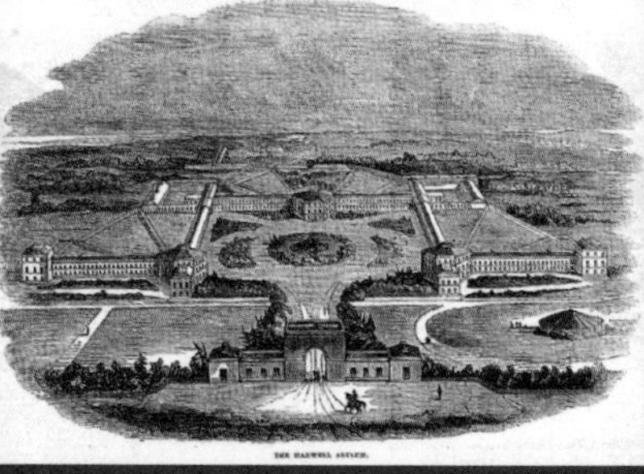

C D

1

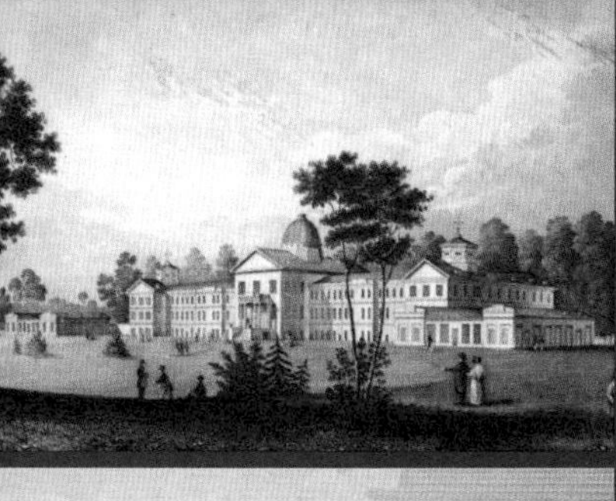

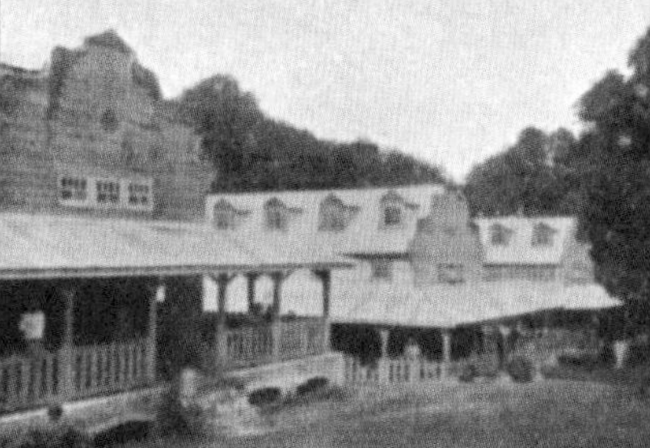

2

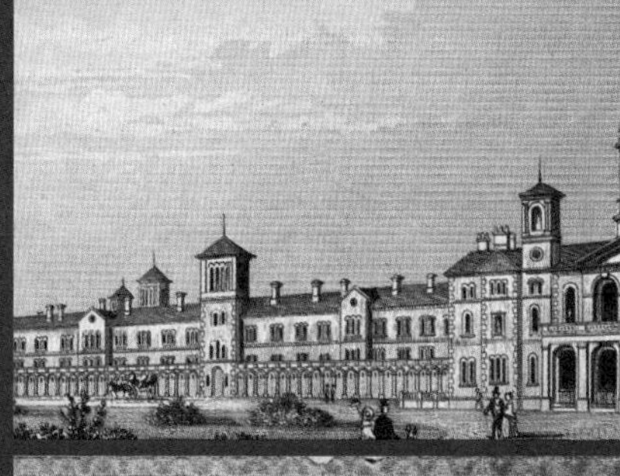

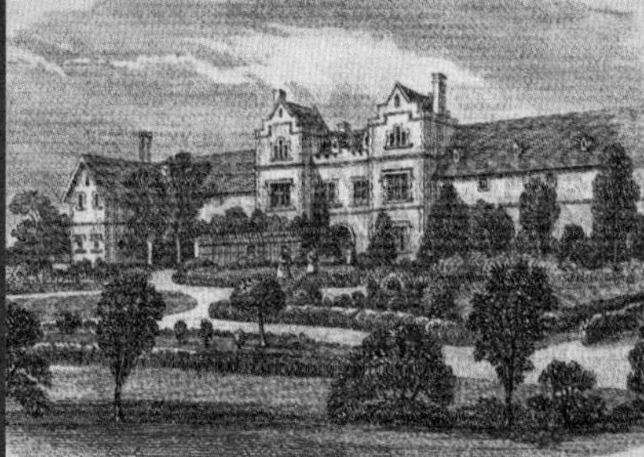

3

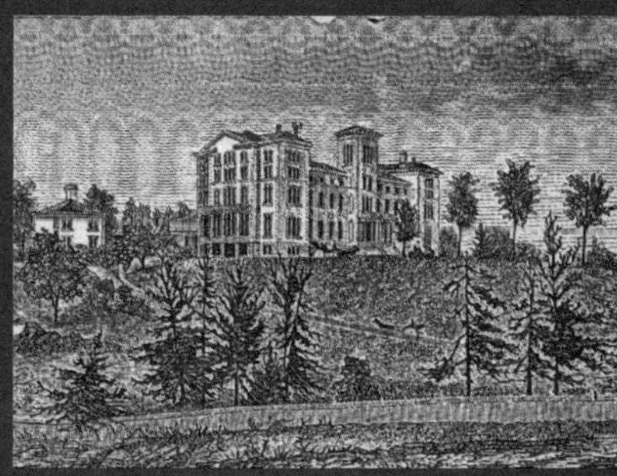

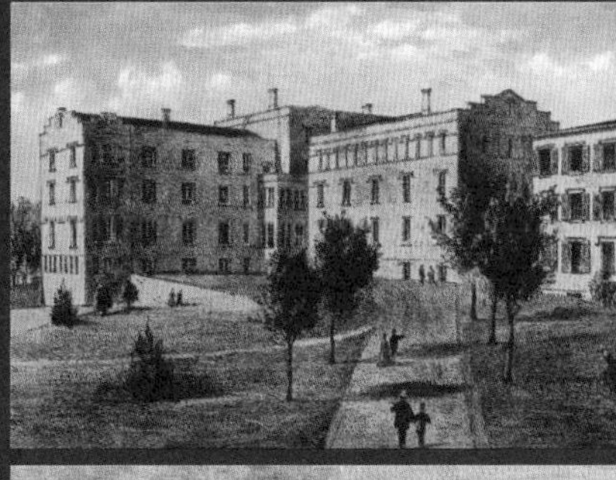

4

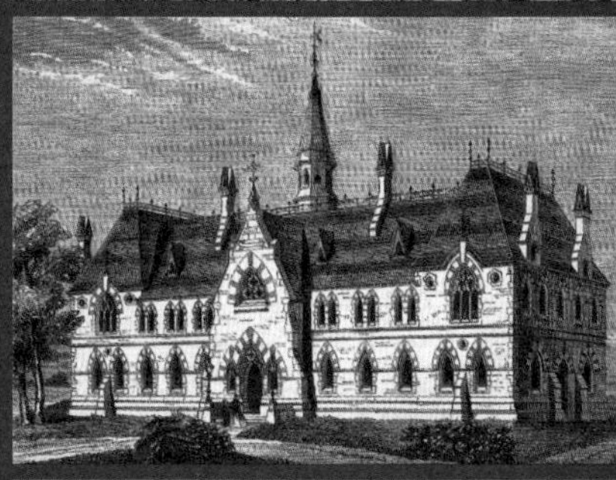

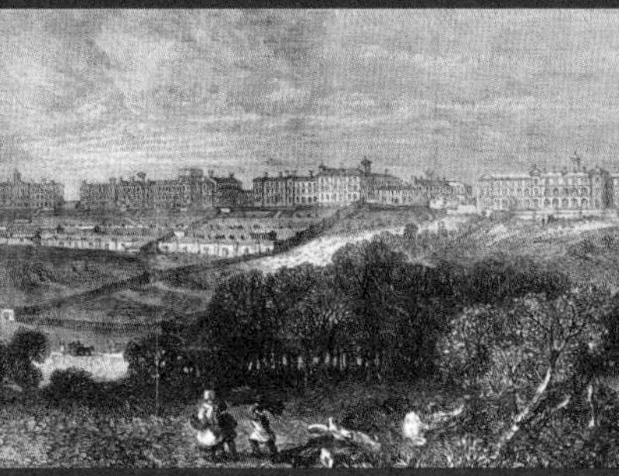

5

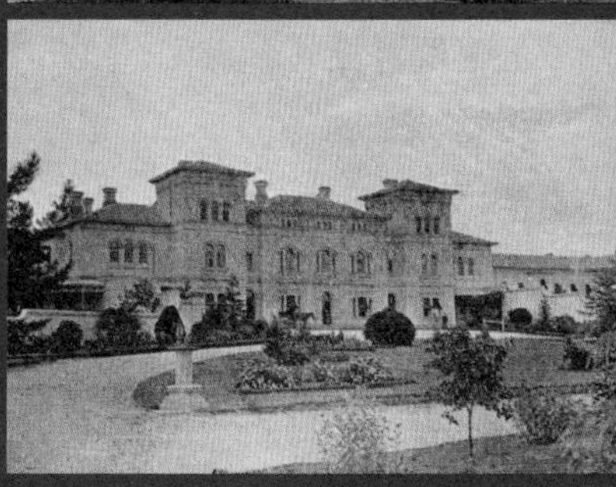

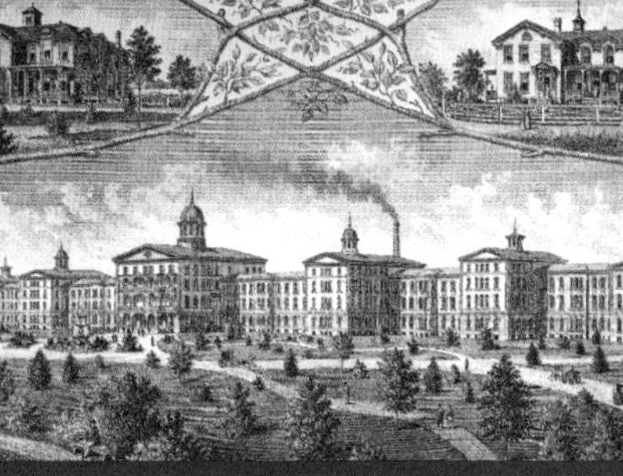

6

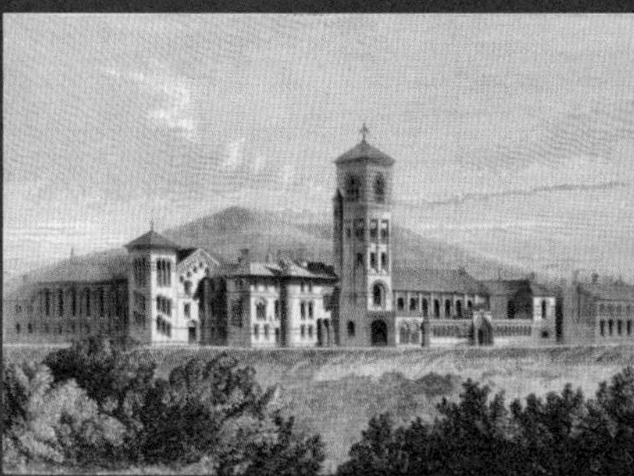

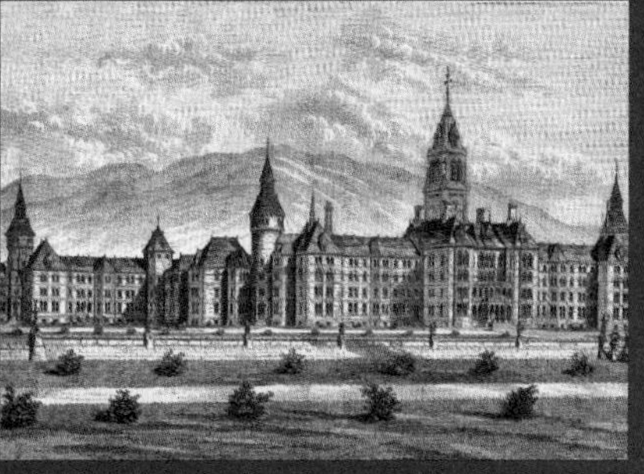

C1.
疯人医院
Hospital for the Insane
美国费城，1841 年

D1.
基西收容所
Kissy Asylum
塞拉利昂，1844 年

C2.
科尔尼哈奇疯人收容所
Colney Hatch
Lunatic Asylum
伦敦南门，1851 年

D2.
疯人收容所
Lunatic Asylum
澳大利亚阿德莱德
1852 年

C3.
纽约州弱智者收容所
New York State
Asylum for Idiots
美国锡拉丘兹市
1855 年

D3.
未成年人收容所
Juvenile Asylum
美国纽约，1856 年

C4.
芬利收容所
Finlay Asylum
加拿大魁北克，1860 年

D4.
精神病犯收容所
Asylum for
Criminal Lunatics
英国布罗德莫，1864 年

C5.
疯人收容所
Insane Asylum
澳大利亚维多利亚州
比奇沃斯镇，1867 年

D5.
北部疯病医院
Northern Hospital
for the Insane
美国伊利诺伊州
1872 年

C6.
劳伦斯收容所
Lawrence Asylum
印度，1873 年

D6.
布兰奇疯人收容所
Branch Insane Asylum
美国加利福尼亚州纳帕市
1873 年

起来的还有面向无业游民和社会破坏分子的矫正院（houses of correction）。在矫正院里，工作和训练就是规章，而疯人则会破坏常规。多海站为那些原本会被遗弃在街上的人提供了一个栖息之处，体现了它的人道主义和民主性，但同时也反映出对城市中混乱现象的新的不宽容。人们希望疯人得到人道的对待，但他们同时认为疯人越少接触其他人越好。

疯人院与法国君主制下产生的医疗体系形成了鲜明的对比：1656 年，路易十四建立了一个名为“总医院”（hôpitals généraux）的国家体系。疯人与乞丐、罪犯、妓女、流浪汉一起被关押在其中。在巴黎，新的关押地包括比塞特和萨尔佩特里埃，这两个地方最终成为该市分别收容男女的两大收容所。这个体系的目的仅仅是从街道上消除乞丐和其他公共滋扰，关押的人数最终上升到了六千左右。只要国王的一封信就足以将任何人终身关押，无权上诉。

伯利恒医院呈现出一种进步的观念，即疯人不应为自己的病情负责，也不应该受到像罪犯一样的对待；但与此同时，对于他们在监狱和济贫院造成的破坏，伯利恒代表了一种实用主义的应对策略。伯利恒里面的人看不见它的宏伟外表，他们被男女分开囚禁在两个阴暗的、摇摇欲坠的长廊式牢房中。医院的外貌向新城市展示着它的慈善慷慨，也有助于转移公众对其内部关押条件的注意力。

这座建筑的标志安放在大门的顶部，是丹麦著名雕塑家凯厄斯·加布里埃尔·西伯（Caius Gabriel Cibber）制作的一对雕像，名为《谵妄和忧郁》（*Raving and Melancholy Madness*，1676 年）。这两个笨重的形象成为世代相传的伦敦地标，疯狂的面容被固化在石头上。它们的表情和姿势可以通过多种方式来解读：作为警示的例子，作为怜悯的对象，以及作为医学插画。它们之间的对比展示出了关于疯狂及其躯体根源的经典观念：左边是由黑胆汁引起的迟钝，右边是多血质导致的狂乱。同时，它们也代表了关押在伯利恒的病人中最常见的类型：行为混乱而暴力的人，以及自我隔绝而无法与周围世界交流的人。从另一个角度看，它们是用疯人院来解决的两大问题的缩影：需要与公民社会隔离开的破坏分子，以及无法为新的经济秩序做出贡献的痴呆或“消沉”者。

伯利恒的壮丽外观也是对私立疯人院发展的一种回应。私立疯人院在 18 世纪已经成为一门生意，被称为“疯子买卖”。伯利恒在旧医院的时代实际上垄断了对疯人的管理，但现在它需要与新潮

下图（左和右）

描绘《谵妄和忧郁》雕像的版画

二者各斜靠在山墙的一侧

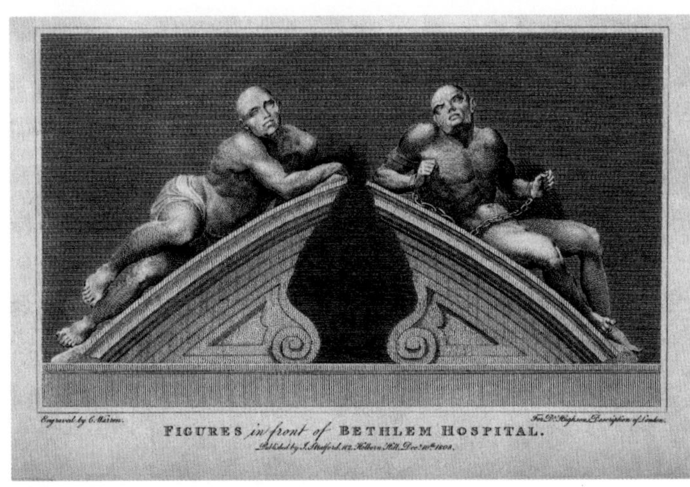

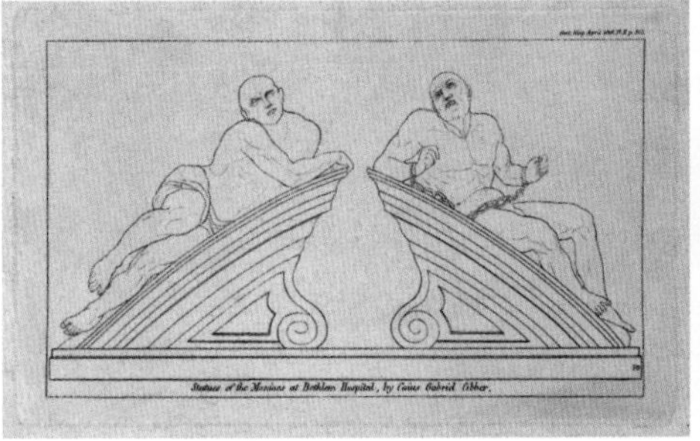

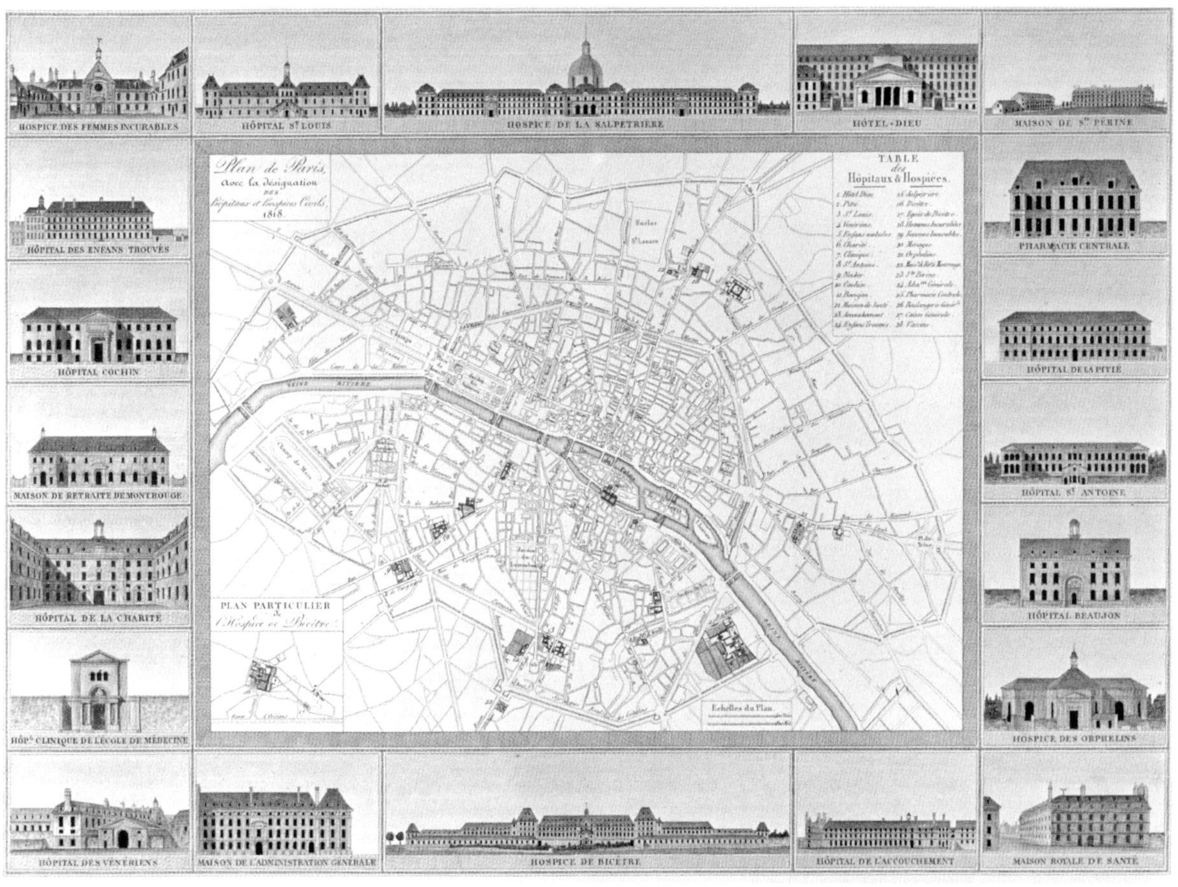

在此之前，对于患有疯病的人来说，除了伯利恒以外也只有两个选择：如果运气好的话，可以与家人住在一起；如果运气不好，基本上就只能被遗弃在大街上了。

且资金雄厚的对手竞争。在此之前，对于患有疯病的人来说，除了伯利恒以外也只有两个选择：如果运气好的话，可以与家人住在一起；如果运气不好，基本上就只能被遗弃在大街上了。不断壮大的中产阶层现在则有了第三种选择：让身陷痛苦或自己无法照护的亲人住进专科病房，在那里他们可以与同类一起受到照顾。

私立疯人院往往聚集在一处，以共享清洁工、护士和医务人员。在伦敦，其聚集地在西边是切尔西（Chelsea），在东边是哈克尼（Hackney）。它们提供的服务是许多家庭无法做到的，尤其是那些不得不在照顾棘手的亲属和挣钱之间做出选择的家庭，这样的情况越来越多。贸易、运输和手工业行会蓬勃发展的商业世界，带来的是更长时间的劳动、出差和轮班工作，这无疑削弱了传统家庭生活的纽带。伯利恒的宏伟壮丽是整个伦敦的雄心的一种体现，同时也是在这个蓬勃发展的市场中占据魁首的一次尝试。从这个角度说它是相对成功的：新医院开始接受付费的病人，他们很快就占到了入院病人总数的三分之一。

伯利恒的早期住院病人留下了一些诗歌片段，但这个时代的疯人之声大多来自私立疯人院，特别是那些违背自身意愿被强迫关押的人发出的抗议。1714年和1744年的《流浪法案》（Vagrancy Acts）将疯人和其他不良分子进行了正式的区分：疯人可以免受公开鞭笞，而其他不良分子则必须接受这种处罚；但只要有两名治安法官认为疯人会造成公众

上图

伊蒂恩-儒略·蒂埃里 Etienne-Jules Thierry 1818年创作的版画 1820年出版

这是巴黎的城市规划标明了公立医院和私立疯人院的位置

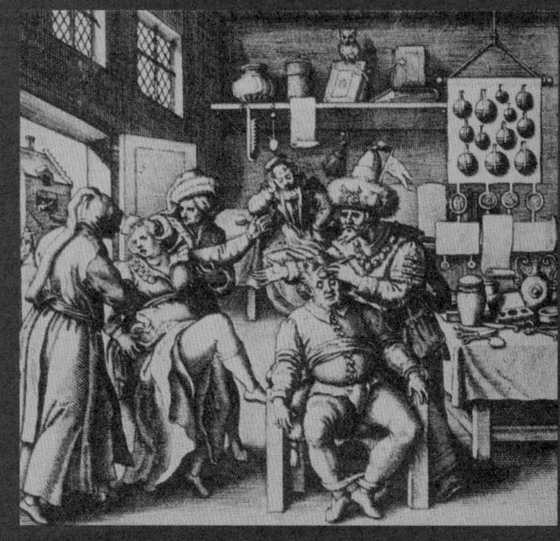

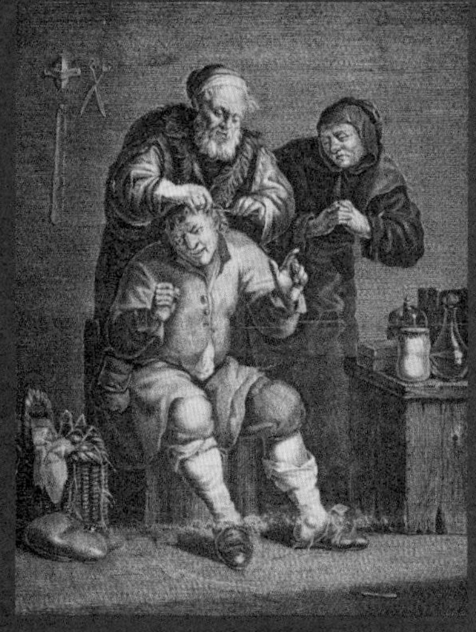

在这些讽刺作品中，江湖郎中和游方行医的手术匠在进行传说中的“愚人石”（stone of folly）手术。画中描绘了他们从表情狰狞的病人头部取出石头的场景，象征着驱逐“愚蠢”（精神错乱）。

上图（左）

凹版版画，1926 年。

上图（右）

雕版画，17 世纪。

下图

美柔汀版画，大卫·特尼尔斯（David Teniers）作。

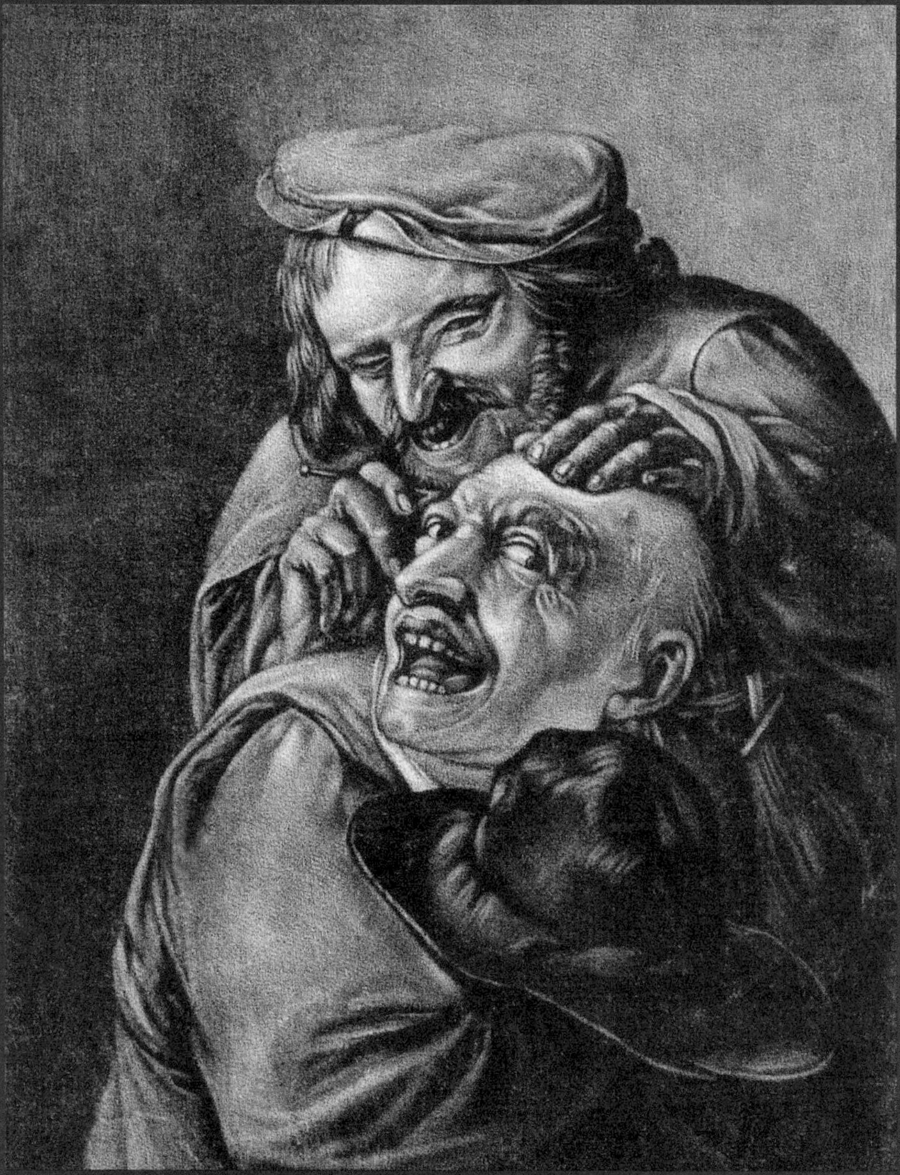

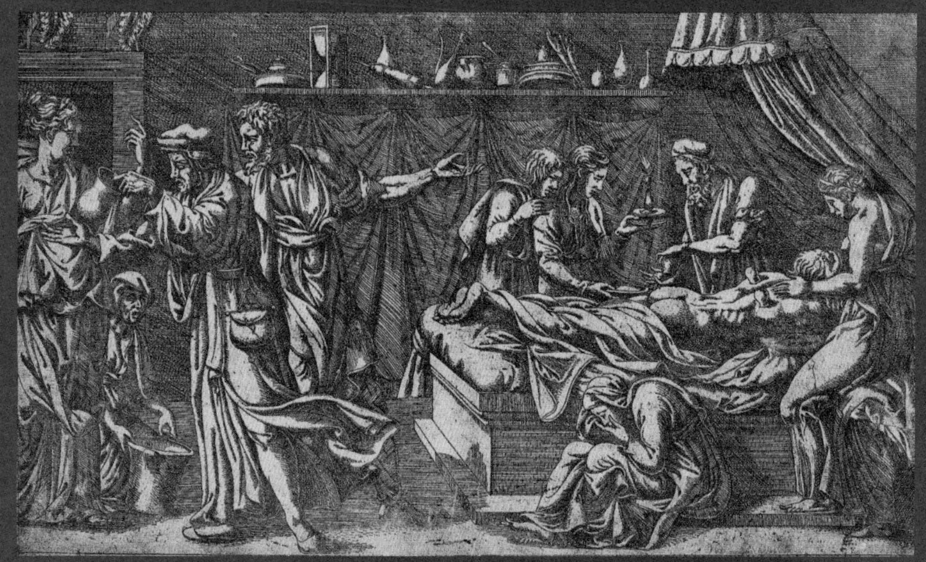

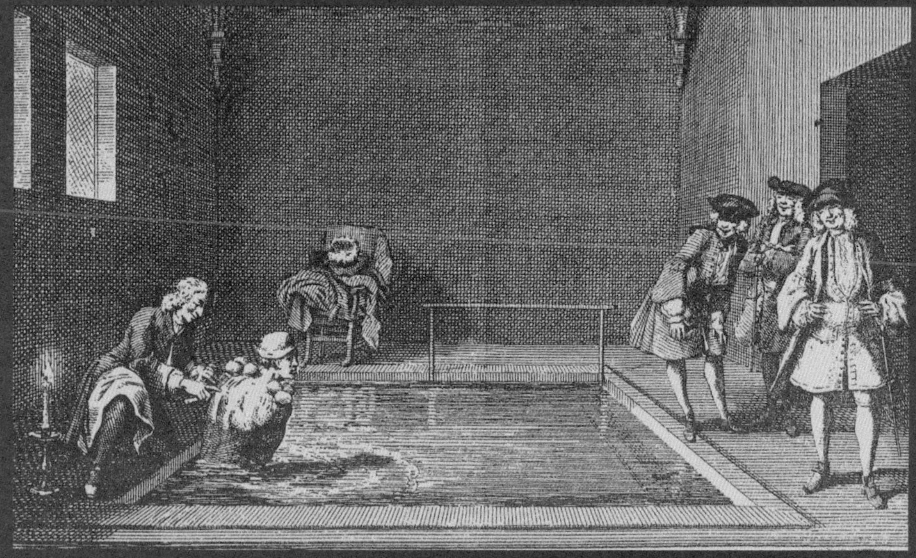

上图

放血术，一种治疗躁狂症的体液疗法。戴安娜·吉西（Diana Ghisi）作于16世纪。

中图

德国浴场中的拔火罐场景，阿尔弗洛德·马丁（Alfred Martin）作，1906年出版。

下图（左）

一名坐着的男子伸出胳膊准备放血，1594年。

下图（右）

描绘一名女理发师—手术匠正在从病人脚上进行放血的漫画。

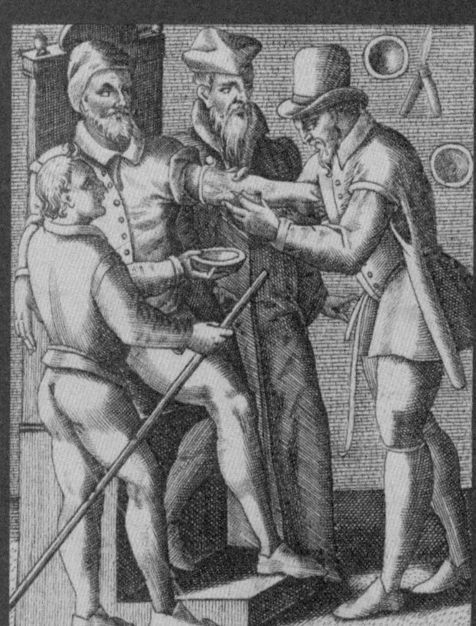

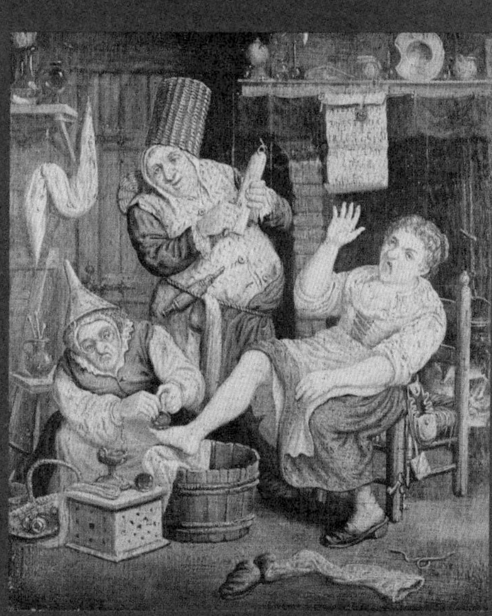

从一开始，伯利恒医院对院内病人的治疗就寥寥无几。

危险，就可以把他们关押起来。然而，《法案》却很少提及他们被释放的权利，于是那些因为私仇或经济利益而被恶意拘禁的人的控诉，就成了丑闻小报的主要内容。令人印象最深刻的是一位虔诚的长老会书商亚历山大·克鲁登（Alexander Cruden），他深陷疯狂的恋情中，为了阻止他追求他的爱慕对象，他被关押了好几次。他 1739 年出版的小册子《备受伤害的伦敦市民》（*The London Citizen Exceedingly Injured*）详细介绍了自己的各次监禁和大胆逃生的经历，以及他对于被永远关在贝德莱姆的恐惧，他认为被关在贝德莱姆是“可能降临在他身上的恶行之中最恐怖的一个，他对它的恐惧大于死亡”。获释后，克鲁登继续以“校正者亚历山大”（Alexander the Corrector）的笔名出版小册子，谴责公共生活中的不道德行为，指出路牌上的语法错误。他还撰写了《〈圣经〉索引大全》（*A Complete Concordance to the Holy Scriptures*，1737 年），该书自出版以来从未绝版。

从一开始，伯利恒医院对院内病人的治疗就寥寥无几。关押病人的长廊式牢房由护理人员负责管理。他们身着慈善工作人员的蓝色制服，给他们的照顾对象喂麦片粥、面包和奶酪，每周还有三顿肉。病人们会被打理整洁、穿上衣服，能获得剃须和洗澡的服务，偶尔还会有外科医生来照护他们。他们并没有受到针对精神状况的特殊治疗，而是接受了旨在恢复健康平衡体质的一般治疗。典型的治疗手段主要有放血（一种季节性的操作，在夏天开始和结束时集中进行）、用催吐剂清理肠胃及用冷水冲澡。

这些治疗手段的基本原理来自当时流行的体液学说。根据该理论，狂暴行为可以通过抽血来平息，而忧郁情绪可以通过将淤塞在肠胃中的物质呕吐出来

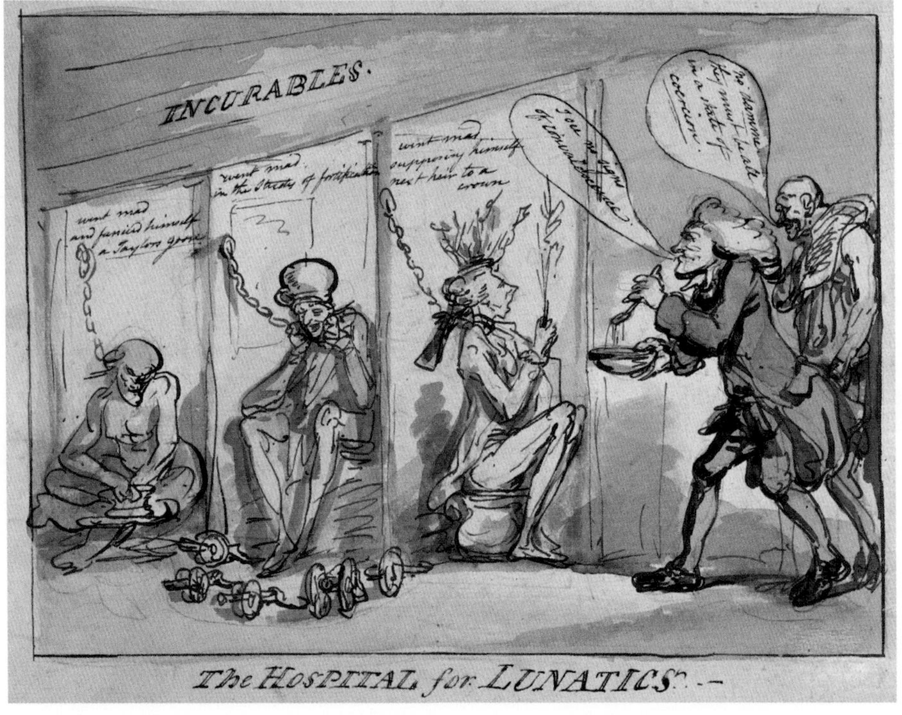

右图

《疯人医院》
The Hospital for Lunatics
1789 年
托马斯·罗兰德森
Thomas Rowlandson

其中描绘的无法治愈的病人都是政治人物形象

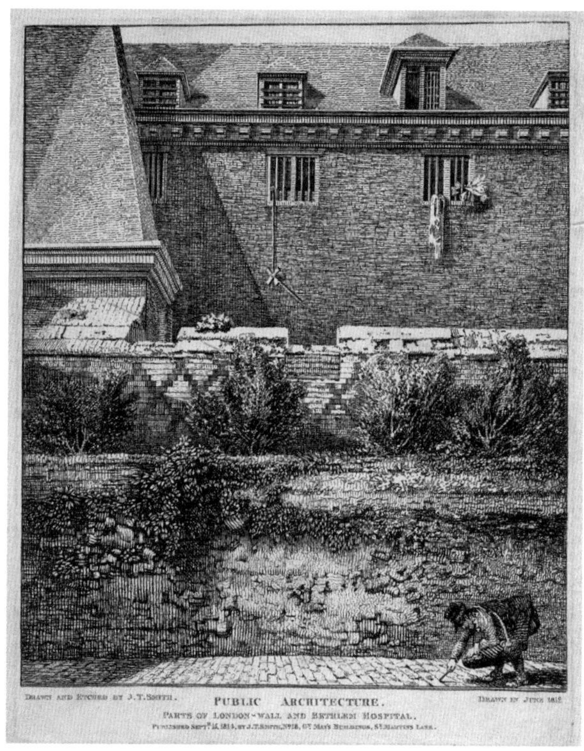
PUBLIC ARCHITECTURE.
PARTS OF LONDON-WALL AND BETHLEM HOSPITAL.

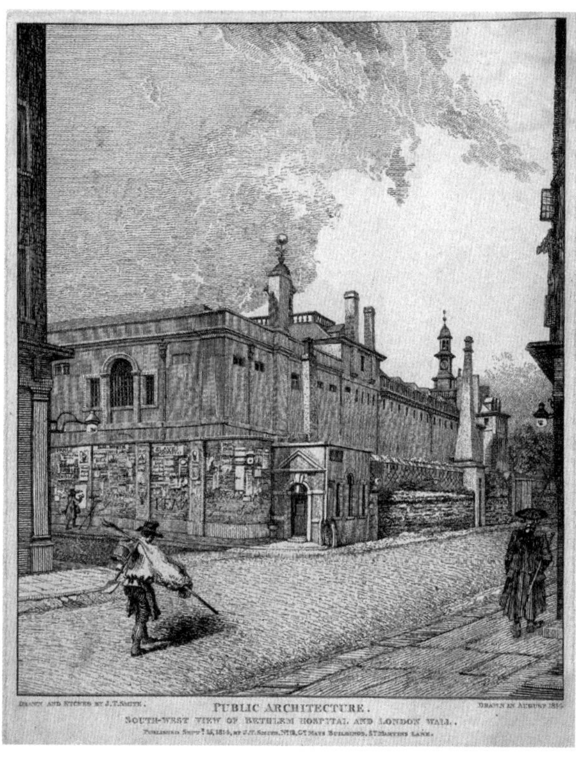
PUBLIC ARCHITECTURE.
SOUTH-WEST VIEW OF BETHLEM HOSPITAL AND LONDON WALL.

加以缓解。不过，这些方法也可能是出于管理者的利益而采用的，因为管理者的工作艰巨且看不到回报。他们源源不断地接手陷入困境和制造麻烦的病人，其中大多数人会终老在伯利恒医院，因为别处根本无法管束他们。这些病人患有各种无法治愈的疾病，并且无所事事。工作人员的首要任务是维持秩序，所采取的医疗规程也要服务于此。放血削弱了病人的体力，让他们更易于管理，清理肠胃和冷水浴也一样。行为表现良好的病人可免于被“治疗”，这样就可以威胁并控制那些有破坏性的病人。这些“治疗手段”的意义与其说是治愈，不如说是惩罚。

公众心目中延续至今的伯利恒形象，源于伯利恒因资源压力而制定的政策。伦敦慈善机构的善款流向了更有需求的领域，加上来自付费客人的那部分收入因医院糟糕的名声（让克鲁登这样的人受到极大惊吓）而日渐减少，理事们决定在新大楼的入口处安装乐施箱，并将医院开放给公众访问。伦敦人拥入了这个新景点：它被纳入了一条旅游路线，这条路线包括伦敦塔、王宫、动物园、科文特花园（Covent Garden）的剧院和斯特兰德（Strand）大街。和其他景点一样，游客群体又吸引了各种靠景点吃饭的人：街头小贩、扒手和性工作者。医院壮观的门面和院子本身就是吸引人的地方，更别说其内部如同天天上演连续剧的完美舞台。

许多人留下了对参观经过的记录，他们常常看到的似乎是截然不同的场景。其中当然会有一些符合理事们心中标准的访客：“高素质的人”本着慈善的精神来访，并向乐施箱捐款。这些箱子每年累计收益可达数百英镑。塞缪尔·佩皮斯（Samuel Pepys）带着他住在城外的家人来首都旅游时拜访了这里，詹姆

上图（左和右）

约翰·托马斯·史密斯
John Thomas Smith
蚀刻版画
1814 年出版

描绘了从南面和西南看伯利恒的两种景象
部分伦敦城墙
也出现在画面中

伯利恒医院的参观者们常常看到的似乎是截然不同的场景。

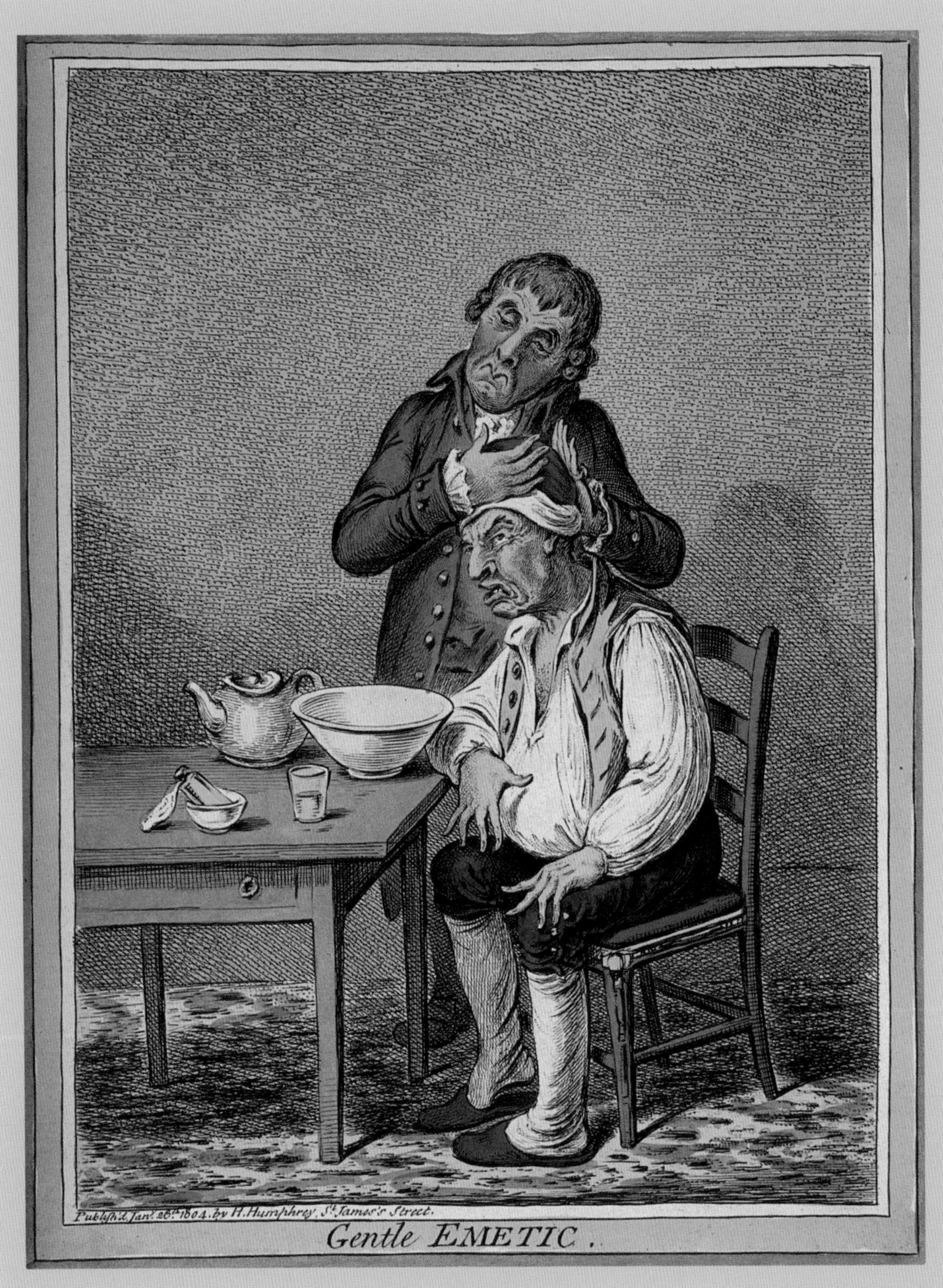

上图

“温和催吐剂”（Gentle emetic），J. 斯内德（J. Sneyd）创作的彩色版画，1804 年，临摹自詹姆斯 · 吉尔雷（James Gillray）的一幅蚀刻版画。该蚀刻版画出自吉尔雷的系列作品，是对放血和清理肠胃的讽刺。

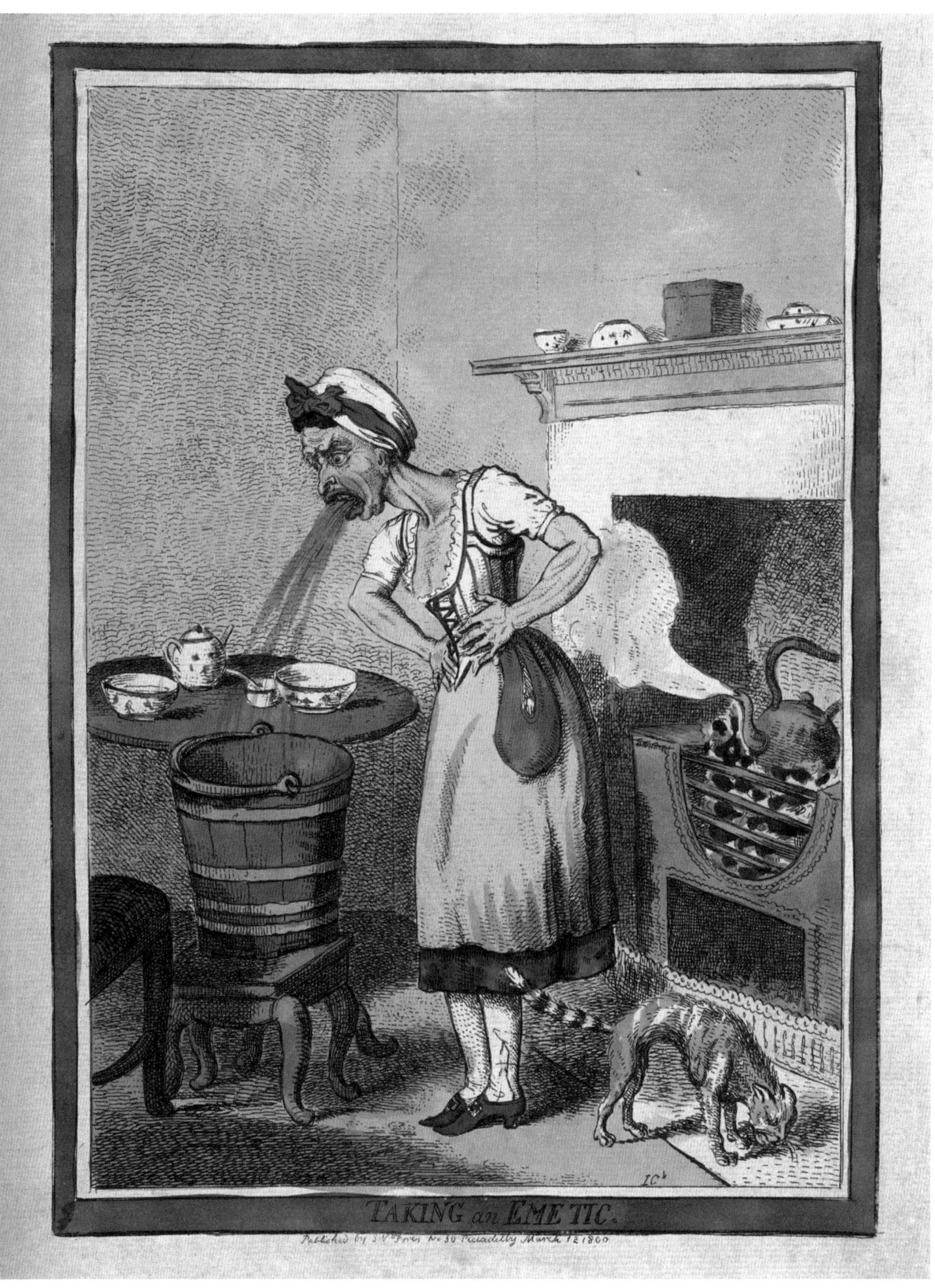

上图

艾萨克·克鲁克香克（Isaac Cruikshank）的彩色蚀刻版画，1800 年。一名妇女在服用催吐剂后，按着腹部向桶中剧烈呕吐。

斯·鲍斯韦尔（James Boswell）在日记中记录下了他的参观经历。一些参观者对院内病人表示同情和怜悯，而另一些则将这一经历当作一次道德教育——“若非上帝保佑，我也可能遭此不幸”。对于抱有严肃态度的人来说，访问伯利恒是一次有教育意义的经历。年轻人尤其应该来这里，让他们看到疯狂的模样，以及受疯狂折磨之人的命运，以警告他们傲慢、自恋和放纵激情而牺牲理性所带来的危险。

对页

来自
伯利恒医院的
幻灯片收藏

乐施箱一般
放置在医院门边

许多访客是病人的亲属，为病人带来食物并陪伴他们，但更多的人完全是出于好奇心或看热闹的目的而来。特别是在周日和节假日，牢房中的景象可说是热火朝天、人声鼎沸。如同游乐场里的幽灵列车或怪胎秀（又或是在当时向伦敦公众开放参观的外科手术和尸体解剖演示）一样，它提供了一种极端但又安全的体验，在这样一个舞台上，热情高涨的游客可以展现自己的勇气或智慧。一些游客嘲笑和模仿病人，或反复追问他们为什么被关在这里。许多病人都尽最大努力配合，表演自己的疯癫当作回应，唱唱小曲或画画，从而赚点小钱或酒作为报偿。

道德高尚的健康运动倡导者托马斯·特莱昂（Thomas Tryon）是众多不赞成这种展示活动的访客之一。在他看来，这种活动侮辱了与之相关的每一个人。他坚信伯利恒医院是“为城市增光添彩的主要场所之一，也是慈善事业的高贵纪念碑”。[2] 公众的参观破坏了医院的使命，还会挑起参观者最糟糕的本能。那些醉酒的年轻男女的行为、大笑和起哄，将他们拉低到了和围栏另一边的人同样的水平：双方为彼此表演，放纵自己的傲慢和激情，牺牲了共同的人性。特莱昂发现医院放血和清理肠胃的做法不仅残酷而且错误，因为在他看来疯狂的本质不是体液的失衡，而是灵魂的疾患。他总结说：“世界已经变成了一个巨大的贝德莱姆，在这里，不那么疯狂的人被更疯狂的人关押着。”[3]

这位詹姆斯一世时代的老人认为，头脑清醒的人都是疯子，只是这些清醒之人的疯症常常被掩盖和美化了而已。1703年，格拉布街的作家内德·沃德（Ned Ward）在他低俗的伦敦底层生活指南《伦敦密探》（*The London Spy*）中收入了一段对伯利恒耸人听闻的描写，然后在第二年又针对这一主题写了一篇题为

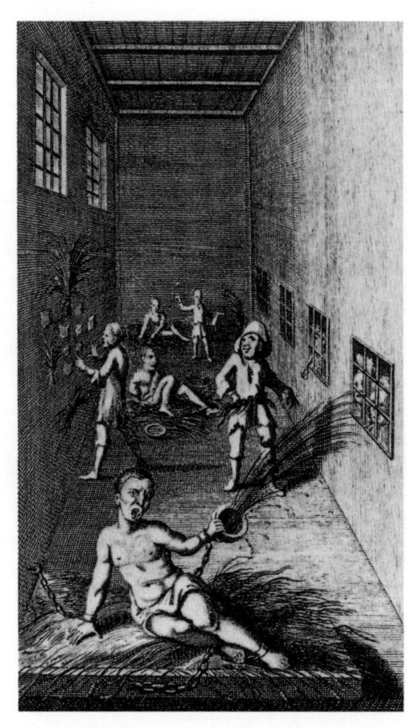

本页左图

乔纳森·斯威夫特
Jonathan Swift
《澡盆故事》
A Tale of a Tub
第 5 版中
描绘贝德莱姆的插图
首次出版于 1704 年

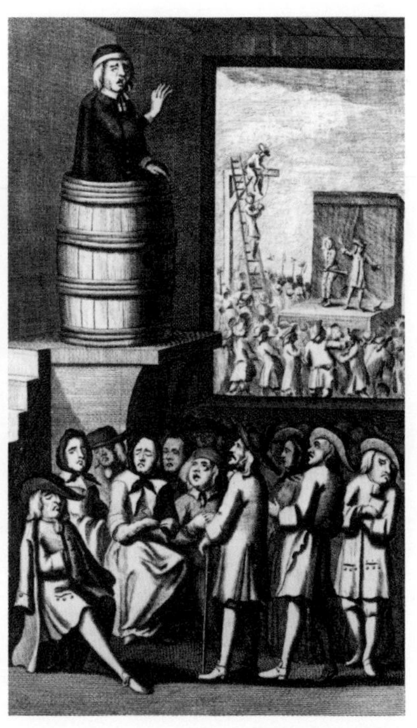

本页右图

“人性的三个舞台”
The Three Stages of Humanity
1705 年版
《澡盆故事》插图

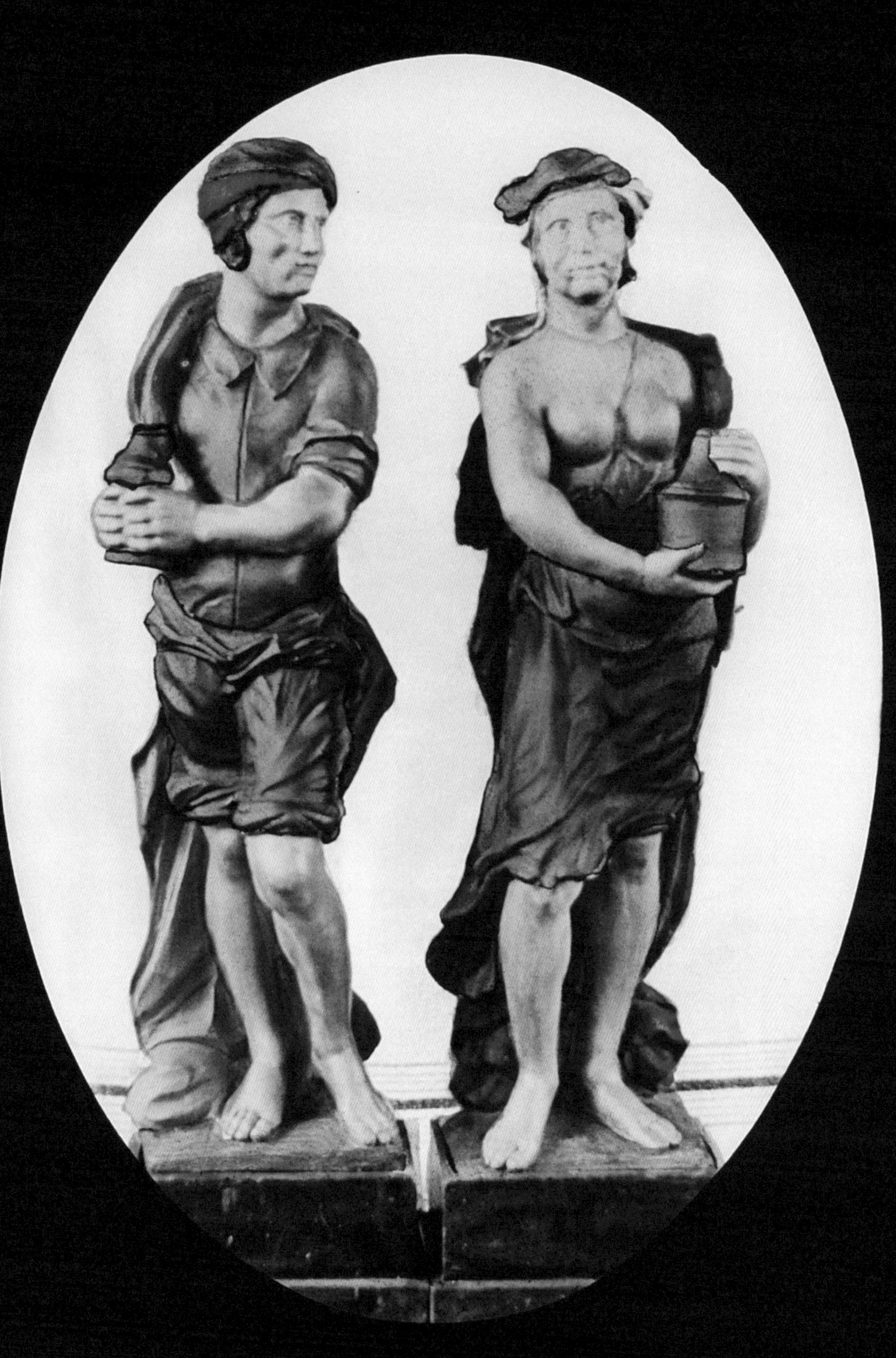

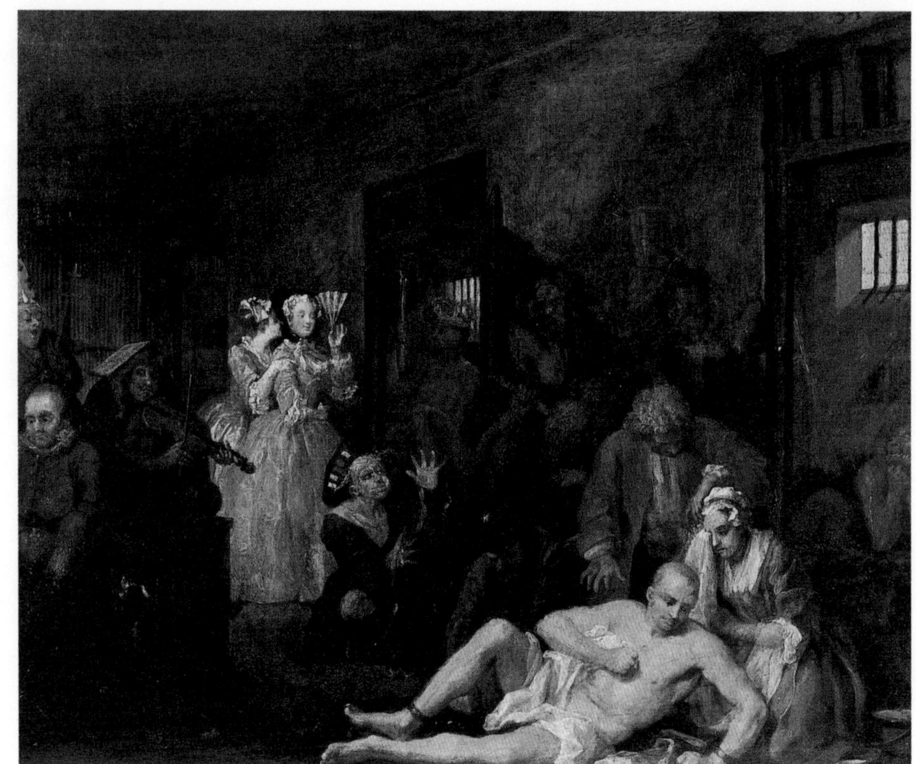

右图

威廉·霍加斯
《浪子在贝德莱姆》
The Rake in Bedlam
1734年

《浪子的历程》
最后一幕
最终的堕落

《全民疯狂，或者说英格兰是个巨大的贝德莱姆》（*All Men Mad, or England a Great Bedlam*）的长篇批判文章，文中逐一列出了教会和贵族、朝臣和政客的愚蠢行为。同年，乔纳森·斯威夫特出版了《澡盆故事》。他在书中提出，在这个疯狂的时代，伯利恒的囚徒可以为国家提供有用的服务。那些“将自己的草席撕成碎片，口出狂言咒天骂地，口吐白沫向观众的脸上泼尿”的人，显然很适合进入将军的行列。同样，在贝德莱姆悲惨的和被人遗忘的队伍中，一定会有足够多的人适合做律师、商人、诗人和政客。

然而，将伯利恒或者说贝德莱姆的形象固定在公众心目中的最有力的讽刺作品，是威廉·霍加斯（William Hogarth）于1734年完成的系列画作《浪子的历程》（*The Rake's Progress*）中的最后一幅。这是霍加斯标志性的“现代道德主题”作品之一。在该主题的作品中，读者跟随着一个富有而放荡的年轻人，经过一系列愚行和放纵——派对、昂贵的裁缝、妓院、赌场——而落得债台高筑、锒铛入狱，最后因为暴戾乖张、精神错乱被关入贝德莱姆的牢房。艺术家所描绘的发狂和呆傻的疯人被摇着扇子的游客掩面嘲笑的画面，让人联想到沃德等观察者描述的噩梦般的景象：“撞门、咆哮、呼号、歌唱和喋喋不休”，使人产生“天崩地裂”般的可怕幻象。[4] 在启蒙时代，人们对地狱的恐惧逐渐减弱，而贝德莱姆便是地狱在现世中的对应词：一个人所能堕落到的最低层次。

像之前的许多人一样，霍加斯不仅着眼于伯利恒，还着眼于其高墙之外的

对页

威廉·霍加斯《浪子的历程》中的图1至图8。蚀刻画与雕版画，1735年出版。在霍加斯最出名的这套系列画作中，年轻的汤姆·雷克威尔（Tom Rakewell）继承了一笔财富，并将其挥霍在精致衣服和上流社会中。他为了得到更多的钱而结婚，又在赌博中输掉了自己的第二笔财产，并被关入债务人的监狱。最后，他精神错乱、穷困潦倒，被关进了贝德莱姆——一个人所能堕落到的最低层次，让周围的参观者获得了心满意足的消遣。

1

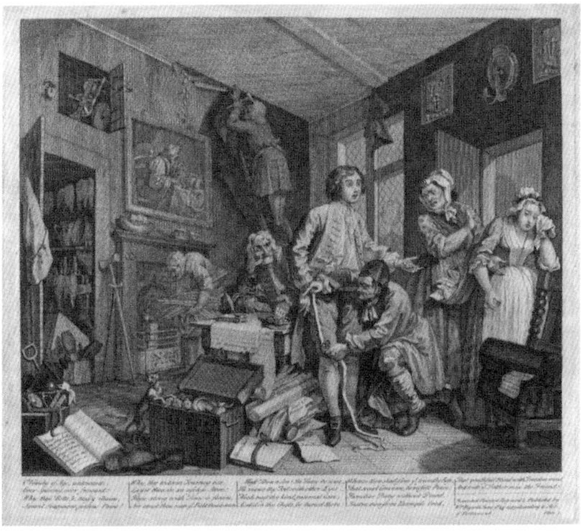

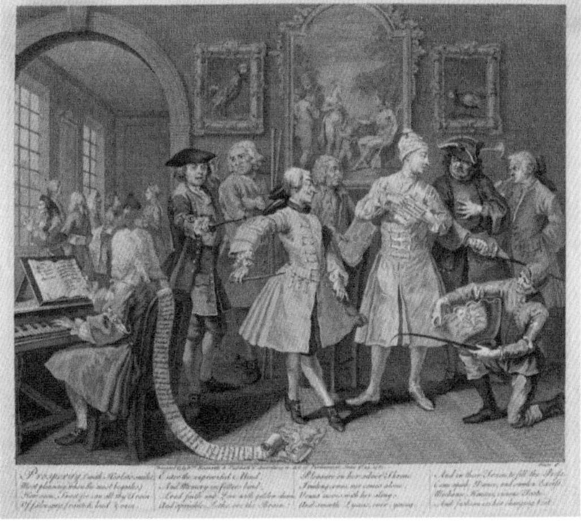

2

3

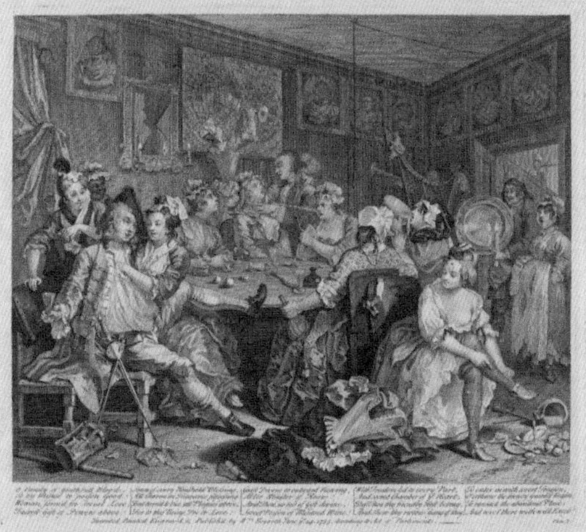

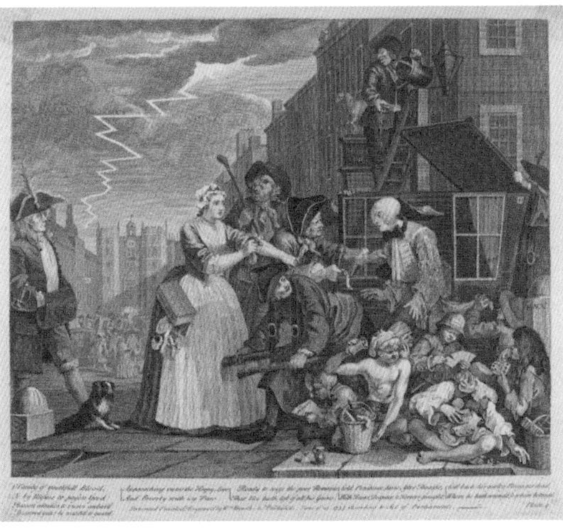

4

5

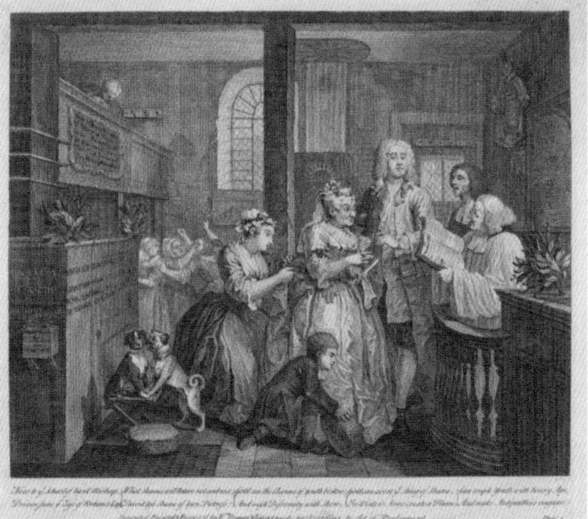

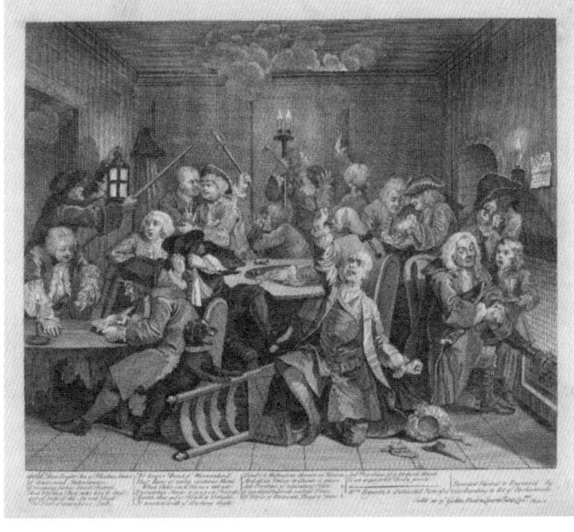

6

7

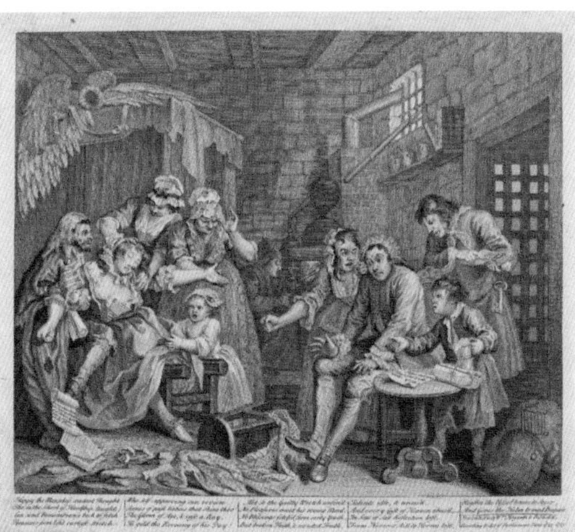

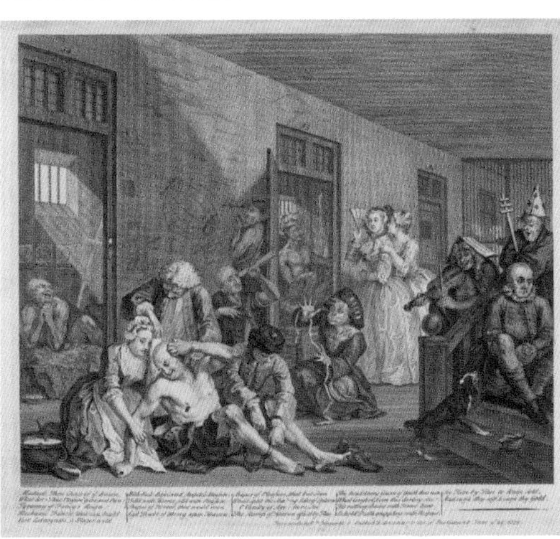

8

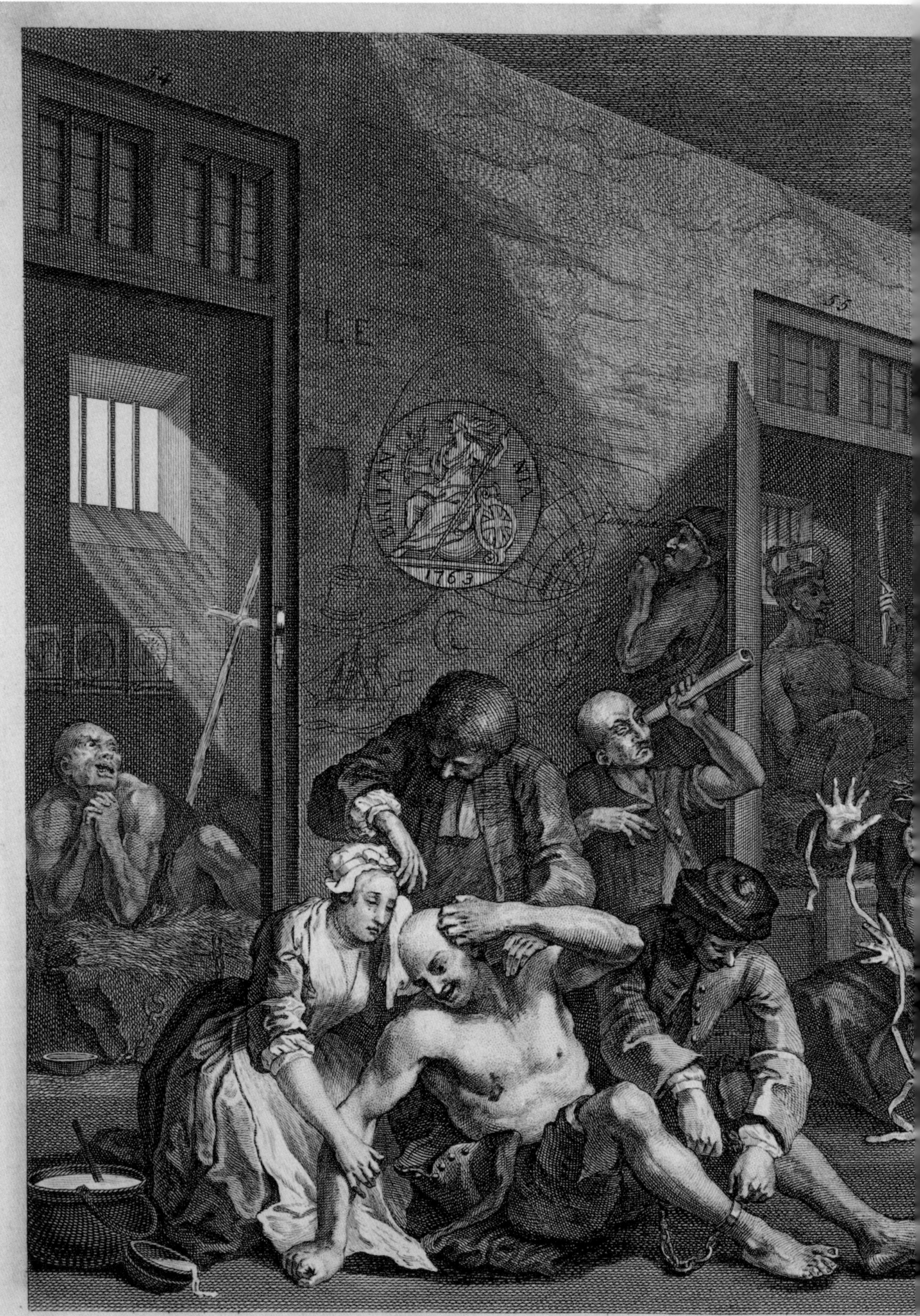
LE
BRITAN
NIA
1763
Madness, Thou Chaos of ye Brain,
What art? That Pleasure giv'st, and Pain?
Tyranny of Fancy's Reign!
Mechanic Fancy; that can build
Vast Labarynths, & Mazes wild,
With Rule disjointed, Shapeless Measure,
Fill'd with Horror, fill'd with Pleasure!
Shapes of Horror, that wou'd even
Cast Doubt of Mercy upon Heaven.
Shapes of Pleasure, that but Seen
Wou'd split the Shaking Sides of Splee
O Vanity of Age! here See
The Stamp of Heaven effac'd by Thee
Invented &c. by Wm. Hog

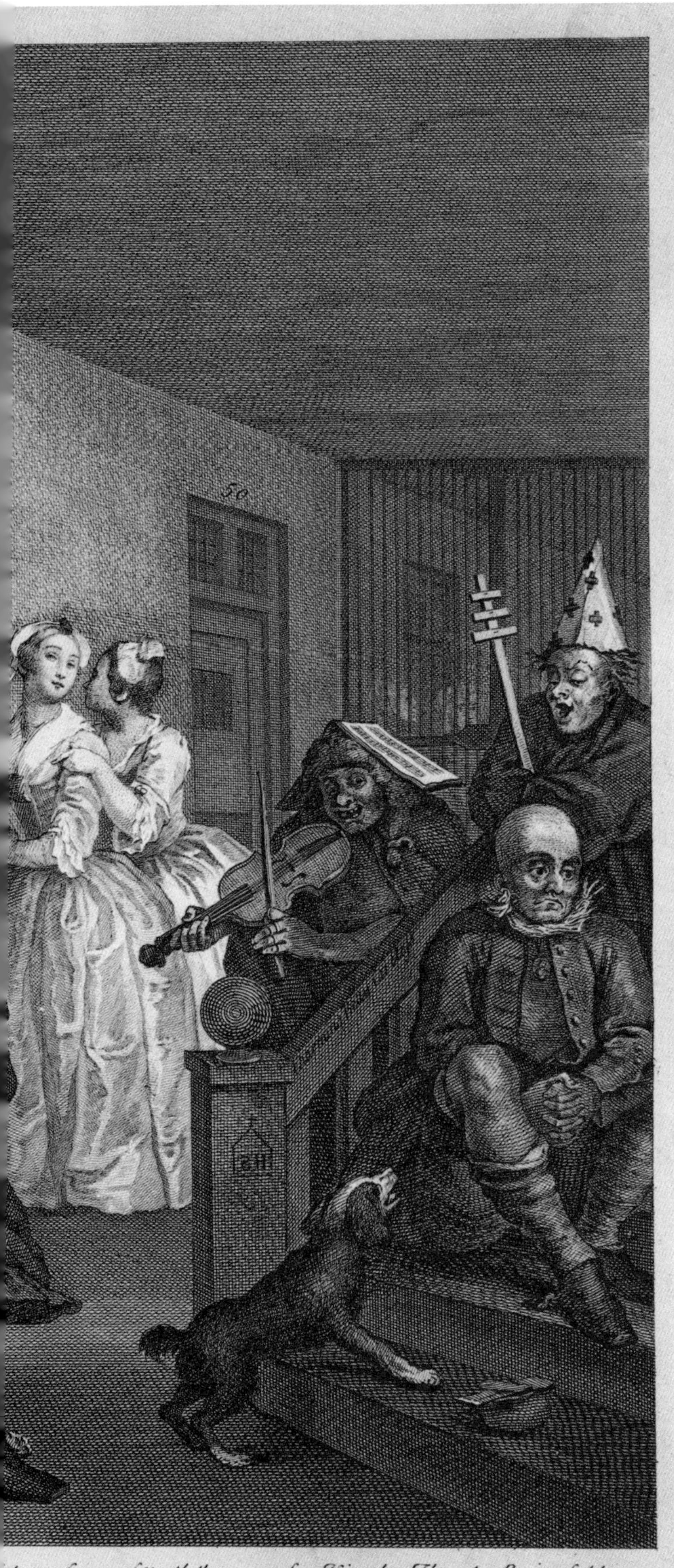
50
strong Course of Youth thus run,
fort from this darling Son!
g Chains with Terror hear,
eath grappling with Despair;
See Him by Thee to Ruin Sold,
And curse thy self, & curse thy Gold.
Retouch'd by the Author 1763
blish'd according to Act of Parliament June y.e 25. 1735.

左图

威廉 · 霍加斯《浪子的历程》的第 8 幅图，在这最后一幅画的后期版本中，霍加斯在墙上添了一枚英国国币，以表明他笔下的贝德莱姆是对英国本身的一种隐喻。

右图

《圣路加医院》
St Luke's Hospital
托马斯·罗兰德森作
1809 年出版

女性病房的
整洁程度
与人们对伯利恒的
印象形成鲜明对比

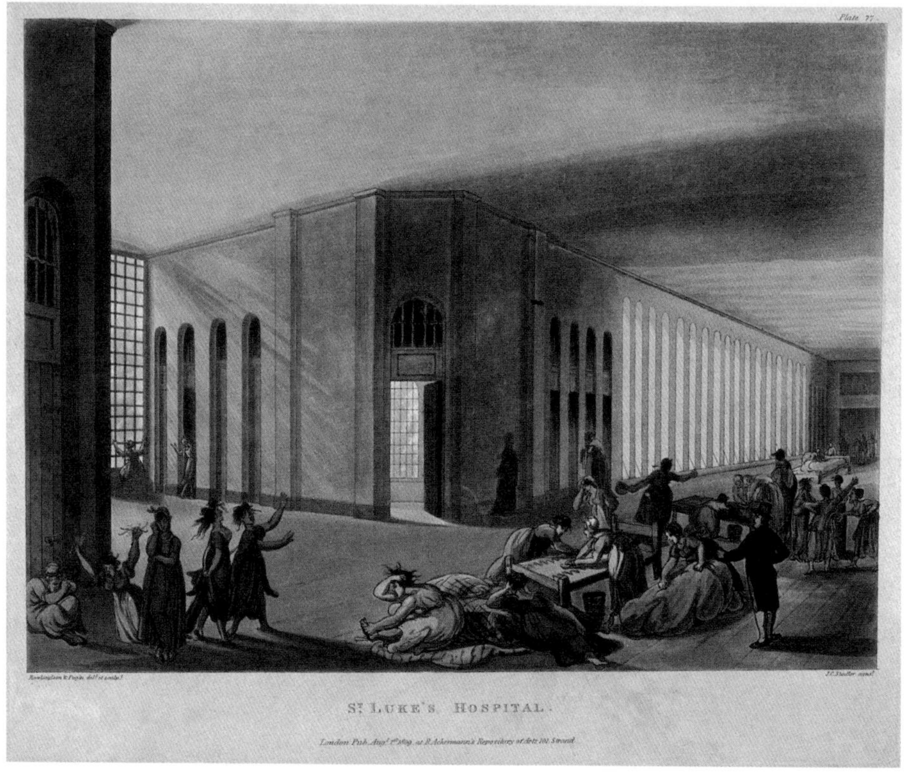

世界。后来在 1763 年的版画作品中，他通过在后墙上添加一个新的细节，来使伯利恒与外部世界的联系更加明确：一个不列颠尼亚的圆形徽章，即英国的国币。这意味着给我们带来荒唐怪诞景象的不是疯人院，而是国家。疯狂主教自言自语的诵经是对教会的扭曲反映，紧紧抓着王权宝球和权杖的裸体国王影射的是君主制，着迷于摆弄望远镜的人物影射的是科学家，而在后墙疯狂涂鸦者大概就是艺术家本人。

除了对国家道德状况的讽刺和影射外，公众对疯狂的见证促使医学界对疯狂究竟是什么产生了兴趣：它到底是什么原因造成的？它可以被治愈吗？1751 年，伦敦一位著名医生同时也是伯利恒理事之一的威廉·巴蒂（William Battie），在伯利恒附近建立了一家与之竞争的医院，即圣路加疯人医院（St Luke's Hospital for Lunatics，即前文中的圣路加疯人收容所）。在这里他可以试验自己的新理论。该医院禁止公众访问，发疱（blistering）、清理肠胃和放血被新的治疗计划取代。1758 年，他发表了开创性的《论疯狂》（*A Treatise on Madness*），从医学角度思考了疯狂的问题，并概述了什么类型的机构能最有效地治疗它。

巴蒂区分了他所说的“原发”疯病（original madness，即先天性的疯狂）和“继发”疯病（consequential madness，由某些事件引起的疯狂）。原发疯病没有明显的原因，并且无法治愈，而继发疯病可以追溯其根源——例如身体的虚弱或一次创伤事件，并且在理论上可以得到治愈。圣路加医院使用了多种药物——将汞用于治疗性病，鸦片用于止痛，金鸡纳树皮用于退烧——但其作用仅限于缓解症状。巴蒂寄希望于“疯狂的解药就隐藏在大自然的宝库之中，并且在特定的时间才会显现”[5]；不过在此之前，大多数患者的病情最多还是只能得到减轻和控制。罹患疯病的人“被当作罪犯或妨碍社会者而被关在令人毛骨悚然的监狱中”是不公正的，只要创造合适的环境，对于继发疯病患者的治疗是可以取得显著成果的。熟练的从业人员通过仔细观察每个病例，就可以推参观制度结束后，伯利恒逐渐退出了公众视野，但其臭名昭著的时代并未因此结束。

断出甚至创造出让“胡思乱想”的人恢复理智的条件。

圣路加医院是一家教学医院，是第一家能够将专科医生的技术即“疯病治疗学”正式传授给学生的医院。这也是其商业盈利模式的基础。巴蒂通过将学员和病人转移到与他有合作关系的私立疯人院而赚得盆满钵满。

随着治疗疯病的专科医生团队逐步形成，伯利恒医院所采用的有悠久历史传统的治疗方案受到了质疑。其住院医师约翰·门罗（John Monro）写了一本简短的小册子为伯利恒辩护，并对巴蒂的《论疯狂》作出了回应。门罗声称自己对巴蒂如此肯定地将疯病分为“原发”和“继发”表示困惑，他坚持认为疯病是“一种性质如此特殊的疾病状态，采取任何措施几乎都没有什么真正的用处”。[6] 尽管两人在许多问题上观点一致，这一意见分歧却成为“疯病治疗学”——后来被称为精神病学——的学科历史中第一次公开辩论。但是，很难说这代表了该领域正在取得快速发展。因为双方争论的问题是，治愈疯病的方法会在遥远的未来出现，还是永远不可能出现。

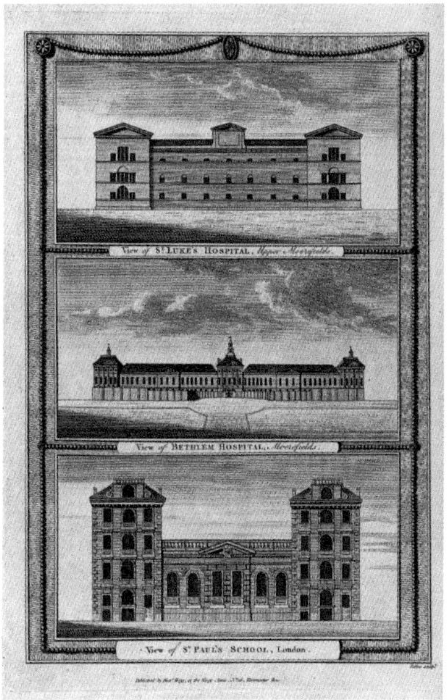

伯利恒的开放参观制度终止于 1770 年，取而代之的是由理事们授权的票券制度。这项决定不仅是因为参观制度已经声名狼藉，也是公众口味改变的结果，如今残酷的公共景观（如斗熊）已经被贬为社会下层阶级的趣味。此外，这也反映了巴蒂对参观制度的批评，以及他在圣路加医院所树立的进步榜样。不过，还有一个原因是伯利恒医院现在能获得更多的慈善捐款而实现了自给自足，这大概缘于其公众形象的提升。

理事们对参观制度终止后医院状况的改善感到非常满意，但院内收容的病人们的意见就没人在乎了。他们在开放参观时期的一些诗歌和素描作品得以保留至今，可以看出，其中有些病人似乎对参观者的关注非常享受。不过毫无疑问，对于其他病人来说，这种经历是极其痛苦的。参观制度结束后，伯利恒逐渐退出了公众视野，但其臭名昭著的时代并未因此结束。开放参观制度既不是其丑闻中的最后一桩，也不是最坏的一桩。

1788 年，一起在 18 世纪或许也是

左图（从上到下）

J. 佩尔特罗

J. Peltro

这幅版画展示了

圣路加医院

伯利恒医院

圣保罗学校

St Paul's School

的外观

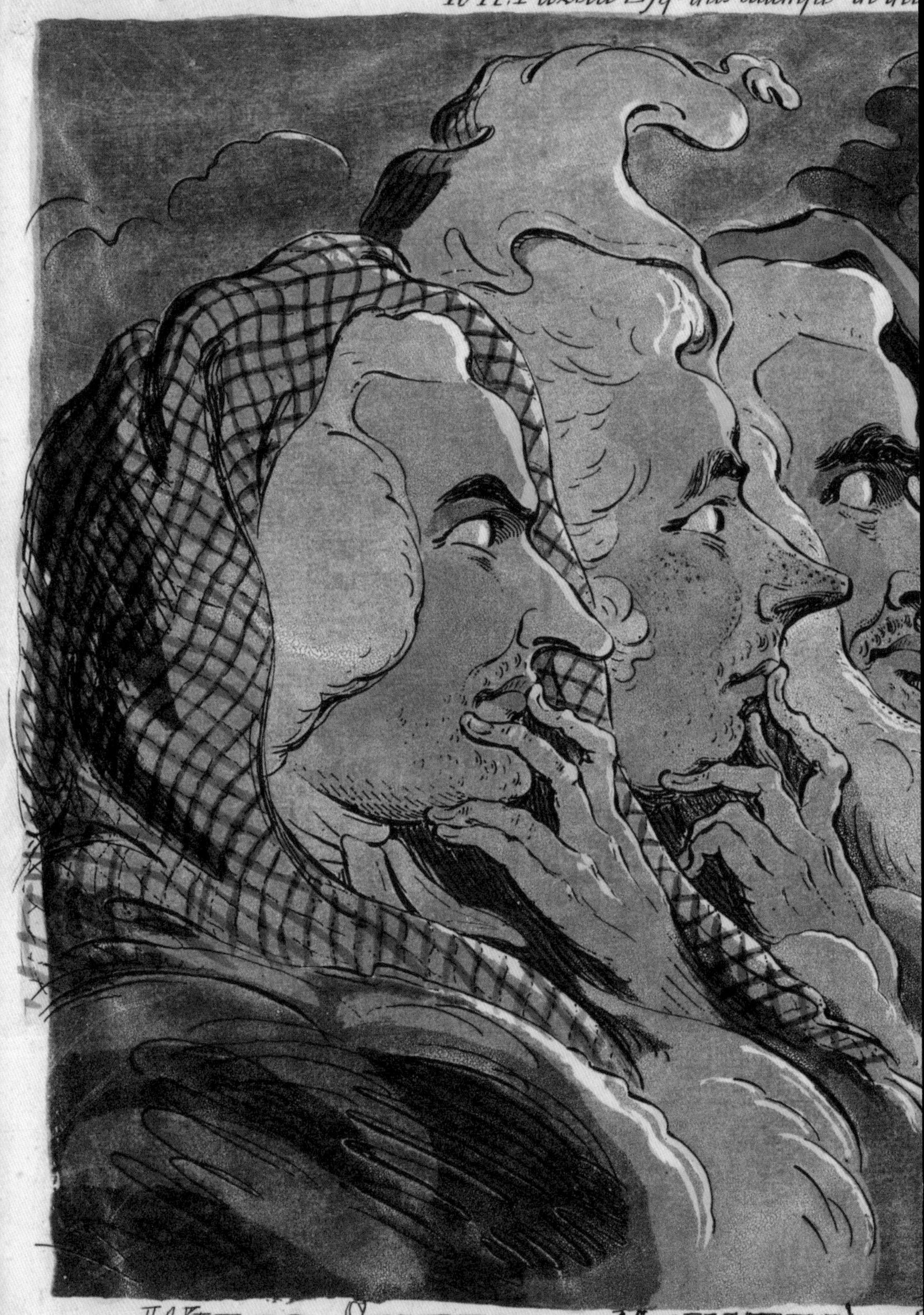
To H: Fuzelli Esq.r this attempt in th
WIERD-SISTERS; MINISTERS of
"They should be Women! — and yet th

上图

在这幅 1791 年发表的詹姆斯 · 吉尔雷的讽刺漫画《维尔德姐妹；黑暗的大臣；月亮的奴仆》(‘Wierd Sisters; Ministers of Darkness; Minions of the Moon’)中，乔治三世的疯病情况受到政敌的详细检查。

ura-Sublime, is respectfully dedicated.

Pub.d Dec.r 28.d 1791.
by H. Humphrey N.o 18, Old Bond Street

RKNESS; MINIONS of the MOON." 23 Dec. 1791.

rds forbid us to interpret, — that they are so"—

疯狂打倒了王室特权，
而国王成了疯病医生的处理对象。

整个历史上最著名的案例，使得关于疯狂本质的辩论重新活跃了起来。乔治三世的疾患是从他的腹部开始的，一开始他被诊断为胆病发作，但病情很快就影响到了他的脑子。他废话连篇，继而胡言乱语，最后口吐白沫，同时一直拒绝接受医疗护理，甚至拒绝诊脉。在公开场合，他的医生宣布他发烧了。而私下里，他们承认他已经疯了（为谨慎起见使用拉丁语表述）。他从温莎被转移到在邱园（Kew）的宅邸，在那里可以进行更加隐秘的治疗。

关于国王的病因，存在着不同的观点。一些人尤其是他的政敌认为，这是他性格弱点的爆发：绝对的权力导致傲慢自大，从而破坏了他的理智。另一个同样流行的说法是，他发病是因为吃了太多的梨。他的御医认为这是一种躯体疾病：可能是一种有害的体液从胃部乘隙流进了大脑。他们对国王能自动康复信心十足，但对于如何帮助他度过这一过程一筹莫展。其他医生则通过信件和媒体提供了各种建议。有些人推断这是躯体的感染或发热，另一些人则认为这是他的皇家职责引起的精神疾患。他们开出了五花八门的处方，包括放血、发疱、听音乐和呼吸新鲜空气，还有祈祷和诵经。

随着政治压力的增加，寻找治愈方法成了头等大事。王室放弃了王家仪制，召见了一名地方私立疯人院的牧师。他能做到伯利恒的医生认为不可能做到的事，并因此享有盛誉。据下议院的报告，尊敬的弗朗西斯·威利斯（Francis Willis）医生所照顾的病人中，“十分之九的病人都得到了治愈”[7]。威利斯采用的就是我们现在所说的心理疗法。在林肯郡的疯人院里，他让病人在田间工作，令他们穿着整洁以培养他们的自尊心，并通过锻炼和充分的鼓励来改善他们的精神面貌。针对国王，他采取了鼓舞信念和严格训导相结合的方法，并经常使用“眼技”——一种可怕的凝视，他声称可以以此制服最狂暴的病人。当乔治不服从他时，他就强迫乔治穿上约束衣。以前，御医几乎不敢对王室成员进行任何体格检查，但威利斯宣称他会按照自己的想法来治疗国王，就像治疗邱园里

右图

托马斯·罗兰德森创作的蚀刻版画 1784年

贝德莱姆的医生正在检查查尔斯·福克斯 Charles Fox 画家以此讽刺福克斯—诺斯联盟崩解

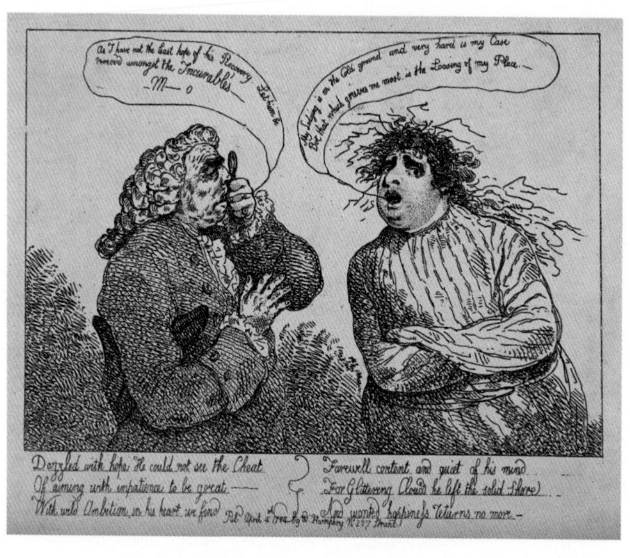
As I have not the least hope of his Recovery Let him be removed amongst the Incurables —
-M— o
My Lodging is on the Old ground and very hard is my Case
But that which grieves me most is the Loosing of my Place.—
Dazzled with hope He could not see the Cheat
Of aiming with impatience to be great —
With wild Ambition in his heart we find
Farewell content and quiet of his mind
For Glittering Clouds he left the solid Shore)
And wonted happiness returns no more.—
Pub. April 4 1784 by W. Humphrey No 227 Strand

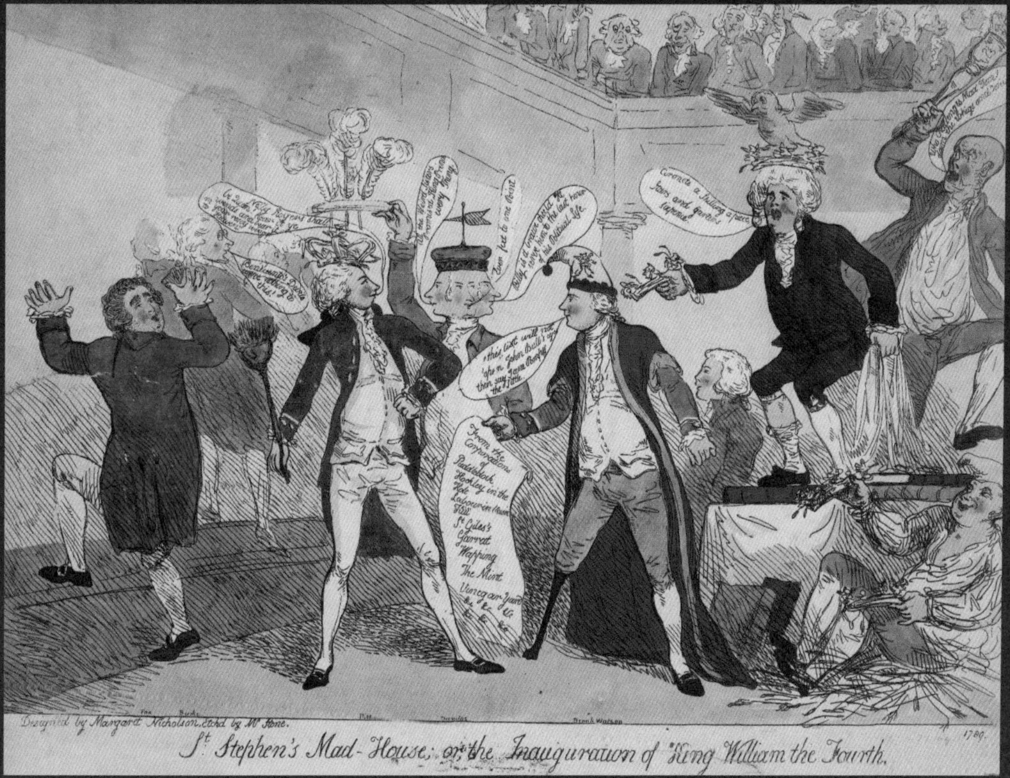

St. Stephen's Mad-House: or, the Inauguration of King William the Fourth.

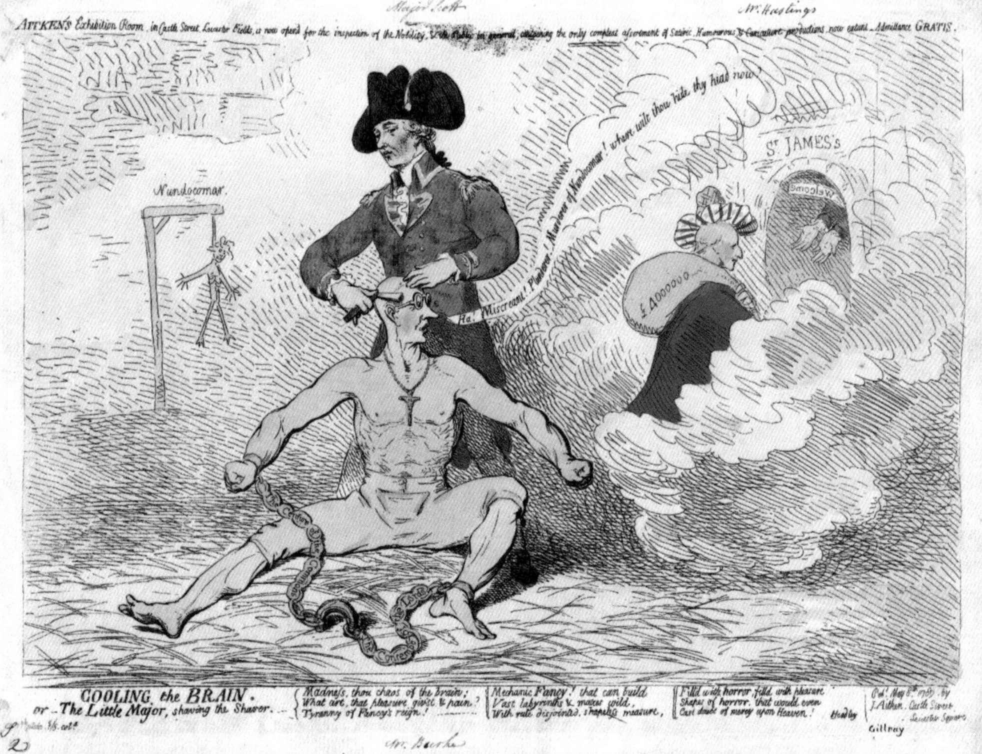
Major Scott
Mr. Hastings
AITKEN'S Exhibition Room, in Castle Street Leicester Fields, is now open'd for the inspection of the Nobility, & the Public in general, containing the only compleat assortment of Satiric, Humorous & Caricature productions now extant. Admittance GRATIS.
Ha! Miscreant! Plunderer! Murderer of Nundocomar! where wilt thou hide thy head now!
Nundocomar.
St. JAMES's
Welcome
COOLING the BRAIN.
or – The Little Major, shaving the Shaver.
Madness, thou chaos of the Brain;
What art, that pleasure givst & pain?
Tyranny of Fancy's reign!
Mechanic Fancy! that can build
Vast labyrinths & mazes wild,
With rule disjointed, shapeless measure,
Fill'd with horror, fill'd with pleasure,
Shapes of horror, that would even
Cast doubt of mercy upon Heaven!
Gillray
Mr. Burke

上图

在讽刺版画《圣史蒂芬疯人院》（*St Stephen's Mad-house*，1789 年）中，下议院被描绘成贝德莱姆，首相威廉·皮特（William Pitt）把扫帚当作权杖握在手里。

下图

在《冷却大脑。或少校在给剃头匠剃头》（*Cooling the Brain. Or–the Little Major, Shaving the Shaver*，1789 年）中，英国政治家埃德蒙·柏克（Edmund Burke）被描绘成一个囚禁在贝德莱姆的暴力疯子。

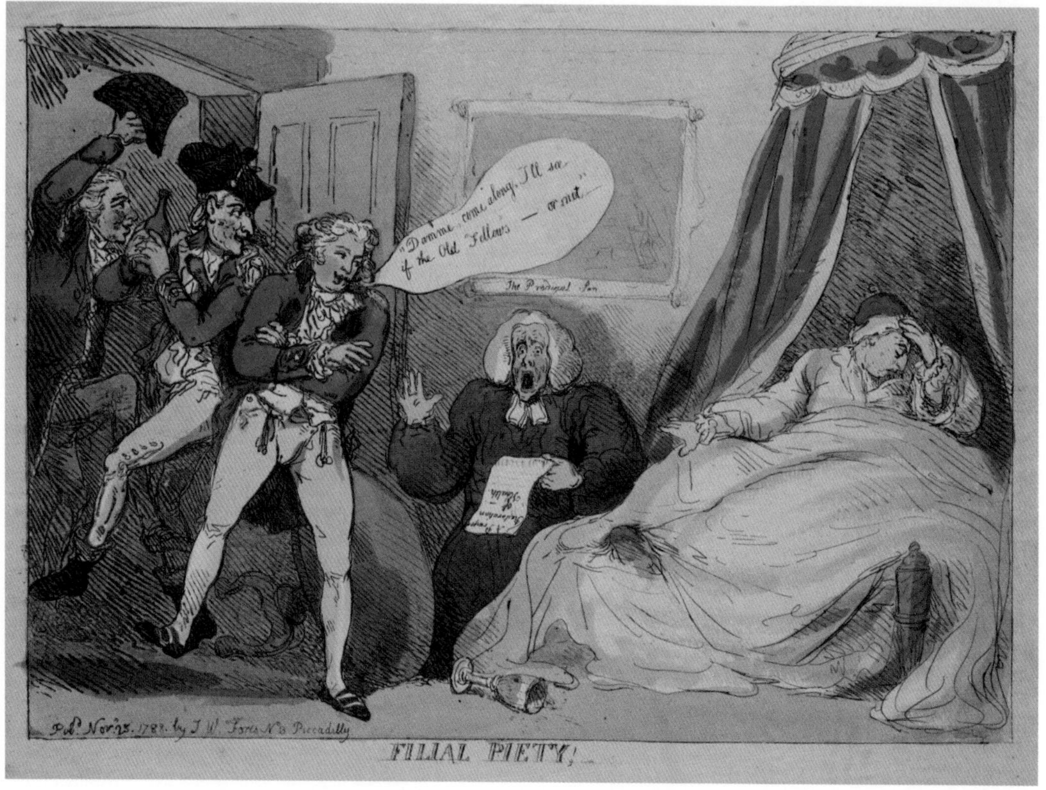
"Damme, come along, I'll see if the Old Fellow's — or not"
The Prodigal Son
FILIAL PIETY!

上图

托马斯·罗兰德森
彩色蚀刻版画
《孝心!》
Filial Piety!
1788 年

发疯的乔治三世被狂欢中的儿子烦扰

的一名园丁一样。疯狂打倒了王室特权，而国王成了疯病医生的处理对象。

经过令人筋疲力尽的 11 个星期，乔治的疯病明显减轻，最终宣告治愈了。威利斯获得了每年 1000 英镑的津贴，并且开设了第二家疯人院，因为对他的服务的市场需求激增。但是，也有人指出，国王的躯体症状消失的时间正好与他精神症状消失的时间重合。今天，人们普遍认为他所患的是一种躯体疾病——卟啉病，该病会引起精神障碍。这项回顾性诊断最近受到了质疑，不过如果这个诊断无误的话，那么那些戴假发的御医们的判断大体上是正确的，即无论是否接受威利斯的严格治疗，乔治最终都会康复。然而，一个重要且引人注目的先例已经树立起来。疯病医生的权威在当时赢得了胜利，从而不仅决定了君主的治疗方案，还决定了国家政府的方针。

十年后，乔治三世成为另一起案件的中心，此案将疯病医生的影响范围扩大到国家事务中。1800 年 5 月 15 日，当乔治三世在德鲁里巷剧院（Drury Lane theatre）的王室包厢里向自己的臣民飞吻时，一声枪响，差几英寸就打中了他的头部。这场刺杀行动的嫌疑犯是詹姆斯·哈德菲尔德（James Hadfield，参阅第 82 页）。他是一名士兵，在 1794 年英军与法军作战时头部受到刀伤，从此精神失常，受到五旬节派传教士的洗脑，确信世界末日已经临近。他被告知，他就是上帝的工具，杀死国王就会引发弥赛亚的再临。

哈德菲尔德被控犯有叛国罪，并由著名的辉格党政治家、未来的大法官托马斯·厄斯金（Thomas Erskine）在法庭上为他辩护。厄斯金承认案件的事实，但否认叛国罪的罪名。他认为哈德菲尔德的行为是出于“为全人类谋福利”的目的，[8] 在疯狂的妄想下，他的行为就不是犯罪了，而是道义上的义务。厄斯金要求医生对哈德菲尔德进行专业鉴定，以确认他是在为国家服务时身体遭受伤害，从而导致精神失常（non compos mentis），因此将他定为叛国罪并处以分尸极刑（hanged, drawn and quartered）是一种野蛮行径。厄斯金的发言说服首席大法官停止了审判，并宣对头脑运作方式的理性解释正在逐渐改变关于疯狂的理论及其含义。

布被告无罪释放。于是政府别无选择，只能立即释放哈德菲尔德。这引起了公众的强烈抗议，并迫使国会很快通过了一部新法，即《精神病犯法案》(Criminal Lunatics Act)，以亡羊补牢。它赋予了国家疯人院以监禁“精神病犯”的职能。“精神病犯”是一个新的分类，他们会被赦免自己所犯下的罪行，但出于公众利益仍会被监禁。

启蒙运动的哲学思想对医学的影响要小于对科学的影响，但是对头脑运作方式的理性解释正在逐渐改变关于疯狂的理论及其含义。在颇具影响力的《人类理解论》(*An Essay Concerning Human Understanding*，1689 年）中，约翰·洛克（John Locke）指出，思想和观念是通过一系列联想产生的。因此，每个人的理解都会与其他人略有不同，我们都会发现彼此的想法多少有点古怪。但是，有些人在极端谬误的想法之间建立了联系，导致了严重的偏差和错觉：这就是许多被我们称为疯狂的病症的根源。根据这种观点，疯人不是缺乏理性的劣等人，而是那些理性误入歧途并且在理论上可以被纠正的人。

这些观点在 1789 年后的法国大行其道，当时旧制度下的御医被扫除一空。此派观点的领军人物是菲利普·皮内尔，他在大革命之前是一位努力奋斗的乡村医生。在他的一位朋友精神崩溃后，他对精神疾患发生了兴趣。皮内尔加入了共和国政府，于 1793 年被分配到比塞特收容所。该收容所由路易十四在巴黎南部郊区建立，是一座臭名昭著的垃圾场，不良分子、罪犯、乞丐、残疾人、医治无望的病人和疯人被随意丢弃在这里。为了评估疯人病房中病人的状况，他采取了一项他的前任们从未想过的行动：他向这些病人询问了他们的状况，并听取了他们的回答。

皮内尔的治疗革命从此开始了。他在开创性的《关于精神错乱或躁狂症的

下图

《谋杀国王未遂，1800 年 5 月 15 日》
The King's Life Attempted, 15 May 1800

托马斯·凯利
Thomas Kelly
于 1820 年出版的版画
哈德菲尔德被目击到向乔治三世开枪

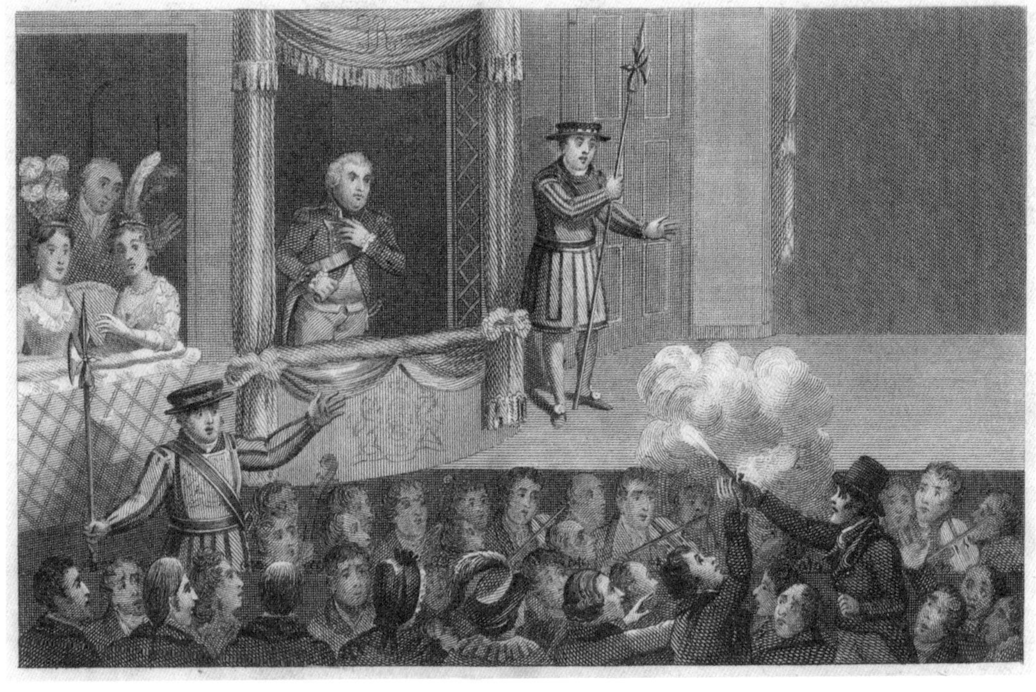

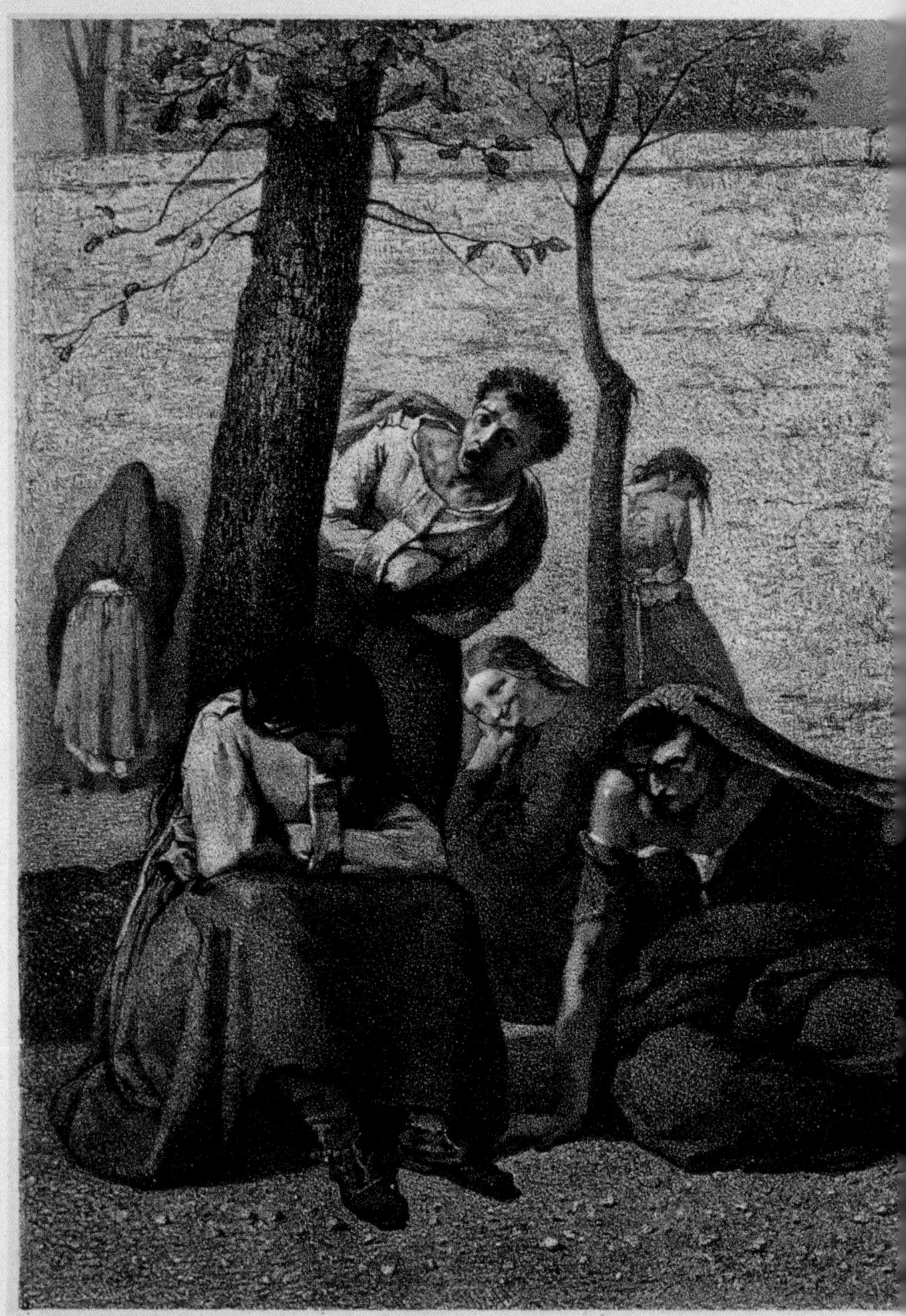

上图

A. 戈蒂耶（A. Gautier）的石版画，1857 年。在萨尔佩特里埃医院的花园中，表现出痴呆症、自大狂、急性躁狂症、忧郁症、智障、幻觉、色情狂和瘫痪等各种病症的女性。

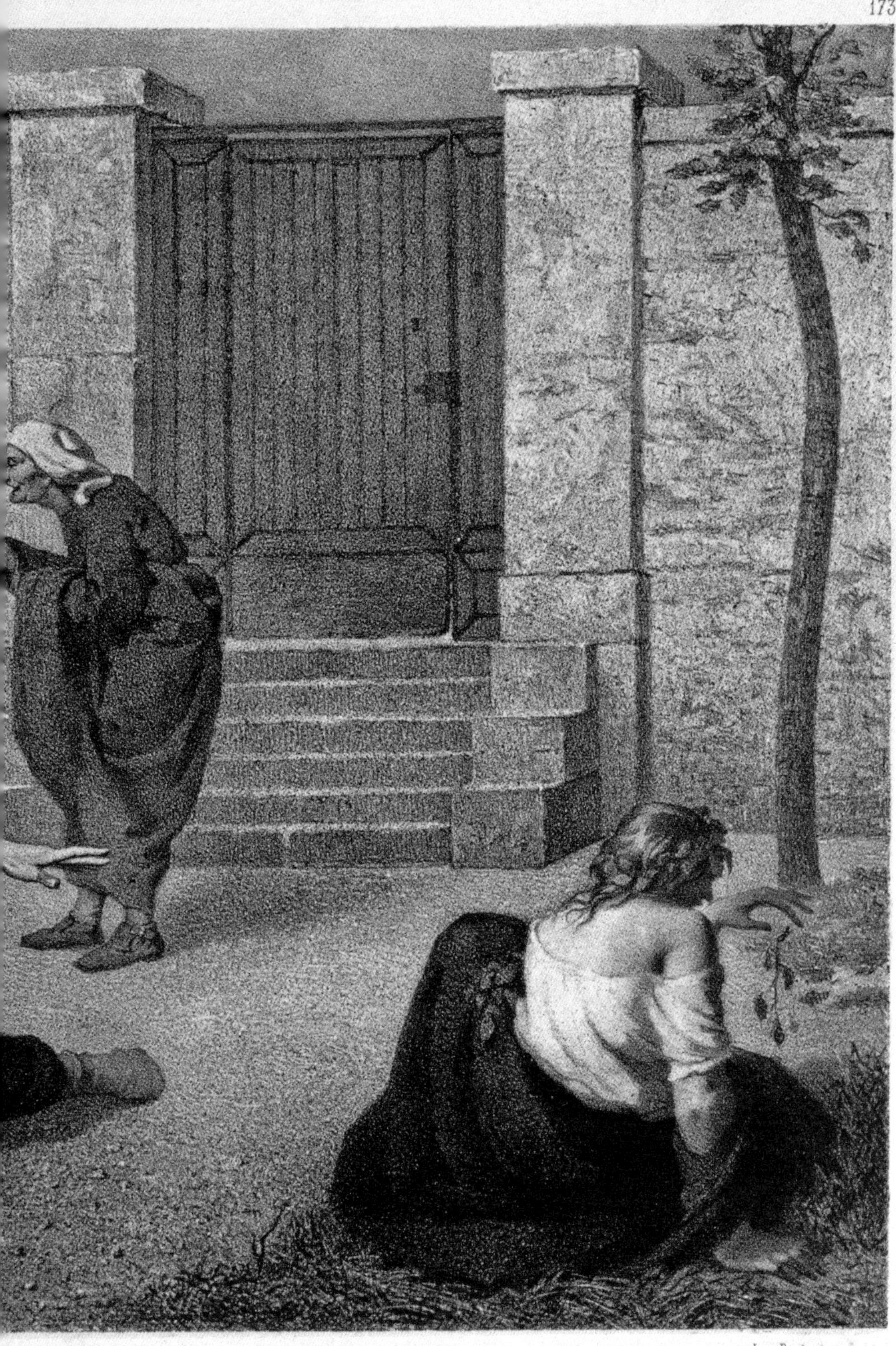

THE MADHOUSE 疯人院

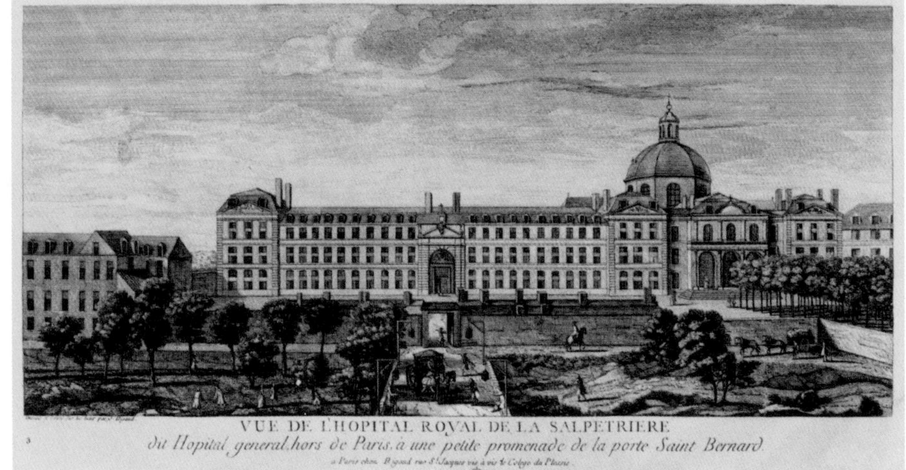

右图

雅克·里戈 Jacques Rigaud 创作的版画描绘了萨尔佩特里埃

医学哲学论述》(*Medico-Philosophical Treatise on Mental Alienation or Mania*, 1801 年)中写道:“医学中很少有这样的学科——有太多偏见需要澄清,太多错误需要纠正。”放血和冷水浴这样陈旧的“盲目的常规疗法”对治疗疯病没有任何作用。然而,我们可以通过“真正的观察者的敏锐目光”来发现其病因甚至治愈方法。[9]

皮内尔的论著主要由个案研究构成,其中仔细刻画了病人的性格特征,他们精神冲突的根源也就因此昭然若揭了。他将所有这些故事进行整理,将疯狂或者说“精神错乱”的混乱表现简化为数个特征类型。“狂型疯症”(Maniacal insanity)是英语方言中对“贝德莱姆疯”的古老说法,倾向于周期性发作,并常常具有慢性化特征,但有可能治愈。“忧郁症”(Melancholia)通常以反复出现的念头为特征,表现为“一种恍惚的沉默寡言状态,敏感而多疑,并渴望独处”。[10] 这些病症与无法治愈的“痴呆症”(dementia)状况截然不同——后者的思维能力已经被逐渐毁坏了;还有“智障者”(idiocy),其智力从未发展起来过。

皮内尔在书中所记录的治疗方法,都可以看作他的道德疗法新学说的寓言。他最著名的惯用手法是找到患者精神困扰的根源(例如有患者担心自己会被送上断头台),然后通过戏剧干预的方式来解决(在这一病例中,他成立了一个模拟革命法庭,然后将患者无罪释放)。这些著名案例的真实性很难确定,而且根据皮内尔自己的说法,并非每种治疗方法都是成功或疗效持久的,但它们以一种戏剧化的方式表现了医生与病人之间的新关系,令人难忘。支撑这种做法的是一种对共同人性的信念,而其表现形式是“用善意的方式获得患者的信任,让患者相信其他人只是想帮助他”。但是,

右图

彩色版画《巴黎比塞特收容所》*The Bicêtre Asylum in Paris* 1710 年

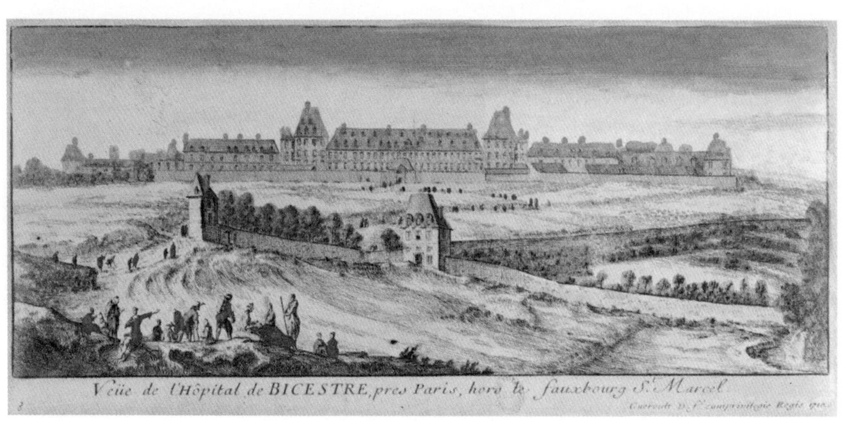
Veüe de l'Hôpital de BICESTRE, pres Paris, hors le fauxbourg S.t Marcel

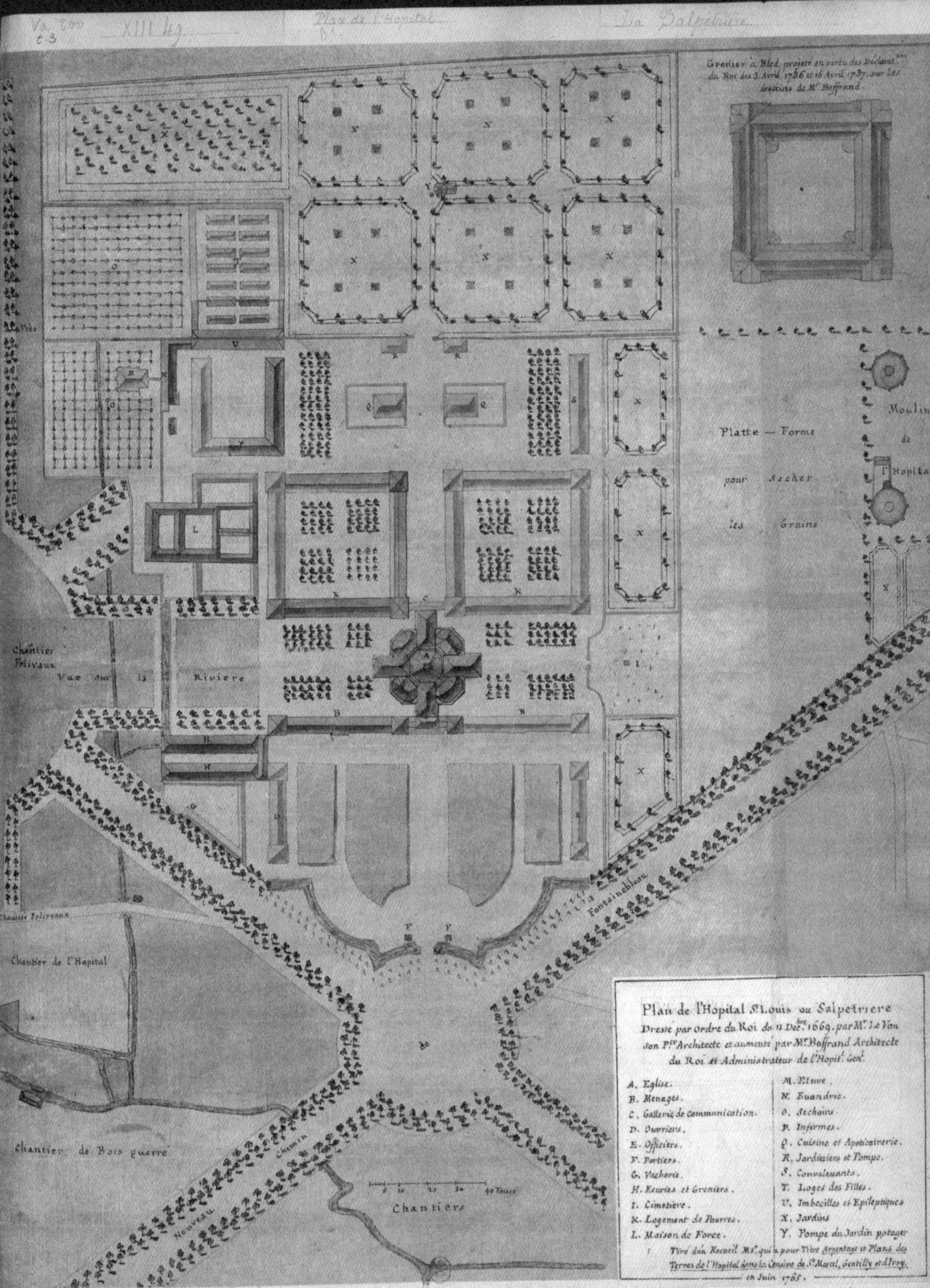

上图

巴黎萨尔佩特里埃医院的建筑群和庭院的平面图。菲利普・皮内尔于 1795 年被聘为这里的首席医师，直至 1826 年去世。

后页

《菲利普・皮内尔于 1795 年在巴黎萨尔佩特里埃医院解开了精神病患者的镣铐》（*Philippe Pinel Freeing Mental Patients of their Chains in 1795 at the Hôpital de la Salpêtrière, Paris*，1876 年），托尼・罗伯・弗勒里（Tony Robert Fleury）作。在现实中，改革过程是渐进式的。

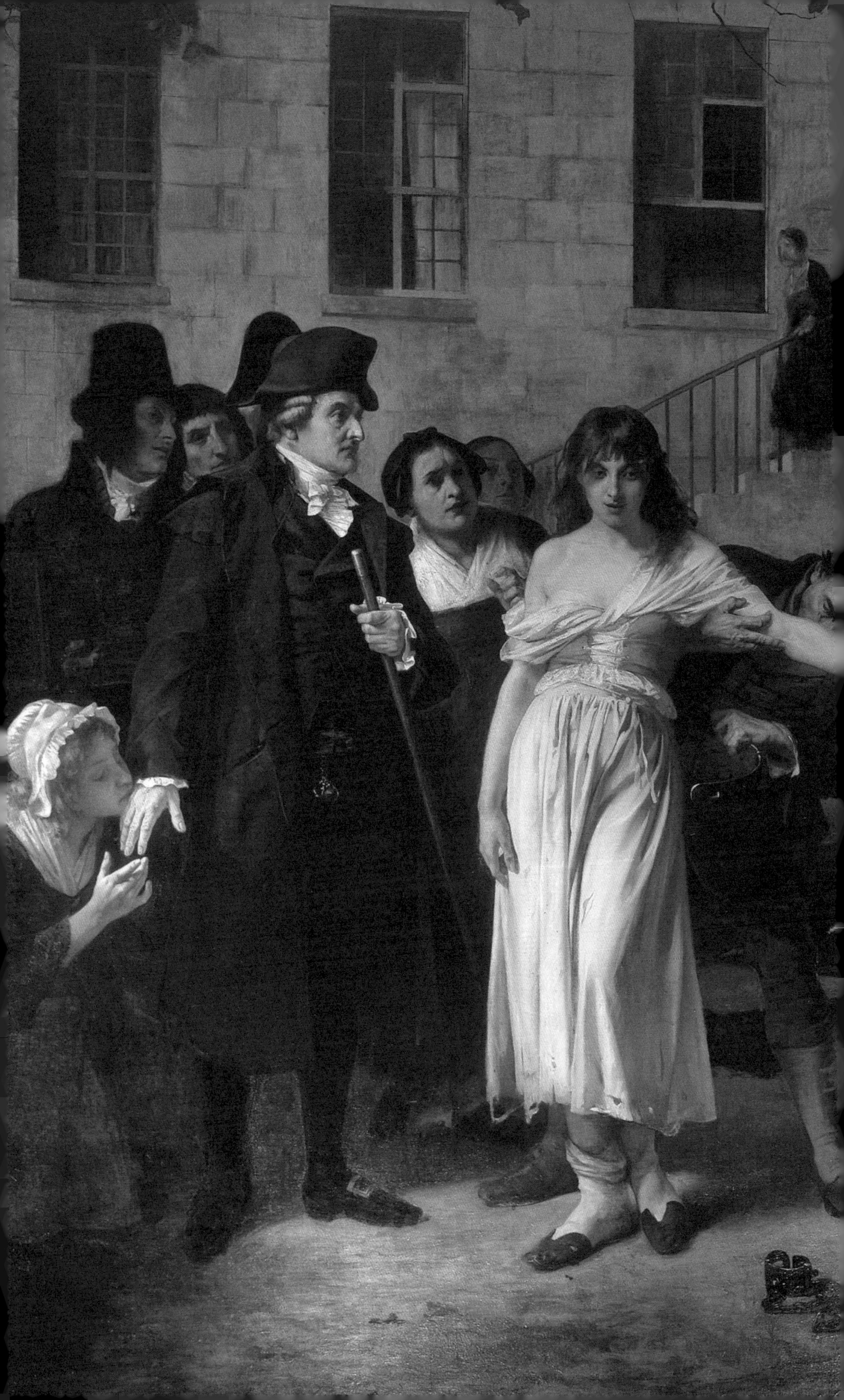

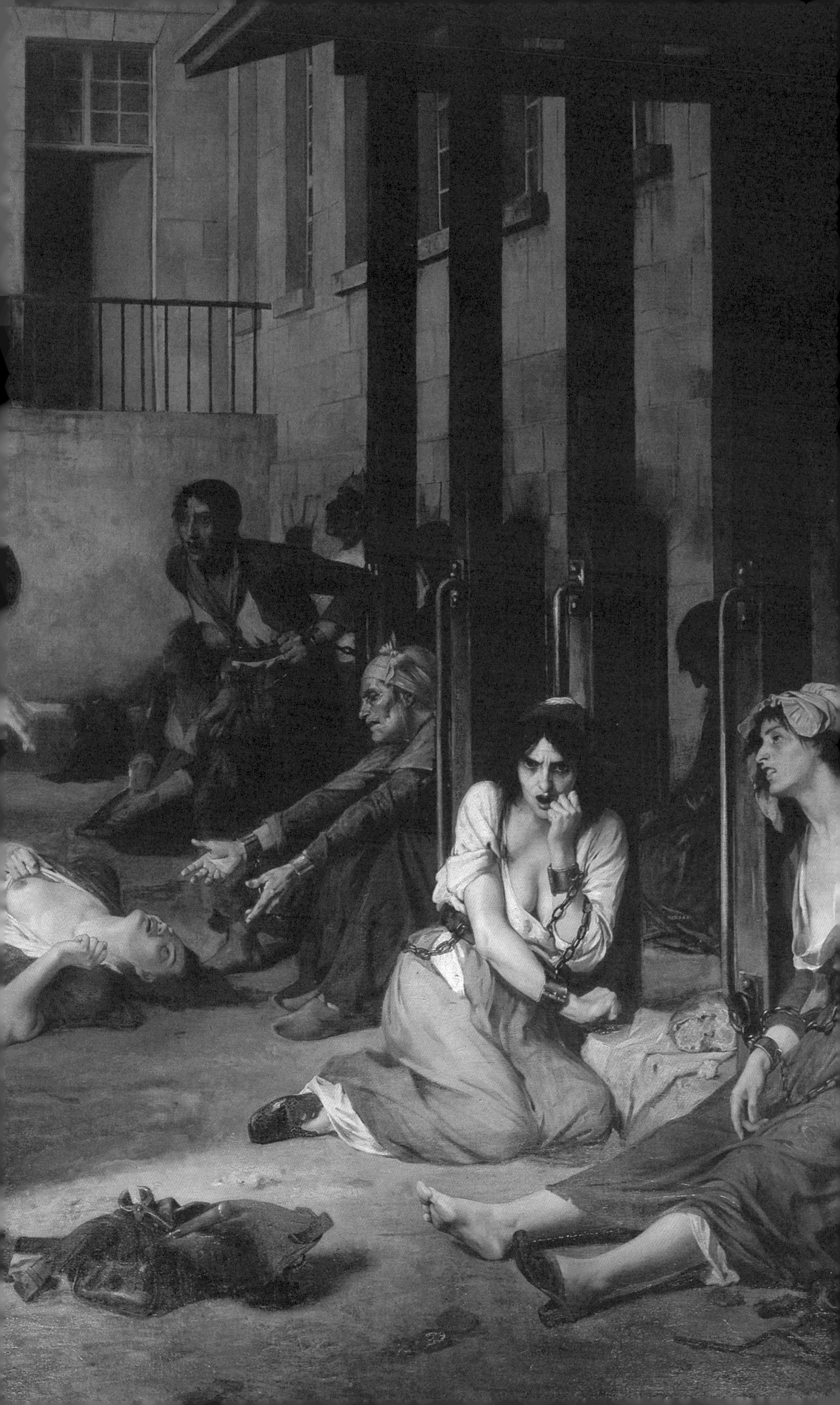

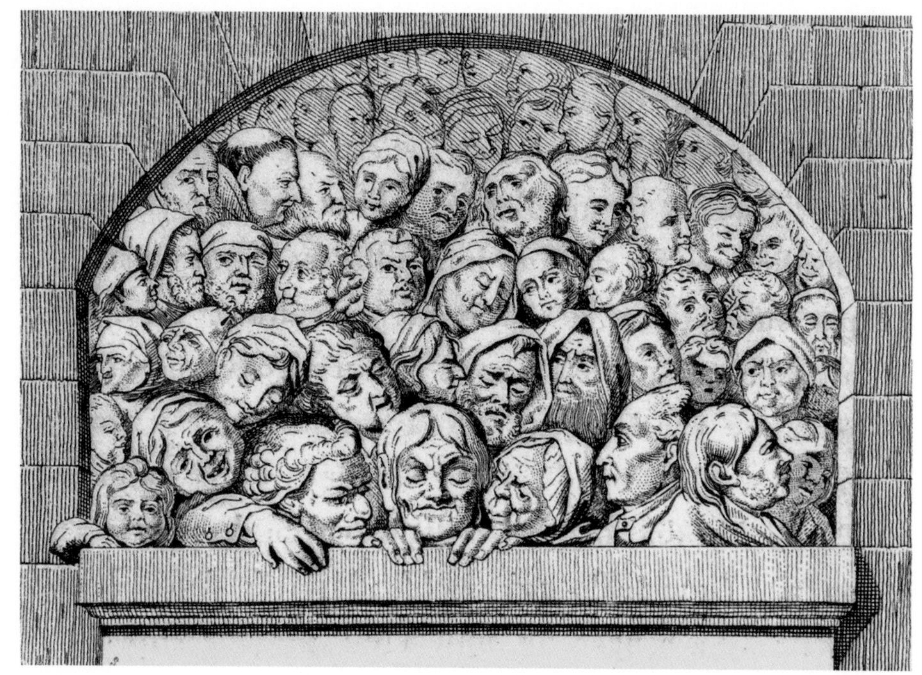

右图

版画
临摹自
瑞士面相学家
J.C. 拉瓦特
J. C. Lavater

他将面容和精神类型
联系在一起

仅有仁慈只会招来恶作剧和滥用信任：仁慈需要一个“威慑机制”来支撑，以使患者意识到抵抗最终只会导致身体约束或单独禁闭。当皮内尔提出解放比塞特医院最暴力的疯人时（传说如此），此人答应好好表现，但对这一提议表示怀疑，理由是这里的每个人都太害怕他了。皮内尔向他保证，自己手下有六个人随时待命。

皮内尔不仅密切关注他的患者，也密切关注着同行。他注意到，任何一家精神病医院都具有“微型政府”的特征。这是一个封闭的世界，被“渺小的虚荣心和统治的野心”所主导。[11] 在这一点上，伯利恒为皮内尔的看法提供了丰富的证据。伯利恒的首席医师托马斯·门罗（Thomas Monro）从他祖父和父亲那里继承了职位，但他对医院的日常运营几乎没有任何兴趣，很少来医院，并将医院的日常工作丢给了脾气暴躁而不得志的药剂师约翰·哈斯拉姆（John Haslam）和常年酗酒的外科医生布莱恩·克劳瑟（Bryan Crowther）共同分担。克劳瑟则通过解剖囚徒尸体的大脑，来为自己的日常工作——给囚徒剃头、放血——增添乐趣。

由于劳累过度和人手不足，看守和护理人员养成了给麻烦的病人穿上约束衣或将其拴在墙上的习惯。此外，医院大楼的状态比以往任何时候都要糟糕：一座配楼已在 1805 年坍塌并被拆毁，其余配楼潮湿不堪，滋生害虫；表面的灰泥分离剥裂，内部的砖墙不堪修补。经过多年不断地向政府申请，伯利恒的理事们终于在 1810 年获得了足够的资金来觅得新址。

疯人院将变成一个
所有人共同参与其中的社区。

于是新的问题摆上了台面：如何让新伯利恒医院的外观和设计能够适用于19世纪及更远的未来。理事们缺乏明确的愿景，于是在《泰晤士报》上刊登广告，组织了一场公开设计竞赛。共有33份设计方案提交了上来，其中最具原创性的设计来自伯利恒高墙的内部。1797年因“无法治愈的疯病”入院的詹姆斯·梯利·马修斯（James Tilly Matthews），提出了一套精心设计的方案（参见第86页），其中包含了一栋高大而匀称的新古典主义风格的大楼，周围环绕着宽敞的绿地和花园。他设想的新伯利恒拥有旧建筑所不具备的一切：明亮的光线，良好的通风条件，清洁宜人的人居环境，宽敞的私人病房，适当的卫生设施和开阔的外部视野。

在蓝图的解释说明中，马修斯展开描述了自己的愿景。他提出的条件改善不仅有利于院内病人，而且有利于所有相关人员。表现良好的病人不会被无益地囚禁在牢房和长廊中，而会住在较高层的房间作为奖励，并被赋予实际的工作职能：进行日常维护，在病房里照顾同伴，以及在周围的菜园中劳作，以生产自己的食物。这样一来，负担大幅减轻的院内职员就有更多的时间，在他们面朝外界的漂亮的新宿舍里休闲。疯人院将变成一个所有人共同参与其中的社区，而不是一个必须用恐惧和惩罚来维持秩序的暴政体制。在这种和谐的制度下，治愈率自然会上升。新伯利恒本身就会成为一个石头做的大型治疗工具。

伯利恒的理事们为马修斯的独创性方案提供了一笔小小的报酬，但拒绝将之提交给皇家内科医学会（Royal College of Physicians）评估。医学界还没做好接受疯人建议的准备。但是马修斯的设想以惊人的精确度预见了未来。他被关在伯利恒摇摇欲坠的牢房里，不会知道他所设想的这类机构已经崭露头角，在一代人的时间之内，就会在全世界范围内生根发芽。

在法兰西共和国，皮内尔及其继任者已经将医疗行业转变为国家机构的重要分支。治疗疯病被纳入医生的业务范围，而教会则被褫夺了治疗的权力：1790年，皮内尔将宗教体验归类为一种癔症或谵妄，以此为废除修道院提供了医学上的理论支持。疯病医生现在自称“异类学家”（Alienist），他们通过创造一种名为“偏执狂杀人罪”（monomaniacal homicide）且只有他们有权做出判断的新罪名，来宣称自己具有司法管辖权。他们越来越多地置身于政治活动中：用皮内尔的门生让–伊蒂恩–多米尼克·埃斯基霍尔（Jean-Étienne-Dominique Esquirol）的微妙措辞来说，就是“医生

后页

19世纪晚期石版画
描绘了颅相学
phrenology
面相学
physiognomy
手相学
palmistry
基本要素
以及历史人物的
头部、手部和
肖像简图

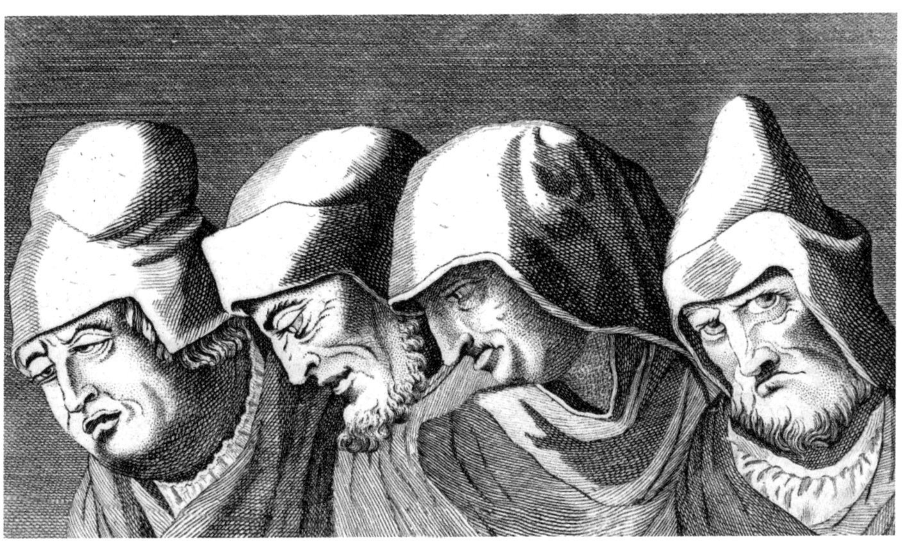

左图

头部画像
用于展示面相学观念

摘自
《论面相学，旨在扩展人类的知识与爱》
Essays on physiognomy, calculated to extend the knowledge and the love of mankind
J.C. 拉瓦特著
1797年

PHRÉNOLOGIE, PHYSI

LA PHRÉNOLOGIE est un système sur lequel les savants sont très-partagés, et que l'on définit la science de l'homme au point de vue de son organisation naturelle, ou l'explication des fonctions du cerveau.

Selon quelques savants, le cerveau n'est point un organe unique: c'est un assemblage d'organes particuliers qui ont des fonctions différentes.

Le cerveau est divisé en deux hémisphères, qui sont mis en rapport par des commissures, et les organes sont doubles.

Chaque organe a son *but*, son *excès* ou son *inactivité*.

Ainsi, par exemple, l'organe de l'Alimentavité, dont le but est la nutrition, et qui produit le désir de nourriture et l'appétit, porte, lorsqu'il est trop développé, à la gourmandise, à la gloutonnerie; et s'il est inactif, à l'abstinence et à l'indifférence pour le choix des aliments.

Les facultés affectives (les instincts) sont celles dont la nature essentielle est d'éprouver des désirs et des émotions. Elles agissent du dedans et ne sont nullement acquises par les impressions extérieures.

Les facultés intellectuelles sont celles dont la nature essentielle est de procurer des connaissances ou des idées.

Il est certain, néanmoins, que si l'on prenait pour absolues les conclusions de ces systèmes, on tomberait le plus souvent dans des erreurs graves et dangereuses; et que mille circonstances, l'éducation, le genre de vie, l'entourage d'un homme, modifient toujours ses dispositions premières, quand elles ne les transforment pas complétement.

On a adopté dans le tableau suivant la nomenclature de Spurzheim, plus complète que celle de Gall.

CERVEAU
vu en dessus

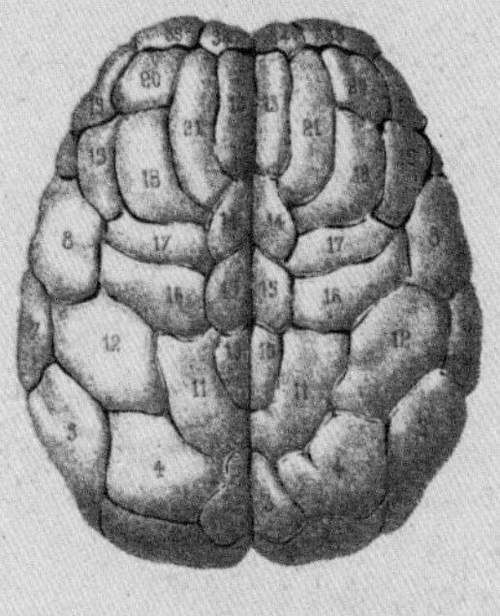

Prédominance
des facultés intellectuelles

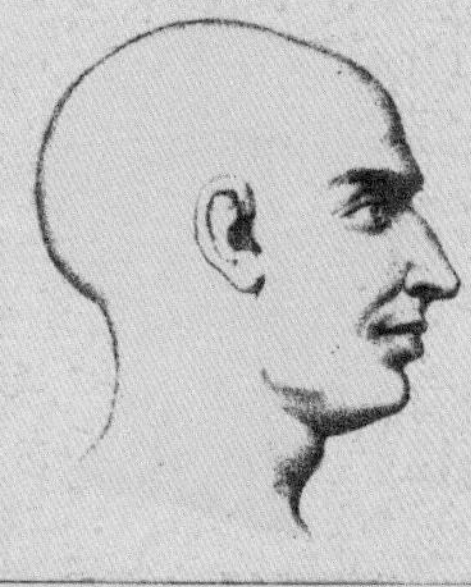

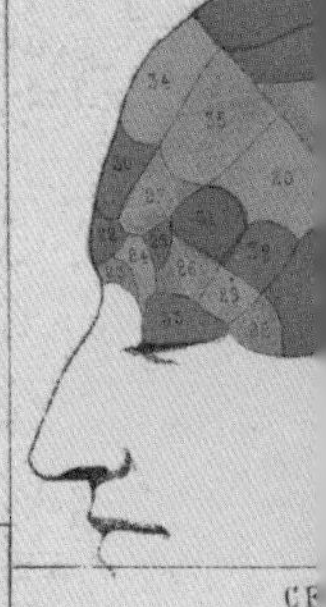

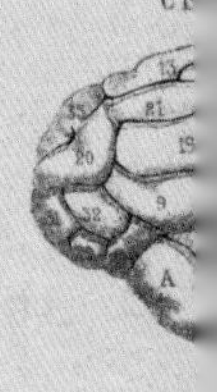

NOMENCLATURE DES FACULTÉS.

A. — Alimentavité. Faim. — Voracité, Gourmandise. Sobriété, Tempérance.

N. — Amour de la vie. Instinct de la conservation.

1. — Amativité. Libertinage, Amour du plaisir, — Pudeur, Décence, Chasteté.

2. — Philogéniture. Amour des enfants et de la famille.

3. — Habitavité. Nostalgie. — Amour des voyages.

4. — Affectionivité. Amitie, Attachement, Tendresse.

5. — Combativité. Instinct de la défense de soi-même et de sa propriété. — Penchant aux rixes, Courage, Audace, Témérité. Lâcheté, Peur, Timidité, Poltronnerie.

6. — Destructivité. Instinct carnassier, Meurtre, Assassinat, Cruauté. — Dégoût de la vie.

7. — Secrétivité. Ruse, Duplicité. Fausseté, Discrétion, Mensonge, Tromperie. — Sincérité, Savoir-faire.

8. — Acquisivité. Sentiment de la propriété, Instinct de faire des provisions. — Convoitise, Penchant au vol.

LA PHYSIOGNOMONIE est une science ou plutôt un système qui cherche dans certains signes l'indication des facultés à l'état de repos; elle préjuge l'intérieur de l'homme par son extérieur: c'est l'étude des rapports du physique au moral.

Malgré toute l'analogie qu'il y a dans la multitude innombrable des figures humaines, il est impossible d'en trouver deux qui, mises l'une à côté de l'autre et comparées exactement, ne diffèrent sensiblement entre elles. Il est certain qu'il serait tout aussi impossible de trouver deux caractères d'esprit parfaitement ressemblants.

Tout le système repose sur cette présomption: que la différence extérieure de la figure doit avoir un certain rapport, une analogie naturelle, avec la différence intérieure de l'esprit et du cœur. Tout homme, qu'il s'en doute ou non, fait de la physiognomonie; il n'est pas une seule créature intelligente qui ne tire des conséquences du moins à sa manière, de l'extérieur à l'intérieur et qui ne prétende juger d'après ce qui frappe les sens, ce qui leur est inaccessible.

L'appréciation des qualités morales d'un homme dépend plutôt de l'ensemble de ses traits que de la forme de chacun d'eux; mais il est certains signes plus caractéristiques dont on donne ici des exemples, en avertissant toutefois que *l'on se tromperait étrangement si l'on prétendait en tirer des conséquences rigoureuses et absolues.*

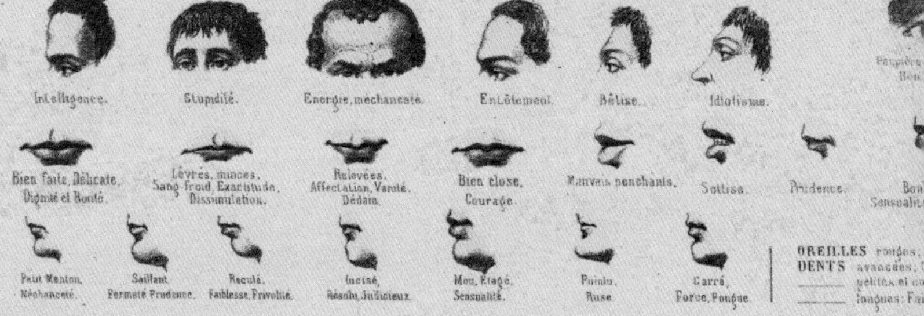

TYPES

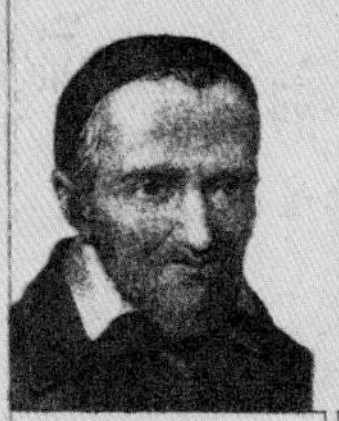

VINCENT DE PAUL
Bonté Charité

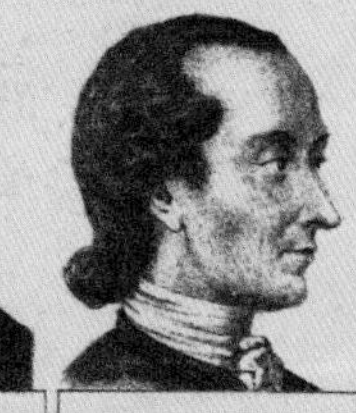

LAVATER
Observation Appréciation

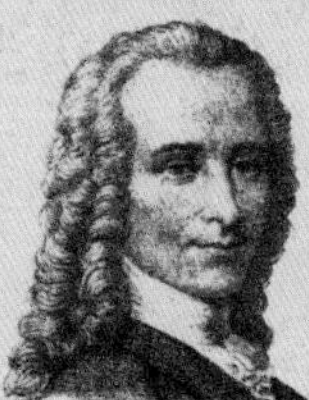

VOLTAIRE
Esprit Causticité

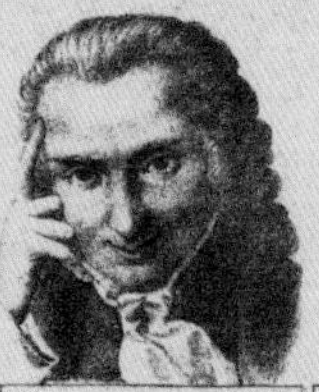

STERNE
Esprit de Saillies

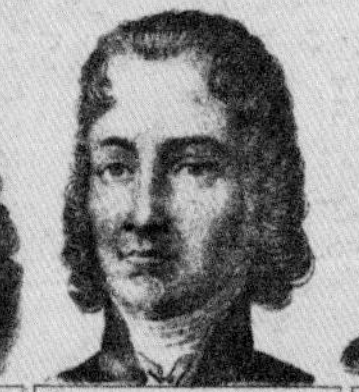

DE TALLEYRAND
Finesse, Ruse.

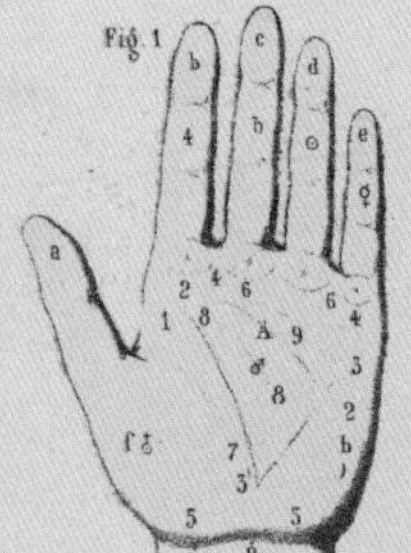

Fig. 1

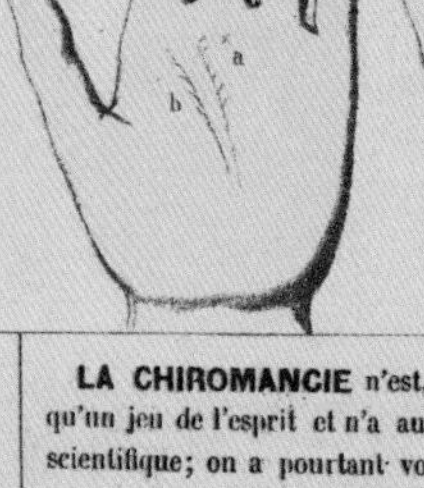

Fig. 2

Fig. 3

Fig. 4

Fig. 5

Fig. 6

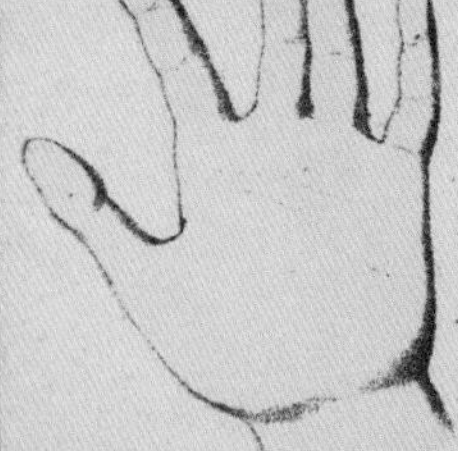

Fig. 13

LA CHIROMANCIE n'est, en réalité, qu'un jeu de l'esprit et n'a aucune portée scientifique; on a pourtant voulu en faire un art au moyen duquel on prétend deviner le tempérament, les inclinations de l'âme et la destinée humaine par l'inspection des signes de toute espèce que la nature a tracés dans les mains de l'homme.

C'est ce que l'on appelle plus communément *Art divinatoire* ou *Bonne Aventure*.

Voici, *comme curiosité*, les principaux signes dont on prétend tirer des conséquences et qu'il suffit d'énumérer pour en faire voir toute l'absurdité.

DIVISION DE LA MAIN (fig. 1re).

a Pouce; — *b* Index, Jupiter; — *c* Moyen, — Saturne; — *d* Annulaire, Soleil; — *e* Auriculaire, Mercure; — + Montagne des doigts; — A Palme; — *f* Montagne du pouce; — Vénus; — *g* Jointures; — *h* Percussion, ☽ Lune.

Lignes. — 1. 1. Ligne de Vie ou du Cœur; — 2. 2. Moyenne naturelle; — 3. 3. du Foie ou Hépatique; — 4. 4. Mensale ou de Fortune; — 5. 5. Restraincte; — 6. 6. Mensale imparfaite; — 7. 7. Sœurs de la ligne de vie; — 8. 8. Id.; — Triangle de Mars; — 9. Table ou Quadrangle.

LIGNE DE VIE, 1, 1 (fig. 1re).

Longue, droite, luisante, indique: Santé, Longue vie. — Bifuse: Mauvaise santé, Brièveté de vie, Pas de réussite. — Large, grosse, confuse: Désordre. — Étroite, bien colorée: Courage, Droiture. — Marquée de points et variant de couleur: Malice, Finesse, Amour-propre, Bavardage. — Très-large et rouge: Inconstance, Méchanceté. — Couleur plombée: Mauvais caractère, Colère. — Sinueuse: Caractère cauteleux, Poltronnerie. — Accompagnée de deux lignes: Gaieté, Prodigalité, Libertinage. — Avec rameaux tournés vers les doigts: Succès, Honneurs, Richesses; — vers le bas: Malheur, Misère. — Semée de petits points: Querelles. — Une croix attenant à la ligne de Vie et accompagnée de petites lignes, *a* (fig. 2), annonce une grande propension au dérèglement. — *b* avec rameaux vers le pouce: Exaltation, Douleurs de tête, Mauvaise santé.

LIGNE MOYENNE NATURELLE, 2, 2.
(fig. 1re.)

Droite, longue, nette, bien sentie: Esprit délié, Entendement vif. — Quand elle va jusqu'au mont de la Lune: Courage. — Courte: Craintif, Lâche, Avare, Déloyal. — Arrêtée entre le doigt moyen et l'annulaire: Mœurs corrompues. — Courbée vers le bas, *a* (fig. 3): Pauvreté; — vers le haut, *b*: Malice, Impudence. — Inégale de forme et de couleur: Tendance au vol. — Droite, égale et luisante: Bonne conscience, Justice. — Large et grosse: Imprévoyance, Rusticité. — Mince et blême: Faiblesse et bêtise. — Avec petits rayons: Colère. — Mêlée de nœuds (fig. 4); Cruauté. — Formant un angle avec la ligne de Vie: Mémoire, Bonté. — Inégale et ne sortant pas du creux de la main: Avare, Craintif. — Avec une croix, a

Maison BOUASSE-LEBEL, Édit. Imp.

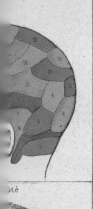

…OMONIE, CHIROMANCIE.

Prédominance des facultés Intellectuelles.

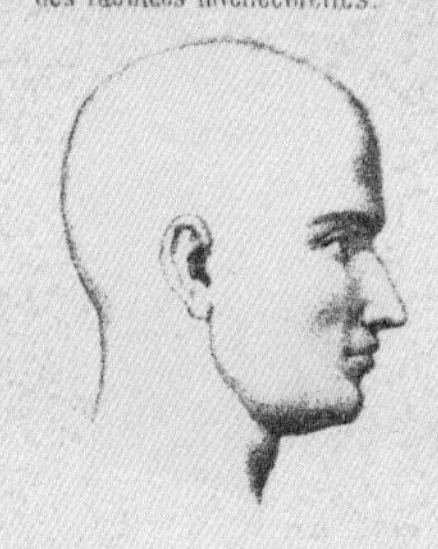

TOPOGRAPHIE des facultés

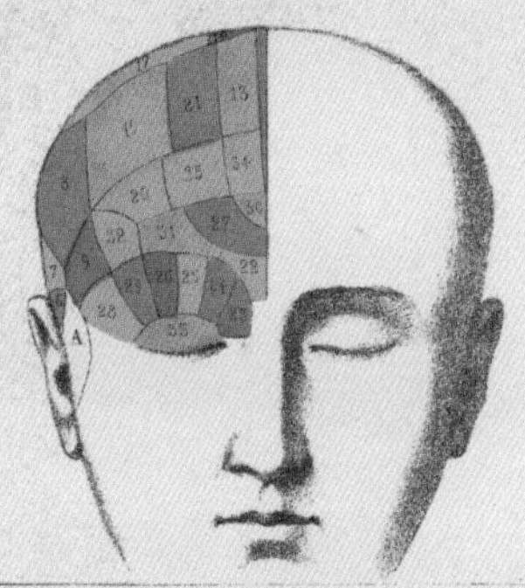

23. — **Configuration.** Forme, Ligne, Dessin, Géométrie, Mémoire des figures.
24. — **Étendue.** Appréciation au Coup d'œil.
25. — **Pesanteur.** Appréciation du poids des objets.
26. — **Couleurs.** Sens du coloris.
27. — **Localité.** Mémoire des lieux, Espace, Orientabilité, Amour des voyages.
28. — **Calcul.** Arithmétique, Mathématiques.
29. — **Ordre.** Méthode, Propreté.
30. — **Éventualité.** Éducabilité, Mémoire des faits, Analyse.
31. — **Temps.** Mesure, Rhythme.
32. — **Tonalité.** Sens des sons, Musique, Mélodie
33. — **Langage.** Mémoire des mots, Éloquence, Loquacité, Noms propres.
34. — **Comparaison.** Sagacité, Jugement, Raison, Intelligence, Entendement, Allégorie.
35. — **Causalité.** Esprit métaphysique, Spéculation, Paradoxe, Sophisme.

…été

9. — **Constructivité.** Adresse, Mécanique, Sens des arts.
10. — **Estime de soi.** Élévation, Orgueil, Fierté, Ambition, Dignité personnelle. — Modestie. — Humilité.
11. — **Approbativité.** Vanité, Ostentation, Indépendance.
12. — **Circonspection.** Prudence, Réserve, Retenue, Prévoyance.
13. — **Bienveillance.** Bonté, Douceur, Charité, Dévouement, Sensibilité.
14. — **Religiosité.** Sentiments religieux. Vénération, Mysticité.
15. — **Fermeté.** Persévérance, Énergie, Entêtement.

16. — **Consienciosité.** Justice.
17. — **Espérance.** Projets, Sentiment de l'avenir.
18. — **Merveillosité.** Visions, Rêves.
19. — **Idéalité.** Imagination, Poésie.
20. — **Gaieté.** Saillie, Causticité.
21. — **Imitation.** Gestes et Pantomime.
22. — **Individualité.** Distinction d'un objet d'un autre objet.

Certaines facultés sont communes à l'homme et aux animaux ; d'autres sont particulières à l'homme seul.

Suivant les degrés d'énergie d'une faculté, il en résulte ce qu'on désigne par les noms de disposition, d'inclination, de penchant, de désir, de besoin, de passion ; c'est-à-dire que chaque faculté fondamentale est susceptible de ces différents degrés de manifestation.

Les manifestations des facultés sont modifiées par la disposition des organes et l'influence mutuelle des facultés.

ANGLE FACIAL DE CAMPER.

Tirer, le long du bas du nez, une ligne droite horizontale ND qui passe par le trou auditif extérieur C; puis une autre droite verticale GM, depuis les incisives supérieures jusqu'au point le plus élevé du front.

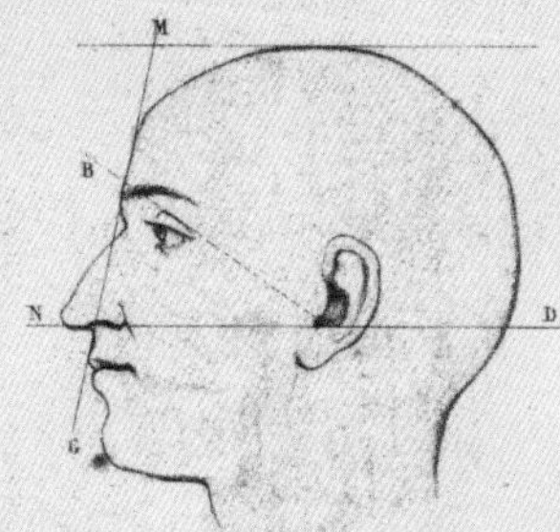

Plus l'angle MND que font entre elles les lignes MG et ND est ouvert, plus l'animal ou l'homme a de facultés intellectuelles; plus, au contraire, cet angle est aigu, moins l'animal ou l'homme a d'intelligence.

Une simple ligne CB donne un résultat analogue

…ite, …dresse. — En Amande, Tendresse. — Ronds, Stupidité. — A la Chinoise défaut d'Ordre. — Saillants Mémoire — Bleus Faiblesse. — Noirs divers — Verdâtre Vivacité Courage

…e. — Camard, Mauvaises passions. — Larges narines Courage. — Narines allongées et minces, Mobilité, Légèreté. — Petites Timidité — Ailes dégagées et Mobiles, Délicatesse de Sentimens. — Ailes exagérées, Sensualité. — Bombé, Impétuosité Domination. — Droit Gravité — Saillant, Présomption, Effronterie. — Emportement, Fougue. — Méplat Égoïsme. — Allongé et recourbé, Activité, Capacité.

COU court et fort; Colère
—— gras; Sottise, Gourmandise.
—— long; Faibles facultés
—— bien fait; Dignité.

TEINT brun jaune, foncé Tempérament bilieux Coloré; Sanguin; Blême; Lymphatique.

VISAGE; LAVATER divisait le Visage en trois régions:
1° **Supérieure**; le front qui réfléchit, les facultés de l'intelligence
2° **Moyenne**; les yeux et le nez, les facultés morales.
3° **Inférieure**; la bouche et le menton, les facultés physiques.

…ONOMIES.

DIACRE-PARIS
Vénération, Superstition.

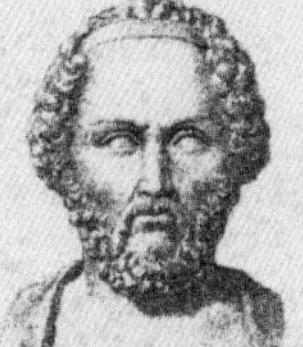

HOMÈRE
Poésie.

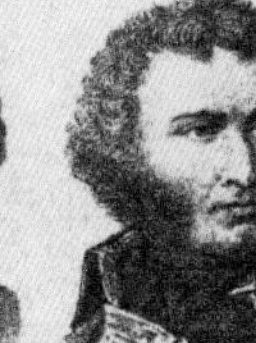

KLEBER
Courage.

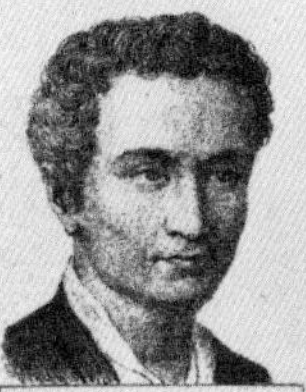

CARTOUCHE
Perversité.

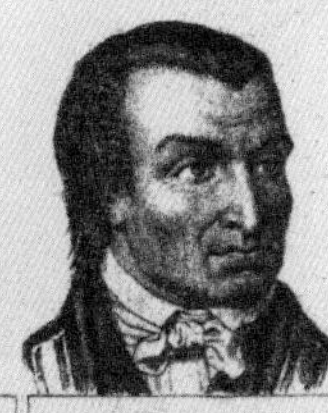

FOUQUIER-TINVILLE
Méchanceté, Cruauté.

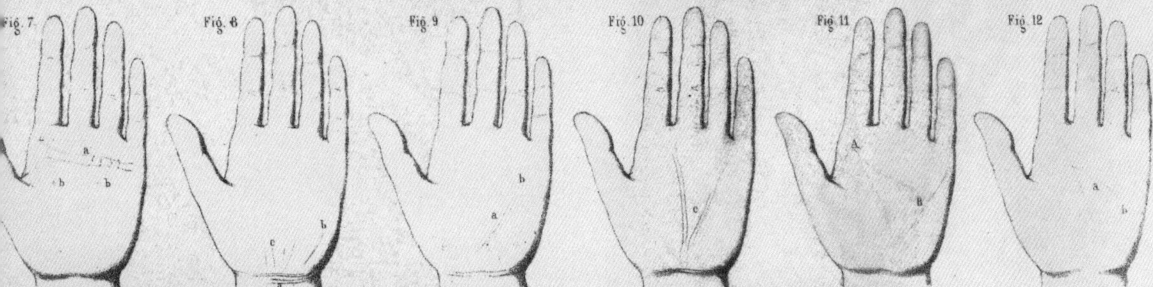

(fig. 4): Opiniâtreté, Chicane. — Croisée de petites lignes *b b* : Orgueil, Médisance.

LIGNE DU FOIE, 3. 3. (FIG. 1re)

Ne se trouve pas sur toutes les mains, et est surtout un signe de bonne et forte santé.

LIGNE MENSALE, 4. 4. (FIG. 1re).

Longue, droite, égale : Bonne qualité de nature. — Touchant la montagne de Jupiter : Esprit. — Avec rameaux vers le doigt de Jupiter : Ambition. — Avec trois lignes à la fin, *a* (fig. 5) : Gaieté, Douceur, Libéralité. — Se terminant en *b* : Tromperie, Mensonge. — Angle avec la Moyenne : Esprit désordonné. — Jointe à la ligne de Vie : Danger d'accidents. — Droite et fine en *c* : Amour de la famille. — Interrompue : Inconstance, Ineptie. — De forme *a* (fig. 6): Etre dangereux ; — *b*, Force et vigueur de tempérament. La disposition *a* (fig. 7) : Bonnes qualités. — Avec deux croix *bb* : Dignités spirituelles.

LIGNE RESTRAINCTE, 5. 5. (FIG. 1re)

De belle couleur : Bonne complexion. — Composée de 2 lignes : Richesses; — de 4 lignes, *a* (fig. 8) : Honneurs, Héritages. — Une ligne *b* : Adversité. — Des lignes *c* : Dignité, Orgueil. — Tranché de petites lignes : Famille nombreuse. — Petites étoiles : Mauvaise Vie. — *h* Richesses. — Mont du doigt moyen, uni : Raison ; — avec une ligne joignant la mensale* : Mélancolie ; — plusieurs incisions : Chagrins ; — ligne courbe joignant l'Annulaire : Paresse ; — Mont de l'Annulaire, uni, avec des lignes allant à la Mensale** : Gravité, Éloquence, Savoir ; — traversé de lignes fines : Prudence et Gaieté; — deux lignes allant à la Restraincte *i* : Bonheur. — Croix *j* : Dévotion. — Si les lignes sont larges, rouges et tortues : Chagrins ; — entrelacés : Bon jugement. — Mont de l'Auriculaire, uni et plat : Bon signe, Pureté, Innocence. — Une ligne colorée joignant la Mensale *k* : Libéralité ; — rouge seulement *l* : Mensonge, Rapacité. — Ligne *m* : bonté naturelle, Fortune. — Petites lignes irrégulières et recourbées, chez les femmes : Mauvaises langues. — *n* Studieux, Appliqué. — Renversé en forme de V : Passions vives. — *o* Aptitude, Vivacité. — *p* Misère.

RÉGION DE LA LUNE (FIG. 15).

Unie : Bon signe. — Ridée ou marquée d'étoiles *q* : Mauvais sort, Vue faible.

TRIANGLE DE MARS (FIG 1re).

S'il est formé de doubles lignes : Méchanceté. — Très-ouvert dénote : Opiniâtreté, Présomption.

Vie joyeuse et heureuse. — *a* (fig. 9) : Fortune inconstante. — *b* Prospérité. — *c* (fig. 10) : Voyages lointains.

TRIANGLE DE LA MAIN, (FIG 1re).

Formé par les lignes de Vie, Moyenne et du Foie. — L'angle *a* (fig. 11) : Liberté. — Angle *b*, bien marqué : Bonnes qualités du corps, Courage, Dignité ; — fortement prononcé : Audace, Générosité ; — étroit et court : Avarice et lâcheté : — tranché par des plis : Mauvaise complexion. — Angle *a*, bien formé : Bonnes qualités, Innocence de mœurs. — Si les deux lignes ne se joignent pas : Mensonge, Fausseté. — *a* (fig. 12) : Signe d'infidélité. — L'angle *b* très-aigu : Parleur et moqueur.

QUADRANGLE, 9 (FIG. 1re).

Bien formé : Jugement, Esprit, Courage, Libéralité. — Croix au milieu (fig. 13) : Bonheur, Tendresse.

MONTAGNES DES DOIGTS (FIG. 14).

La Montagne du pouce *a*, unie et de belle couleur : Penchant à la coquetterie ; — quatre lignes *c* : Prospérité, — des étoiles *d*, Penchant pour le jeu, la musique et la Vie joyeuse ; — rayée inégalement et confusément : Ivrognerie, Méchanceté. — Anneau *e*, bien marqué : Mort violente. — Plusieurs croix *f* : Dévotion. — Le mont de l'Index uni : Honnêteté, Bonté. Une croix ·

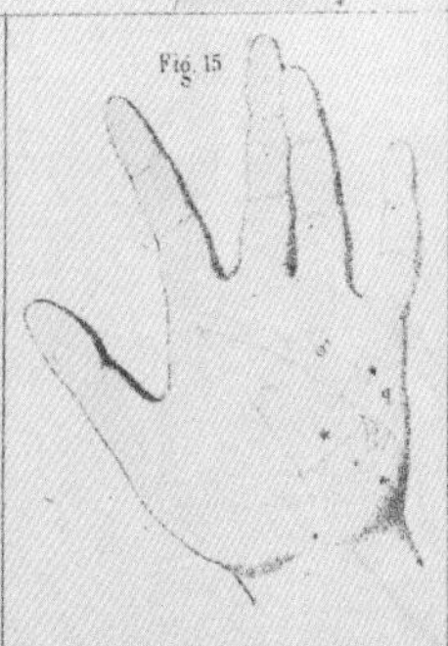

29, rue St Sulpice…

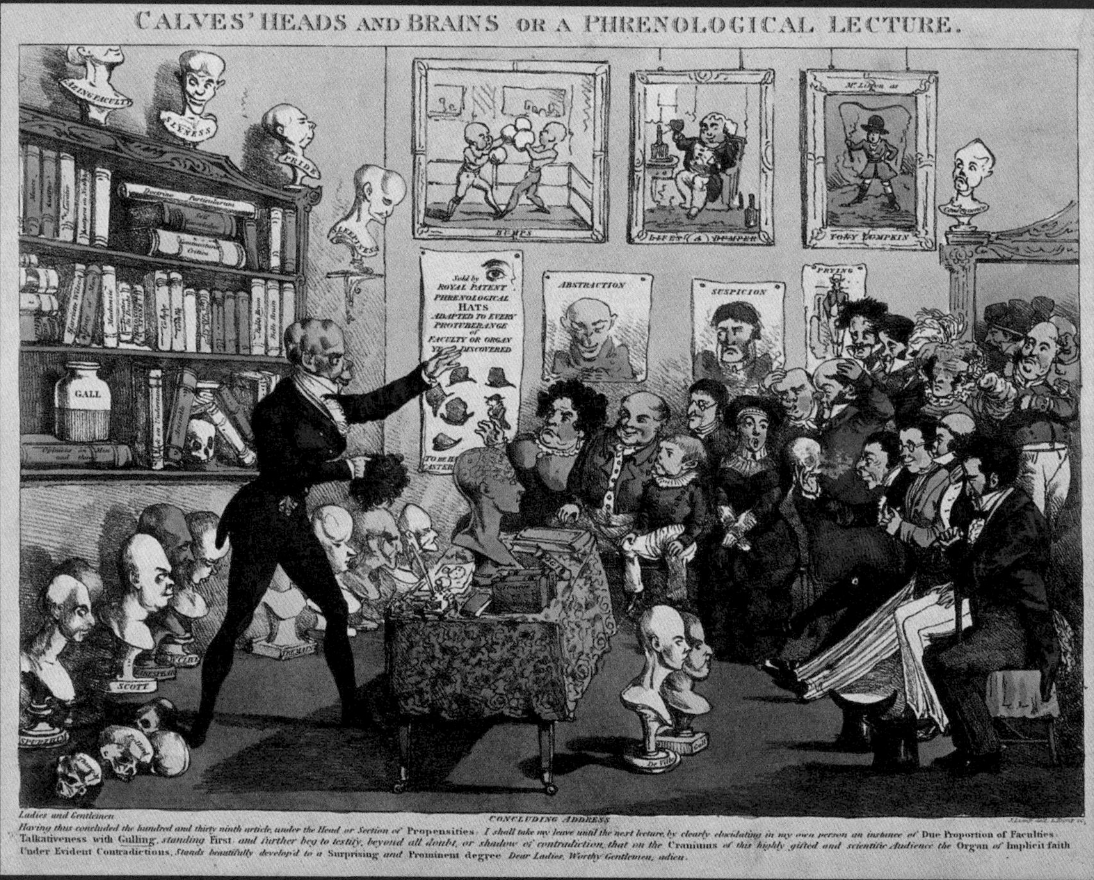

CALVES' HEADS AND BRAINS OR A PHRENOLOGICAL LECTURE.

Ladies and Gentlemen

CONCLUDING ADDRESS

Having thus concluded the hundred and thirty ninth article, under the Head or Section of Propensities; I shall take my leave until the next lecture, by clearly elucidating in my own person an instance of Due Proportion of Faculties: Talkativeness with Gulling, standing First: and further beg to testify, beyond all doubt, or shadow of contradiction, that on the Cranium of this highly gifted and scientific Audience the Organ of Implicit faith Under Evident Contradictions, Stands beautifully develop'd to a Surprising and Prominent degree. Dear Ladies, Worthy Gentlemen, adieu.

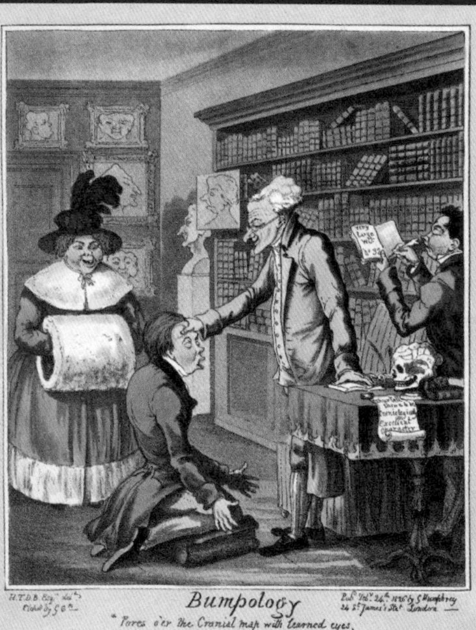
Bumpology
"Pores o'er the Cranial map with learned eyes,
Each rising hill and bumpy knoll descries,
Here secret fires, and there deep mines of sense
His touch detects beneath each prominence."

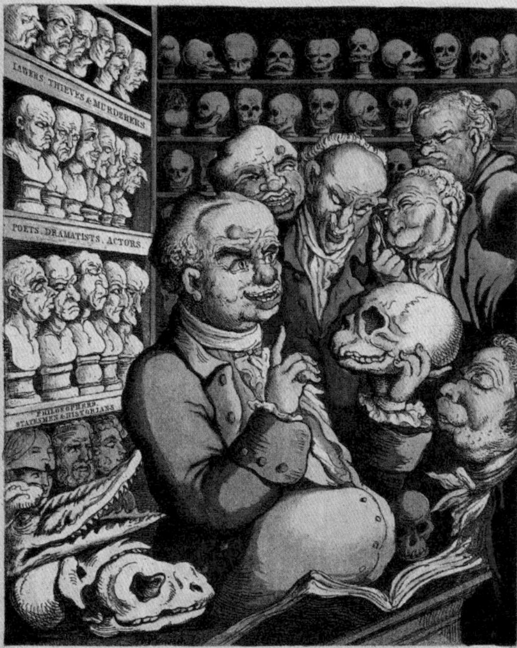

颅相学的理论是从“面容可以揭示出精神类型”这一观点发展而来的：

上图 英国著名颅相学家乔治·库姆（George Combe）在爱丁堡演讲，1826 年；

左下 由乔治·克鲁克香克（George Cruikshank）创作的讽刺漫画《卡壳学》（‘Bumpology’，1826 年），描绘了颅相学家 J. 德迪尔（J. De Dille）检查病人的场景；

右下 托马斯·罗兰德森的彩色蚀刻版画，作于 1808 年，画中弗朗兹·约瑟夫·高尔（Franz Joseph Gall）在带领他的同事们讨论颅相学。

对页 讽刺画中的高尔：测量一位老年病人的头部（上）；触摸威廉·皮特和瑞典国王古斯塔夫斯（Gustavus）头部的鼓包（下），1806 年。

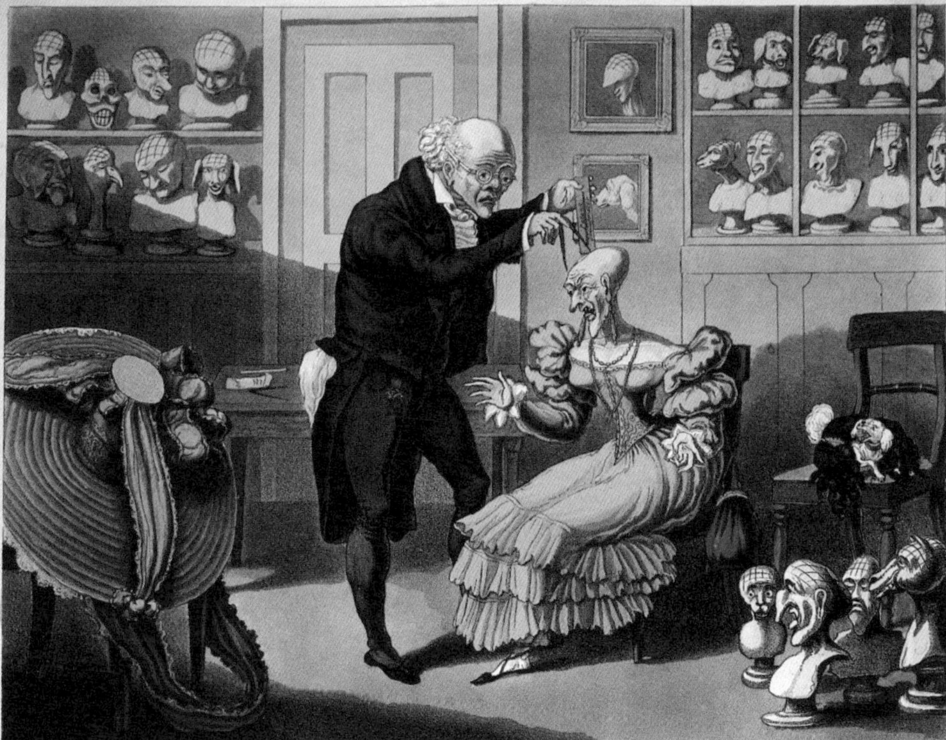

Drawn by E.F. Lambert.
Engd by F. C. Hunt.

AN OLD MAID'S SKULL PHRENOLOGISED,

Old Maid — Doctor S. when you have examined all my bumps, I'll trouble you to explain the faculties, sympathies & propensities of my dear Poodle Pompey.

Doctor S. — Miss Strangeways! I can distinctly enumerate thro' the aid of my Patent Skullemeter, that your cranium contains 16,542½ Mental faculties which I shall by my Scale of individuality describe on a future occasion. As for your Poodle Pompey his prominent bumps are Voraciousness and Philoprogenitiveness!!!

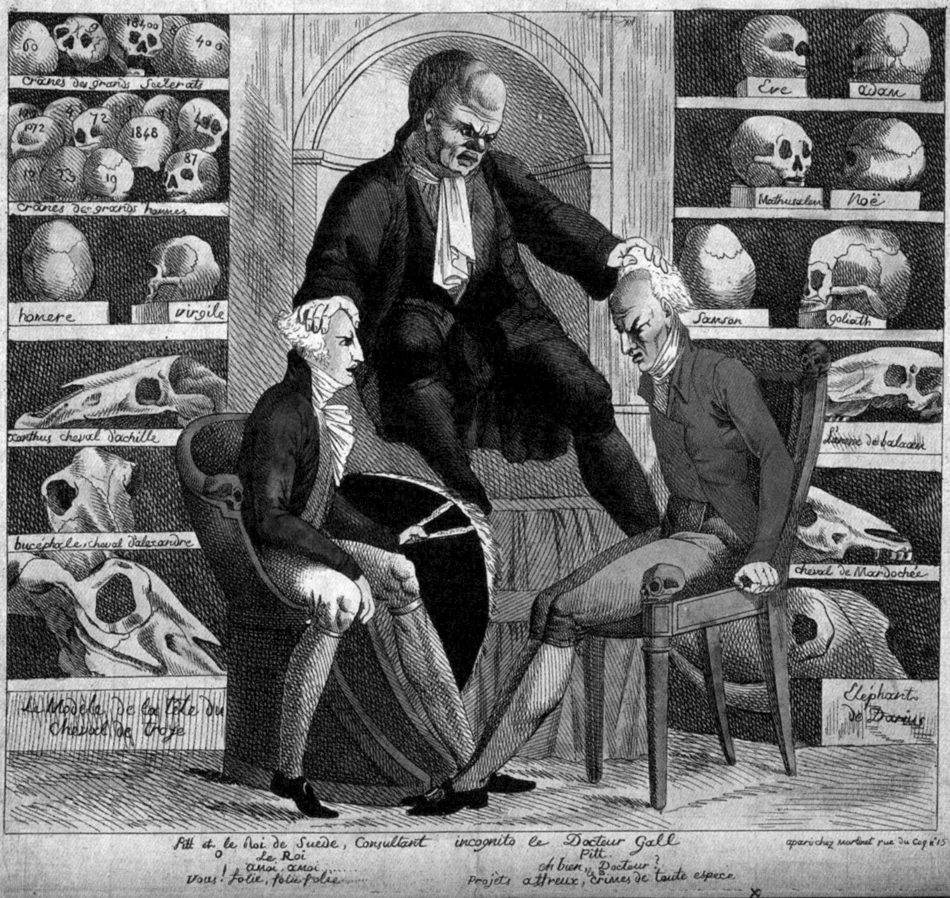

Pitt et le Roi de Suede, Consultant incognito le Docteur Gall

Le Roi: O amoi, amoi...... Vous! folie, folie folie......

Pitt: eh bien, Docteur? Projets affreux, crimes de toute espece

a paris chez martinet rue du Coq n° 15

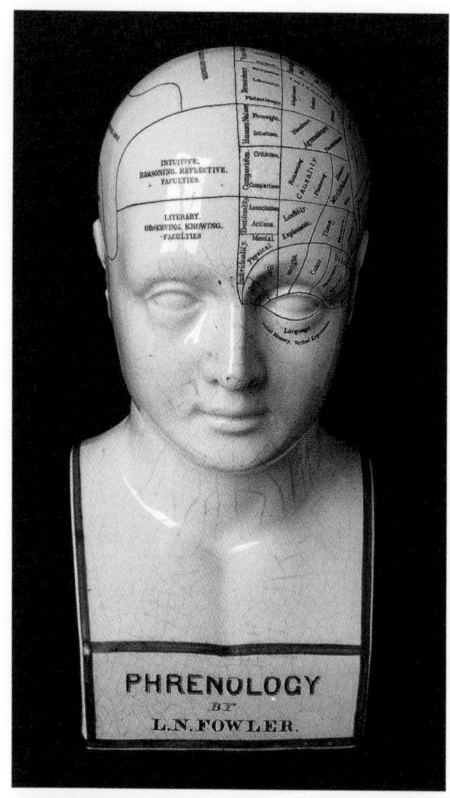

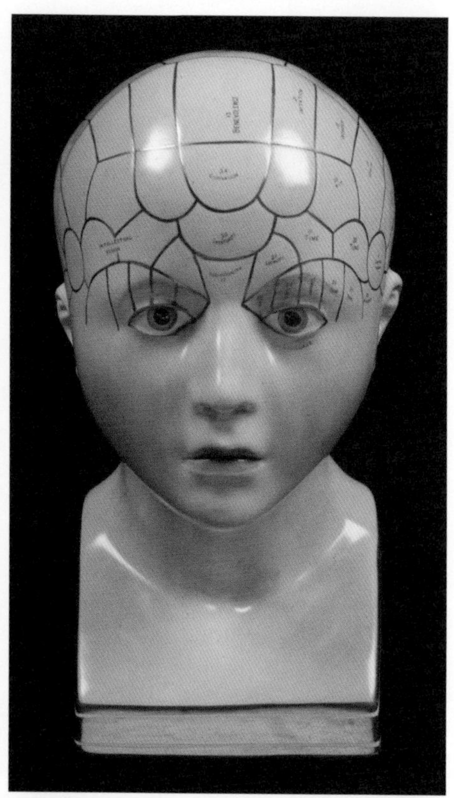

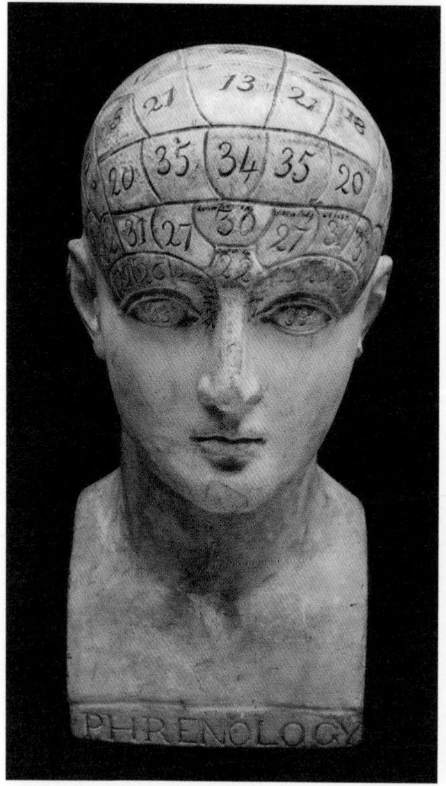

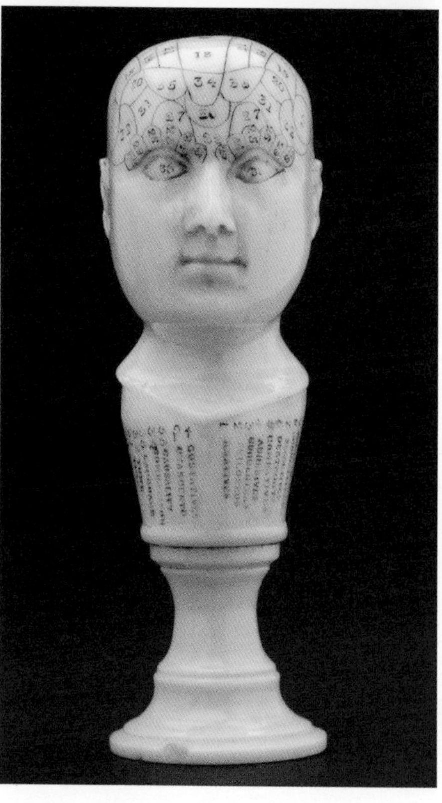

左上

L.N. 福勒（L.N. Fowler）制作的颅相学头部模型，收藏于惠康医学历史博物馆。

右上

瓷制染色颅相学半身像，用金粉标出分区和数字。

左下

陶制颅相学半身像，刻有线条以划分区域，制作于 1821 年。

右下

有分区标记的象牙制头部模型，用于颅相学讨论，1910—1925 年。

对页

颅相学头骨，大脑分区用法语标记，1801—1900 年。

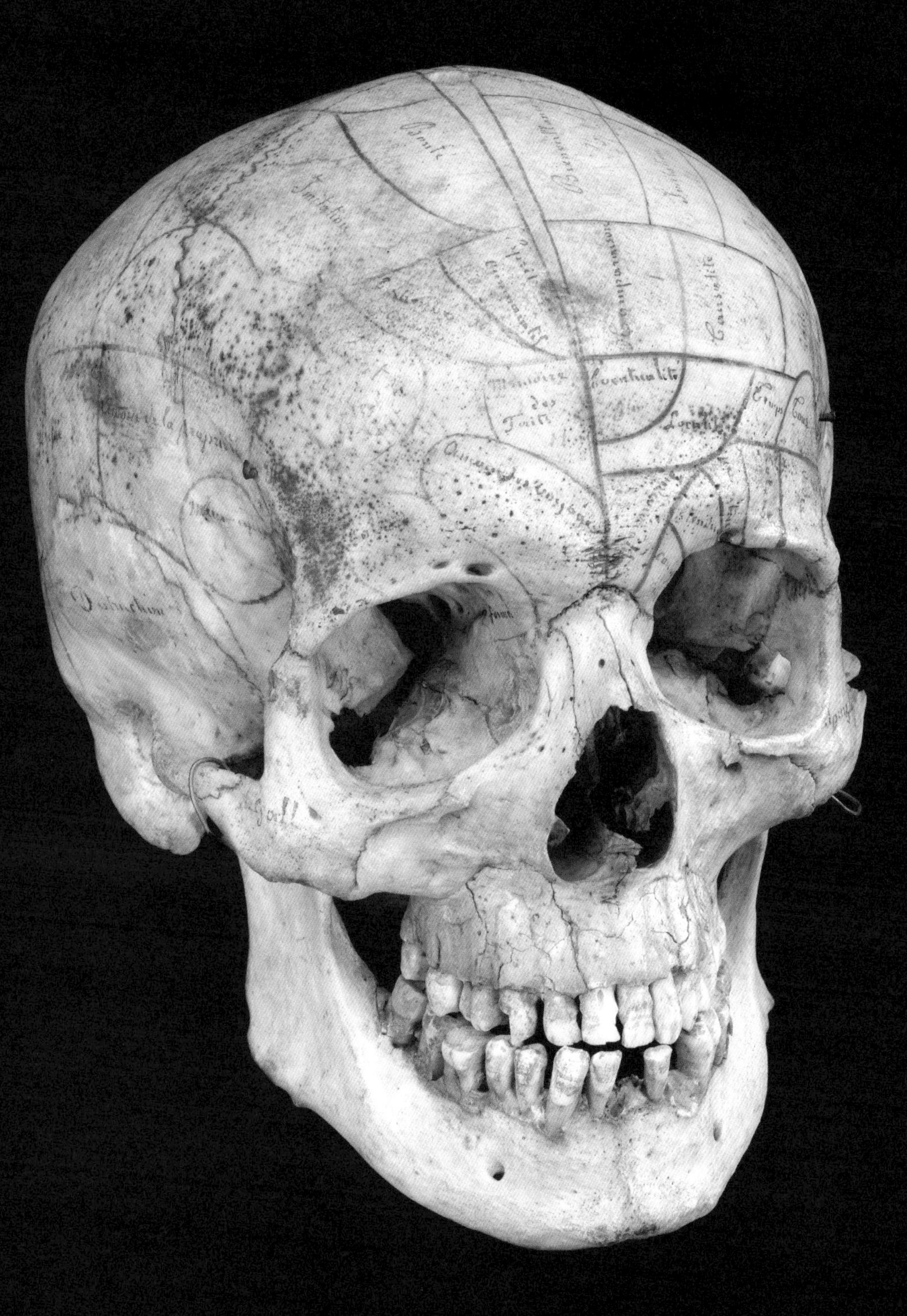

右图

常用约束工具包括手铐、锁链项圈、皮手筒和脚镣

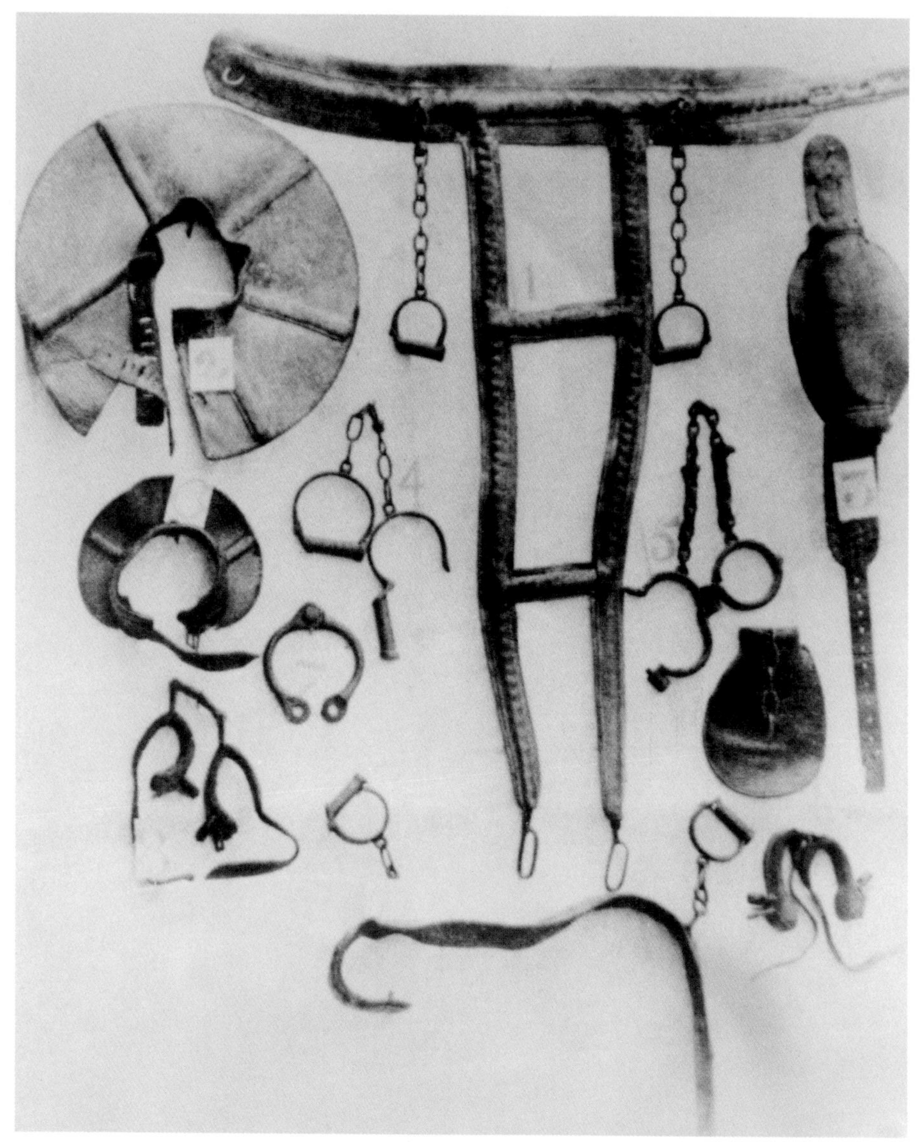

给政府传授有关精神倾向的知识”[12]。埃斯基霍尔在1838年成功地将这些新权力写入宪法，并推动相关法令出台，要求法国每一个省都建立一座专科收容所，独立于综合医院体系之外，并直接与内政部合作，以监视和控制危险人物。

革命的风潮终于在1814年通过一位名叫爱德华·韦克菲尔德（Edward Wakefield）的贵格派慈善家传到了伯利恒。他的母亲被关在一座疯人院里，而他全身心地投入改革运动中。他是这场不断发展壮大的社会运动中的一分子。此时的许多改革者来自基督教福音派和异见人士团体，对他们来说，为疯人争取人道主义待遇已成为改革运动的一部分。其他改革目标还包括改善监狱和济贫院的条件，以及废除奴隶制。他们越来越相信，疯人并非丧失理智、只会对恐惧或惩罚作出反应的人，而是像奴隶、罪犯和穷人一样，是可以通过理性、正义和善意来救赎的普通人。皮内尔的治疗方法实际上也建立在同样的理念基础上，只是以医学术语来表达：疯病可以通过理智来解决，在治疗中需要病人自己的参与。

在韦克菲尔德第一次访问伯利恒的时候，医院员工在紧锁的门后没好气地拒绝让他进入。当他后来在一名议员的陪同下进入医院后，他震惊地发现这里的病人无人照顾，衣不蔽体，冻得瑟瑟发抖；其中有一个特别令人痛苦的病患，脖子上套着铁圈被拴在墙上。韦克菲尔

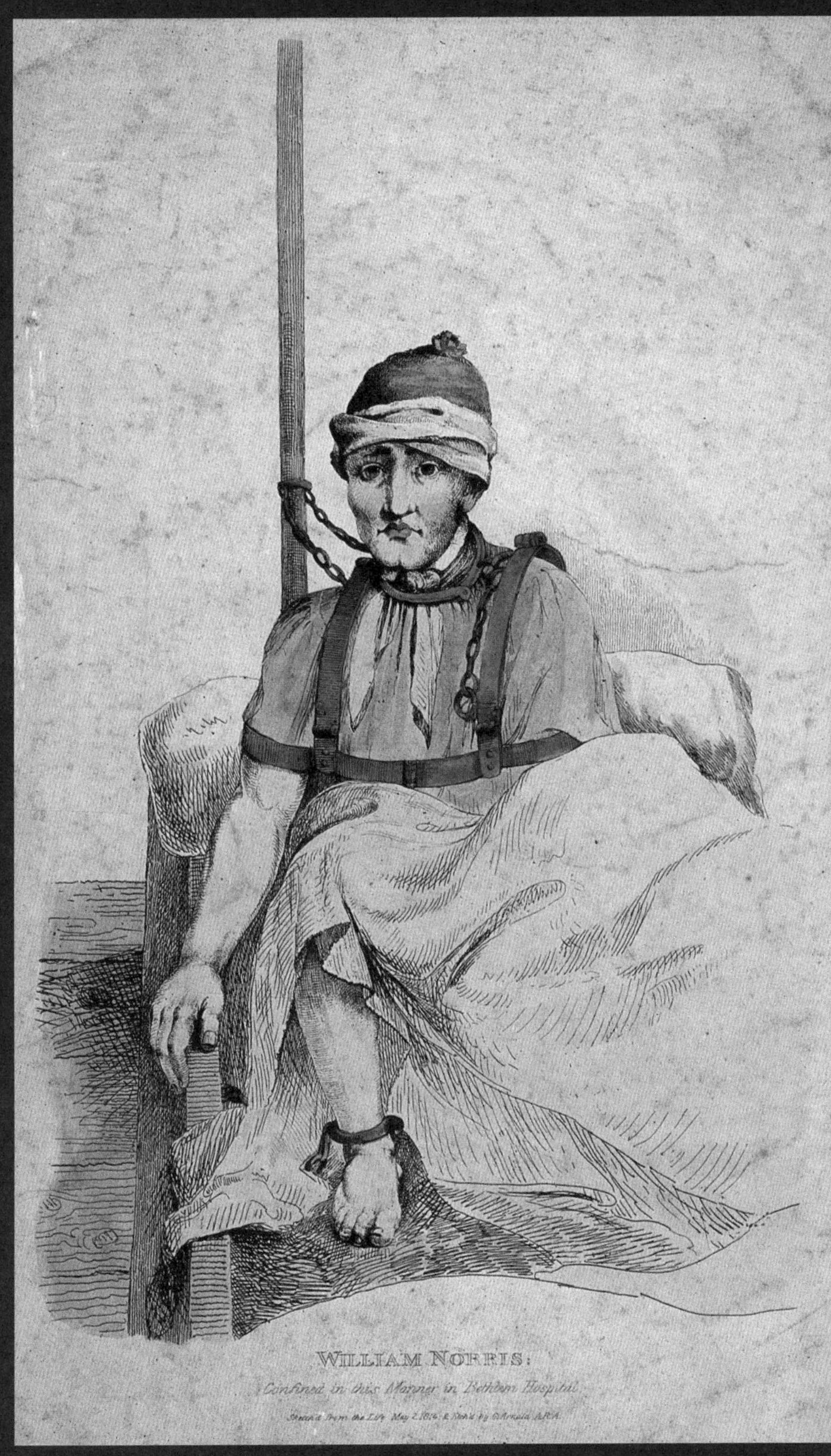
WILLIAM NORRIS:
Confined in this Manner in Bethlem Hospital

上图

乔治·克鲁克香克的蚀刻版画，约 1820 年。詹姆斯·诺里斯（James Norris，名字被错叫成威廉）是伯利恒最臭名昭著的虐待案例的受害者。他在这个装置上被铐了十年。

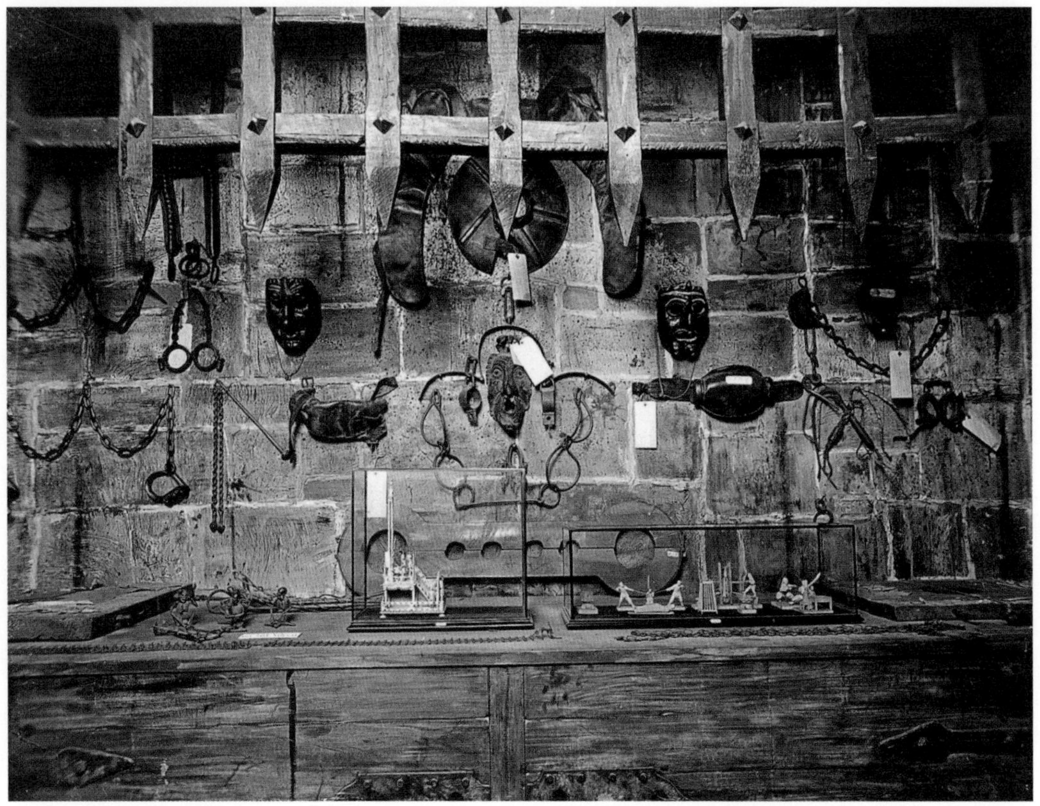

上图
这些器具被用来约束疯人
它们与许多刑具共同存放在这里

德的报告使这些惨况成为人尽皆知的丑闻。下议院的一个委员会发现了确凿无疑的证据，证明在该医院的制度下，暴行和疏于照顾已成为一种普遍现象。于是医院员工们互相指责，医生和药剂师均被解雇。与此同时，新的伯利恒在泰晤士河南岸建立起来。1815 年 8 月 24 日，伯利恒的 122 名疯人被送上马车，穿越伦敦，以期在新的地方获得新的开始。

1 Tomas Brown, *Amusements Serious and Comical, Calculated for the Meridian of London* (London: 1700) p. 29
2 Tomas Tryon, *A Treatise of Dreams and Visions* (1695)
3 Tomas Tryon, *Discourse on the Causes, Nature and Cure of Madness, Phrensie and Distraction* (1689)
4 Ward, *The London Spy* (Folio ed. 1955, pp. 48–50)
5 *ibid.* p. 407
6 John Monro, *Remarks on William Battie's Treatise* (1758) in *Tree Hundred Years of Psychiatry 1535–1860* (London: 1963) p. 415
7 Evidence of Dr Richard Warren, court physician, 13 January 1789
8 Tomas Erskine, *Proceedings on the Trial of James Hadfield at the Court of the King's Bench for High Treason*, June 26 1800
9 Philippe Pinel, *Medico-Philosophical Treatise on Mental Alienation* (2nd ed. 1809, tr. Gordon Hickish, David Healy, Louis C. Charland; Wiley-Blackwell, Oxford: 2008) p. xxix
10 *ibid.* p. 62
11 *ibid.* p. 84
12 Quoted in Jan Goldstein, *Console and Classify* (Chicago: University of Chicago Press, 1989) p. 158

GALLERY

图集

詹姆斯·哈德菲尔德

1771/1772—1841

哈德菲尔德（参见第 62 页）于 1800 年作为精神病犯被关押在伯利恒医院。他于 1802 年逃脱，在多佛再次被捕，并关押在萨瑟克区的精神病犯楼，直到 1841 年去世。

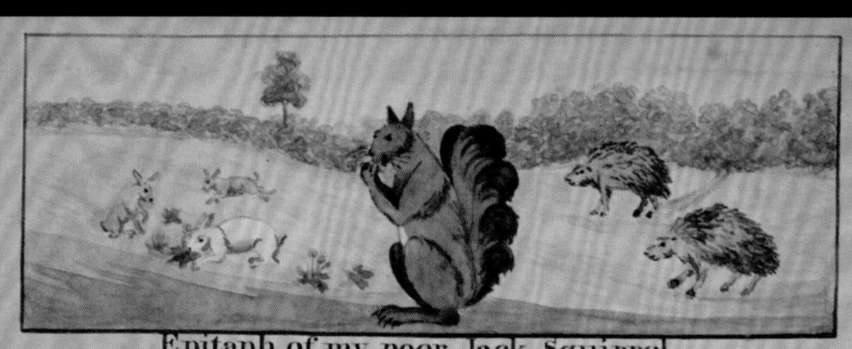

Epitaph, of my poor Jack, Squirrel.

Here are the remains of my poor little Jack
Who, with a little fall; almost broke his back
And I myself was the occasion of that
By letting him be frighten'd, by a Cat
I then picked him up, from off the floor;
But he, alas!! Never danced a hornpipe more;
And many a time, have I laugh'd, to see him So cunning;
To Sit and Crack the nuts I gave him So funny;
Now in remembrance of his pretty tricks
I have had him Stuff'd, that I might not him forget
And So he is gone; and I must go, as well as him;
And pray God, Send I may go, but wi the little Sin;
So there is an end, to my little dancing Jack
That will never more be frighten'd, by a Cat
Died Sunday Morning
July 23 1826.
James Hadfield
Bethlem Hospital

詹姆斯·哈德菲尔德的《我可怜的松鼠杰克一世的墓志铭》（*Epitaph, of My Poor Jack, Squirrel I*，对页）和《我可怜的松鼠杰克三世的墓志铭》（*Epitaph, of My Poor Jack, Squirrel III*，本页），约作于 1834 年。画中一只红松鼠在吃坚果，下面写着一首诗。像伯利恒的许多病人一样，哈德菲尔德为他的艺术作品和诗歌制作了许多副本，出售给医院的参观者。

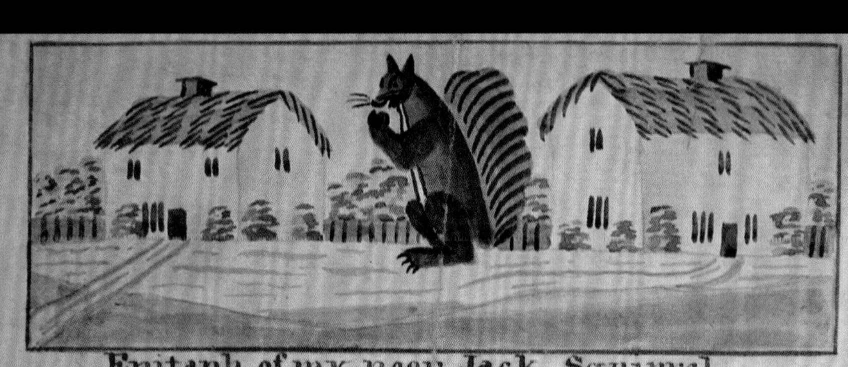

Epitaph, of my poor Jack, Squirrel.

Here are the Remains of my poor little Jack –
Who, with a little fall; almost broke his back;
And I myself was the occasion of that –
By letting him be, frighten'd, by a Cat –
I then picked him up, from off the floor;
But he, alas! never danced a hornpipe more;
And many a time have I laugh'd, to see him so cunning
To sit and Crack the nuts I gave him so funny;
Now in Remembrance of his pretty tricks;
I have had him, Stuff'd, as I might not him forget;
And so he is gone; and I must go; as well as him;
And pray God, send I may go; but with little sin;
So there is an end, to my little dancing Jack;
That will never more be, frighten'd, by a Cat.

Died Sunday
Morning
July 23rd 1826.

James Hadfield

Bethlem
Hospital

詹姆斯·梯利·马修斯

? —1815 年

马修斯（参见第 71 页）是一位茶商，在法国大革命期间被卷入政治阴谋。在公开谴责英国政府成员犯有叛国罪之后，他被送入伯利恒医院。

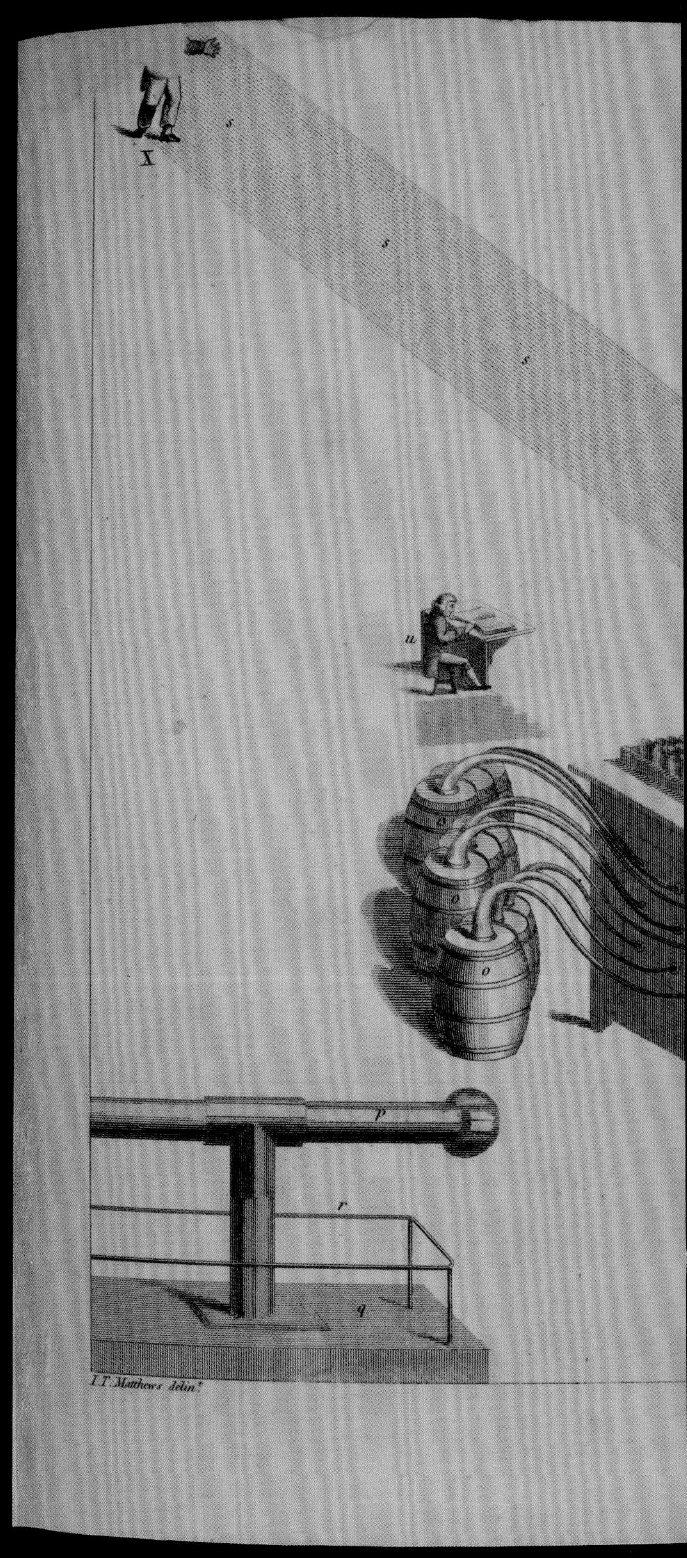

右图

詹姆斯·梯利·马修斯的《空气织布机》（*The Air Loom*），摘自约翰·哈斯拉姆《关于疯狂的插画集》（*Illustrations of Madness*，1810 年）。马修斯认为他的思想受到一台名为“空气织布机”的恐怖机器的控制。

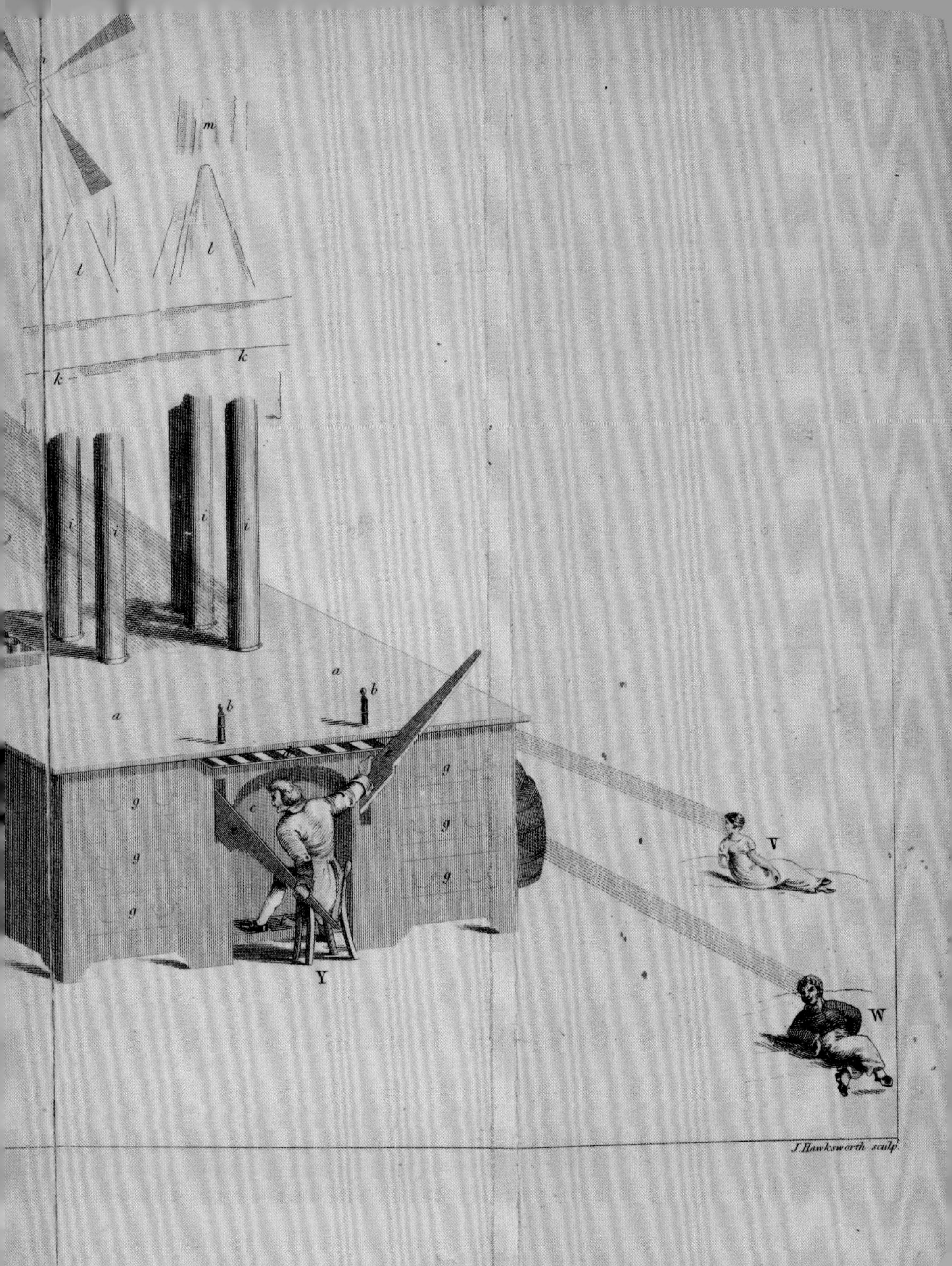

m
l
l
k
k
i
i
i
i
a
a
b
b
g
g
g
g
g
g
c
V
Y
W
J. Hawksworth sculp.

ELEVATION *of the Central Pile of the Principal Front; having an Ionic Pedimented Frontispiece; but no Portico, nor Turretts.*

The Balustrade or parapet is intended to be solid, with half Balustres only. If the String Coping on the Rustic Base, being that on which the Pilasters stand, is made to project sufficiently, in length equal with the 4 Innermost Pilasters Plinths, with neat Ironwork around, it will form a handsome Balcony for the Governors to take View of the whole length of the Front Gardens &c from. The Entrance Court is supposed raised above the Ground general Level, as the Black line denotes —

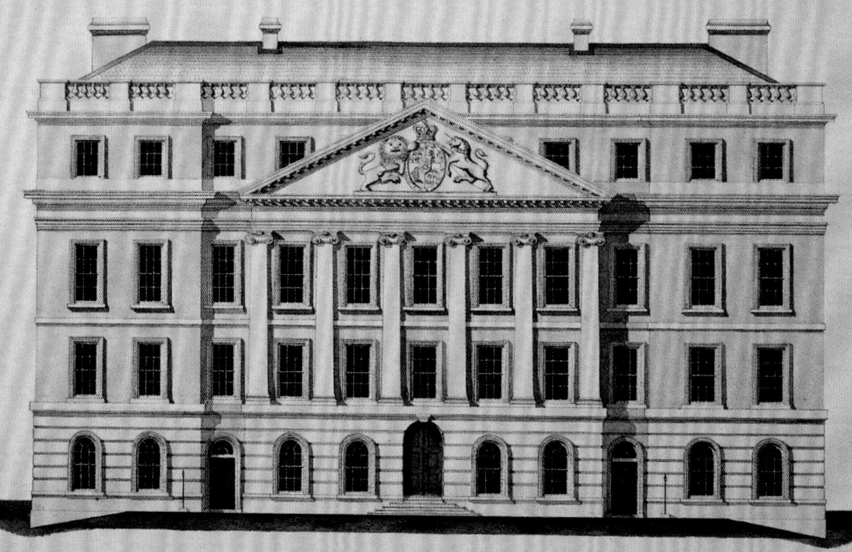

This Sheet shows the Principal Front Elevation at **A**. *The Criminal Lunatics Asylums at* **B**; *with the Laundry, &c, in its proportion of heighth, between but beyond them. The Steam from the Washouse, and Smoke from the Chimnies and Steam Shaft, does not rise within full 100 feet of the nearest parts of such Asylums.*

The Plan Traced shows the Recesses for Views in the Back Front of The Hospital **C**, *with the Passages, Areas &c to the Asylums, to the Laundry, to the Baths, Steam Shaft &c, as they lie and apply to area between the Hospital, the Asylums & the said Buildings.*

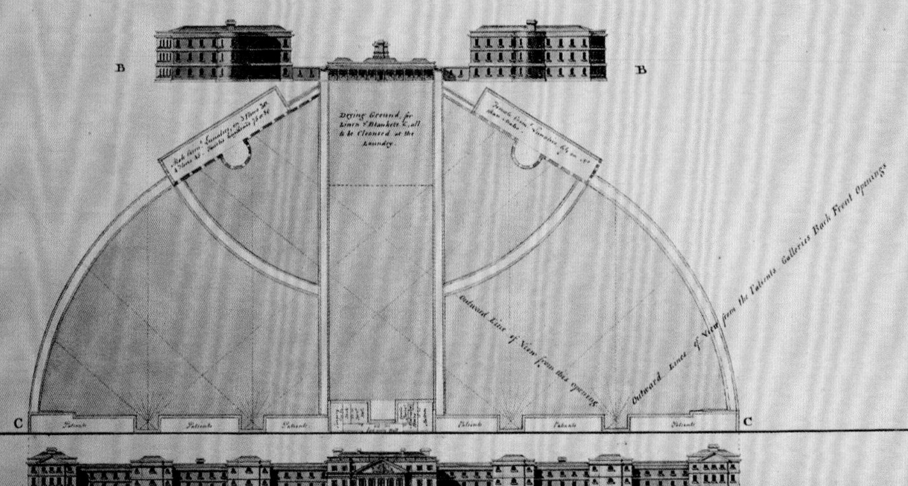

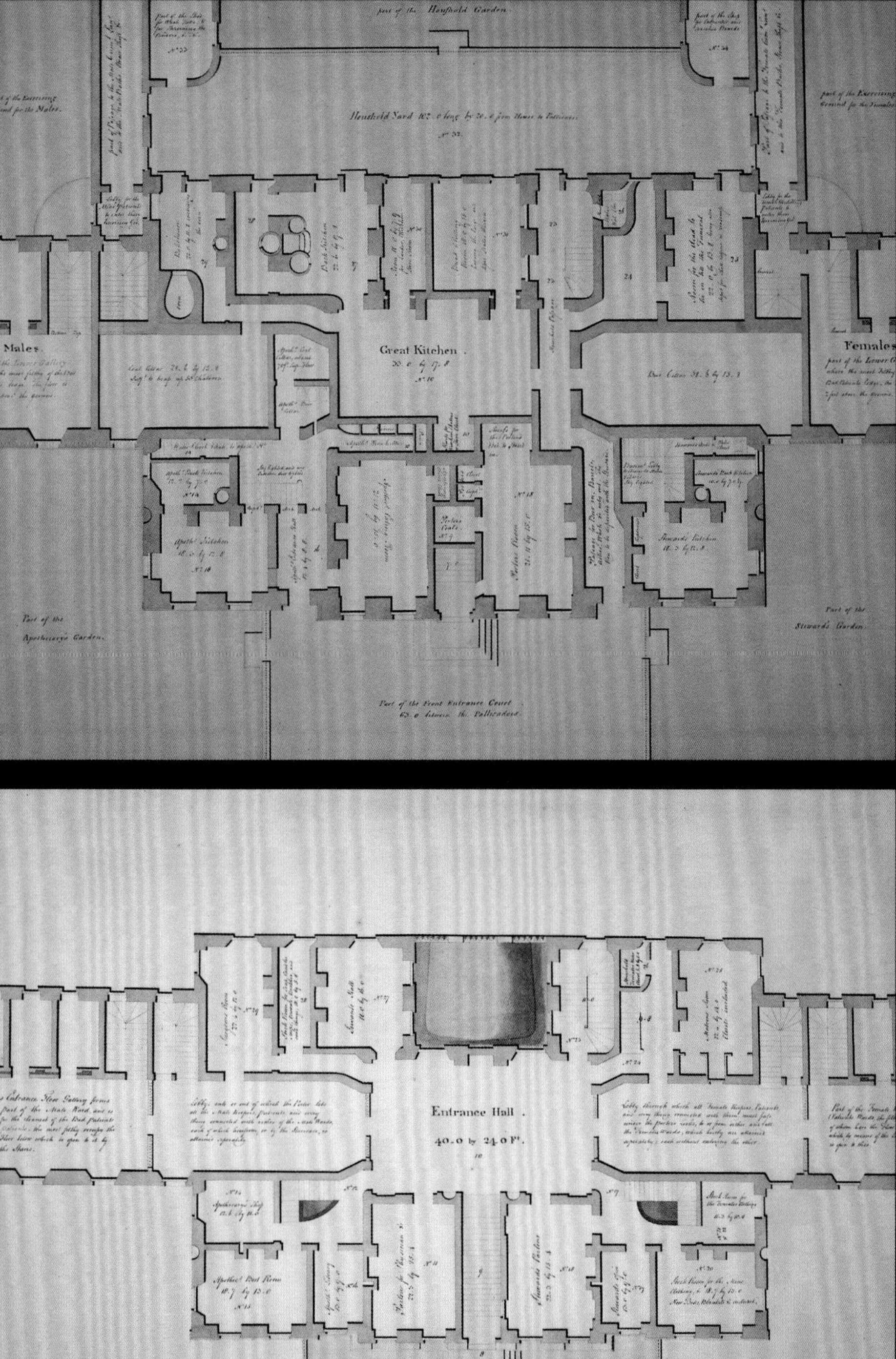

对页

摘自马修斯的《建筑计划和解释说明》（*Architectural Plans and Explanatory Notes*，1810—1811 年）。他在一次公开竞赛中将之提交给医院管理层。前立面图（上图）包含在这个重建伯利恒的设计方案中。马修斯对宽阔庭院的设想（下图）体现在这个菜园上，患者可以在这里劳作。

本页

两张楼层平面展开图。马修斯的设计和提案还附有详细的注释，描述了新医院制度的运作方式。

Pl. XIII.

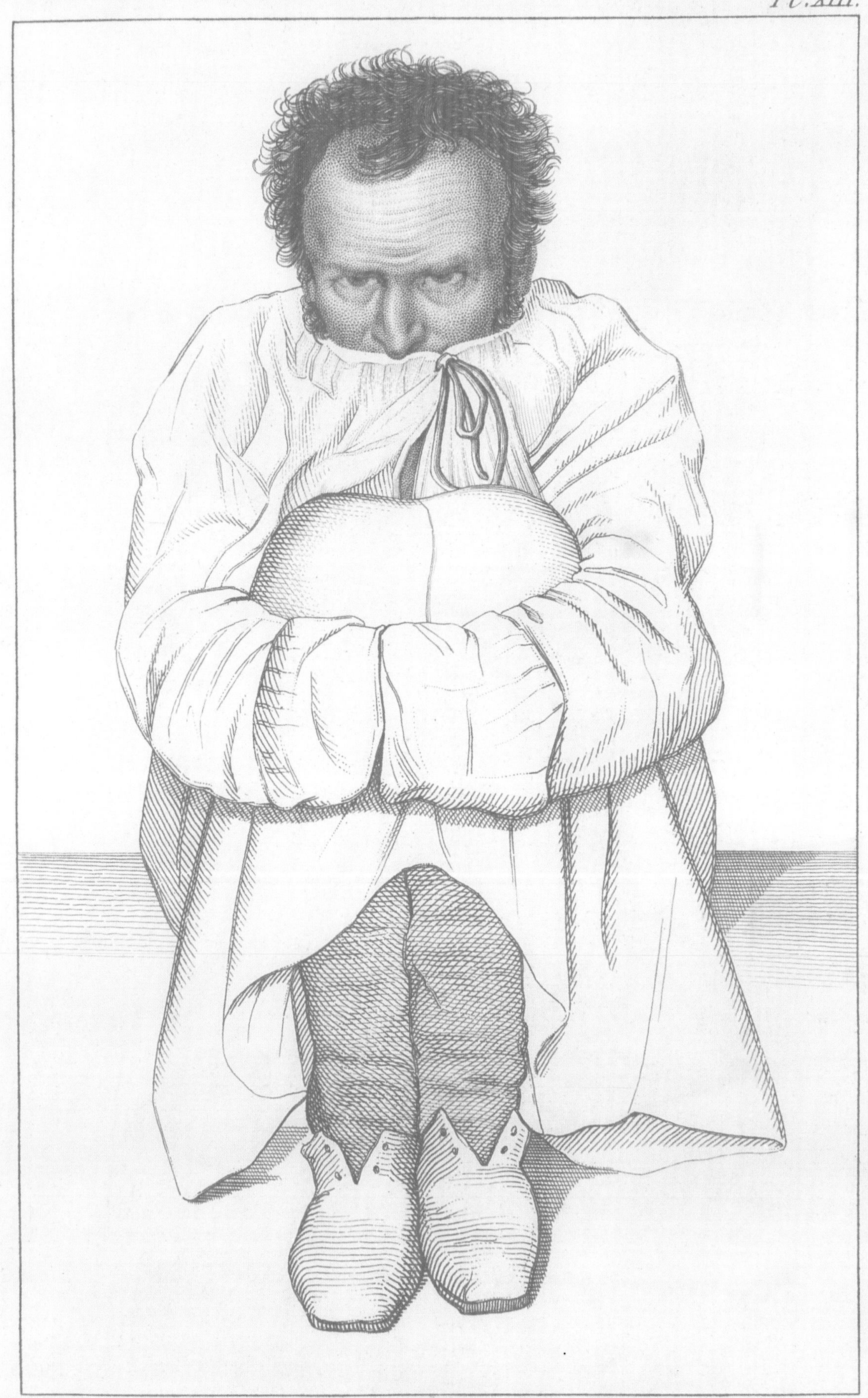

Gravé par Ambroise Tardieu.

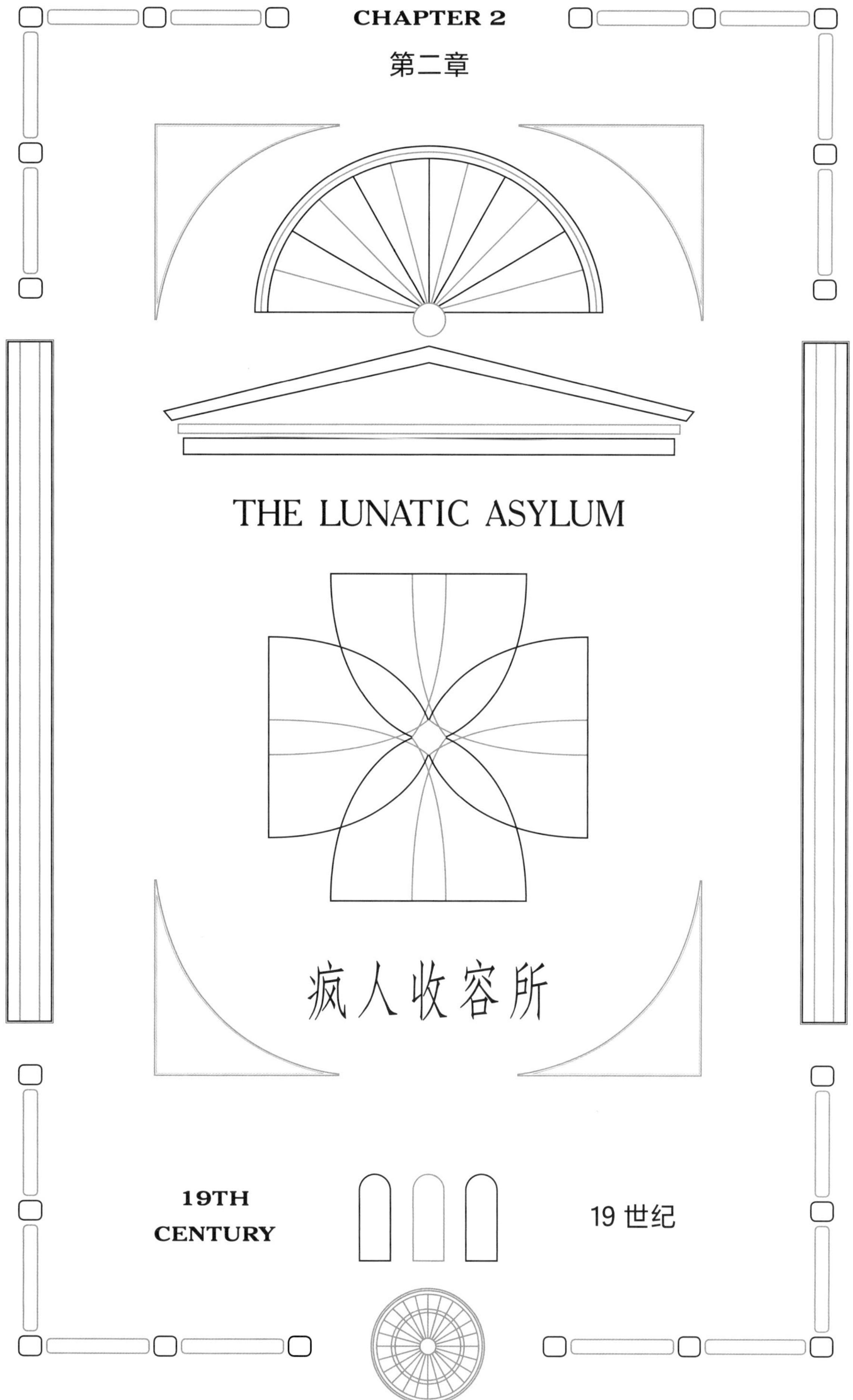

CHAPTER 2

第二章

THE LUNATIC ASYLUM

疯人收容所

19TH CENTURY

19 世纪

右图

约翰·帕斯
John Pass
彩色版画
1814 年

描绘了萨瑟克区
圣乔治田的
新伯利恒医院

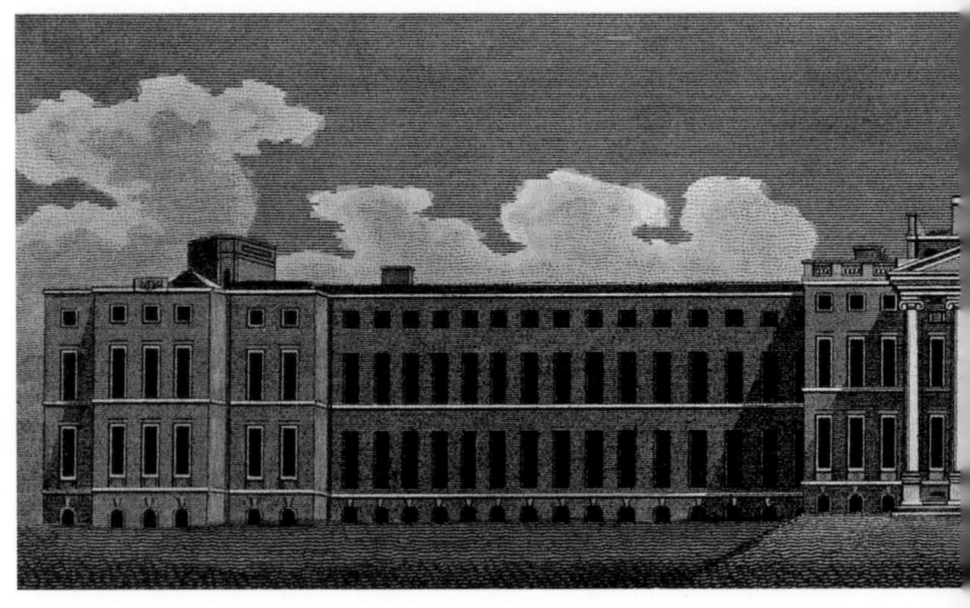

老伯利恒医院被拆毁时，大家都叹惜这是“伦敦唯一看起来像宫殿的建筑”[1]，但它戏剧性的宏伟风格毕竟属于过去的时代。新大楼简朴而严肃，像一座营房或行政大楼，坐落在泰晤士河南岸一个地价低廉的区域。占据该区域的主要是贫民窟，以及只能在城区之外发展的传统产业（如制革、酿酒和蒸馏醋等）。大楼的外立面采用朴素的新古典主义风格矩形设计。标志性的《谵妄和忧郁》雕像（1676 年）已移出公众视野，并放置在门厅中不显眼的位置。除了坚固的中央门廊外，唯一的装饰（为了解决建筑物过于平淡的问题）是中央穹顶，后来被一个更高的类似鸟笼的穹顶代替。时至今日，穹顶在萨瑟克区的上空仍然依稀可见。该建筑物现在是帝国战争博物馆（Imperial War Museum）的所在。

根据詹姆斯·哈德菲尔德无罪释放后匆忙通过的法律，伯利恒获得了额外的资金，专用于建造关押精神病犯的配楼。它旨在最大限度地保证安全，并保护其他囚徒免受狂暴疯人的侵犯；它的另一个目的是提供比郡监狱牢房更好的治疗环境，尽管当时精神病犯在法律层面上是无罪的，但仍会被终身关押在监狱中。哈德菲尔德是该配楼首批收入的二十名男子和两名妇女中的一员。他在那里一直待到 1841 年，所处的环境据他自己描述可谓生不如死。新的长廊式牢房与之前的建筑相比并无改善：它们潮湿且阴暗，排水沟暴露在外，没装玻璃的窗户高高在上，无法看到风景或射入阳光。地下室中新颖但效率低下的蒸汽供暖系统根本无法输送出它所产生的那点热量，而病人们仍然像在摩菲的外表华丽的废墟中一样，整个冬天都冻得够呛。

在新体制下，当年议会委员会所

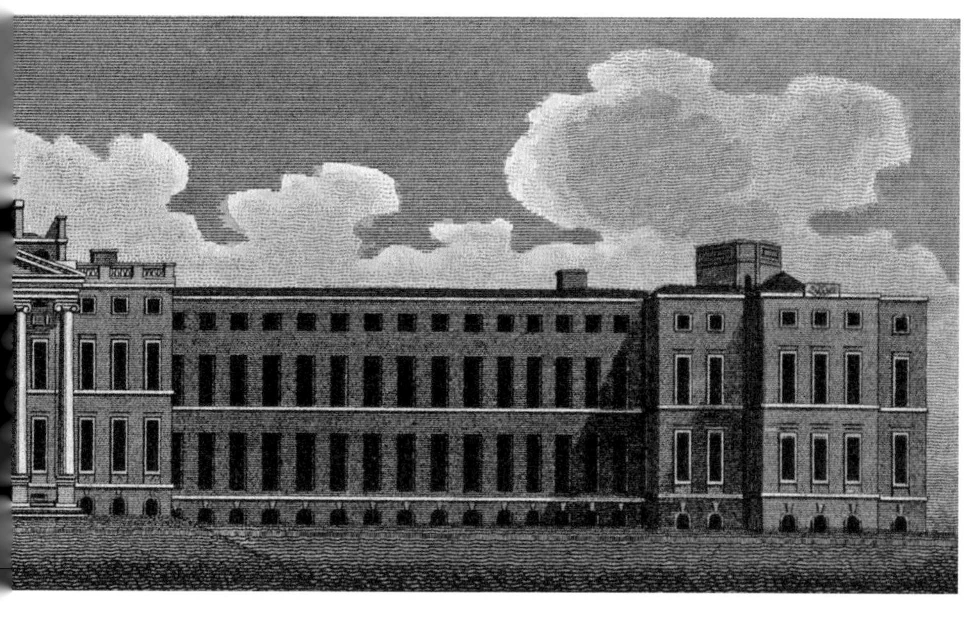

曝光的虐待行为依然存在。一个名叫厄本·梅特卡夫（Urbane Metcalf）的走街串巷的小贩，自认为是丹麦王位的继承人，1818 年他出版了一本小册子，描述了他在新老两座伯利恒医院中度过的岁月。他发现新院的“食物供给发生了不小的改变，在其他方面也大大提高了患者的舒适度”，但工作人员的腐败和渎职传统依然如故。医院声称，梅特卡夫是个比他自称的要麻烦得多的病人，他故事中的某些细节实属无稽之谈，但就其描述的大致情形，各个年代的医院病人都会认同。看守们恣意妄为，互相包庇，以换取基本供给为条件向病人索取贿赂，并偷走抱怨者的食物。病人们渴求看守的青睐，看守则让病人互相争斗以供消遣。警卫们对毒打病人毫无愧疚，即使造成病人死亡，也可以毫不费力地掩盖真相。其结果就是“对人性的全面摧残”。在这个体系中，掌握权力的人致力于使权力绝对化，而没有权力的人则成为永久的受害者。任何试图寻求正义的人都会被禁止探视：当梅特卡夫向医生或来访的绅士们提到虐待行为时，他们“对此漠不关心”[2]。

新大楼简朴而严肃，像一座营房或行政大楼

此时出现了另一种照顾疯人的方式，更接近詹姆斯·梯利·马修斯所设想的伯利恒。1813 年，《静修所介绍：约克附近的公谊会疯人院》（*Description of the Retreat: Institution Near York for Insane*

右图

1930 年，人们在米德尔塞克斯的汉威尔收容所发现了一箱皮革制的约束装置，该装置用来限制那些被认为具有暴力倾向的精神病人的活动。而图中这些复制品主要是用来展示过去这种处理病人的方法。

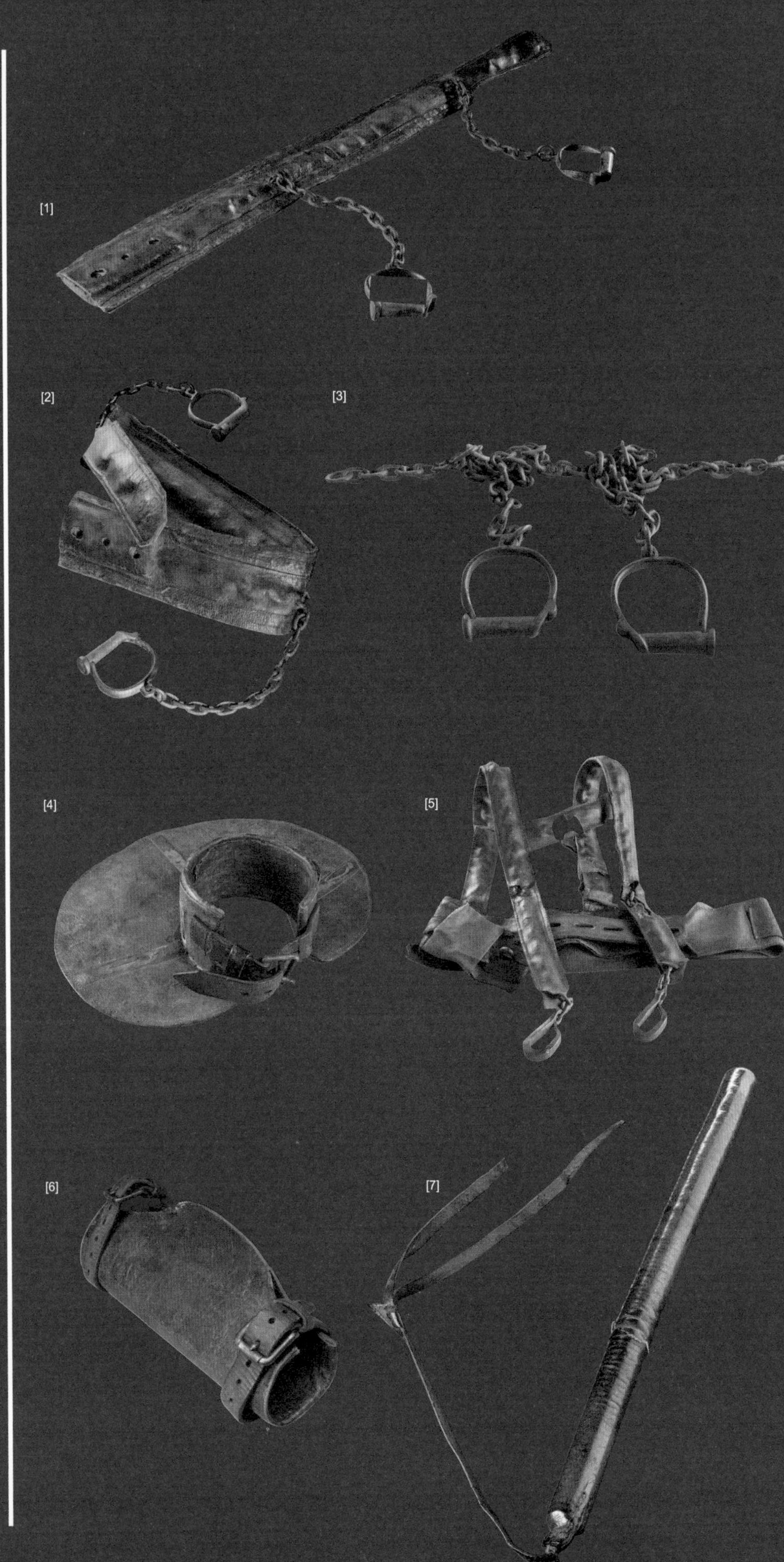

这些物品都是在汉威尔发现的 19 世纪约束工具的复制品。其中包括一个宽沿皮质约束项圈（4），可能是与镣铐或约束衣配套使用的；还有一个前臂约束套（6），可以用来制服暴力的或难以控制的病人。

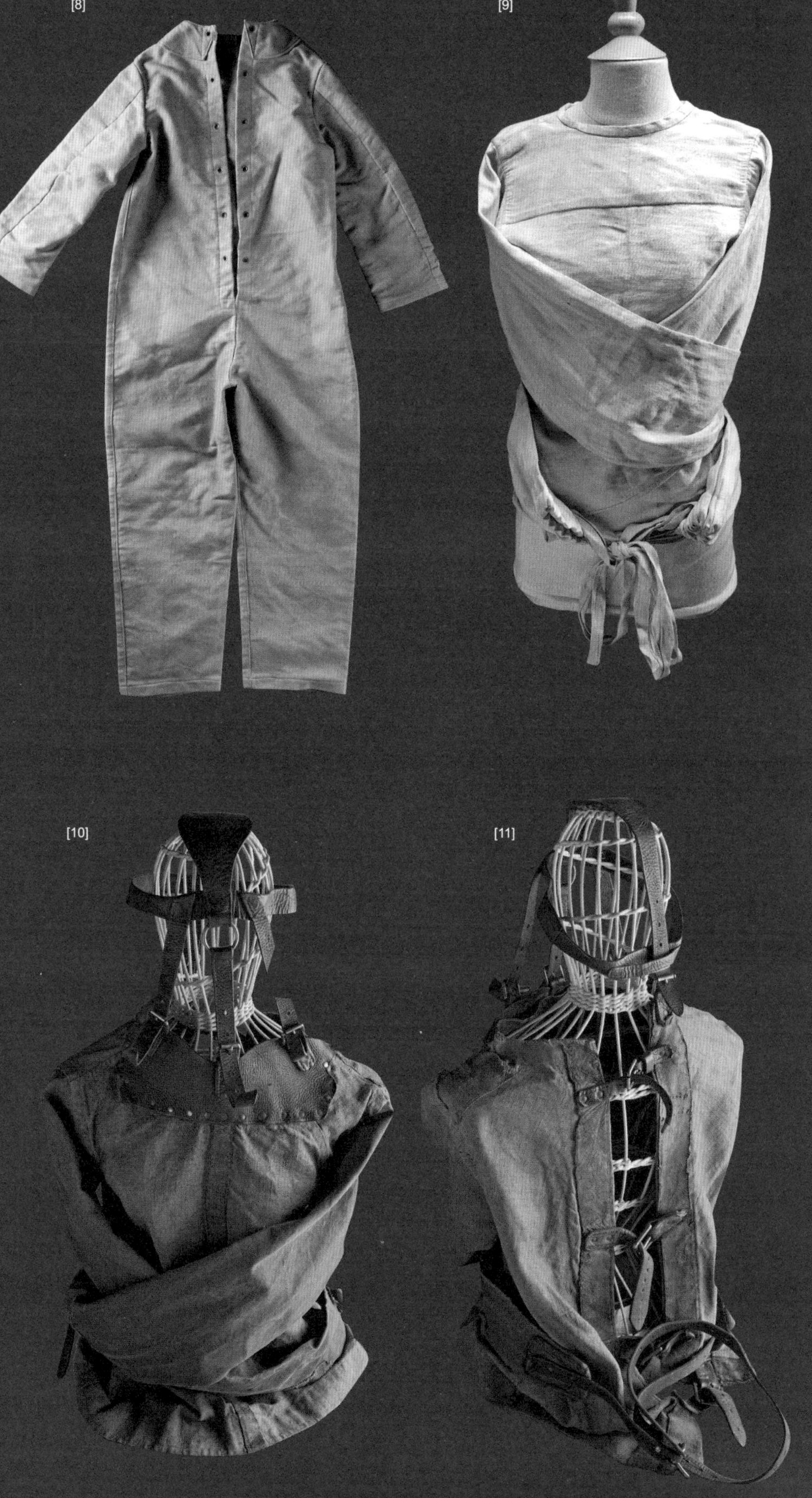

左图

约束衣不仅用于约束病人，还是一种“治疗手段”。图8这件约束或保暖服来自布赖顿市立收容所（Brighton County Borough Asylum），其前身是萨塞克斯疯人收容所（Sussex Lunatic Asylum，1890—1948年）。它可能是用作常规的约束衣（如图9）。但是，从衣服上看不到皮带或带扣，因此它也可能是医院中病人的保暖服。

左图

用帆布和皮革制成的约束衣的复制品，带有头部绑带，欧洲，1925—1935年。

右图

约克静修所一层（上方）和二层的平面图

摘自塞缪尔·图克《静修所介绍》

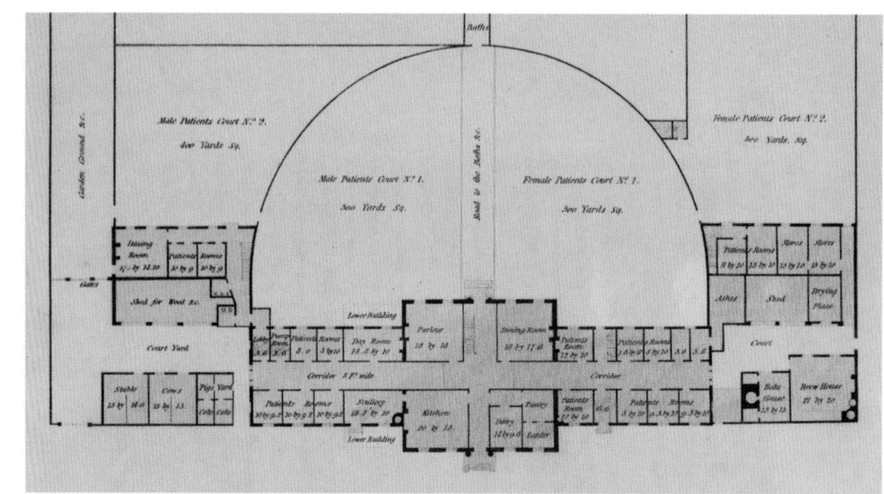

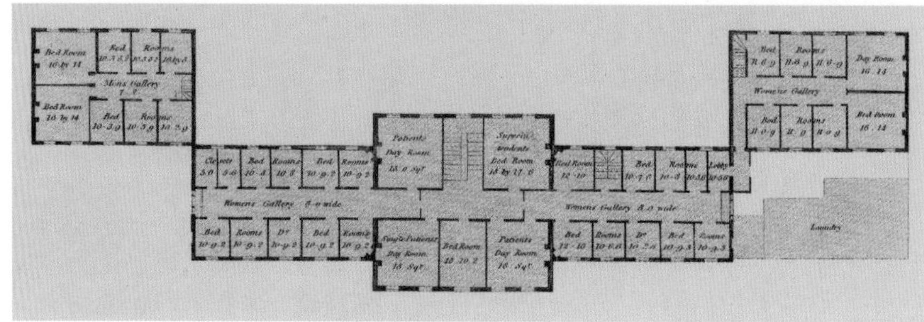

Persons of the Society of Friends）一书向全世界宣布了一场在英格兰北部的公谊会（通常被称为贵格会）中悄然发生的革命。该书的作者塞缪尔·图克出生于一个贵格会家庭，通过茶叶贸易发家。他受约克郡公立收容所恶劣条件的刺激，于 1796 年开设了自己的医院。

约克静修所是一栋特意建造的大厦，位于一处开阔的高地，四周是花园和树林，林间布满宜人的步行道。这里没有医生，院长是来自当地贵格会社团的一位颇具号召力的非神职布道者。该建筑的设计理念是尽可能地模仿家庭住宅。窗栏和门锁都小心地隐藏在手工雕刻的镶板和柔软的家具后面，廊道则是舒适的日间休息室，晚上会摆放桌子供集体用餐。女病人负责擦亮家具，搅拌黄油，围成一圈做针线活；男病人则负责维修大楼，照看菜地。

图克从菲利普·皮内尔那里借鉴并翻译了“道德疗法”（moral treatment）一词，用来形容约克静修所的体制。“道德”一词容易误导现代人——在同样的语境下我们更可能使用“社会”一词，但这里所说的“道德”指的是“医学”的对立面。最初，图克家族曾尝试过各种医学疗法，但他们最后抛弃了这些疗法，决定创建一种尽可能去除医院痕迹的环境。道德疗法是针对病人整体的治疗，而不是针对某种所谓的精神缺陷。它提供了个人护理，以代替放血和清理肠胃，旨在通过有益的日常活动和宗教仪式来培养稳定的人格，从而使患者能够回归正常社会。用一个很久以后才创造出来的词来说，约克静修所还是一个“治疗社区”（therapeutic community)。病人和工作人员共同生活、工作和饮食，家庭的纽带取代了等级式的管控制度。管理者将病人纳入了一个尽可能正常的生活环境中，并希望他们能在没有注意到有治疗的情况下得到康复，而不是在贫瘠的牢房里逐渐衰弱，或在等待治愈的过程中变得更加狂躁或忧郁。

新模式的收容所（这个名称比“医院”或“疯人院”更适合）在某些方面复制了皮内尔在法国的改革，但对于其他方面则没有采纳。它与皮内尔模式的相似之处在于将疯狂视为一种可以挽救的不幸，并且两种模式都代表了一个坚定的信念，即专门设计的机构比疯病患者的家庭更适合促进康复——当时疯病患者留在家中的情况已经出现。但是，皮内尔模式的核心是医学：他将旧的疯人院改造成诊所，在这里疯病会被视为可以治愈的疾病，而不会受到道德评判。将《静修所介绍》视为蓝本的活跃的改革者群体，则将医疗权威视为问题本身而非解决方案的一部分。随着约克静修所声名远播，那些旧式疯人院也渴望将自己重新塑造成开明人道的机构，于是邀请图克家族及其同道改革者加入理事会。医生们发现自己落入了需要自我辩护的境地，被要求提供证据证明疯病可以通过医疗干预得到缓解。不过他们在法律体系中倒是稳扎稳打，因为对精神病患者进行专业医学鉴定的需求一直在增长。由于疯病医生被排除在批准和监察收容所的法定机构之外，因此更多时候他们是被叫到法庭上去判定“精神失常”(unsound mind)、“神志清醒期”(lucid intervals)和“低能”(imbecility)这些法律概念。

道德疗法是针对病人整体的治疗

然而事实证明，图克所描述的如此鼓舞人心的新护理模式是难以复制的。它需要员工热情奉献，乐意花费一生去照顾那些困难的病人。这些病人有许多根本不服管教，或在康复的道路上步履维艰。即使在最开明的收容所中，康复率仍然顽固地保持在较低水平。为了整体利益，扰乱同伴的破坏性病人也

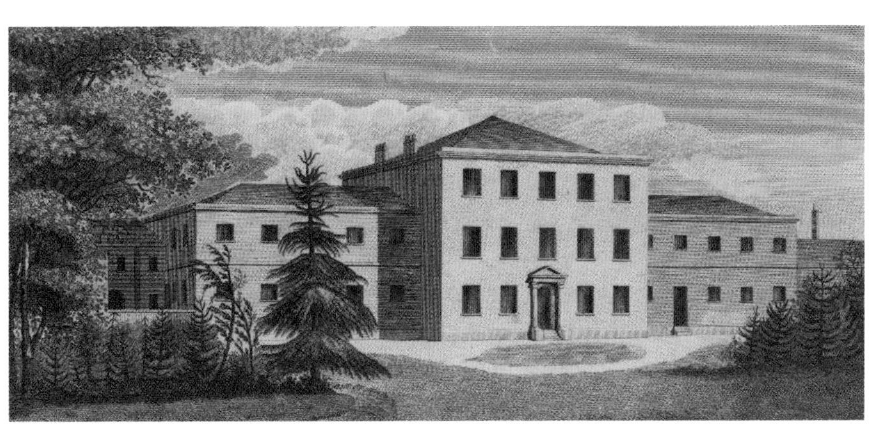

左图

约克静修所北面的景象

摘自塞缪尔·图克《静修所介绍》

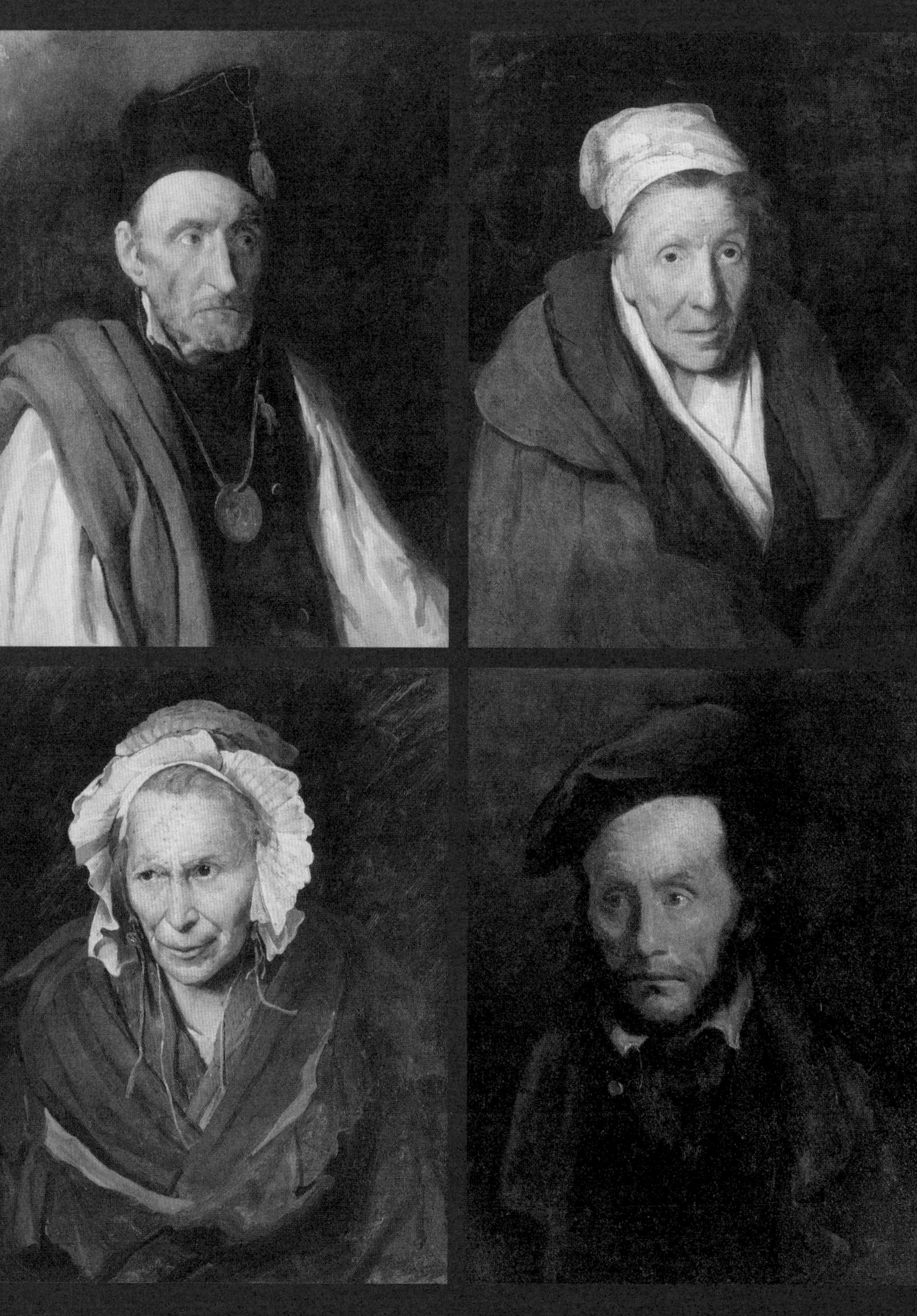

本页和对页

从 1821 年到 1824 年，泰奥多尔·籍里柯（Théodore Géricault）为萨尔佩特里埃医院的首席医师伊蒂恩-让·乔治（Étienne-Jean Georget）画了 10 幅疯狂主题的肖像画，其中有 5 幅保存至今。这些画描绘了皮内尔和埃斯基霍尔界定的各类疯病相对应的躯体“类型”。不过，它们同时也是对个体充满敏锐洞察和共情的肖像画。《有指挥军队妄想的男子》（*Portrait of A Man Suffering from Delusions of Military Command*，1822 年，左上）。《有赌瘾的女子》（*A Woman Addicted to Gambling*，1822 年，右上）。《有强迫性忌妒的女子》【*Portrait of a Woman Suffering from Obsessive Envy*，又名《鬣狗》（The Hyena），1822 年，左下】。《诱拐儿童者》（*Portrait of a Child Snatcher*，1822 年，右下）。《有盗窃癖的人》（*Portrait of a Kleptomaniac*，1822 年，对页）。均为布面油画。

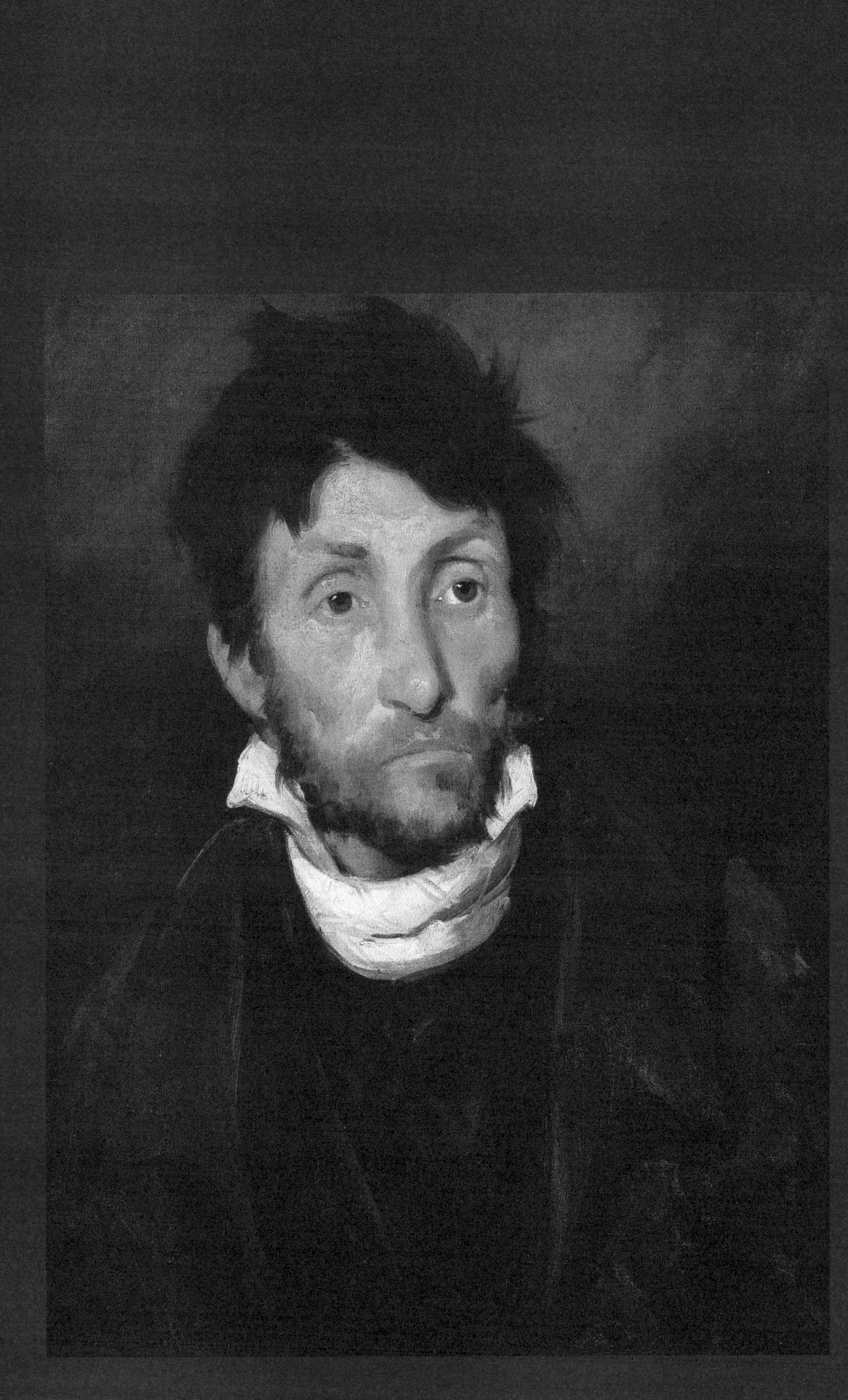

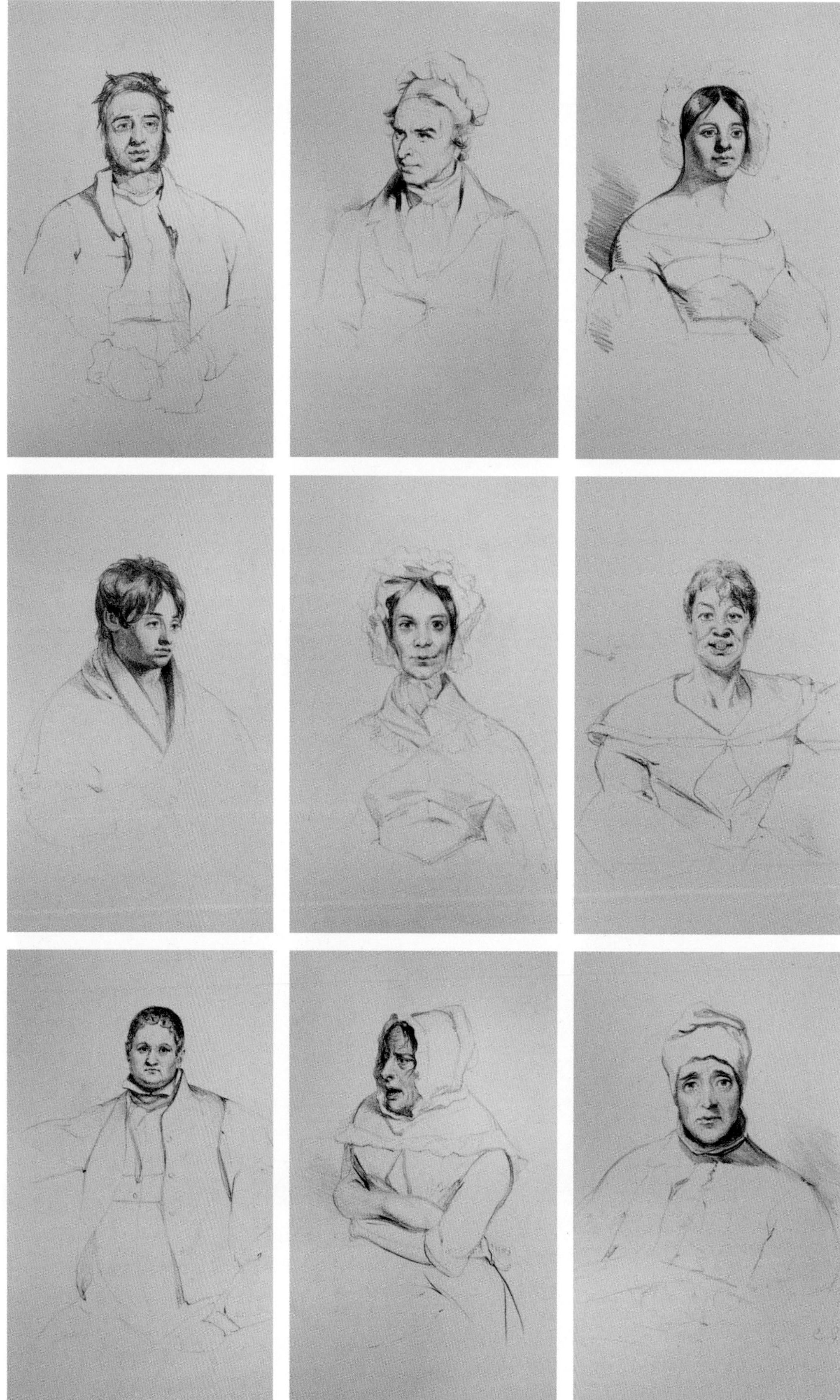

必须得到控制。

当看守劳累过度且得不到严格监管时，旧的贿赂、奖励和惩罚体制往往就会卷土重来。尽管上锁的牢房、约束衣和其他约束措施都会小心翼翼地不让人们看到，但作为最后的手段，它们实在太过诱人了。只有在拥有大量人力和财力支持的基础上，道德疗法才能成功。

道德疗法与医学疗法之间的紧张关系在全球范围内蔓延。在年轻的美国，本杰明·拉什［Benjamin Rush，1776 年《独立宣言》的签署者，被美国精神病学会（American Psychiatric Association）官方认定为“美国精神病学之父”］等医生，努力将精神错乱的治疗建立在坚实的医学基础之上。拉什认为大多数精神疾病是由血液循环紊乱引起的。他设计了精密的机械约束装置，包括配有绑带和头箍的“镇静椅”（tranquillizer chair），以减少大脑的血液供应。但是有效的医学疗法实在非常有限，并且负责记录精神错乱原因的医生发现，这些原因更多是社会或宗教层面的，而非生物学上的。疯狂的根源最终可能还在于大脑的病变，但是在寻求治疗方法时也需要考虑美国社会的结构。

美国早期的拓荒者和移民社区历来在家中照顾患有精神疾病的亲属，但是道德疗法的思想激发了慈善收容所系统的快速发展。在费城贵格会访问约克静修所后，公谊医院就于 1813 年在费城郊区建立起来了。图克特意撰写了实

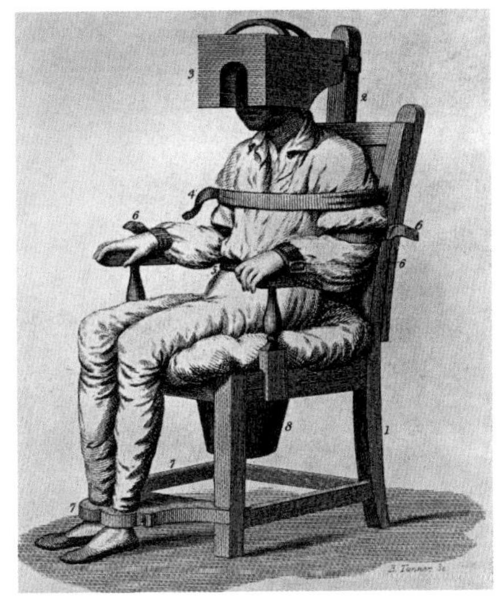

用的道德疗法指南，在美国各地的公谊会中传播。道德疗法和医学疗法逐渐结合了起来：1818 年，波士顿麻省总医院（Massachusetts General Hospital）的医生在阅读了图克的《静修所介绍》后开始采用道德疗法；而康涅狄格州哈特福德静修所（Hartford Retreat）的创始人听从了当地医生的劝告，认识到“许多精神错乱病例存在躯体因素”，因此雇用了一名医疗主管。最初将疯人关押在地下室中的许多机构，如纽约的布鲁明戴尔收容所，后来都被宽敞、明亮、通风的建筑和工作农场所取代了。

随着 19 世纪的推进，收容所成为社会进步的象征。这种进步体现在对各种苦难的前所未有的体察上，表现为多种形式：反对雇用童工和虐待动物运动、对公开绞刑的日益反感以及在外科手术中使用麻醉剂。穷人、流浪汉、残疾人和精神病人是一个富有同情心的社会的

左图

本杰明·拉什
所描述的
镇静椅的图示

1812 年
拉什写道
在某些病例中
疯狂可以通过
“伴随着痛苦
和羞耻感的恐惧”
来治愈

对页

这些石版画描绘了
亚历山大·莫里森医生
Alexander Morison
在 1835 年至 1840 年
观察到的病人

他认为面相学
或许是发现和划分
精神错乱者的
有效依据

耻辱，也是新兴中产阶级高尚社区的污点。收容所与其他一些定义时代的改革机构一起蓬勃发展：如合作社和福利社、慈善理事会和文化建设委员会。同时，它们所承受的需求和压力也在迅速增长。市场经济和工业生产正在改变农村和城市的生活，使人们无暇照顾家中无法从事劳动的成员。当一个家庭中养家糊口的人成为驻家用人或住在工厂、工人宿舍而无法处理家务时，疯病的影响就从家庭和家族中蔓延出去。此外，随着收容所的壮大，它们成为独立的一方世界。病人的声音减弱了，被他们所处的体系以及公众想要确信自己心地仁慈的心理需求消音了。他们的抗议之声只有偶尔才会被外界听到，从而暴露出高墙背后的真实生活。在英国，最著名的案例是约翰·珀西瓦尔（John Perceval）。就像亚历山大·克鲁登一样，对珀西瓦尔来说，疯狂是他非凡人生故事中的悲剧主线。他的父亲斯宾塞·珀西瓦尔（Spencer Perceval）曾担任英国首相。斯宾塞于 1812 年被一个疯人在下议院暗杀时，约翰才 9 岁。约翰后来进入牛津大学，成为一名热忱的福音派信徒，致力于祈祷和斋戒。1830 年，他前往苏格兰，访问了一个以“说灵言”（speaking in tongues）著称的农村教区。这次经历深深地震撼了他，令他沐浴在五旬节之火 * 中。他移居都柏林，在此地他的精神危机加剧，他染上了梅毒，而且开始出现幻听。

当养家糊口的人无法处理家务时，疯病的影响就从家庭和家族中蔓延出去

约翰·珀西瓦尔的社会地位使得他的声音比大多数收容所病人更容易被公众听见，但是正如以前乔治三世的疯狂那样，无论疯人的背景如何，顽固的破坏性行为最终都会以几乎相同的方式被处理。当珀西瓦尔变得难以控制时，他先后被关押到多个私立收容所，最终被关入泰斯赫斯特收容医院——英国最豪华、最昂贵的疯病医院。它坐落在萨塞克斯郡乡下一片宽阔的草场上，是整个 19 世纪受精神问题困扰的贵族的首选之地。许多被关押在这里的病人由他们的私人佣仆照料。庭院里散布着金色和银色的野鸡，设有避暑别墅、户外保龄球场、佛塔、射箭场和板球场，周围还有广阔的乡村野地，可以带着猎犬狩猎。主要住宿区是一座带有阅览室和剧场的豪华住宅，这里还会定期举办音乐会和讲座。

当珀西瓦尔来到泰斯赫斯特的时候，他的躁狂症最严重的阶段已经过去了，但他认为，他在其他收容所因暴力行为受到的治疗属于故意虐待。他被绑在床上，穿上约束衣，而工作人员对他

* 福音派中的五旬节教派（Pentecostal），因相信五旬节圣灵会在礼拜时降临于信徒身上而得名。该教派注重灵恩、灵言（或称方言）、灵疗等较为狂热极端的宗教体验。19 世纪末形成的五旬节派运动，在美国等地影响较大。——译者注

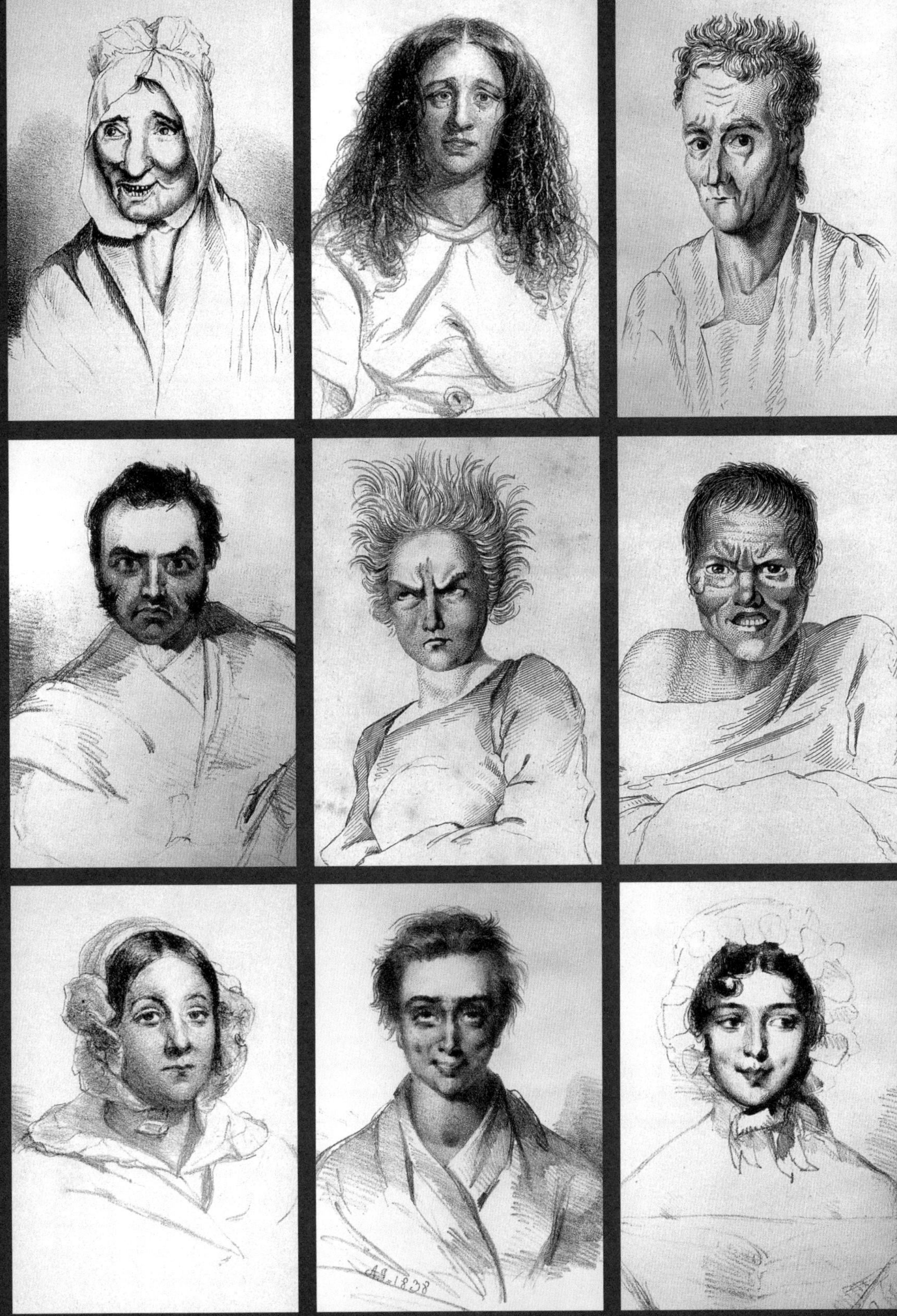

上图

亚历山大・莫里森医生的《精神病患者的面相学》（*Physiognomy of Mental Diseases*，1840 年）和《精神疾病讲义》（*Outlines of Lectures on Mental Diseases*，1826 年）中的图示。画中包含患有慕男狂、偏执狂、痴呆症、色情狂及其他疾病的老年女性病人，还包括一名被治愈的女性精神病患者。

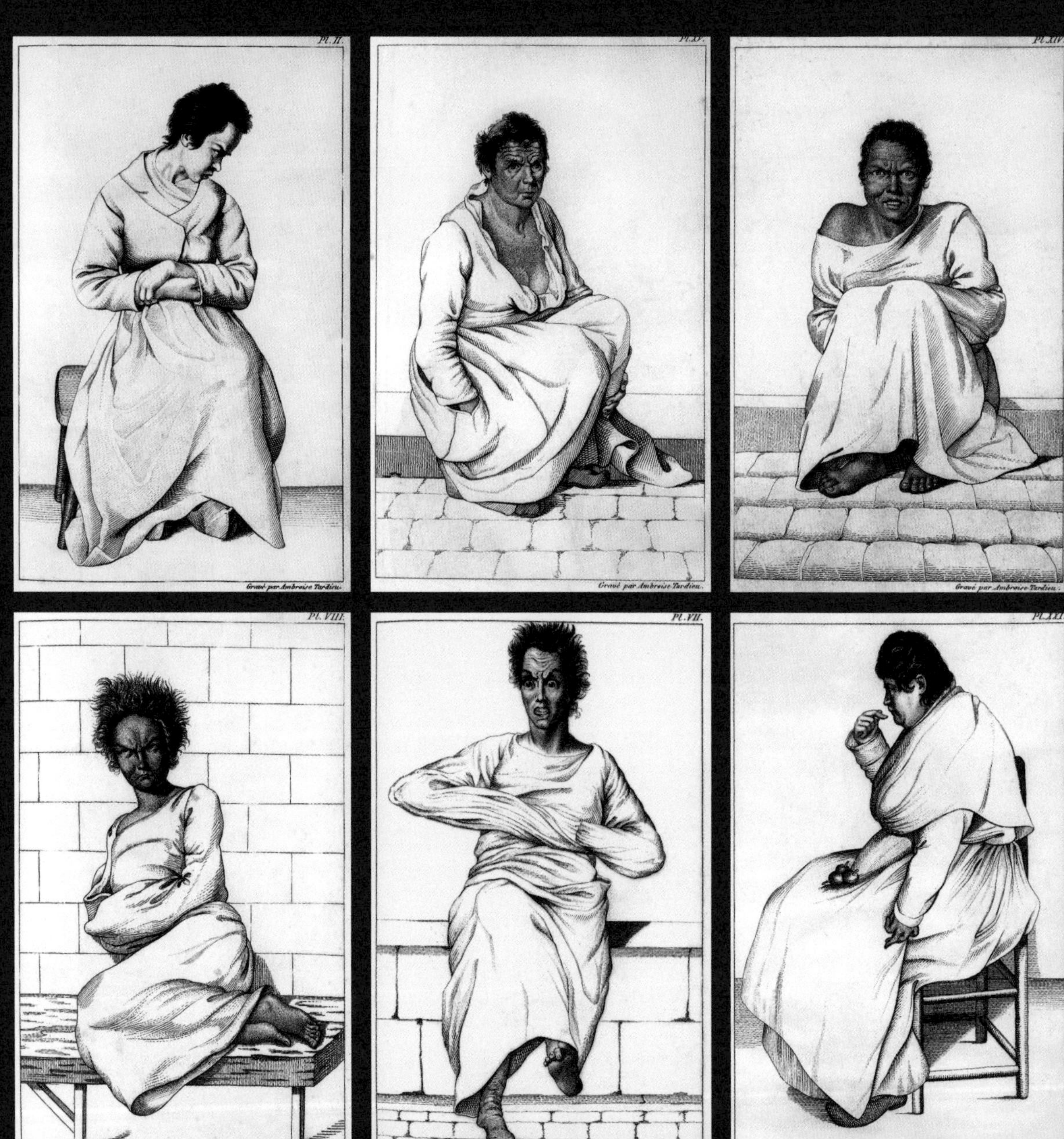

本页和对页

这些版画描绘了法国一座收容所中的疯病患者，创作者是安布洛瓦斯·塔迪厄（Ambroise Tardieu），摘自让–伊蒂恩–多米尼克·埃斯基霍尔的《精神疾病：从医学、卫生及法医学角度的思考》（*Des Maladies Mentales: Considérées Sous Les Rapports Médical, Hygiénique Et Médico-legal*，1838 年）。埃斯基霍尔起初是菲利普·皮内尔的学生，后来成为法国精神病治疗领域的领军人物。他用风格独特的素描来帮助医生们识别他新制定的精神疾病分类。

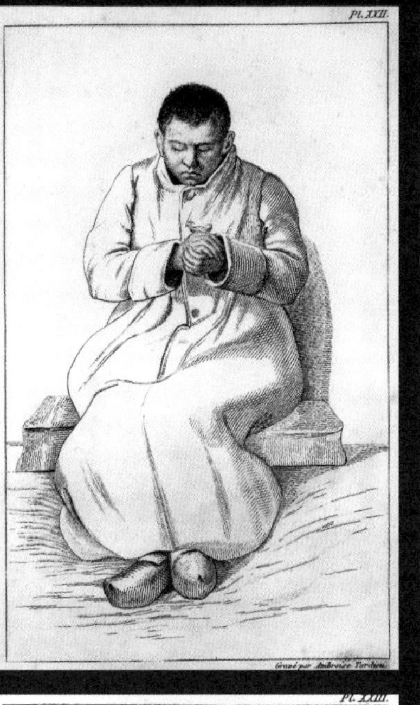
Pl. XXII.
Gravé par Ambroise Tardieu.

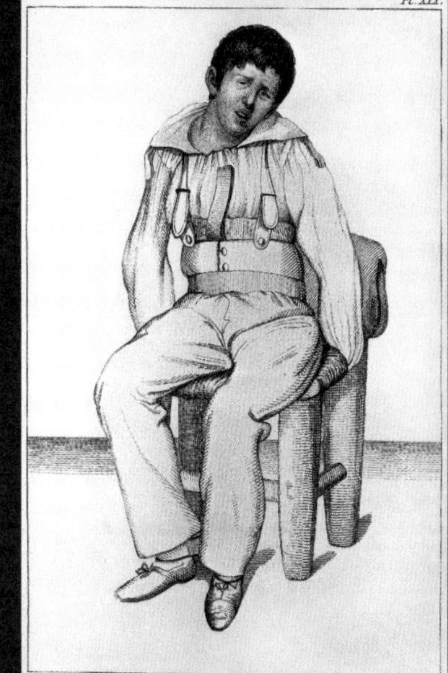
Pl. XIX.
Gravé par Ambroise Tardieu.

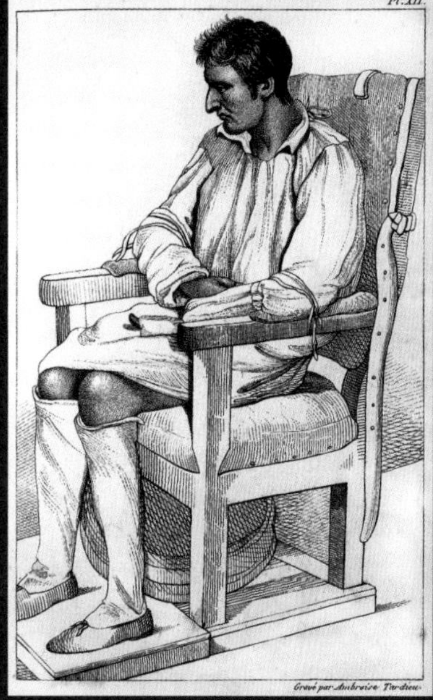
Pl. XII.
Gravé par Ambroise Tardieu.

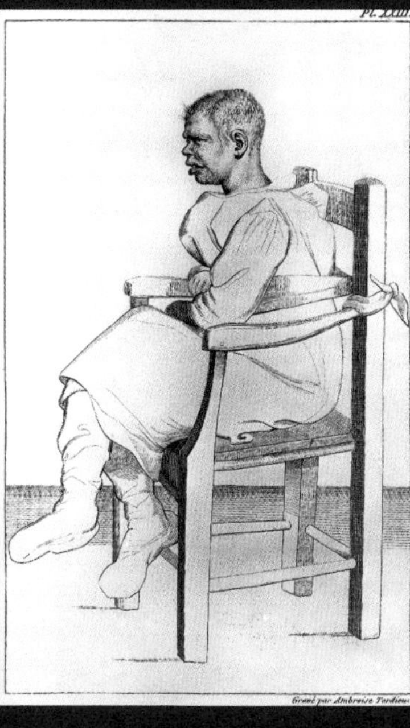
Pl. XXIII.
Gravé par Ambroise Tardieu.

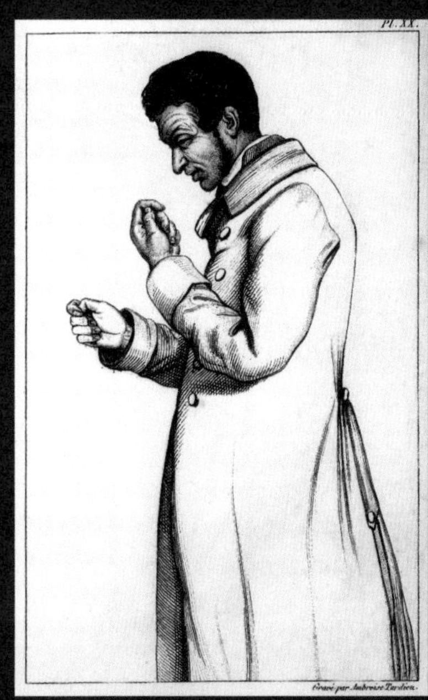
Pl. XX.
Gravé par Ambroise Tardieu.

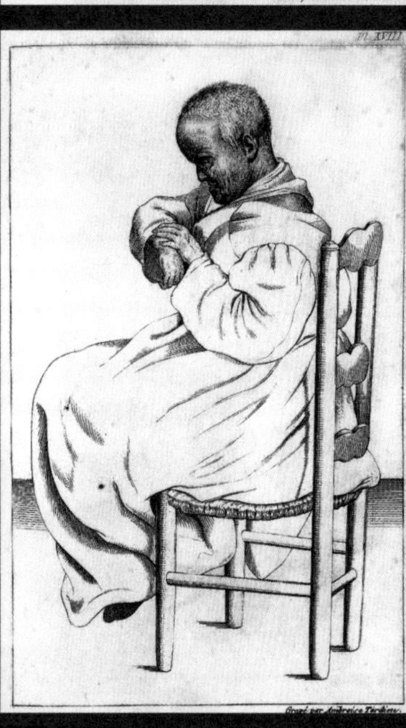
Pl. XVIII.
Gravé par Ambroise Tardieu.

本页和对页

摘自简·弗莱格利
Jane Fradgley
摄影作品“控制”
Held

这些图像展示了
伦敦的郡立收容所中
病人所穿的
两种约束衣

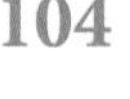

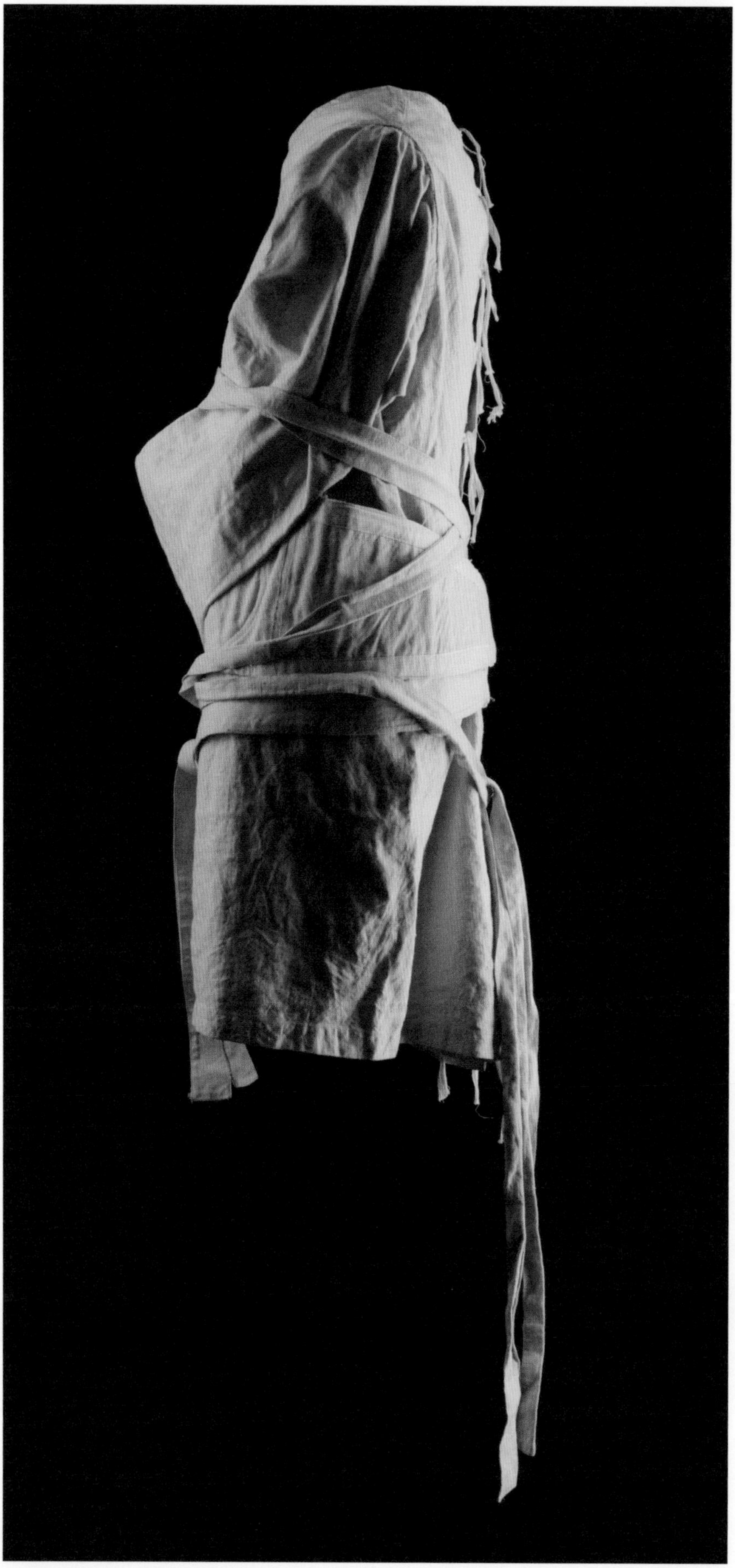

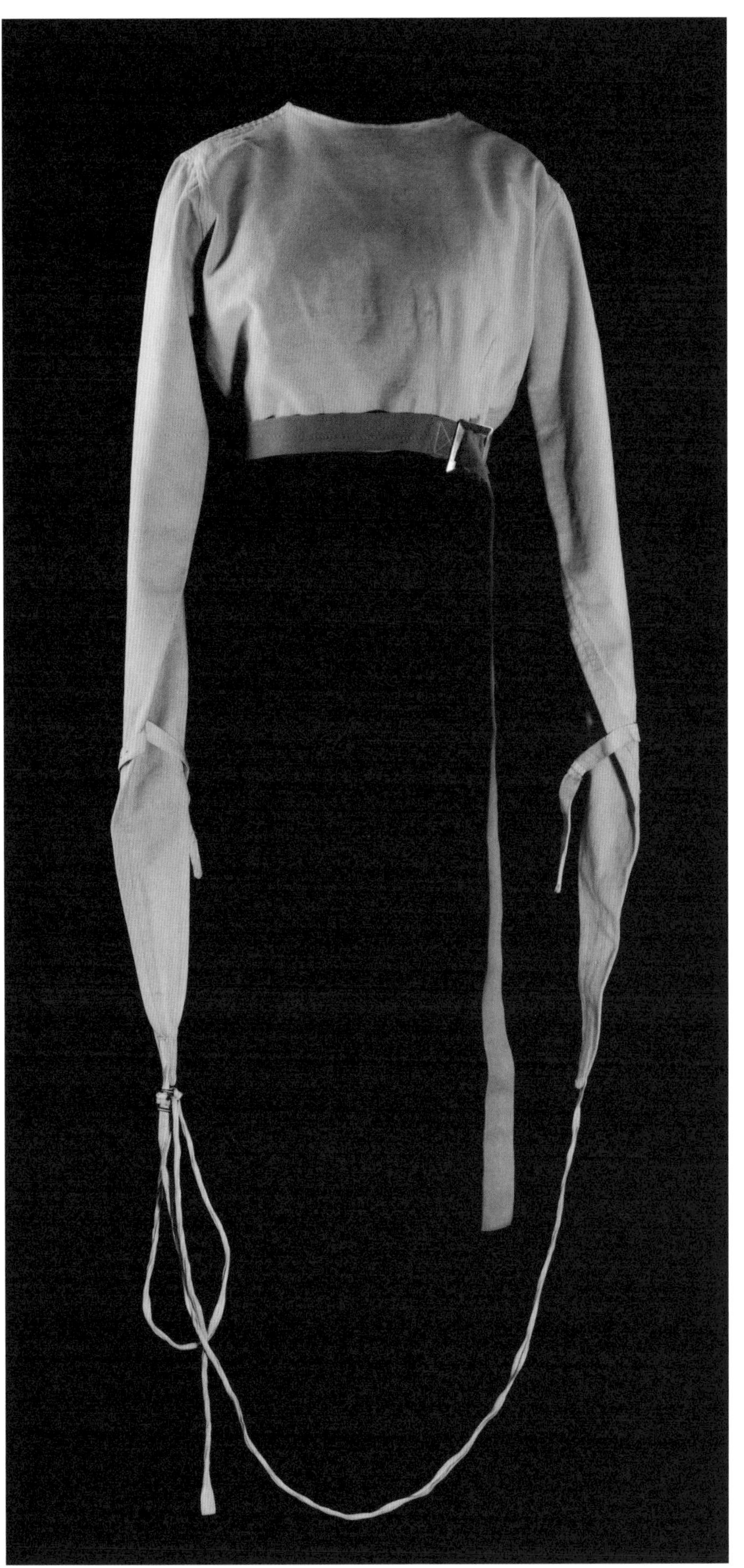

弗莱格利
对这些服装评论道

我着迷于其中的美学考量
这很可能是为了
保护穿戴者的同时
保持他们的尊严

施加的“难以理解的要求、命令、暗讽、威胁、嘲笑、侮辱、挖苦”与他脑中折磨人的声音交织在一起。

在病情有所缓解之后，他出版了一部两卷本的著作，题为《记述一位绅士在精神错乱时期所经历的治疗》（*A Narrative of the Treatment Experienced by a Gentleman, during a state of Mental Derangement*，1838—1840 年），其中列举了一连串的殴打、冷水淋浴和无法下咽的食物，让他回想起自己在哈罗公学的学生时代。很多时候，他都没有“意识到自己是疯子”，而是认为他正在经历一系列精神考验，甚或是某种形式的受难。他受到了社会地位低微的奴仆和看守的粗暴对待，对此感到震惊，并坚持认为“疯人院里发生的大部分暴力行为应归因于那些处理疾病的人的行为举止”。

19 世纪中叶之前，收容所的各个历史阶段同时存在

在整个英国，收容所的世界变得与创建它的社会一样等级分明。19 世纪中叶之前，在欧洲其他地区，收容所的各个历史阶段同时存在，各种形式混杂在一起。在皮内尔的继任者、颇为活跃的让-伊蒂恩-多米尼克·埃斯基霍尔的影响下，法国法律规定，要建立一个由专家团队管理的全国性国立收容所系统，来取代旧制度下的肮脏医院。维也纳在同一时期的 1784 年建造了疯人塔（Narrenturm），其中的疯人仍像旧式疯人院那样被关在单独的牢房中，而周围的整个乡村地区则涌现出许多私立的静修式收容所，作为疯人院的人道主义替代方案。在俄罗斯以及德国的许多州，中世纪修道院和教会负责的小修道院仍然是收容疯人的唯一公共场所。

自中世纪以来，比利时海尔镇的圣丁夫娜教堂就将找到这里来的疯人分配给当地家庭照看。如今海尔成为相互对立的体系之间辩论的焦点，并且引发了一个长期争论不休的辩题，就是“海尔问题”。对于某些人来说，这个小镇是黑暗时代的凄惨遗迹，在这里，寄宿者（boarder）注定一生服苦役，毫无希望得到治疗或痊愈。然而，其他人却从中看到了一丝未来。埃斯基霍尔于 1821 年访问此地，惊讶地发现疯人在镇上自由游荡。他称赞这种制度的宽容度已经“提升到重视病人尊严”的程度。[3]皮内尔宣称“海尔的农民可以说是最称职的医生”：他们通过尽可能正常地对待他们监护的病人，实践着“可能是唯一合理的治疗精神错乱的方法”。[4]海尔在其不动声色的实践中为大家指明了一个超越收容所之上的未来，在这种模式中，道德疗法已融入整个社会。

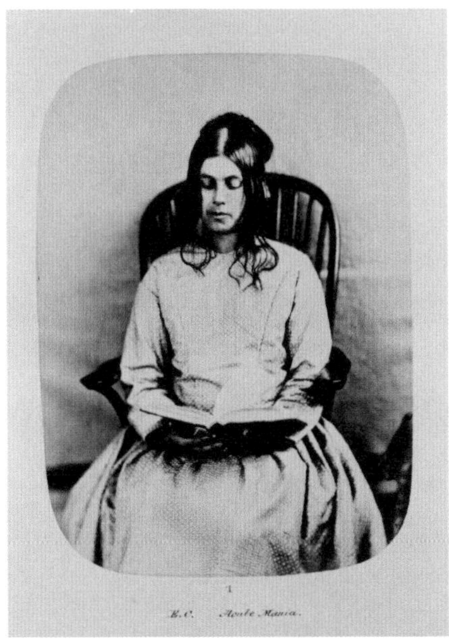

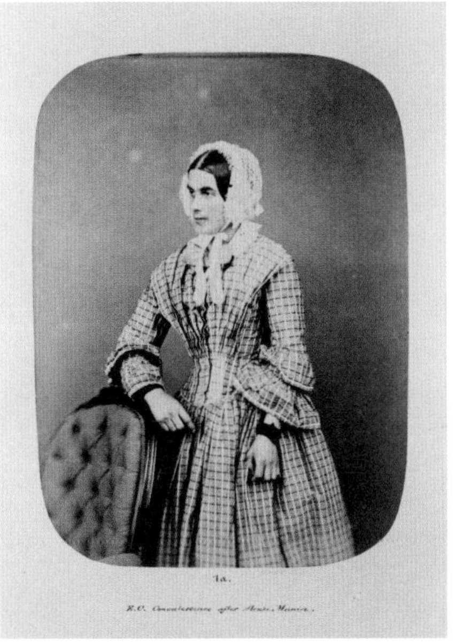

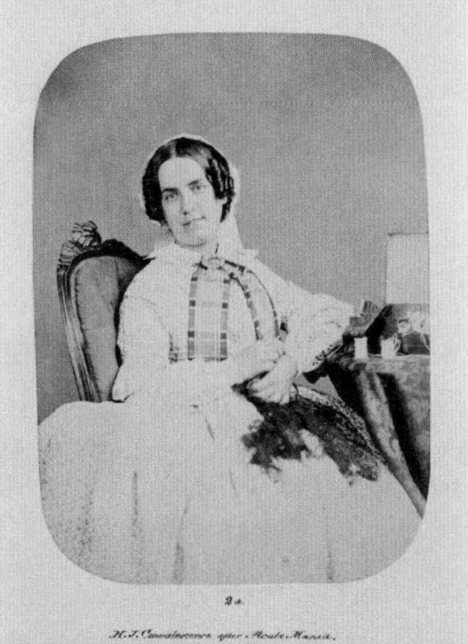

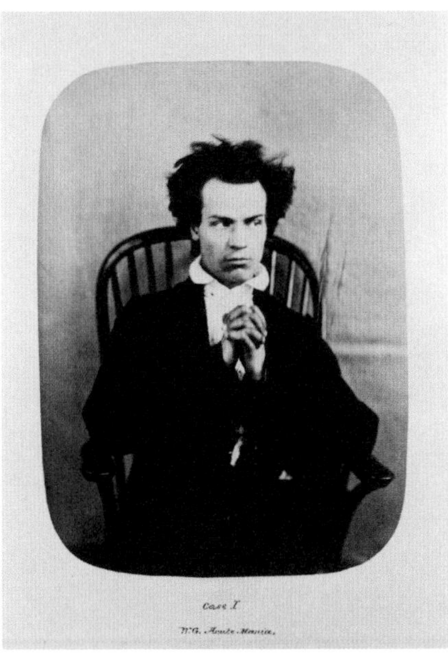

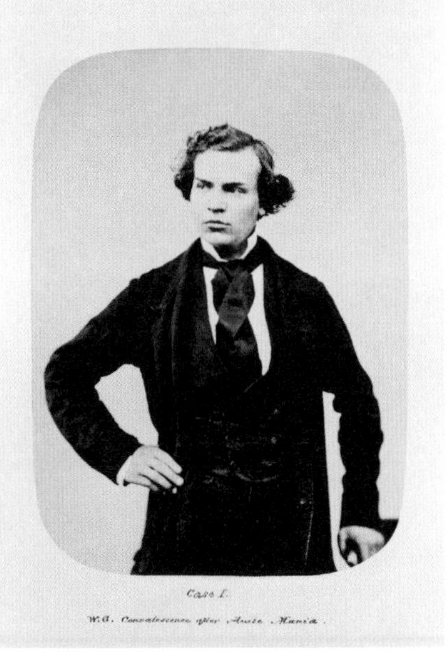

左图

亨利·赫林
Henry Hering
对伯利恒病人的研究
1857—1859 年

这些图像对比了
病人的“疯癫”状态
和后来的“治愈”状态

本页和对页

蛋白相片
约 1869 年
据称拍摄者是
亨利·克拉克
Henry Clarke

约克郡韦克菲尔德市
西赖丁疯人收容所
West Riding
Lunatic Asylum
病人的照片

其中有头被看守固定着的
第 9743 号囚犯
以及被绑在犯人椅上的
男性病人

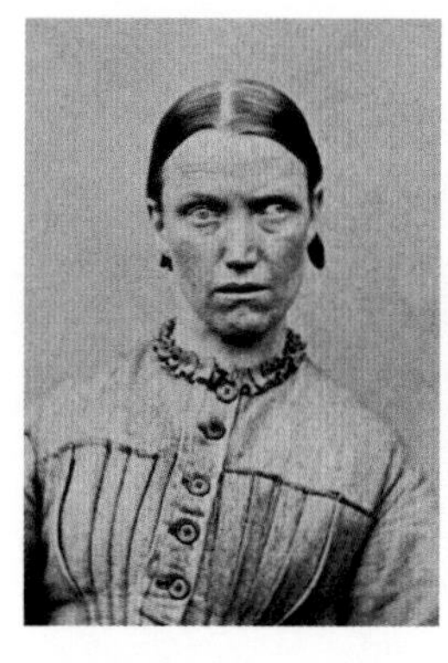
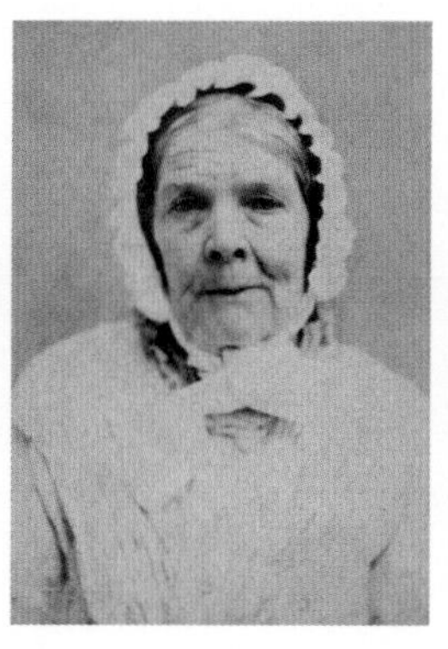
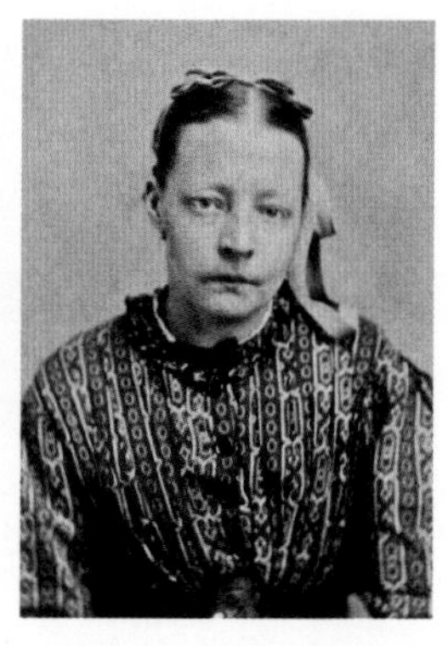

在世界各地，收容所的改革与其扩张紧密联系在一起。在美国，这两项活动最有力的倡导者是来自波士顿的一名老师，名叫多萝西娅·迪克斯（Dorothea Dix）。她是一位体弱抑郁的年轻女子，因此被送往英国，以使她虚弱的身体得到恢复。负责照顾她的家庭与致力于收容所改革的贵格会群体有密切联系，她在这里遇到了改革运动的杰出人物，包括塞缪尔·图克和监狱改革活动家伊丽莎白·弗莱（Elizabeth Fry）。约克静修所模式成为激励她康复的信念，也引导她走上了终生奉献于收容所改革事业的道路。

在 1840 年返回美国后，她针对私立收容所中的虐待行为进行了不屈不挠的斗争。她冒险进入最贫穷和最隐蔽的地方，以揭露那里的可怕场面。正如她在第一封《致马萨诸塞州立法机关的请愿书》（Memorial to the Legislature of Massachusetts，1843 年）的首页上所宣称的那样，疯人们“陷于缧绁，赤身裸体，被棍棒殴打、被鞭笞，直至服从！”迪克斯从新罕布什尔州到路易斯安那州，逐州一路前行，努力推动拨款法案，以建立更多的管理更完善的收容所。她认为精神错乱是极可能被治愈的，因此，即使是条件不佳的收容所，即使那里充满恐怖景象，也比把病人留在家中照顾更可取。她推动建立起的新机构很快人满为患，在这里，殴打和锁链囚禁等由来已久的暴行被谴责并取缔，但这些行为往往会改头换面，以贿赂与威胁、奖励与惩罚的形式出现，结果仍旧是那一套熟悉的微型暴政体系。

在英国，激励迪克斯的改革者群体仍在不断发展壮大。其领袖人物是第七代沙夫茨伯里伯爵（7th Earl of Shaftesbury）、后来的沙夫茨伯里勋爵（Lord Shaftesbury）安东尼·阿什利–库珀（Anthony Ashley-Cooper）。他于 1828 年进入政府委员会任职，负责监察伦敦的贫民收容所。他震惊地发现这里的病人赤裸地躺在肮脏的稻草上，就如爱德华·韦克菲尔德在改革前的贝德莱姆中看到的情形一样。与此同时，约

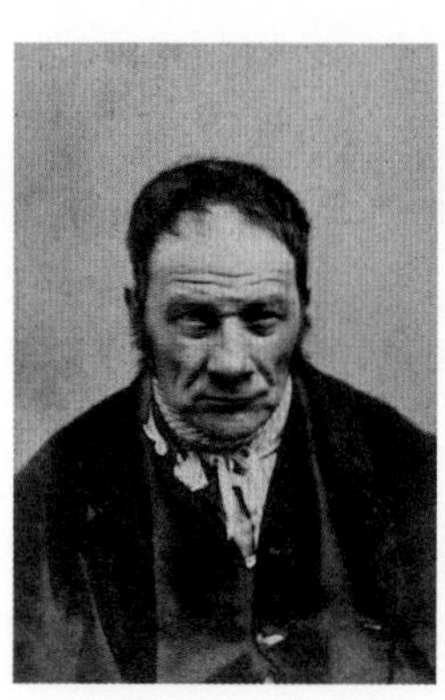
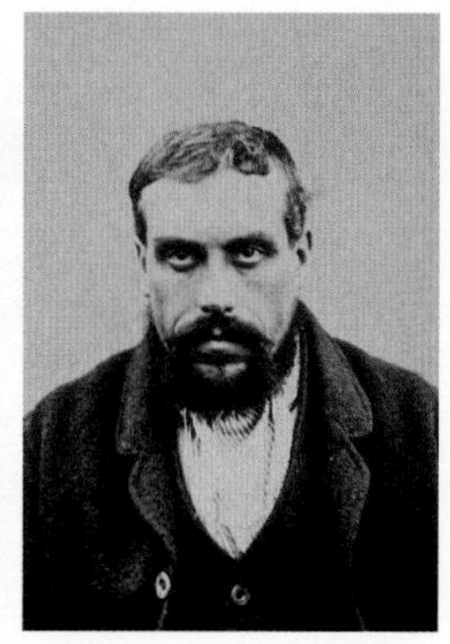
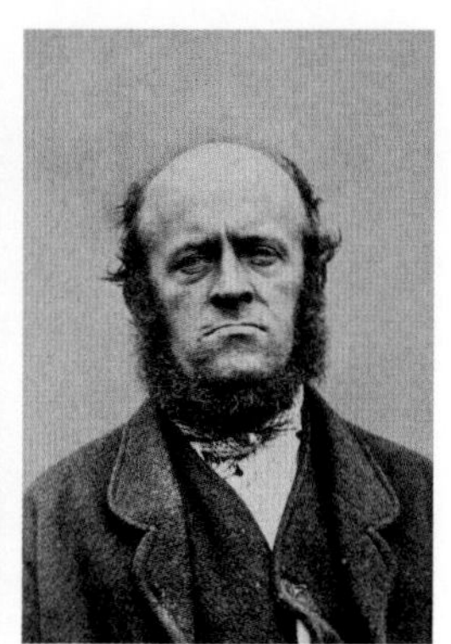

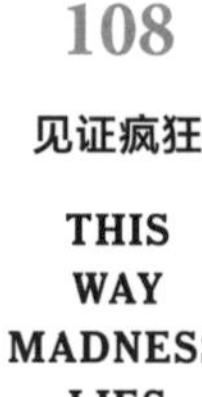

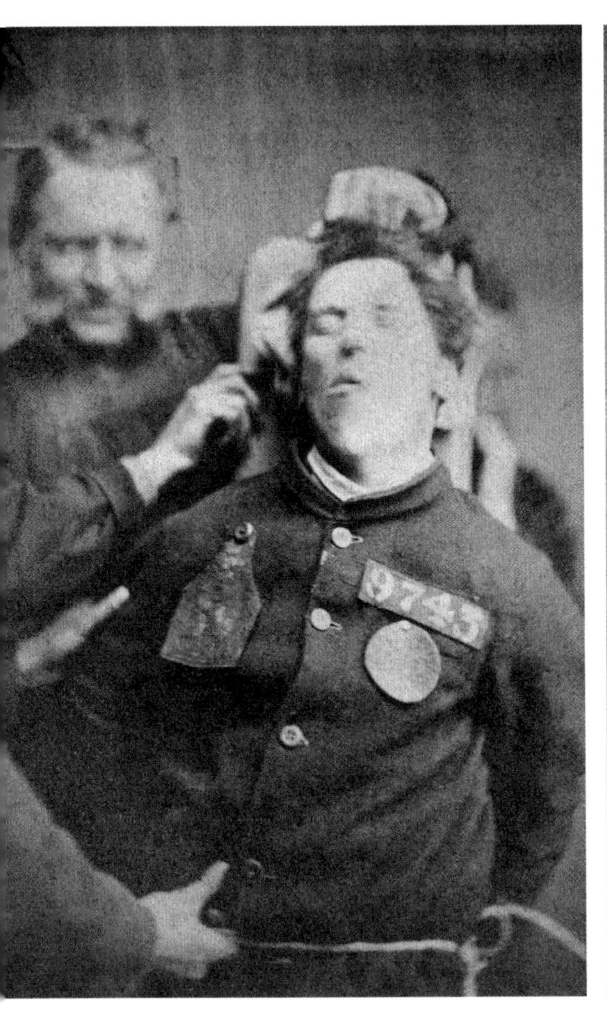
9743

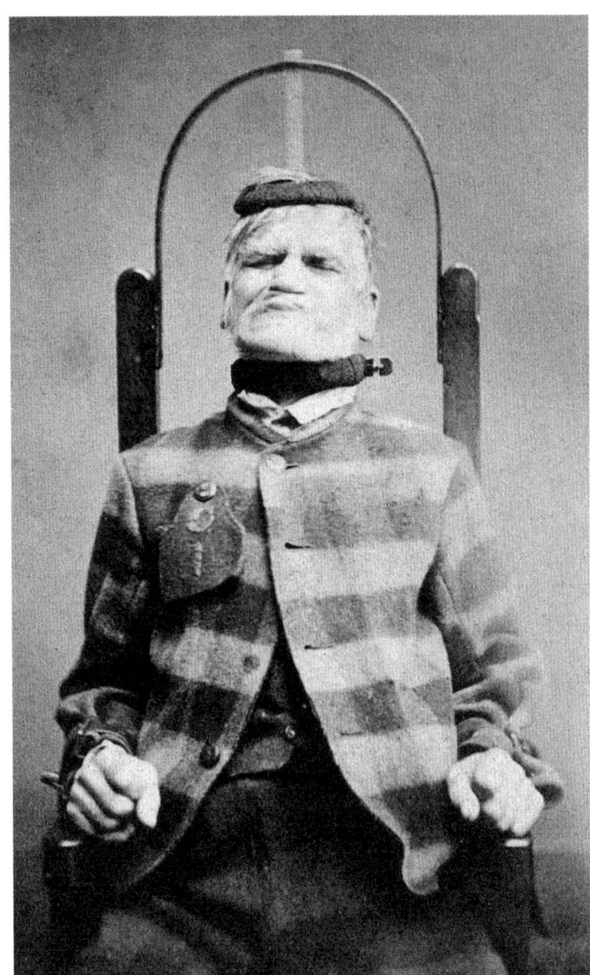

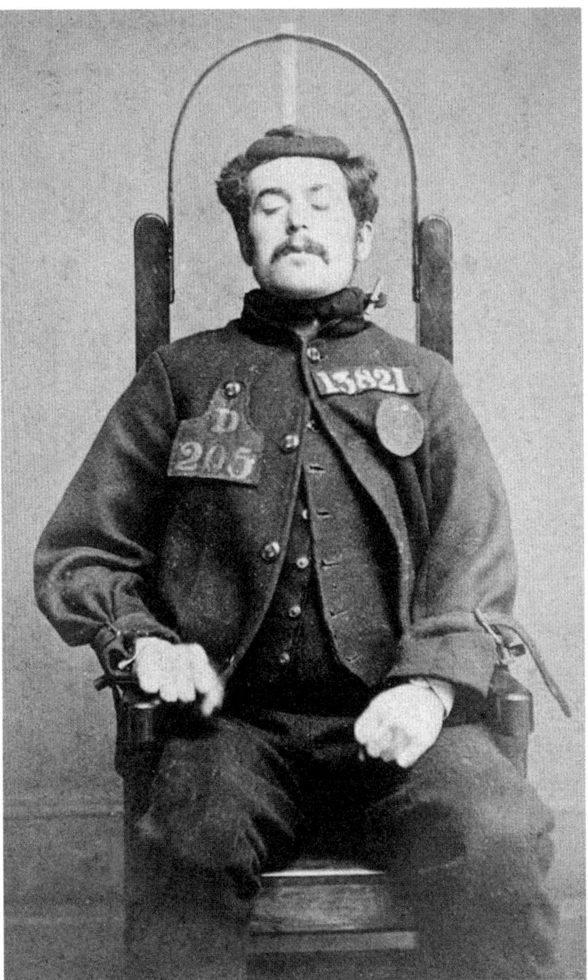
13821
D
205

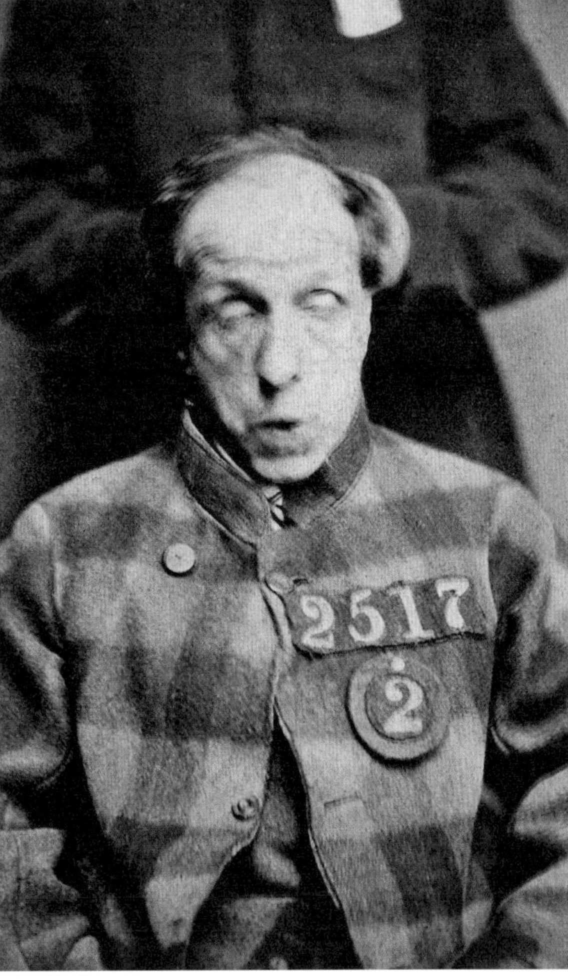
2517
2

右图

《布罗德莫精神病犯收容所报告及统计表，1885 年》
Reports Upon Broadmoor Criminal Lunatic Asylum, with Statistical Tables, for the Year 1885

该收容所男性病区平面图

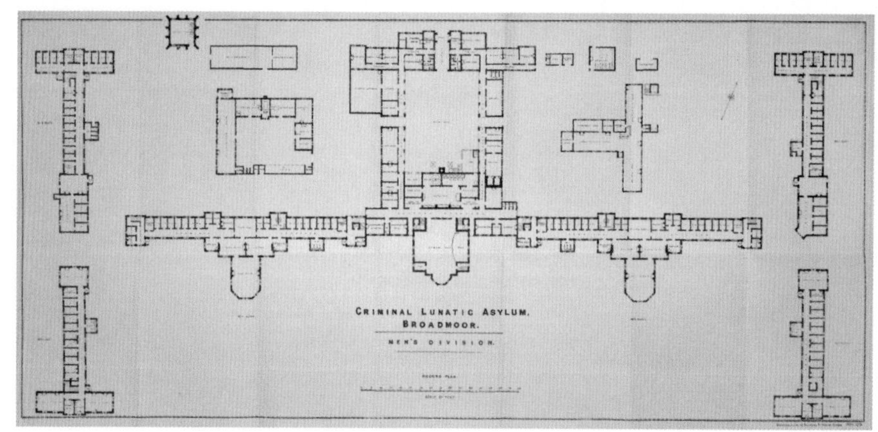

翰·珀西瓦尔发起了一场抗议私立收容所恶劣条件的运动，并于 1845 年成为“被疯者公谊会”(Alleged Lunatics Friends Society) 的创始人之一。该改革运动团体的主要成员，是一群曾经被当作疯人拘禁 (有些和财务纠纷有关) 的受人尊敬的绅士，他们讲述自己遭受的残酷的不公待遇，这些故事往往骇人听闻。

这些曝光破坏了收容所的形象，并引发了公众对改革的渴望。在人们提出的替代方案中，最振奋人心的愿景来自苏格兰蒙特罗斯疯人收容所 (Montrose Lunatic Asylum) 的负责人威廉·布朗 (William Browne) 医生。他建立了一套道德疗法的体制，相当于约克静修所和皮内尔的折中。布朗是群体戏剧、音乐和艺术疗法的先驱，或许还是第一位收集收容所病人艺术作品的医生。自 19 世纪 30 年代以来，他一直在发表关于收容所未来设想的热情洋溢的演说，这些演说被收录在一本极具影响力的书——《收容所的过去、现在和未来》(*What Asylums Were, Are and Ought to Be*，1837 年) 中。他认为，皮内尔从漫长的黑暗时代中拯救了收容所，在那个时代里“伟大的‘对象’被拘禁、隐藏”。[5] 监狱被用作收容所，而收容所也被用作监狱，“不过一个重要区别在于，在后者的情况中，囚犯是无罪的”。[6] 虽然收容所条件已经改善了许多，但是如巴士底狱般的旧体制并未被废除。改善的原因主要是收容所畏于议会调查和法律监察，真正的革命尚未到来。

布朗梦想中的完美收容所不是乌托邦，而是一个实际的目标。他认为“所有的秘密可以用两个词来概括：善意和职业”。[7] 医药是一种有用的工具，但永远不要把对疯人的照顾托付给“单纯的用药狂”。完美的收容所需要彻底从头开始构思，并以病人的利益为中心。它将是美丽而开放的，在它的墙内有完全的自由："在这个社区中，没有强制，没有链条，没有鞭子，没有体罚，因为事实证明这些手段并无实质效果。"收容所的主楼应该是一座大宅，"通风良好，建筑高大典雅，周围是广阔的庭院和花园"，楼内设有"画廊、创作室、音乐室"，是一个可供病人编织、烘焙、演奏、阅读、绘画和装帧书籍的"繁忙场所"。[8]其实这就是上一代的詹姆斯·梯利·马修斯在他的伯利恒牢房中构想的愿景，只是到现在世界才愿意倾听。

1845 年，沙夫茨伯里勋爵向议会提交了两项法案，旨在让旧监狱体制完全变为历史。《疯人法案》（Lunacy Act）规定所有公共和私立收容所必须进行登记以备检查，并且必须拥有一名常驻医师（尽管不是专门治疗疯病的医生）；继之通过的是《郡收容所法案》（County Asylums Act），规定每个郡必须建立一个公共收容所。这些法案是文明改革的里程碑，是可以与废除奴隶贸易相提并论的对历史野蛮章节的终结。新的收容所将为那些以前被迫进入济贫院系统的精神问题者提供安全的容身之处，并终结公共收容所的悲惨状况和私立收容所中肆无忌惮的行为。

这两项法案的直接影响是加速了收容所的数量和其中收容人数的增长。医学界警告说，应该将疯人隔离开来；一些人认为，他们的疾病可能具有传染

CRIMINAL LUNATIC ASYLUM. BROADMOOR.

WOMEN'S DIVISION.

左图

女性病区平面图

该医院被设计为
一个自给自足型社区
位于宁静的乡村地区

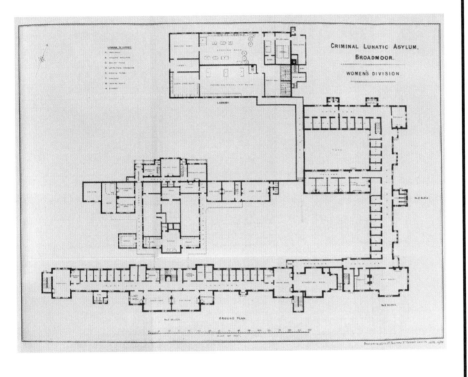

右图

描绘伯利恒医院的木刻版画
可能由 F. 维泽特利 F. Vizetelly
根据 F. 帕尔默 F. Palmer 原画创作
1860 年

左图是女性工作室
右图是台球室

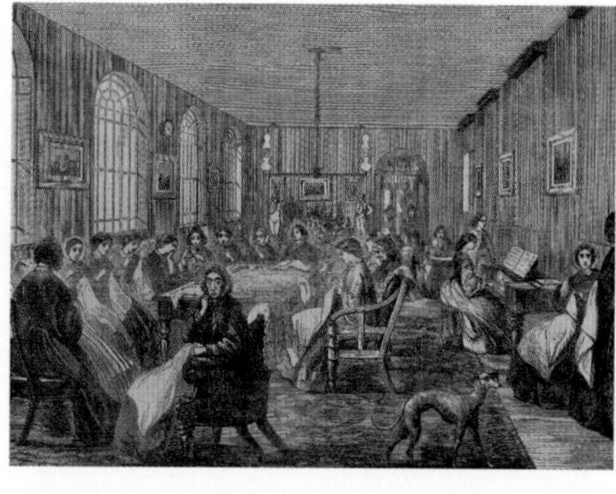

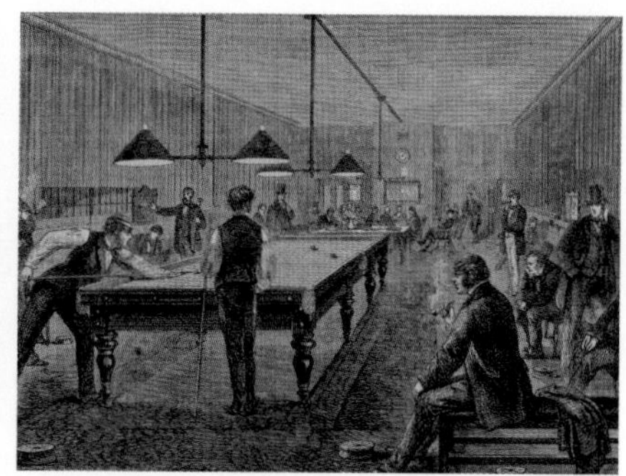

性，或与其他形式的传染病有关联。女性，尤其是那些不适合就业的女性，更易被诊断为“精神错乱”，这样的名目之下其实包含着一些社会问题，例如贫穷和非婚生子。

通常，“十足的贝德莱姆疯”描述的都是男性，但现在刻板印象已被翻转：男性进监狱，女性进收容所。而真实情况更加复杂——女性患者的比例较高也可能反映的是她们寿命更长，且更不容易出院——不过新建的收容所都开始为女性规划比男性更多的病房。

正如沙夫茨伯里勋爵所希望的那样，郡立收容所的增加使得一些私立收容所关闭了破败的贫民收容楼，但也导致更多的农村贫民被诊断为精神错乱。疯狂正在蔓延的预言应验了，它为那些处于患病边缘的人创造了新的诊断和疾病类别；与此同时，这些人与公众的接触却减少了。随着收容所的扩张，护理工作堕入了机械性的例行公事。新机构的建筑设计方案也围绕着员工优先的原则来制订，重症和急诊病房集中在主入口附近，而相对慢性和复杂的病例则被安置在“后方病区”（back wards）中，那里的病人受到的照顾较少，与外界失去联系，重新融入社会的可能性越来越小。

康诺利坚信收容所能够被塑造成理想社会

法庭对精神错乱的辩护更容易接受了，而新郡立收容所中的精神病犯病房则人满为患。就像监狱一样，收容所也成了强有力的利益团体，善于为它们的擅自扩张寻找借口。所有这些越来越强大的压力足以压制（尽管不是消除）妨碍它们扩张的反对派言论：这些反对派批评收容所残酷、不人道，而且其中的病人康复率极低。

1839 年，新建的大型伦敦汉威尔郡立收容所聘用了一位名叫约翰·康诺利（John Conolly）的常驻医师。他是一个理想主义者，支持维护工人权利的宪章运动，并像威廉·布朗一样支持社会企业家罗伯特·欧文（Robert Owen）。康诺利在收容所的员工室里惊讶地发现了一大批手铐、脚镣、约束椅和螺旋开口器，这些东西似乎更适合用在酷刑室。他立即宣布禁止一切约束措施，并在三个月内将这些东西完全清除出收容所。取而代之的是他建立的一套道德疗法体系，其中包括改善饮食、开设识字和算术课程以及定期学习《圣经》。

康诺利坚信收容所能够被塑造成理想社会，摆脱现代生活的有害影响。他认识到禁止约束措施会使工作人员更加辛苦，因此说服理事们以更好的条件、更高的工资和专业培训来奖励这些员工。他总是不知疲倦地在一线发挥带头作用，总是在值班，听取并处理患者的需求。他在《无机械约束的疯病疗法》（*The Treatment of the Insane without Mechanical Restraints*，1856 年）一书中总结他的实践经验，强调医生必须“融入和参与到病人日常生活的所有事务中”，使得员工和理事无法在他背后破坏制度。收容所必须成为其管理者的延伸，“成为以他为灵魂的和谐体系”。[9]

康诺利的成就得到了广泛的赞扬，并在公众中树立了正面形象，这使他得以与充满怀疑和异议的医学界巨头们对话。他成为公众眼中“无约束运动”的领袖，传递出改革者和广大民众都希望听到的信息：收容所不应成为暴行和玩忽职守的代名词。然而，就像图克在约克静修所建立的体制一样，事实证明康诺利的榜样很难效仿。很少有收容所负责人具备他的体系所要求的献身精神，那意味着终生的自我牺牲。如果没有持之以恒的监管和纠正，旧习惯总是很容易沿着阻力最小的路径渗透回来。

当无约束运动的明灯照亮整个黑暗的收容所体系时，伯利恒再次受到调查，调查者是根据 1845 年《疯人法案》设立的官方监管机构——疯病委员会（Lunacy Commission）。1852 年，委员会向议会报告说女性病房的患者被忽视和虐待，被人用冷水和拖把冲刷、擦洗，晚上躺在塞满稻草的床上挨冻。作为回应，理事们首次任命了常驻医生兼负责人，期望他能像康诺利在汉威尔那样，成为收容所的慈悲之魂。他们的期盼是有根据的。查尔斯·胡德既是医学专家，又是虔诚的基督教徒，他用不竭的精力和圣人般的奉献彻底改造了伯利恒医院。

胡德以心目中的英雄皮内尔为榜样，取消了约束措施，减少了上锁的门

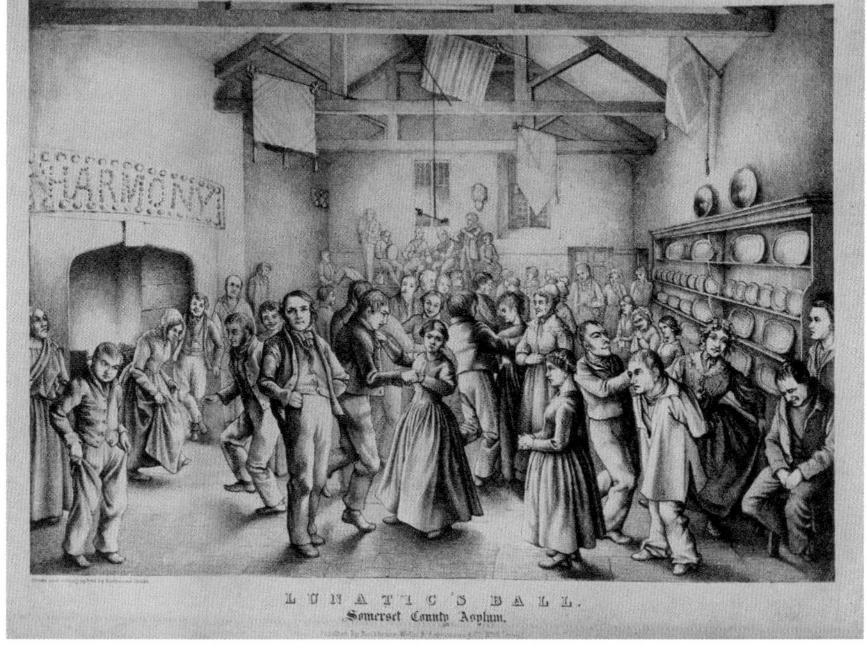

左图

石版画印刷品
凯瑟琳·德雷克
Katherine Drake
1850—1855 年

该画作描绘了
萨默塞特郡立收容所
Somerset County Asylum
的精神病人
在舞会上跳舞的场景

“疯人舞会”
已成为一个流行符号
象征着改革后的收容所

PLANCHE VII

Fig. 1.

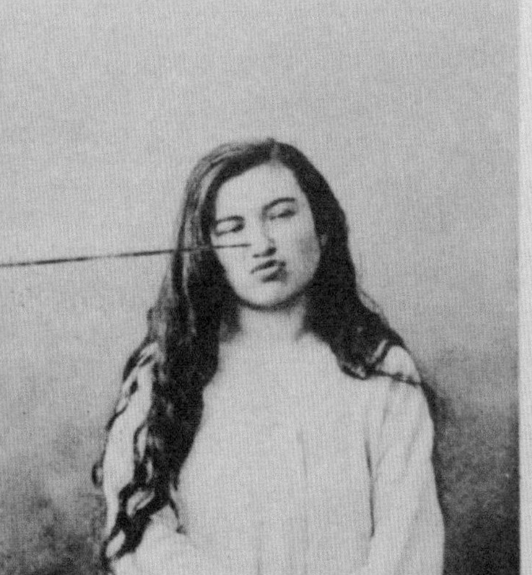

Fig. 2.

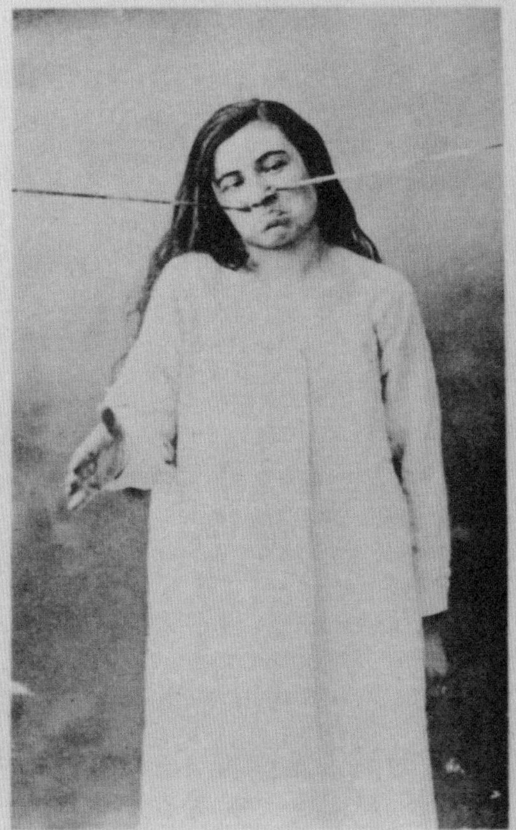

Fig. 3.

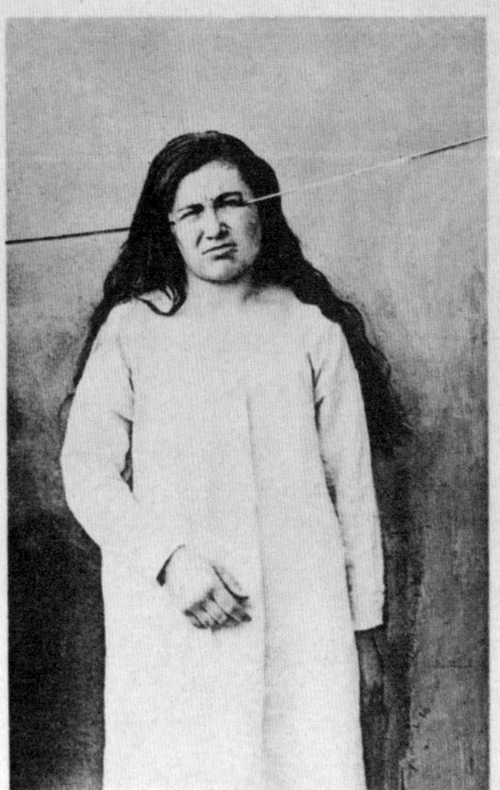

Fig. 4.

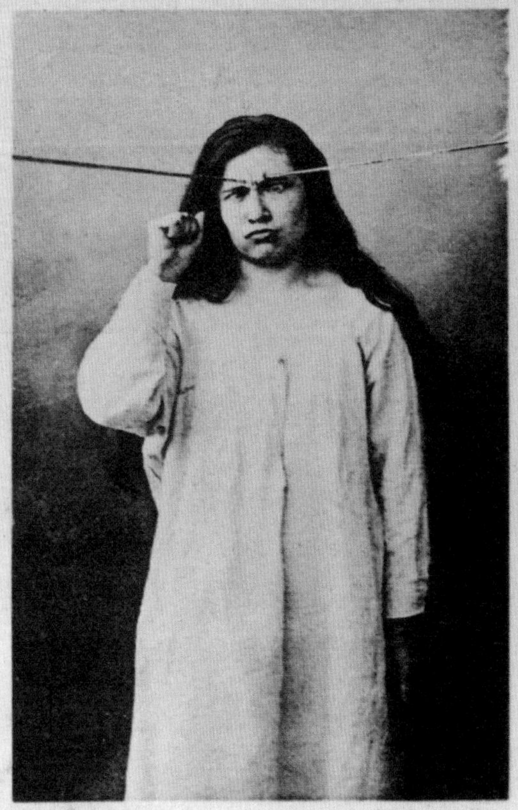

Cliché de F. Panajou, chef du service photographique à la Faculté de médecine de Bordeaux.

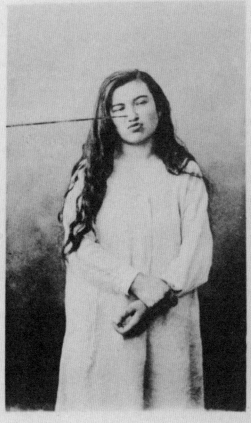

的数量；安装了新窗户，打扫了病房，并升级了寝具。他还把鲜花、书籍和图画放在病房里供病人消遣，并安装了幻灯机，供他们在晚间娱乐活动中使用。表现良好的病人还会被带到国家美术馆和邱园郊游。

在布朗和康诺利带来的乐观主义气氛中，收容所的成功故事一直是报纸的好题材。胡德的管理提高了伯利恒的知名度，并改善了形象：查尔斯·狄更斯（Charles Dickens）的《家常话》杂志（*Household Words*）对伯利恒给予了赞许和动情的报道，而病人的来源除了教区救济的贫民外，逐渐加入了更多来自中产阶级家庭的病人，这些病人的家庭能够负担一定的费用。胡德开始在每周一晚上举行舞会，鼓励公众参加。通常在盛夏或圣诞节举行的“疯人舞会”，是许多收容所都会采取的吸睛举措，重在强调令病人重返正常社会的期许。来访的记者看到精心打扮的病人全情投入舞会之中，完全融入外部世界，常常为这一景象所震撼。其他人——例如狄更斯参加1851年圣路加医院的圣诞节舞会时，则发现“在这样的景象中，有许多令人悲痛的事情”。在奇怪的注视和蹒跚的步伐中，一个人能很明显地感觉到，“以人类的各种方式减轻疯病的痛苦，并不能恢复最伟大的神圣恩赐”*。[10]

在精神病犯楼的病人中，有位名叫理查德·达德（Richard Dadd，参见第140页）的画家。他年轻时曾是皇家艺术学院（Royal Academy）的杰出天才，以表现奇幻精美的童话世界而著称。1842年，达德因绘画任务去埃及和圣地耶路撒冷旅行时变得精神失常，回来后就刺死了他的父亲。在法庭上，有证据显示他相信自己听命于埃及冥神奥西里斯（Osiris）。达德被判定为有罪但精神错乱，被关进伯利恒的精神病犯楼。胡德对他很感兴趣，记录

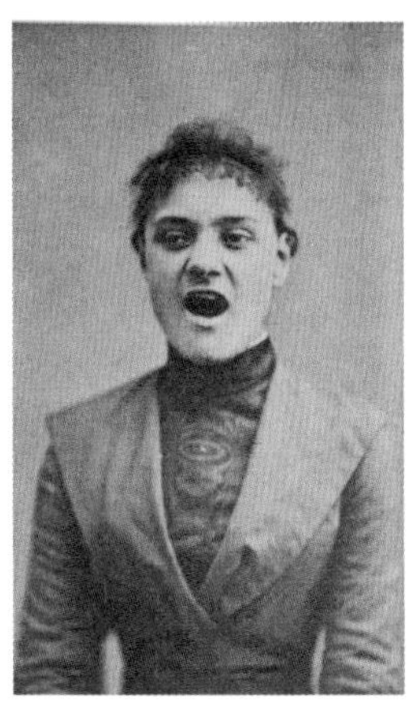
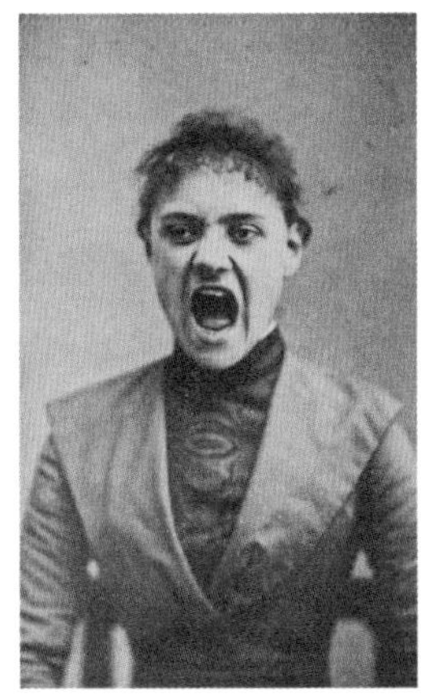
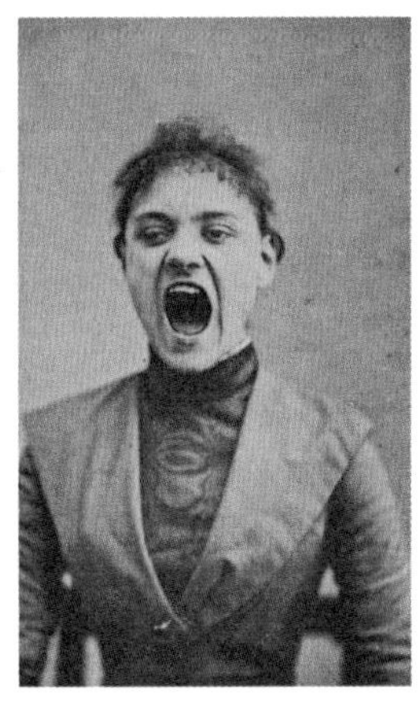

* 在基督教中，上帝的恩赐指圣灵七恩（Seven Gifts of the Holy Spirit），包括智慧、知识、怜悯、敬畏等，见《旧约·以赛亚书》。——译者注

本页

阿尔伯特·朗德
Albert Londe
拍摄的系列照片
约1890年
摘自《神经系统疾病诊所，萨尔佩特里埃医院的新肖像》
Nouvelle Iconographie de la Salpêtrière; Clinique des Maladies du Système Nerveux

“癔症”（旧译歇斯底里）
Hysteria
这一概念逐渐成为
新医学理论关注的焦点
特别是在法国

对页

凹版相片
约1891年
摘自阿尔伯特·皮特
Albert Pitres
《癔症和催眠术的临床课程》
Leçons Cliniques sur Hystérie Et l'Hypnotisme

处于全身僵直状态的病人
肌肉受到机械刺激而运动

发作前　早期症状

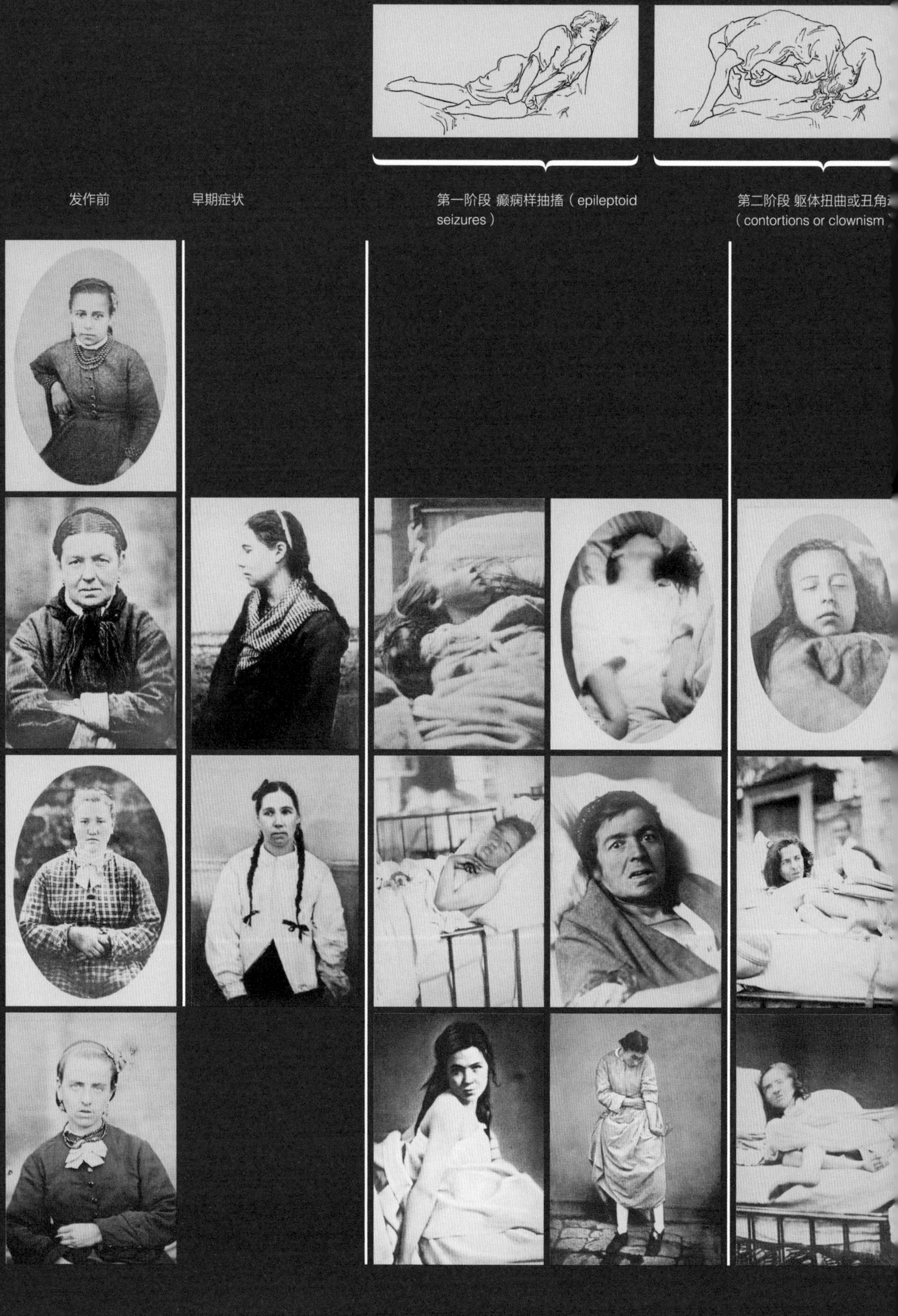

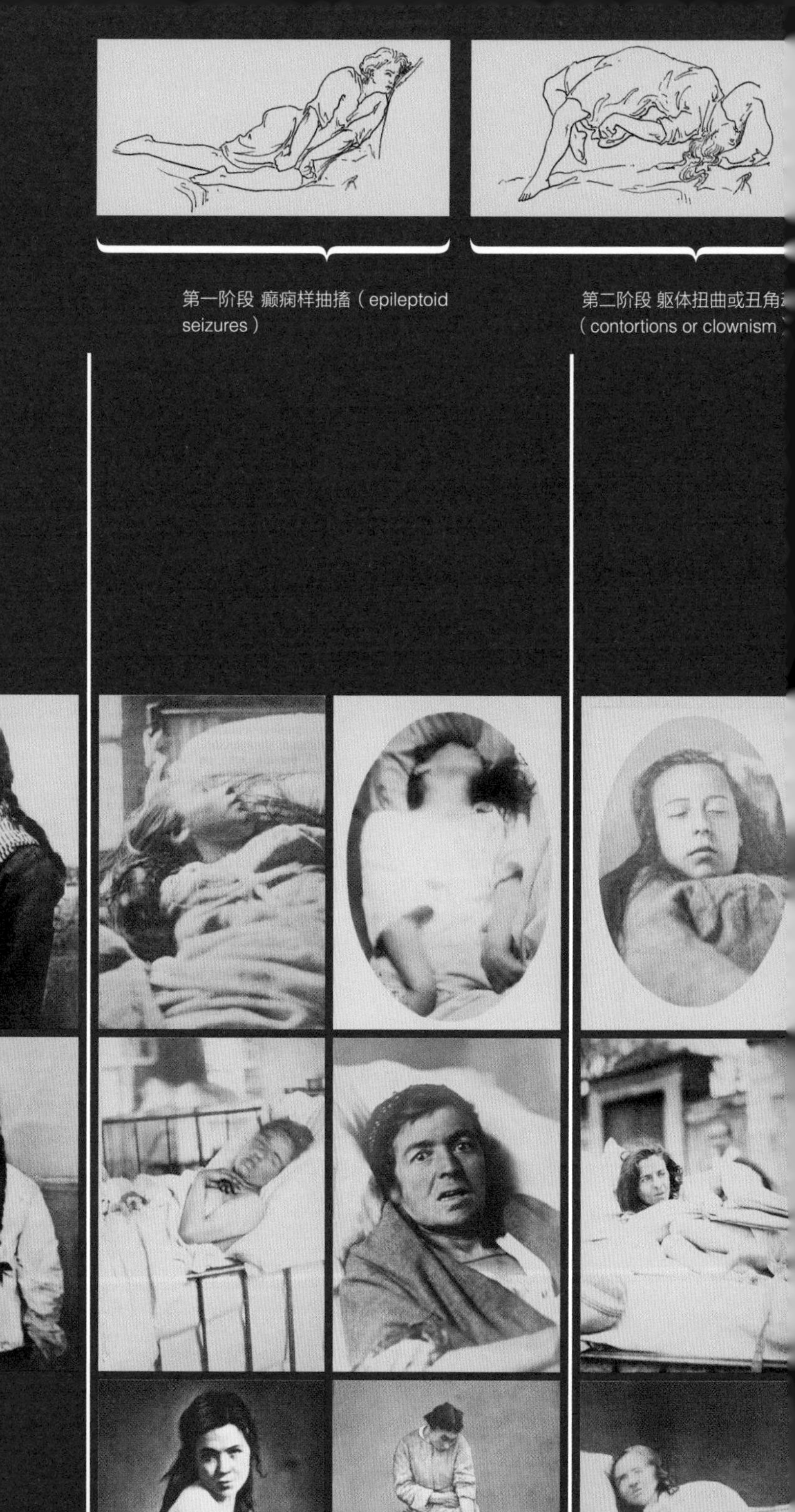
第一阶段 癫痫样抽搐（epileptoid seizures）
第二阶段 躯体扭曲或丑角
（contortions or clownism

癔症大发作的关键阶段

让—马丁·夏科

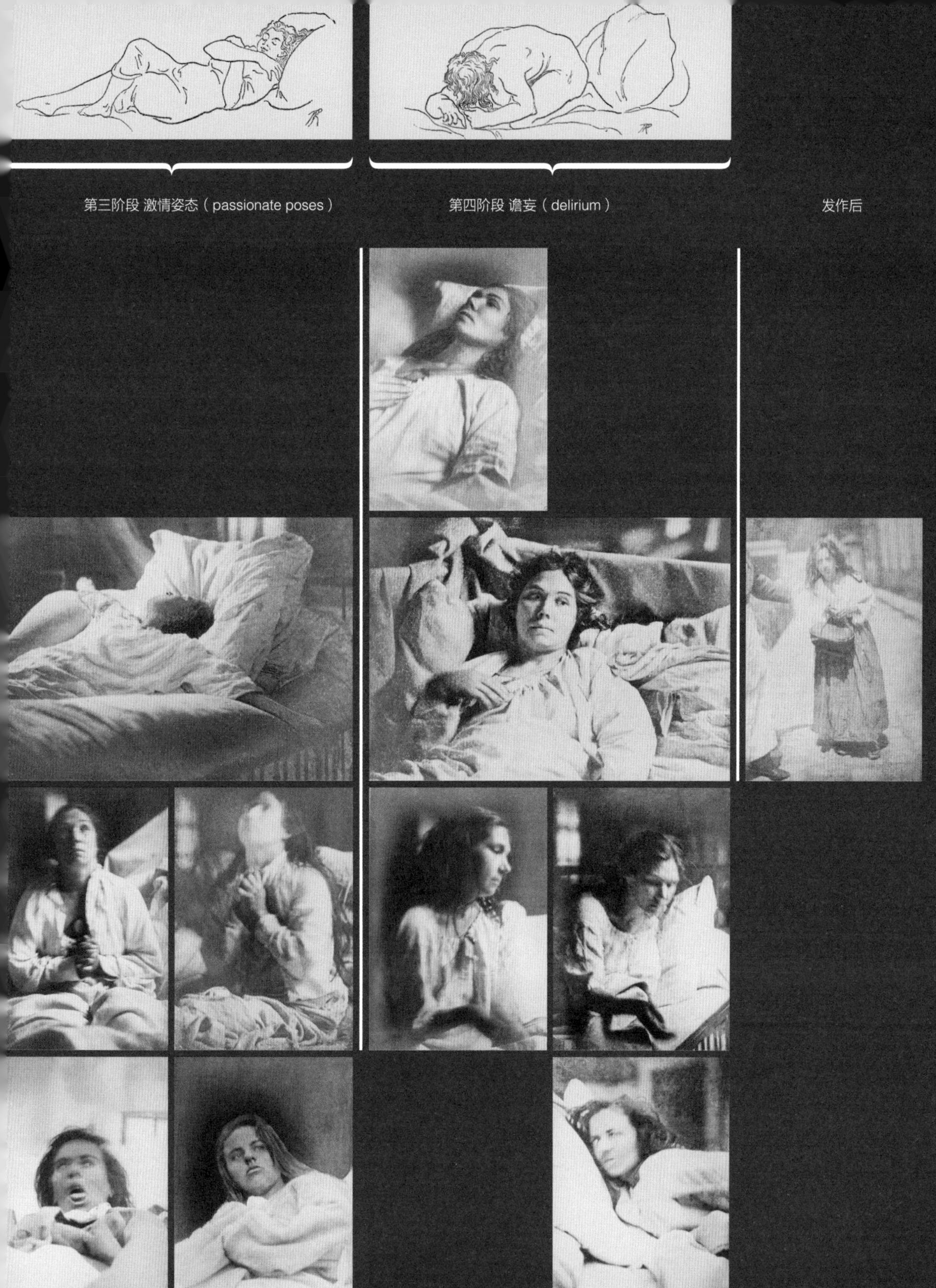

本页和对页

法国医生让-马丁·夏科（Jean-Martin Charcot），被誉为“神经症之皇帝”（The Emperor of the Neuroses），他通过萨尔佩特里埃医院病人催眠后的照片来阐述他关于癔症的理论。

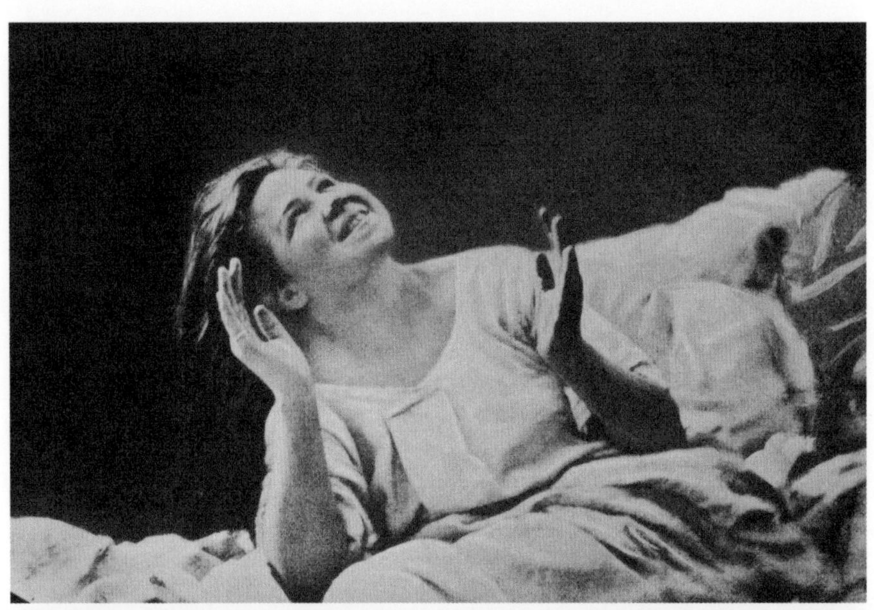

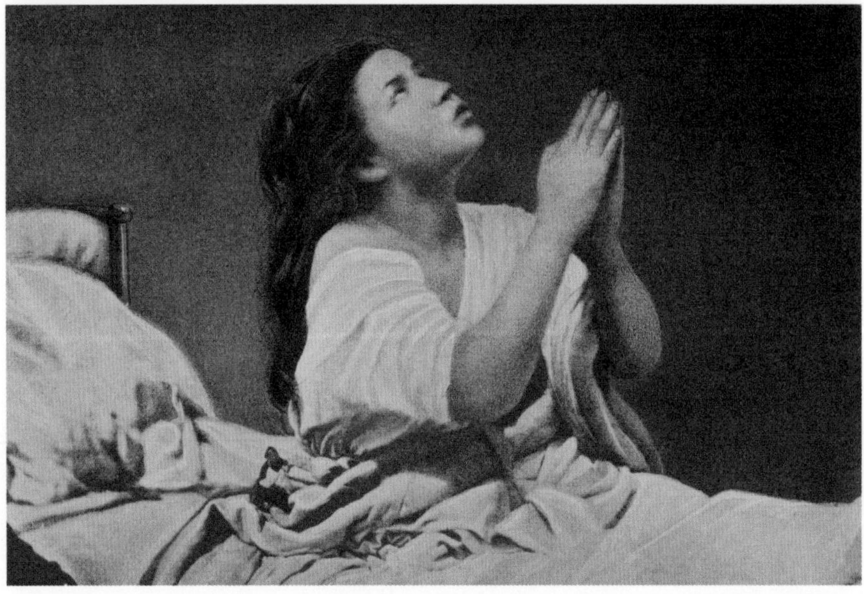

本页和对页

摘自《萨尔佩特里埃医院的肖像》（*Iconographie Photographique de la Salpêtrière*，由夏科提供）。这些照片是保罗·勒尼亚尔（Paul Regnard）在 1876 年至 1880 年间拍摄的，展示了萨尔佩特里埃医院的这名病人的各种状态：神魂超拔（ecstasy，上图）、祈祷（supplication，下图）和性兴奋（eroticism，对页）。奥古斯汀·格莱兹（Augustine Gleizes）是夏科最喜爱、最具戏剧性的病人，后来她被解除监禁，进入社会就业。

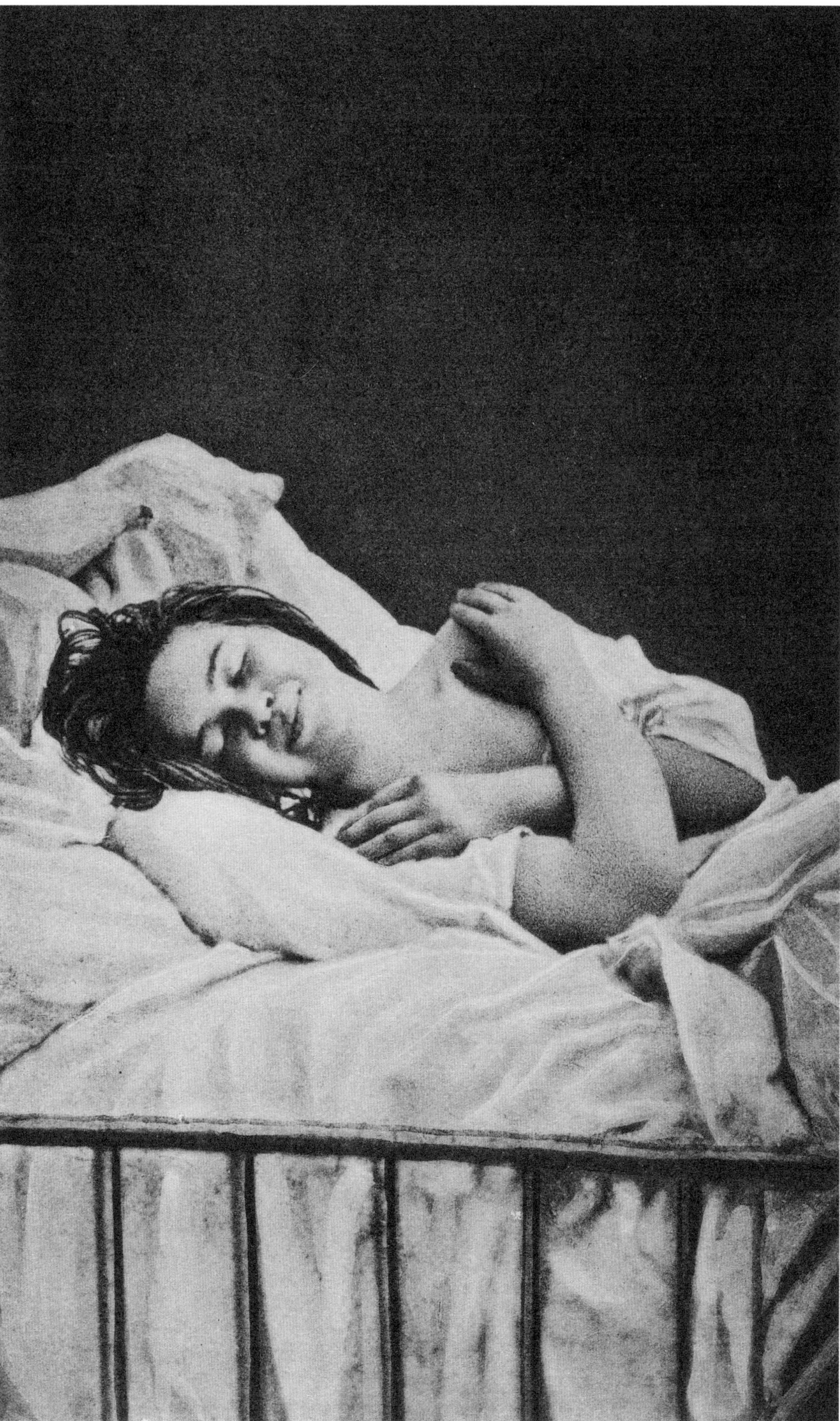

本页

亨利·赫林拍摄的照片展示了理查德·达德创作《矛盾》的场景
约 1875 年

查尔斯·胡德到来后达德作为一名艺术家变得更加多产了

对页

1890 年 7 月至 1891 年 6 月之间经批准入住萨里郡弗吉尼亚沃特霍洛威疯人疗养院 Holloway Sanatorium for the Insane in Virginia Water, Surrey 的女病人的病例记录

了他的精神信仰，他的毫无悔意，以及偶尔发作的暴力和不雅行为，但也发现“他可以成为一个非常通情达理、和蔼可亲的伴侣，并且在谈话中表现出曾受过良好教育的头脑”。[11] 胡德将他转移到更宽敞、更明亮的病区，远离那些麻烦不断的精神病犯，而达德则将他最新的杰作——《矛盾:奥伯龙和蒂塔妮亚》（*Contradiction: Oberon and Titania*，1854—1858 年）题献给了胡德。

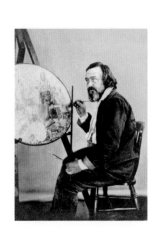

1864 年，达德成为首批进入布罗德莫收容所的病人之一。这是从詹姆斯·哈德菲尔德时代以来就承诺建立的精神病犯的专业收容所。与萨瑟克院区拥挤而污秽的环境不同，布罗德莫收容所坐落在伦敦西郊宜人的乡村中。这里有宽阔的庭院和 12 英亩（4.8 万平方米）的菜地，旨在成为一个自给自足的社区，自主供应食物和衣物。但是，被关押者中攻击性强的人占比过高，不得不加以严密监禁，因此自给自足的设想受到了限制。达德在这里继续绘画并装饰大厅内的剧院，他的画作从原先的画面拥挤而迷幻的风格回归到了描绘古典神话中相对朴素的田园风光。

康诺利和胡德这样有感召力的医生增进了公众对收容所和病人生活的认识，但对康复率却影响不大。在胡德仁慈的体制下，康复率反而下降了 6%：伯利恒变得更友善的结果之一，就是使得天平向长期住院且无法治愈的病人倾斜（从而影响了康复率）。即使是在泰斯赫斯特，这里配备了用钱能买得到的最好设备，19 世纪 70 年代的康复率也未超过每年 5%。在汉威尔，接受康诺利悉心治疗的患者一直在增加，直到将近一千人挤进了一栋为五百人设计的大楼中。而康诺利仍然是收容所的核心。他出现了皮肤过敏症状，难以入眠，因此他日夜在病房和走廊中巡视。收容所就是他的世界，并逐渐成为他处理所有社会问题的解决方案。在他眼中，收容所能造福的人群越来越多：乖僻古怪的人、不讲卫生的人、酗酒者、不诚实的人、脾气暴躁的人、不服管教的人。对于所有这些人，“对他们进行保护、隔离、管教及系统的治疗是必不可少的，只有收容所才有能力提供这些服务”。[12] 完美收容所的逻辑最后得出的结论就是，整个世界都应该变成一个收容所。

收容所越大，理想主义者就越难控制它们。米德尔塞克斯郡的治安长官对汉威尔不断增加的运营成本感到震惊，于 1852 年强迫康诺利退休。此时，建设宏大收容所的新时代正方兴未艾。

1851 年，米德尔塞克斯郡启用了一个新的郡立收容所，即科尔尼哈奇（Colney Hatch）。该收容所的设计容

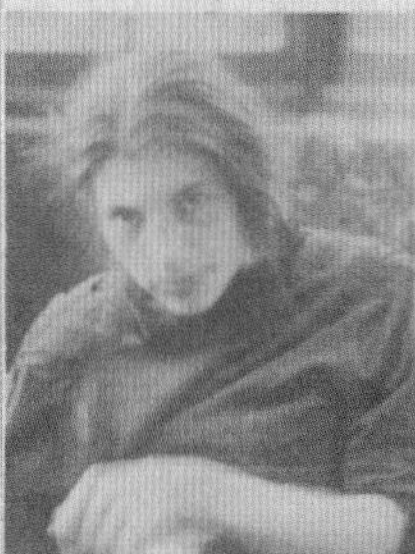

J.B.H.

Oct: 1891.

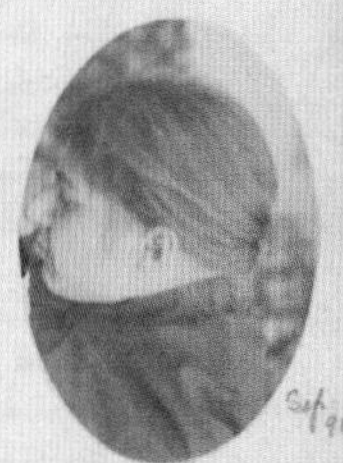

Sep/91

Oct: 30. The above photo gives an idea of her condition about this time. She obstinately resisted every thing that was done for her, was constantly on the watch prepared to bolt through doors. Her arms were generally in a state of extreme muscular tension. She occasionally endeavoured to destroy her things & it invariably required about 4 nurses to dress & undress her.

J.B. Henderson.

Nov. 7. Was today transferred to St Luke's Hospital. "Not improved".

refuses her food, because she says it is poisoned - she is at times noisy incoherent & rambling & offers much resistance to nurses -

30 July She remains in the same rather agitated state as on admission - she refuses to shake hands with, or enter into detailed conversation with Reporter (this has occurred every morning for past week) - She mentions she said her food was poisoned - Is rambling & almost incoherent in conversation at times & offers violence to the nurses. Health fair

10 August There is no improvement to be noted in mental state. but her bodily condition is improved she is taking

℞ Opii ℳ xv
Sp. Chlorof ℳ xv
aqua ℥j t.d.

24 Aug. She is quieter & less resistive to nurses than on admission and is taking her food much better - She refuses however to enter into any conversation or shake hands with the medical officer, is entirely unoccupied the whole day, & shews no disposition to be friendly with anyone - Health slightly improved -

28 Sept Unchanged -

Oct 31. She remains in a suspicious weakminded condition, refuses to converse with, or enter on friendly terms with any one in the building. will neither shake hands, or protrude her tongue. When addressed she has a peculiar, nervous method of shifting backwards away

Sept 4 1890

April 188 May TEMPERATURE CHART

188 June TEMPERATURE CHART

188 June TEMPERATURE CHART

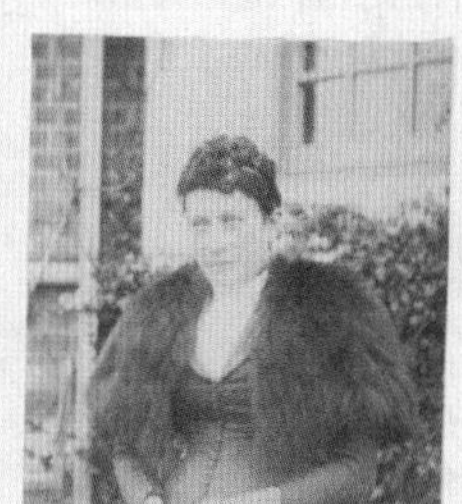

J.B.H.

Oct. 1891. V.B.

右图

这张明信片
展示的是
1861 年
在海尔镇边缘
建立的医院

该医院用于
接纳新病人
和那些需要
医疗护理的病人

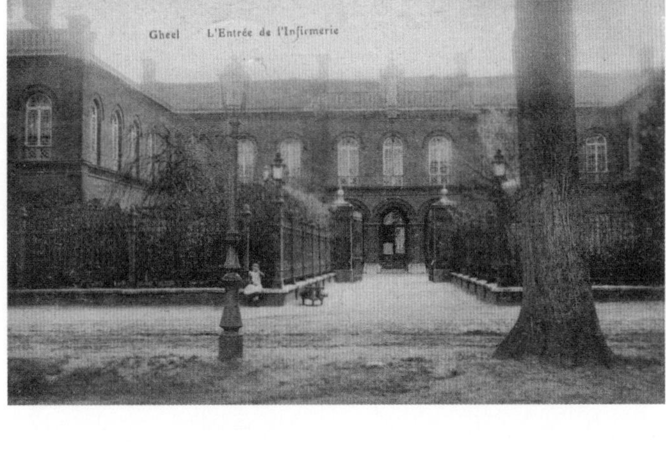

量是容纳 1250 名患者，并拥有欧洲最长的走廊。它外观雄伟，布满了塔楼、穹顶和巴洛克式的装饰，让人回想起老伯利恒。像老伯利恒一样，墙面的裂缝几乎在建成之时就立即开始显现，到 1859 年，郡治安官对建筑师的渎职行为提起了诉讼。在这些规模庞大而资源匮乏的机构中，对病人的护理逐渐僵化成空泛的例行程序，这种现象几乎是无法避免的。

海尔的家庭护理体系越来越受欢迎

在这种背景下，作为收容所的对立面，海尔的家庭护理体系越来越受欢迎。1850 年，该镇被纳入比利时国立医院体系，被指定为“疯人聚居地”，寄宿者可以在其中自由漫步。这一古老体系的监管权从教堂转移到一群医生手中，他们设计了一套新的体系，保留了传统中最好的部分。教堂保存着寄宿者的名册，但让寄宿家庭按照自己的意愿照顾他们。根据当地的法规，家庭应对寄宿者的一切违法行为负责，这导致有破坏性的病人有时会被殴打或用皮带束缚。新体系禁止了约束和体罚，代之以国家对家庭发放的小额补偿金。1861 年，比利时收容所医疗领域的首席专家约瑟夫・吉斯兰（Joseph Guislain）医生在海尔镇的边缘建立了一家新医院，接待新来的病人并对他们进行评估，如果发现病人不可控制，就将其收入医院。之后，海尔镇边缘又修建起了三座公共浴室，寄宿者每周两次被送到这里来进行基本的卫生和健康检查，同时也实现了在家庭层面之外对病人进行必要的监督。

按照当地人的说法，对病人的照料会尽可能地在“外部”（在镇子里，在当地家庭中）进行。“内部”（医院）是一种仅在绝对必要时才会使用的资源，并且每个人都会尽力缩短病人待在医院里的时间。这种“混合体系”，通过来访医生的学习和传播，开始在法国和德国的数十个小城镇中采用，甚至远至日本也独立发展出了一个类似的体系。“海尔问题”于 1902 年正式解决，当时的国际精神病学大会（International Congress of Psychiatry）宣布它是一个最佳实践案例，全世界各

对页

这些幻灯片
展示了
海尔的寄宿者
和当地家庭
一起居住
一起工作

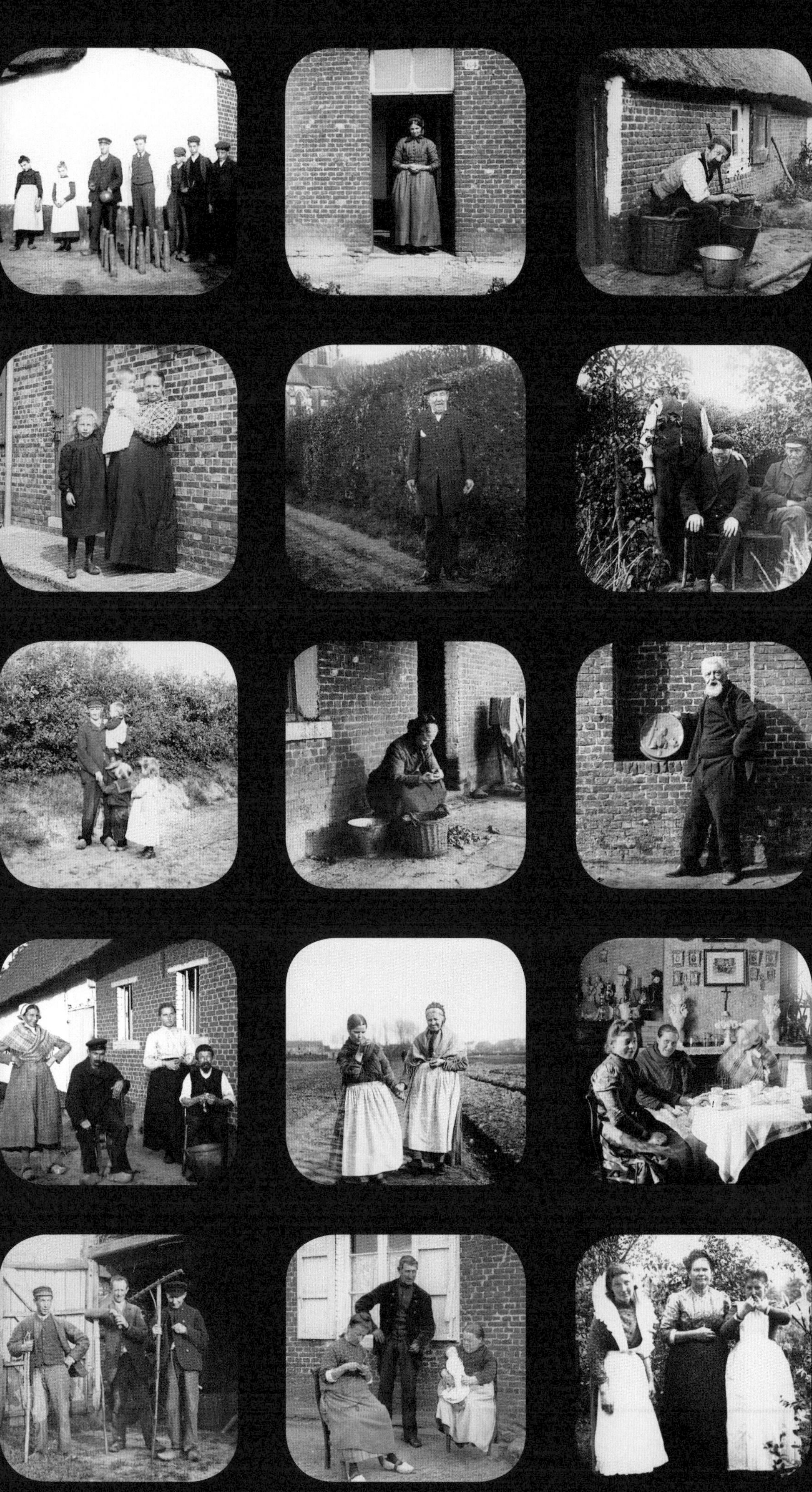

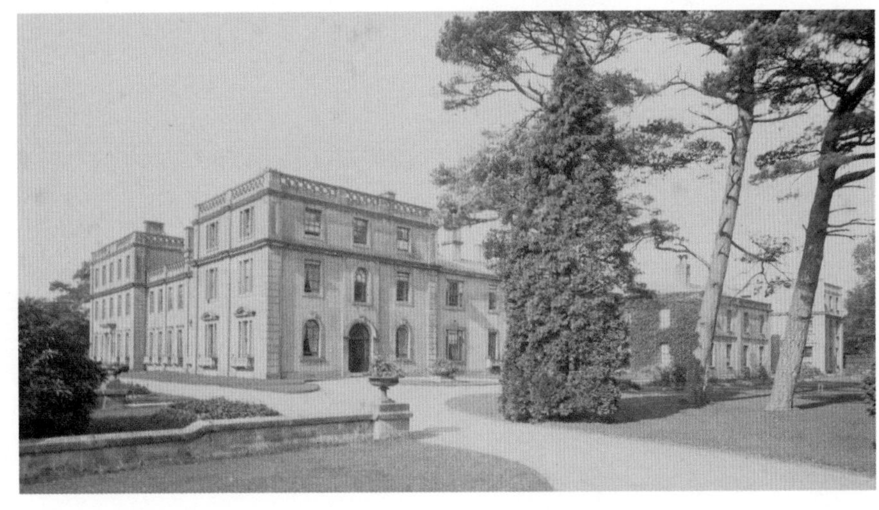

本页和对页

萨塞克斯的泰斯赫斯特收容所是英国最独特的私立收容所之一到 1900 年其庭院面积已扩大到 300 英亩（121 万平方米）

对页的插图展示了亭子、意大利花园主楼、高地附楼入口小教堂、陈列馆客厅和音乐室（从左上至右下）

地只要条件允许都应该效仿。

在其他地方，医学的飞速发展带来了新的解决方案。尤其是在德国，新一代心理专家的研究取得了惊人的进展，包括绘制与运动、语言等功能对应的大脑区域图，以及开发出与某些神经疾病相关的体格检查。大学中纷纷建立起了研习所，以研究大脑和神经的病理学，这些研究的对象通常来自收容所。疯癫重新被认为是“精神疾病”（mental disease），并与显微镜下发现的脑部和脊髓的感染及缺陷联系在一起。最初由约翰·克里斯蒂安·雷尔（Johann Christian Reil）医生在 1808 年提出的“精神病学”（psychiatry）一词，也被更广泛地用于定义新一代以实验为基础的专家的工作。

与众不同的是，1888 年成为海德堡大学（University of Heidelberg）精神病学教授的埃米尔·克雷佩林（Emil Kraepelin），对数千名收容所病人进行了研究，不是将他们作为固定形态的标本，而是作为活体实例，用以揭示各种形式的妄想型精神错乱或“精神病”（psychosis）所共有的行为和症状。就像在他之前的威廉·巴蒂和皮内尔那样，他在可治愈和不可治愈的疾病类型之间做出了一个基本区分。这一区分通过一系列有影响力的教科书，逐渐演化成更加复杂的子类别。可治愈的类型表现为在疾病的不同阶段循环，有时甚至完全缓解，他将之称为“躁郁症”（manic-depression）；而不治之症，他认为是一种退行性脑病，即早发性痴呆（dementia praecox）。后者的症状后来被归入一个新的诊断分类——“精神分裂症”（schizophrenia），但克雷佩林的分类，仍是当今精神疾病理论的基础。

“精神病学”这一术语在英语世界中逐渐被采用，用来描述比“收容所负责人”更具职业雄心和科学头脑的新一代专家的工作。他们在英国的首席代表是雄心勃勃的约克郡收容所医生亨利·莫兹利（Henry Maudsley），他与德国的神经病学家和精神病学家保持了密切的联系，加入了他们的学术社团，并将他们的想法介绍给英国医学界。1863 年，他被任命为《精神科学杂志》（*Journal of Mental Science*）的合作

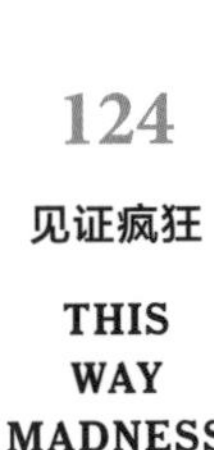

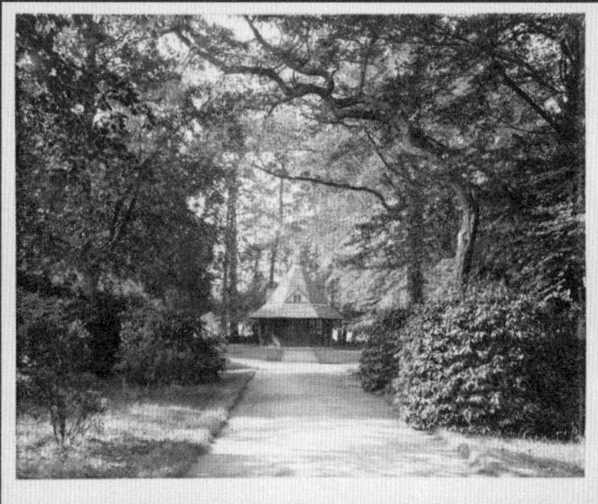
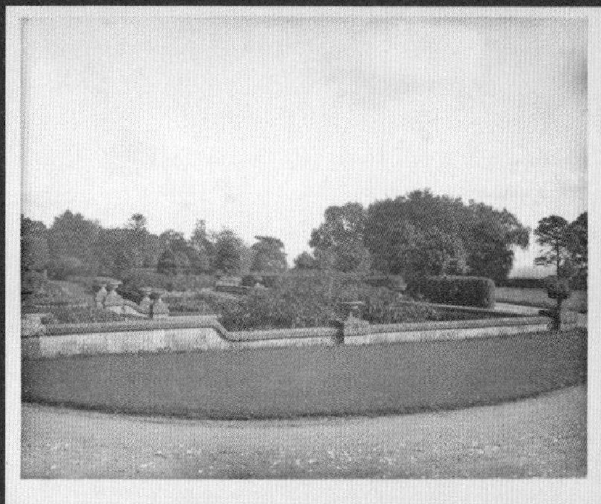
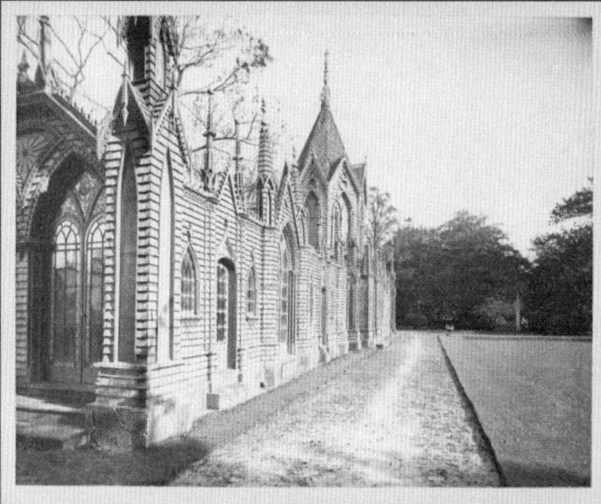
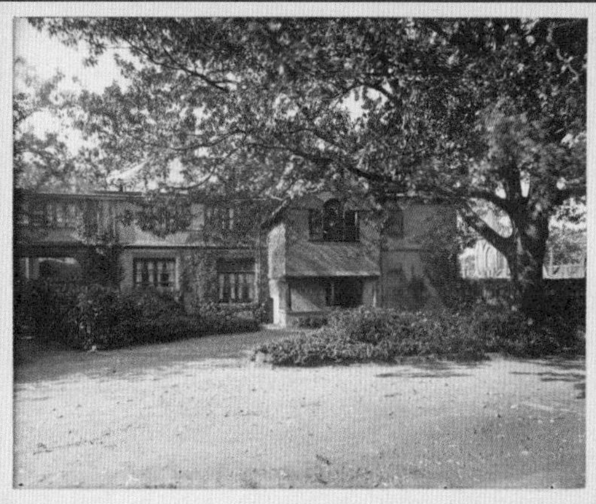
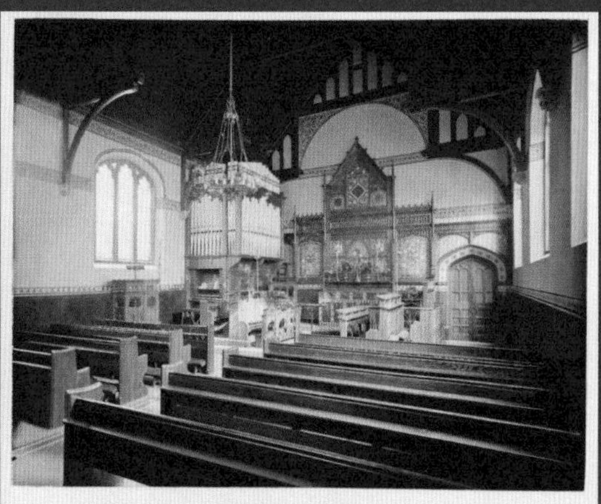
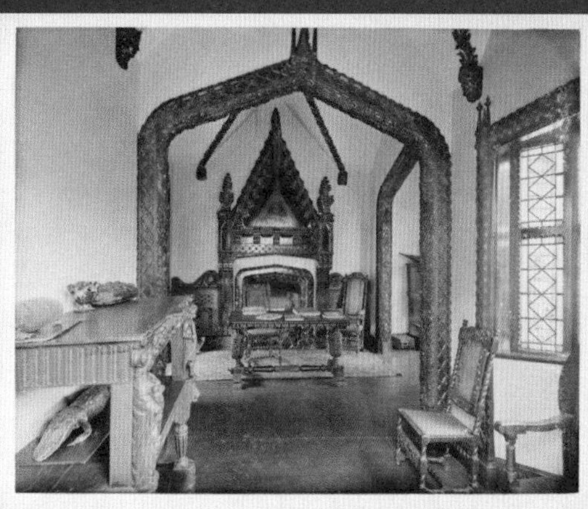
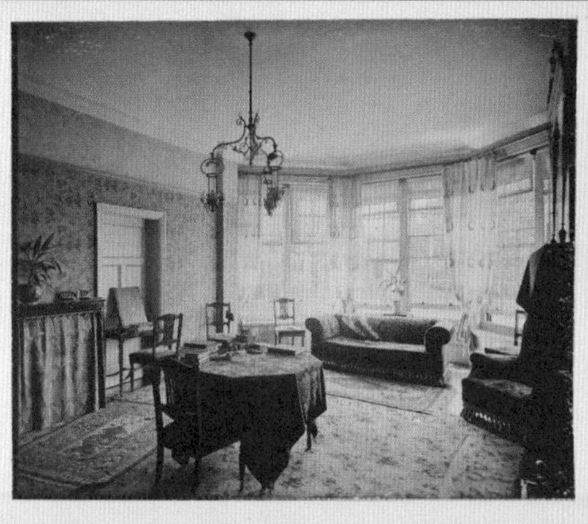
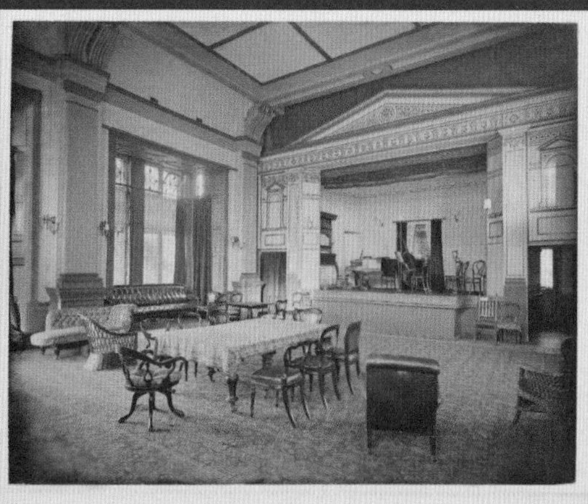

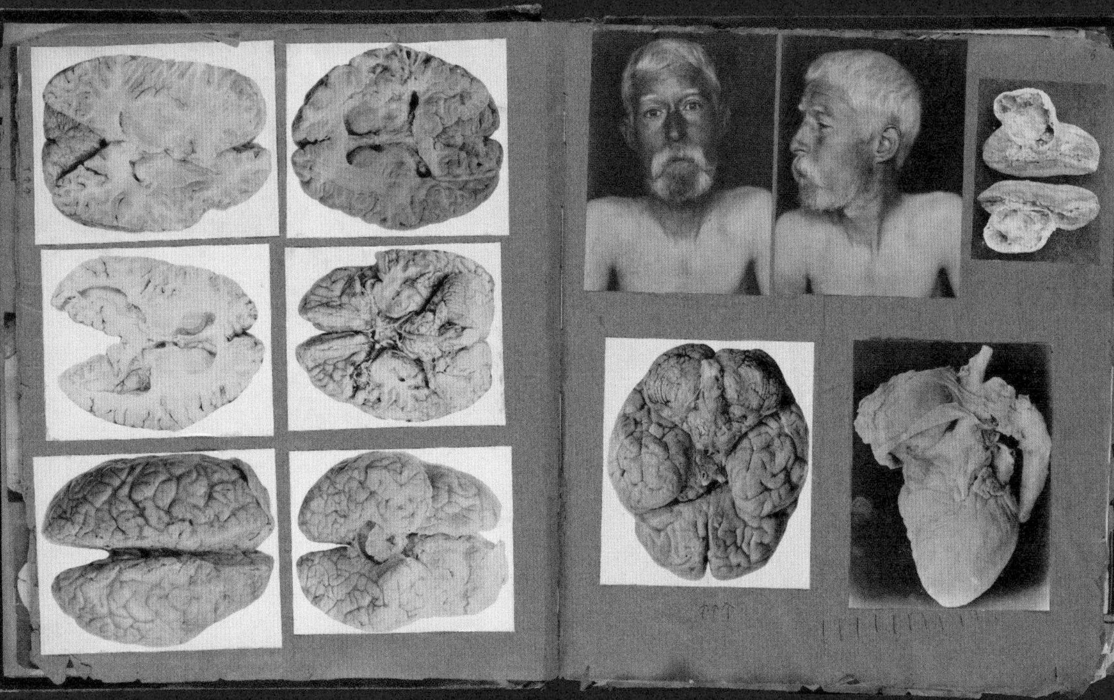

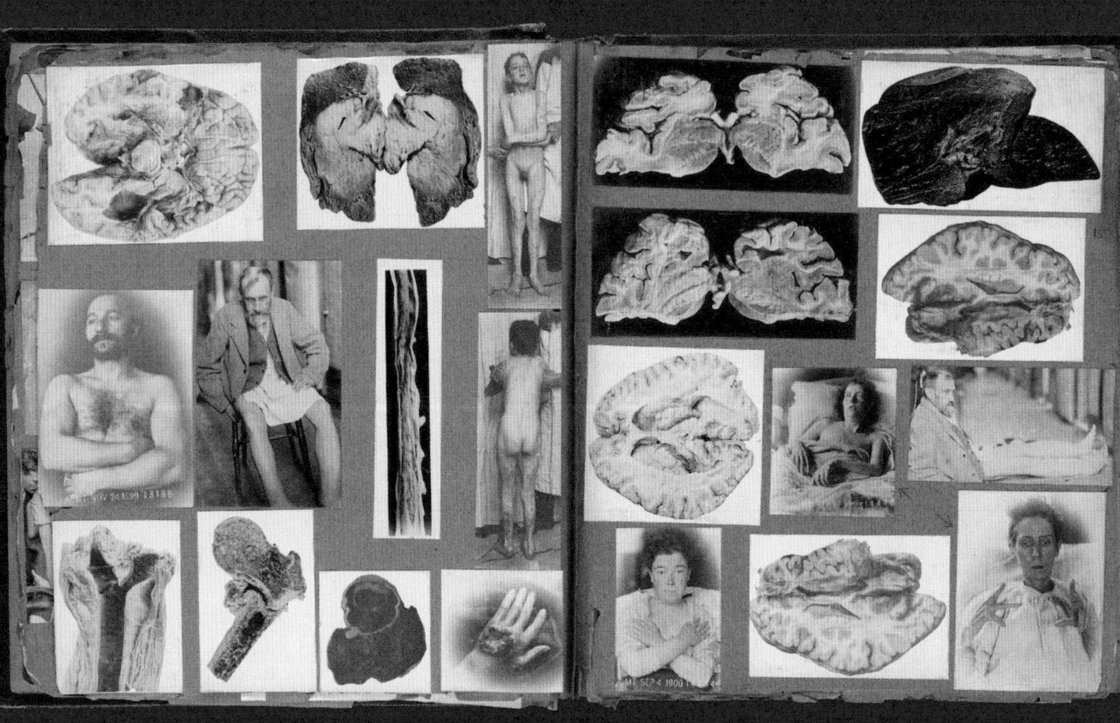

本页和对页

病人照片，来自科尔尼哈奇的弗赖恩医院（Friern hospital），1890—1910 年。到 19 世纪末，新一代的“精神科医生”将精神错乱（insanity）重新定义为一种精神疾病，并在大脑和神经系统中寻求其生物学根源。这本剪贴簿将病人生前的照片与他们大脑的解剖图像放在一起陈列。

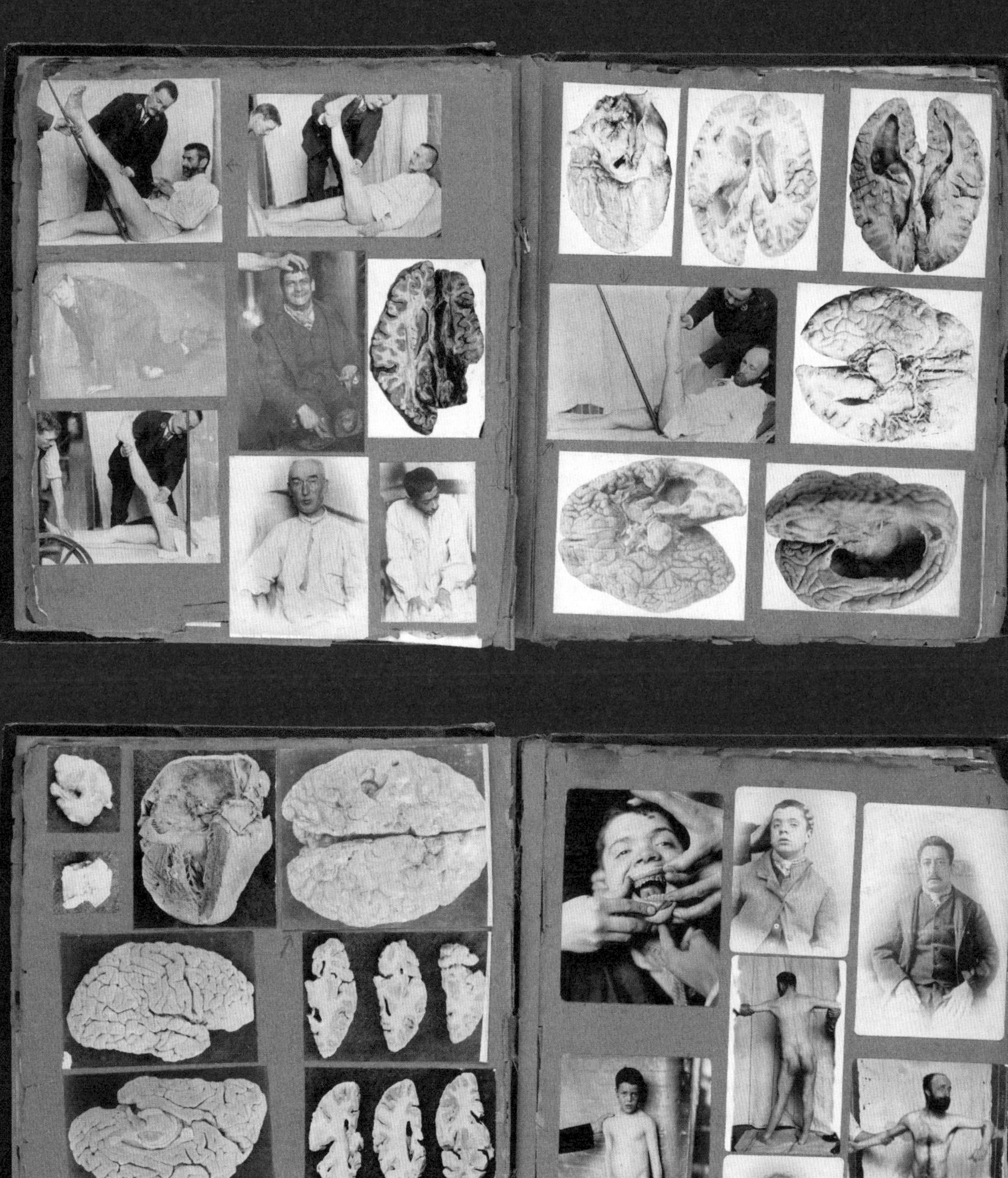

本页和对页

雷焦艾米利亚的
圣拉撒路精神病院
San Lazzaro Mental Hospital
of Reggio Emilia
庭院、病房、艺术室和
教室照片
1931 年

奥古斯托 · 坦布里尼
Augusto Tamburini
于 1877 年至 1907 年
在这里担任院长
他是心理学和
实验室研究的先驱

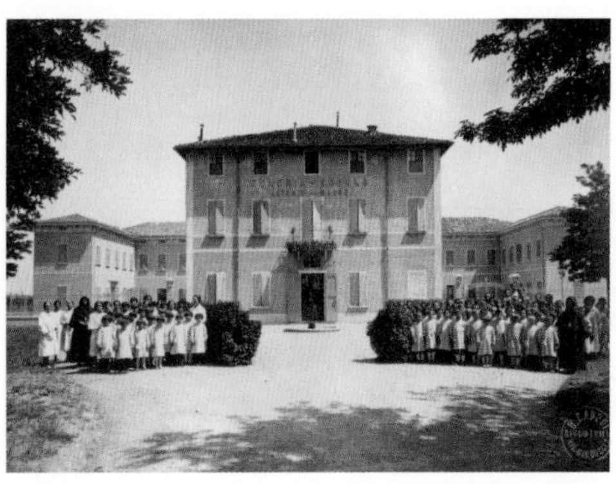

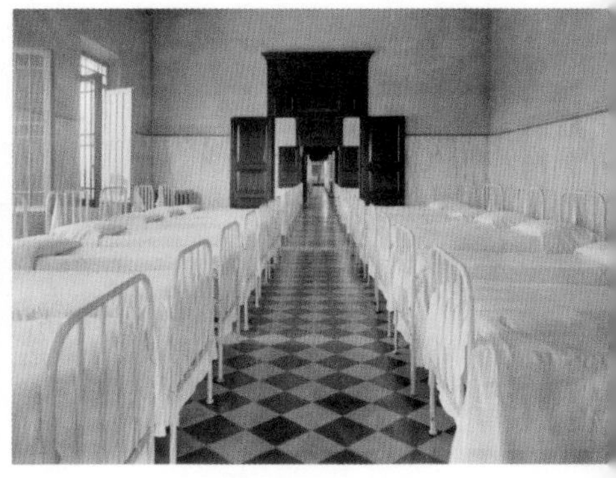

编辑（co-editor），并于 1870 年升任高级编辑，使得这本杂志成为该领域中最有影响力的声音。1866 年，他与康诺利的女儿安（Ann）结婚，并接管了康诺利从汉威尔退休后建立的专门接收贵妇人的私立收容所“草坪之家”（Lawn House）。

莫兹利的思想在很大程度上来自达尔文主义，而查尔斯·达尔文（Charles Darwin）后来又反过来借鉴了莫兹利对人类和动物行为的生物学基础的研究。莫兹利认为精神障碍源于躯体问题，并且在大多数情况下是先天遗传的。从这个角度来看精神错乱的话，收容所的功能只不过是护理院，而莫兹利将其视为比留在家中照看更糟糕的选择。他很早就从收容所退出，并将余生投入写作和治疗一位富有的私人客户。他冷淡而阴郁的性格是他在母亲去世后受到严酷管教的结果，与他岳父的性格正好相反。尽管莫兹利在康诺利还活着的时候明智地不去批评他的乐观和热心，但他在讣告中鄙夷地将其描述为“妇人之仁，能够短暂地表达真实的同情”，但“在遇到艰难的状况时很容易退缩”。[13] 莫兹利后来的著作，为那些出于人道主义考量而反对收容所的人，以及与之相反的主张疯人存在生物学上的缺陷、应该对其施行绝育的那派人，同时提供了科学上的支持。

医学在探索疯病的生物学原因时，也重新定义了疯病，将重点从收容所转移到了一般人群。神经紊乱和遗传缺陷可能以性变态或自杀倾向、前卫艺术或癔症的形式表现出来。远距离通勤、脑力耗竭、家庭破裂或陷入新城市的种族大熔炉中不能自拔，这些现代生活的压力暴露并加剧了体质上的弱点。精神科医生在收容所之外日益扩大的私人执业领域中找到了工作，这里能提供更高的地位和更好的收入。负担得起费用的人纷纷将其亲属从庞大而萧条的公立收容所中接出来，然后交给私立诊所的“神经医生”。

正如忧郁症之于文艺复兴时期以及焦虑症之于 20 世纪 50 年代那

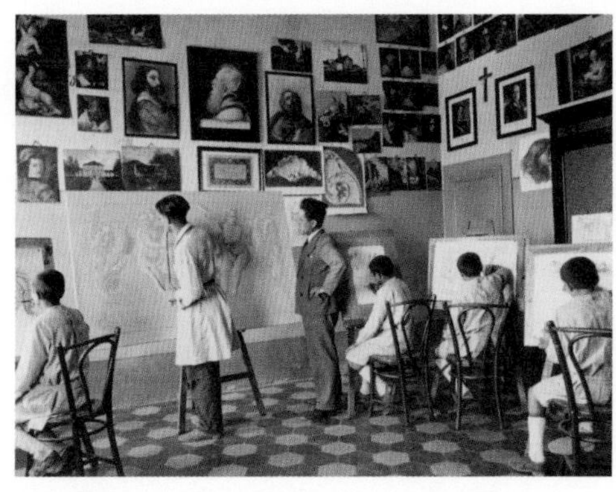

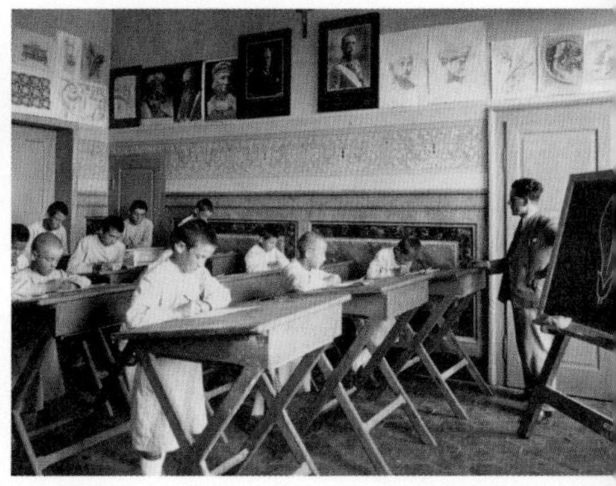

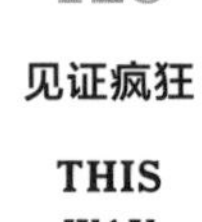

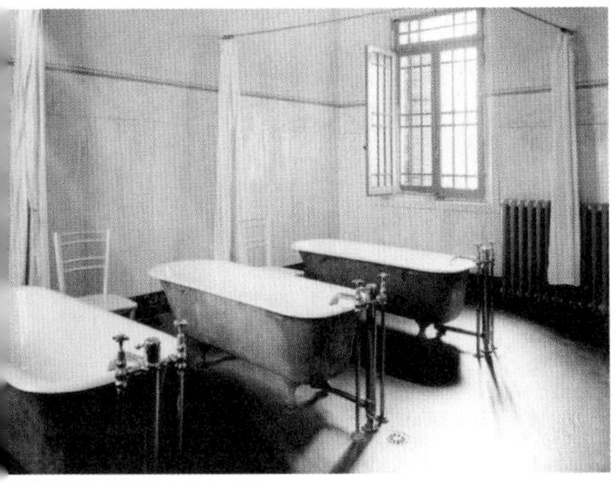

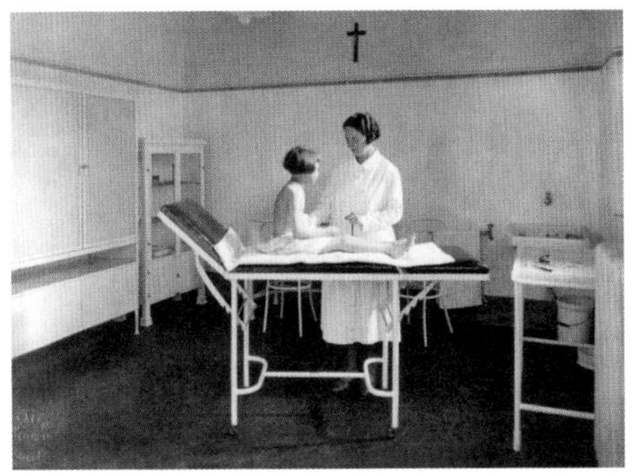

样，一个新的诊断名词“神经衰弱”（neurasthenia）——“神经力量”的枯竭——成为这个时代的象征。特别是在美国，这种病症被视为国家活力和快节奏、激烈竞争的商业世界的必然结果：用创造这个术语的美国神经学家乔治·比尔德（George Beard）的话说，“美国神经质是美国文明的产物”。[14] 尤其是对于女性病例而言，这个病的推荐治疗方法是在远离朋友和家人的可控环境中充分休息。不过，被诊断为神经衰弱的通常都是有钱人和专业人士，他们有能力选择公立收容所之外的替代方案。私立诊所和疗养院蓬勃发展，收容所的收治范围缩窄到了那些别无选择的群体。许多像布鲁明戴尔这样的老牌医院和静修所都放弃了国家拨款，将自己打造成面向新晋有钱客户的高档诊所。

在整个欧洲，中产阶级逃离收容所的行动创造了水疗中心（spa）的新黄金时代。在法国比利牛斯山脉的各处矿泉以及德国的巴登巴登（Baden-Baden）和卡尔斯巴德（Karlsbad），这些度假胜地在18世纪时被来此康复疗养的富有阶层占据，现在则吸引了成百上千的世纪末的神经衰弱症、失眠症和神经痛症患者来到这里，静养、节食、运动锻炼以及接受水疗。这些新的神经疾病还掀起了使用电疗设备的新风潮。这些设备能够发出低压电流刺激或脉冲静电，据信可以激活或补充现代生活所消耗从而导致神经衰弱的成分。高档疗养院里的这类设备还带有黄铜把手和发光真空管，令人叹为观止。杂志的分类广告页上则充斥着电疗腰带和振动按摩器的广告。

一些疗养院甚至雄心勃勃地为本应收入收容所的严重精神障碍者制订治疗计划。位于康斯坦茨湖畔密林山坡上的瑞士贝尔维尤（Bellevue）疗养院，是一处设施豪华的建筑群，提供静养、水疗和针对神经衰弱的康复服务。1911年，路德维希·宾斯万格（Ludwig Binswanger）从其父亲手中接过了院长的职位。他曾在维也纳接受卡尔·荣格（Carl Jung）的教导，还是西格蒙

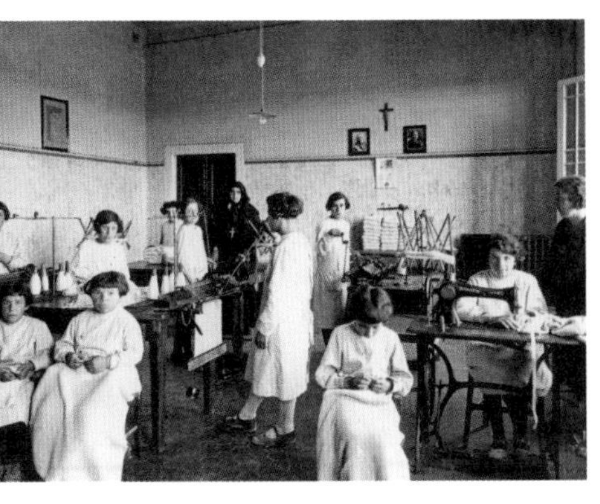

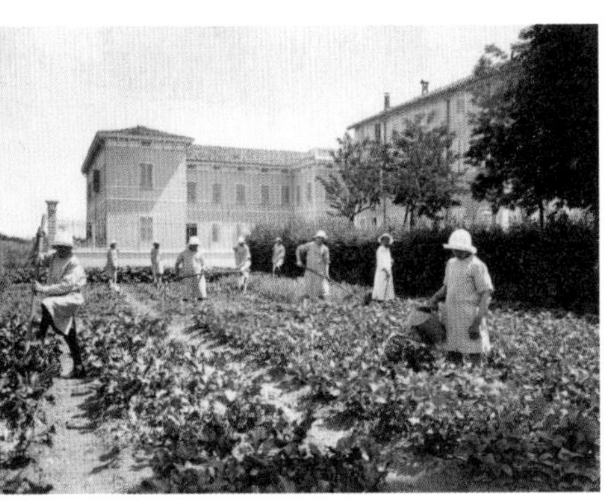

后页

在高端市场上
面向富人的私立疗养院
如密歇根州
巴特克里疗养院
Battle Creek Sanitarium
与豪华酒店类似

图中明信片来自
20世纪初期至30年代

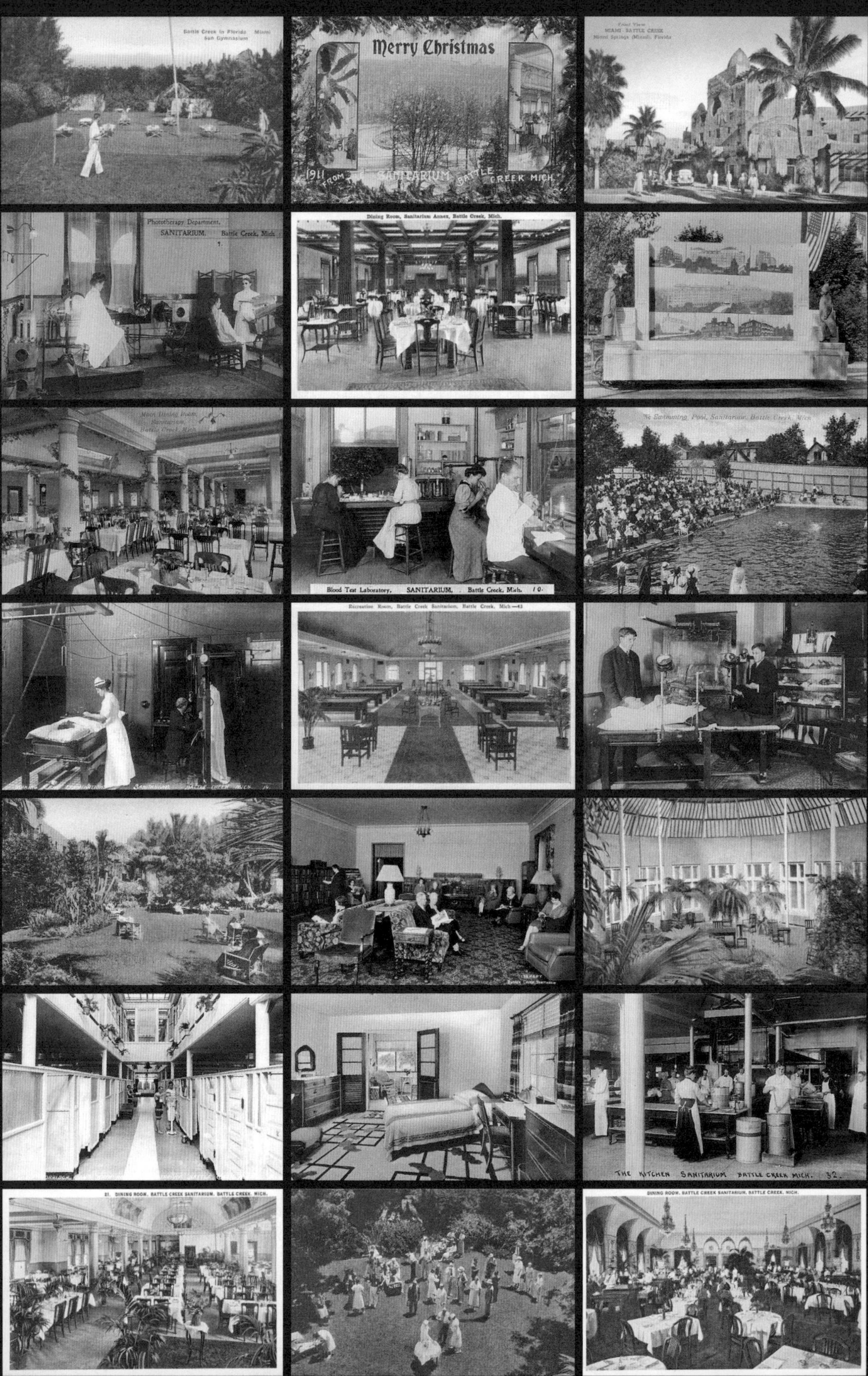

Battle Creek in Florida Miami
Sun Gymnasium
Merry Christmas
1911 FROM THE SANITARIUM BATTLE CREEK MICH.
Front View
MIAMI BATTLE CREEK
Miami Springs (Miami), Florida
Phototherapy Department,
SANITARIUM, Battle Creek, Mich. 7.
Dining Room, Sanitarium Annex, Battle Creek, Mich.
Main Dining Room,
Sanitarium,
Battle Creek, Mich.
Blood Test Laboratory, SANITARIUM, Battle Creek, Mich. 10.
Swimming Pool, Sanitarium, Battle Creek, Mich.
Recreation Room, Battle Creek Sanitarium, Battle Creek, Mich.—43
THE KITCHEN SANITARIUM BATTLE CREEK MICH. 32.
21. DINING ROOM, BATTLE CREEK SANITARIUM, BATTLE CREEK, MICH.
DINING ROOM, BATTLE CREEK SANITARIUM, BATTLE CREEK, MICH.

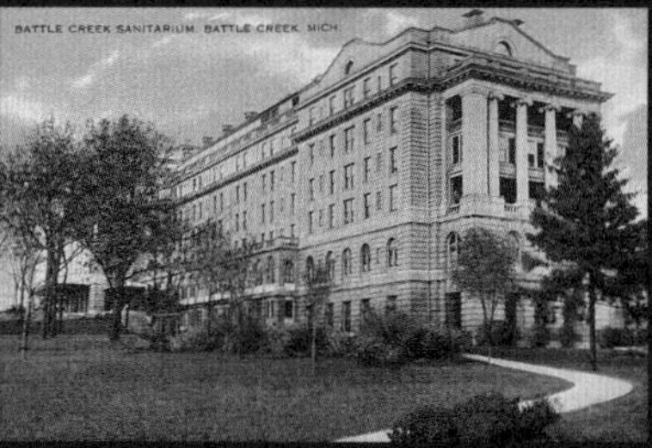

BATTLE CREEK SANITARIUM, BATTLE CREEK, MICH.

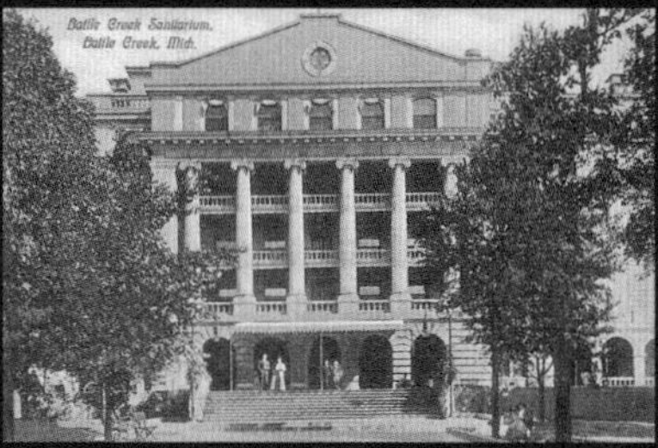

Battle Creek Sanitarium, Battle Creek, Mich.

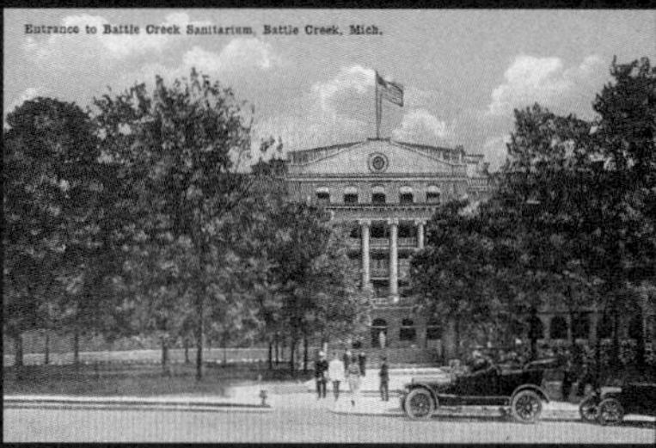

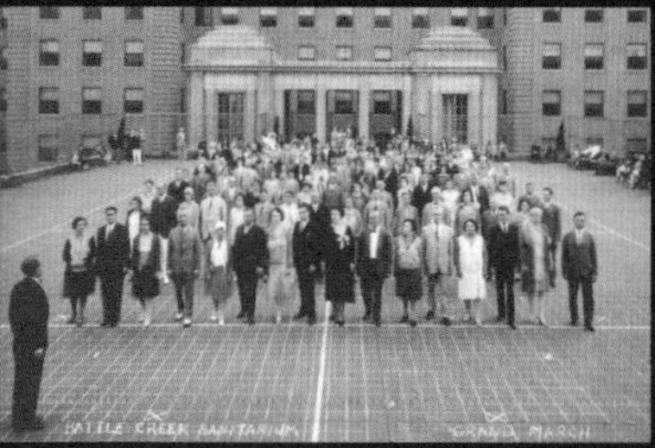

Entrance to Battle Creek Sanitarium, Battle Creek, Mich.

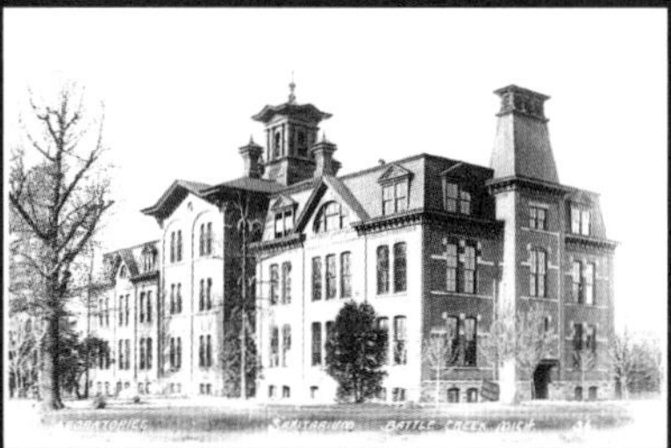

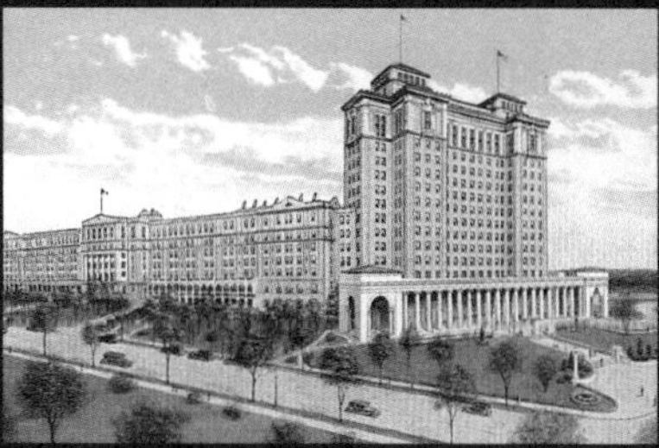

BATTLE CREEK SANITARIUM GRAND MARCH

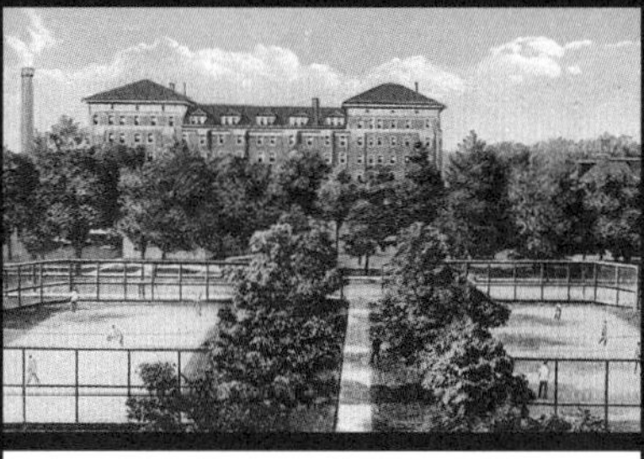

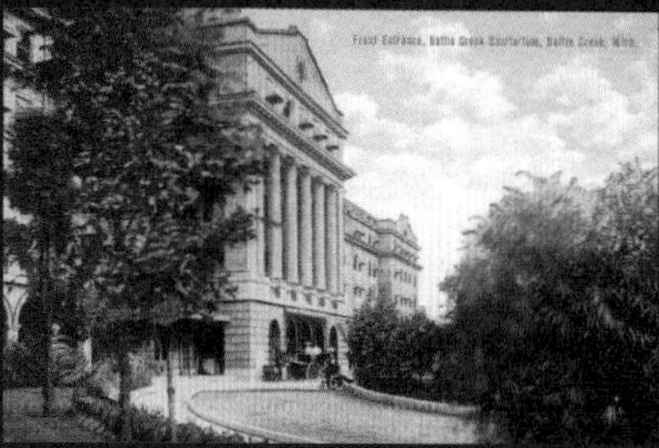

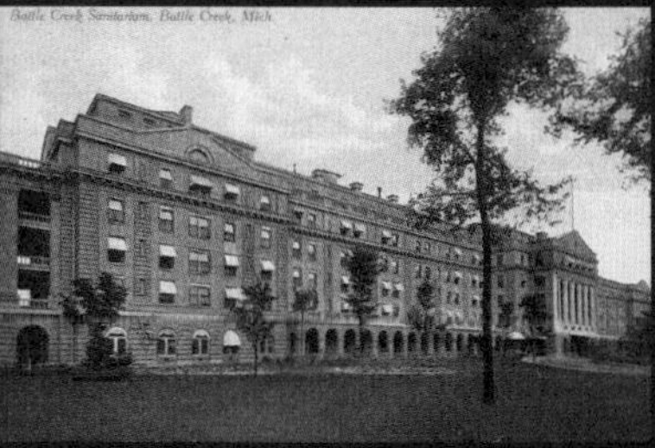

Front Entrance, Battle Creek Sanitarium, Battle Creek, Mich.

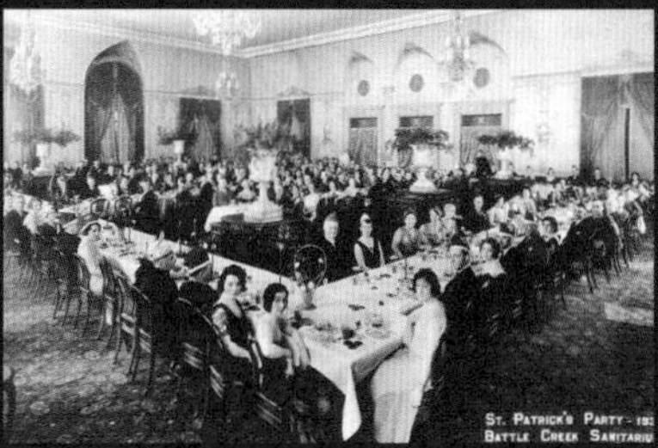

Battle Creek Sanitarium, Battle Creek, Mich.

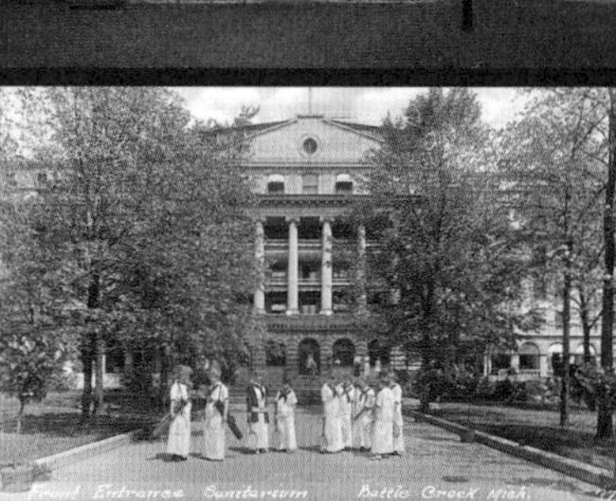

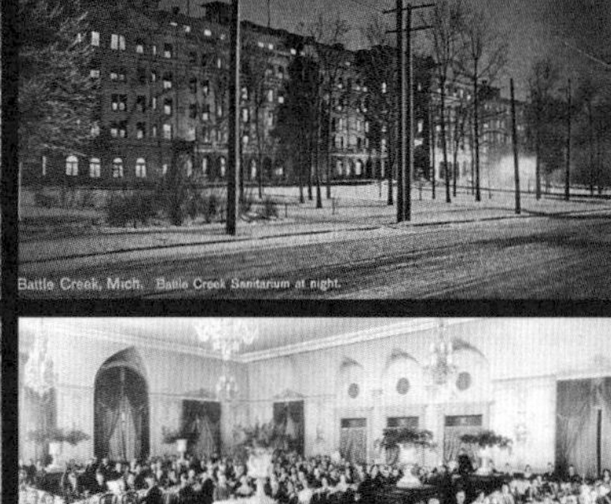

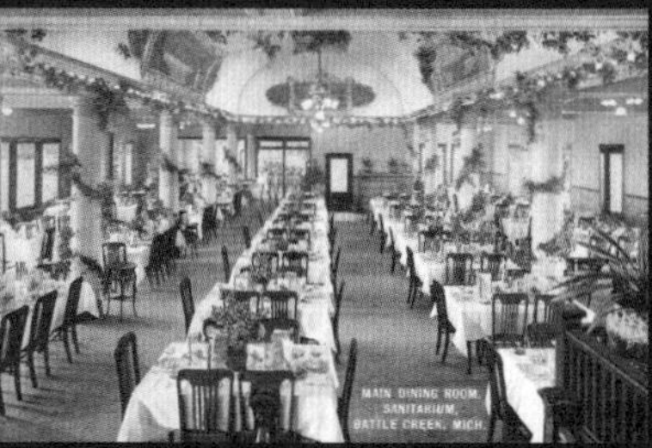

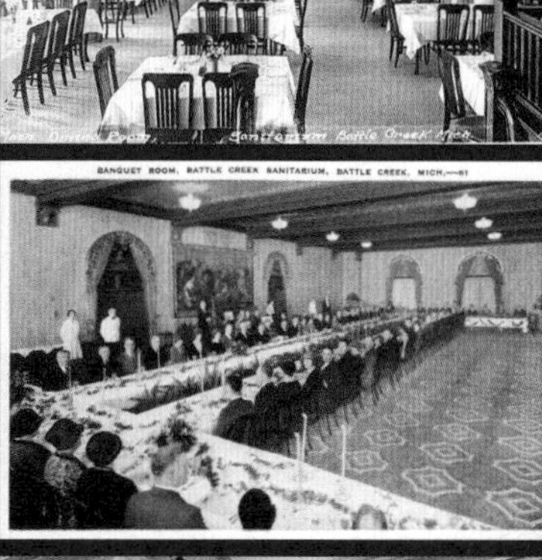

MAIN DINING ROOM, SANITARIUM, BATTLE CREEK, MICH.

BATTLE CREEK SANITARIUM

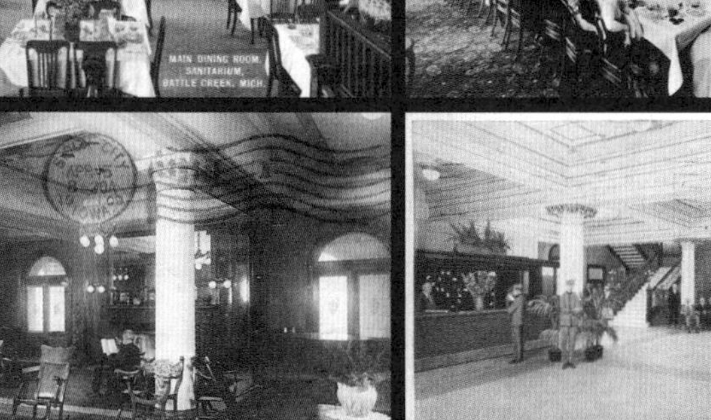

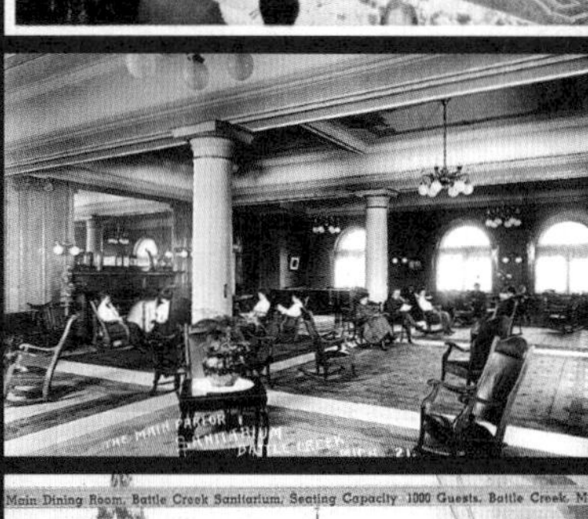

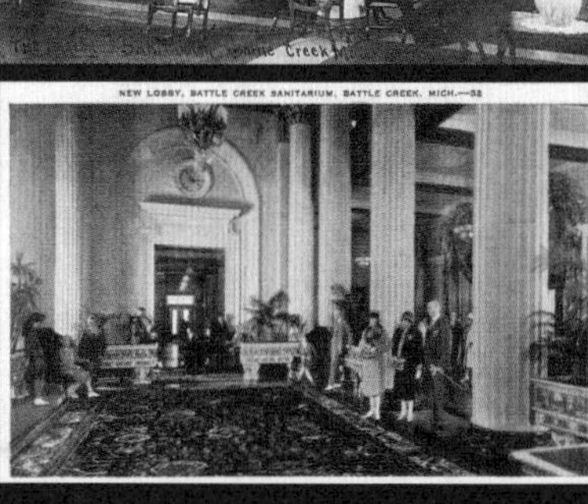

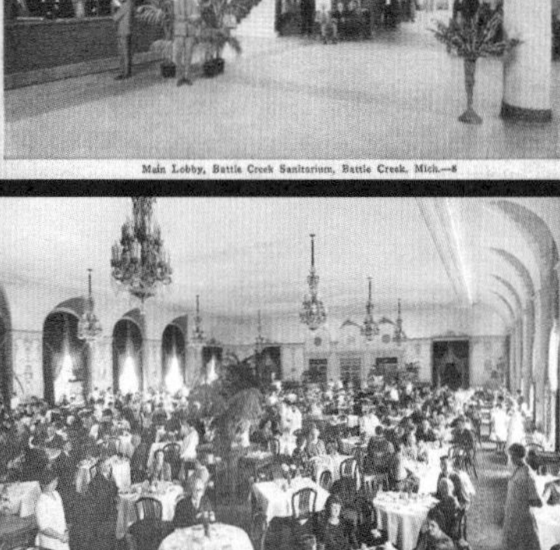

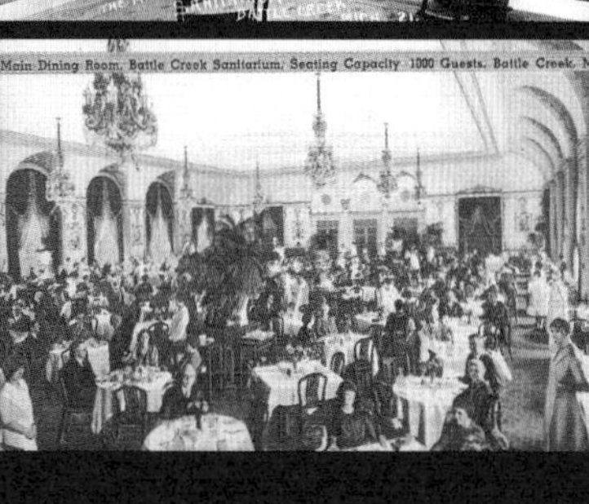

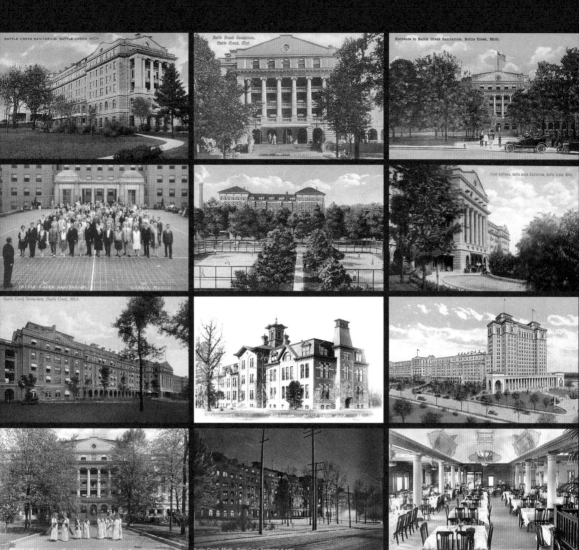

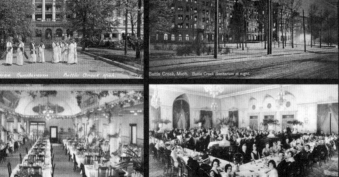

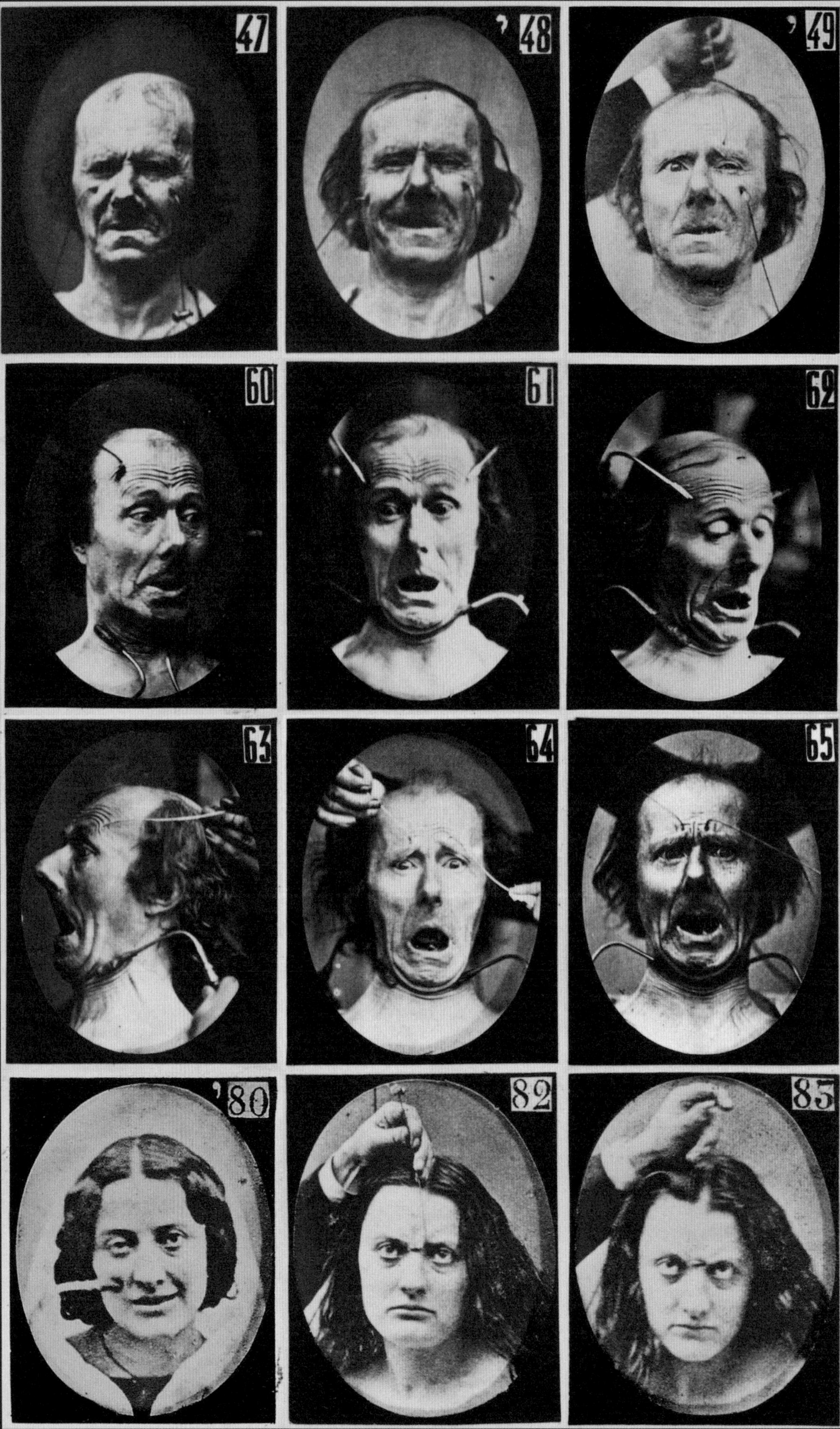
47
48
49
60
61
62
63
64
65
80
82
85

德·弗洛伊德的密友。宾斯万格承认精神疾病的根源在大脑中，但他认为必须将其视为某种存在状态（existential condition），并通过精神分析、艺术与团体疗法(group therapy)来进行治疗。

这里日常工作的核心环节是医生、护理员工和患者共进午餐，在此过程中正规的临床治疗程序被取消了，代之以自由地探讨治疗途径。宾斯万格还接待过弗洛伊德的几位患者，偶尔还有名人的病例，包括芭蕾舞演员瓦斯拉夫·尼金斯基（Vaslav Nijinsky）。在与谢尔盖·佳吉列夫（Sergei Diaghilev）分手后，尼金斯基变得越来越脆弱和烦躁，并被诊断出患有“紧张症”（catatonia），因而来到贝尔维尤。他的行为陷入两个极端，时而全身瘫痪、大脑一片空白，时而疯狂地跳跃或扭动身体。宾斯万格说服他举办一场舞蹈演出，并为此卷起了主楼客厅里的波斯地毯。尼金斯基极不协调地击打钢琴琴键，直到有一位听众上去将他替了下来；然后他在跳舞的过程中进入了恍惚状态，表演了一出“疯狂自杀场景”。之后他筋疲力尽，全身发抖，不停地抽烟。宾斯万格无法确定自己目睹的是疯病的自发性发作，还是单纯的艺术表演。根据尼金斯基的个人日记来看，他自己也感到困惑。但是，这个问题很快就被其他人解决了：尼金斯基被诊断出精神分裂症，在接下来的30年里一直在精神病院里进进出出，再也没有在公共场合跳过舞了。

疯病逃出了收容所并在整个文化中扎根——这种感觉在1914年得到了证实，当时整整一代人都陷入了战争的恐怖和疯狂之中。成千上万健康的年轻人出现了以前仅在急性神经疾病患者身上见过的症状：幻觉、瘫痪、无法控制的颤抖甚至癔症性失明。军队里称之为“弹震症”（shell shock），最初被认为是怯懦和装病行为。在数百名士兵因此被处决后，大家才意识到连这样的终极威慑也没有效果。病症被重新解释为炸弹爆炸时震耳欲聋的声音所引起的神经反应，但是这些症状很快出现在从未接近爆炸现场的士兵身上。其他的生理原因，从脑震荡到压力变化再到有毒气体，都被一一排除。精神科医生提出了一系列生物学解释，包括中枢神经受压迫和遗传性缺陷，但他们也无法提供实用的治疗方法。

最终参战各方的军医不得不承认，这种极端的躯体症状可能是由心理和情感压力引起的。由此看来，这是在成千上万人被无情而随意地牺牲的情况下，自我保护和爱国责任两种意识相互冲突的必然结果。

在整个欧洲，公立和私立收容所都被征用，用于收容在战争中遭受心理

对页

摘自《人类面相学机制或情绪表达的电生理学分析》
Mécanisme de la physionomie humaine, ou, Analyse électro-physiologique de l'expression des passions
1862年

纪尧姆·杜兴
Guillaume Duchenne
使用电流来研究面部表情的机制

本页

戴维斯和基德
Davis and Kidder
制造的专利电疗仪器
1870—1900年

商家广泛宣传这些仪器能令耗竭的神经系统恢复健康

本页

1916 年
弗勒尔–库尔斯莱特战役
Battle of Flers-Courcelette
战壕里的一名
“弹震症”受害者的照片

这种呆滞的表情
被称为“千码凝视”
thousand yard stare

对页

丹麦山
Denmark Hill
莫兹利神经症清除医院
Maudsley Neurological
Clearing Hospital
照片（左上至右下）

办公室、食堂
“E 区”学校、病理实验室
休息室、治疗室
4 号病房和病房主管办公室

创伤的伤员，其数量常常与躯体受伤的伤员相当。对于许多病人来说，其内心冲突的根源就是自身所处的战斗角色，一旦从中脱离出来，症状便消失了，他们在战俘营中的情况往往就是这样。对于那些躯体症状依然持续的病人，谈话疗法非常有效。谈话疗法的形式既有激励鼓舞和正面思考，也包括催眠和精神分析。其中最后一种仅在少数情况下使用，但它后来成为收容所治疗新模式的灵感来源。

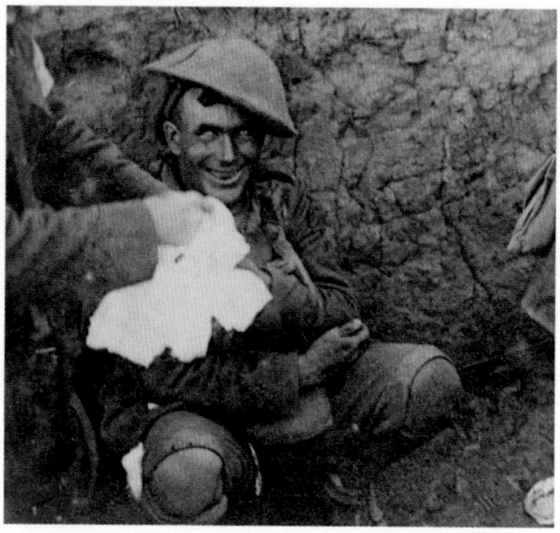

起初，伤员被送往管制病房，禁止讨论与战场相关的话题。但是一些精神科医生在乡村静修所采取了更为宽松的制度（至少对于一些特权病人来说），他们小心地慢慢唤起病人对战争创伤的记忆，而在此过程中病人的恐惧也消散了。最典型地体现这一转变的收容所是克雷格洛克哈特军官医院（Craiglockhart War Hospital for Officers）。这是一座位于爱丁堡郊外小山上的冷峻的维多利亚式建筑。英勇又风度翩翩的军官西格弗里德·萨松（Siegfried Sassoon）——他曾反抗过英军指挥部不人道的行动计划——因被诊断为弹震症而送到这里。

在精神科医生威廉·里弗斯（William Rivers）富有同情心的指导下，萨松探究了自己的梦，并通过这些梦探寻他的军事角色和私人感情之间的紧张关系。他开始意识到自己的弱点是不可避免的，对此不能拒不承认，也不能压抑，而是应该去接受和理解。他得出的结论是，令他饱受折磨的并非弹震症，而是“反战情结”。 世界已成为一个巨大的贝德莱姆，而他的余生将是一次迈向心智健全的旅程。大战结束后，19 世纪的收容所在战争的遗迹之上承担起悲剧性的角色。过去的世界已成历史，从中幸存下来的人们挤在收容所的后方病区里，沉默而被人遗忘。药物、社会和心理疗法都在向前发展，另一场革命已经逐渐酝酿成形了。

1918 年，里弗斯和他的剑桥同事查尔斯·迈尔斯（Charles Myers，他是第一个在医学文献里使用“弹震症”这个术语的人）评估了医学界的新情况。战争已经让人们知道，大多数人在受到足够大的情绪压力时，都会表现出某种形式的精神不稳定。精神病学不应该给一部分人贴上精神不健全的标签然后将

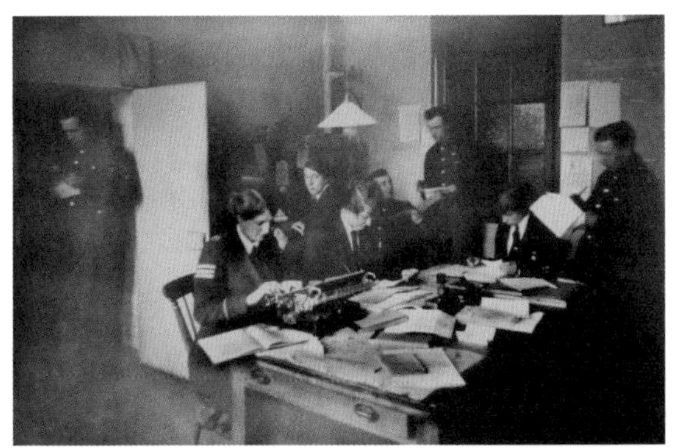

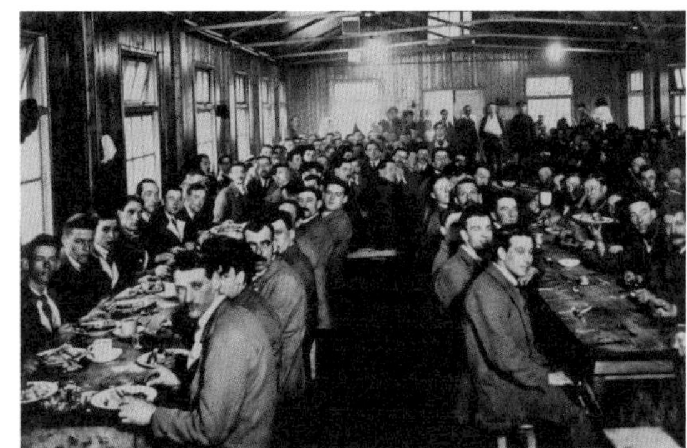

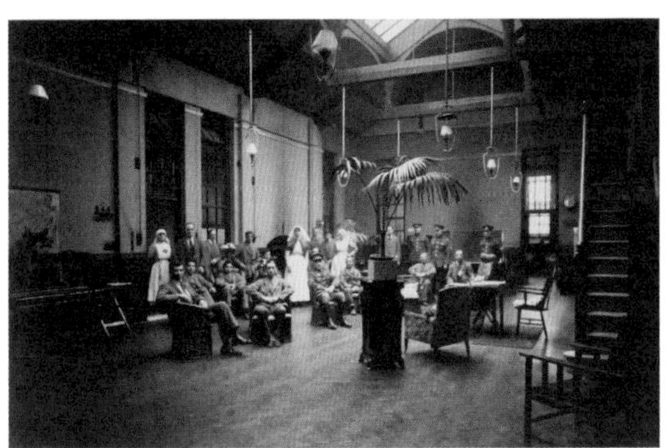

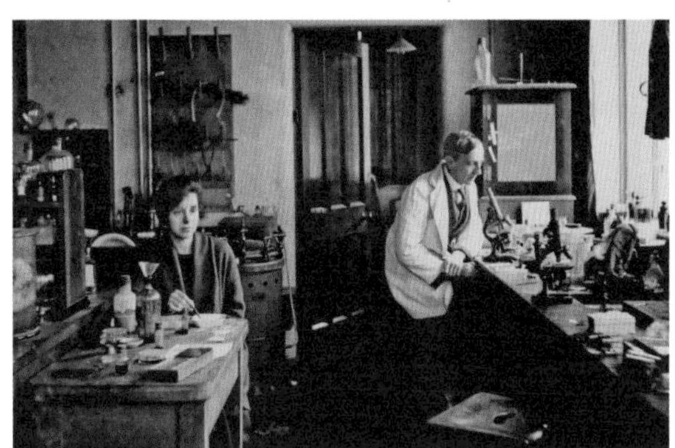

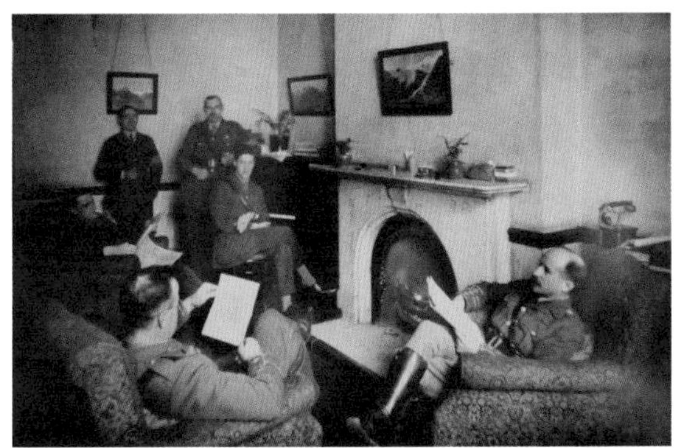

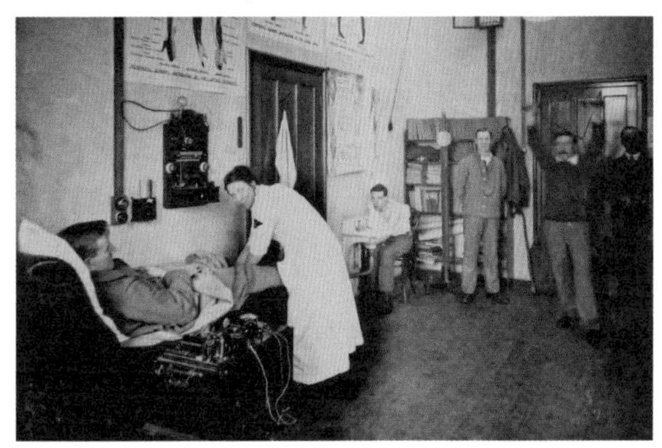

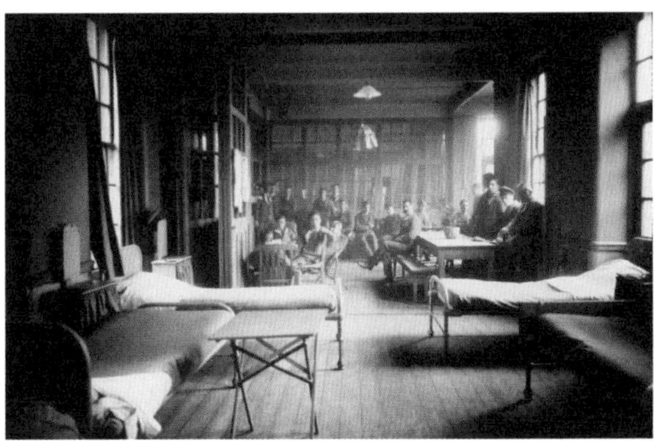

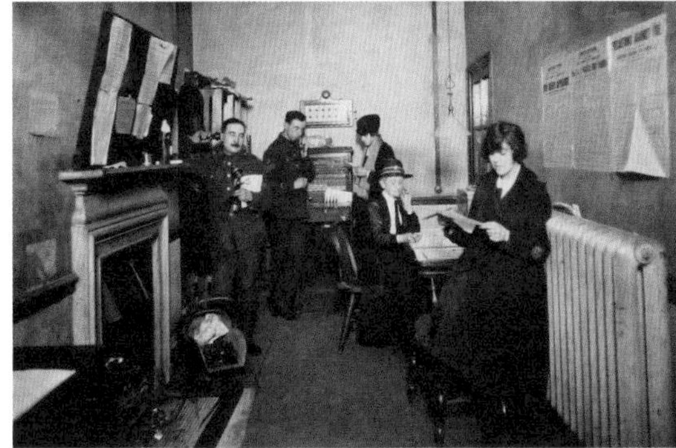

右图

克雷格洛克哈特军官医院
病人杂志的封面
杂志的名字《九头蛇》
Hydra
指代的是医院的前身
一座水疗诊所

该杂志主要登载
西格弗里德·萨松的诗
也有几期的编辑是
威尔弗雷德·欧文
Wilfred Owen

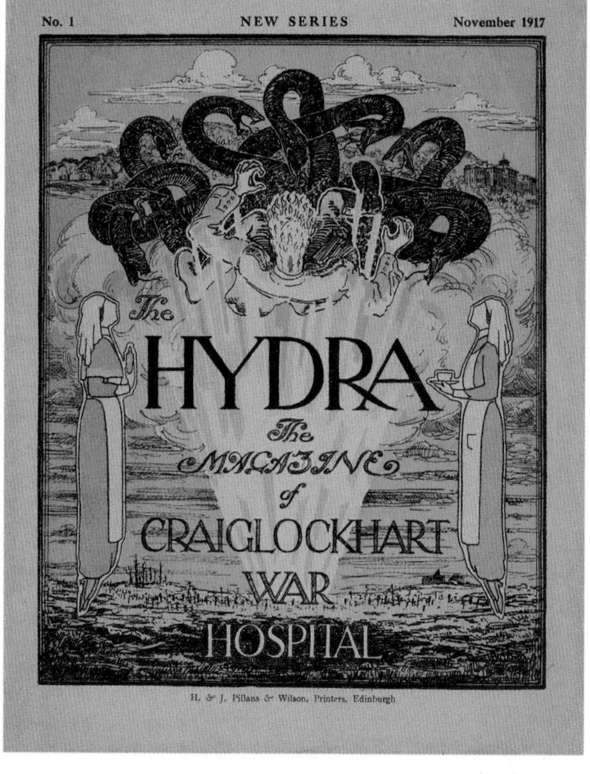

他们禁闭起来，而是应该将本学科的技能和理论带入学校、工作场所和正常生活中。为了做到这一点，就需要建立一种新型机构：不是与世隔绝的收容所，而是一种新型诊所，融入社区以照护其成员的心理健康。它将提供各种各样的服务，从参观教学到开具药方，从心理治疗到家庭护理，像综合医院处理病人躯体一样灵活地处理心灵。疯狂和理智不再是截然相反的对立面，而是一个连续的谱系，每个人都可以在其中找到自己的位置。

注释

1 *An Historical and Descriptive Account of the Royal Hospital…at Chelsea* (London: T. Faulkner, 1805) p. 46
2 Urbane Metcalf, *The Interior of Bethlehem Hospital* (1818), repr. In Dale Peterson (ed.), *A Mad People's History of Madness* (Pittsburgh: U. of Pittsburgh Press, 1982) pp. 77–91
3 Eugene Roosens, *Geel Revisited* (Antwerp: Garant Uitgevers, 2007) p. 27
4 Rolf Brüggemann & Gisela Schmidt-Krebs, *Locating the Soul: museums of psychiatry in Europe* (Frankfurt: Mabuse-Verlag, 2007) p. 81
5 W. A. F. Browne, *What Asylums Were, Are and Ought to be* (Edinburgh: Adam and Charles Black, 1837) p. 101
6 *ibid*. p. 113
7 *ibid*. p. 176
8 all *ibid*. p. 229
9 pp. 172-3
10 Charles Dickens, 'A Curious Dance around a Curious Tree', in *Household Words*, 17 January 1852
11 Richard Dadd case notes, reproduced in Nicholas Tromans, *Richard Dadd* (London: Tate publishing, 2012) pp. 195-6
12 John Conolly, *A Remonstrance with the Lord Chief Baron touching the case Nottidge vs Ripley* (London: Churchill, 1849) pp. 6-7
13 Henry Maudsley, *Journal of Mental Science*, 12 (1866) p. 173
14 George M. Beard, *American Nervousness: its causes and consequences* (New York: 1881) p. 96

GALLERY

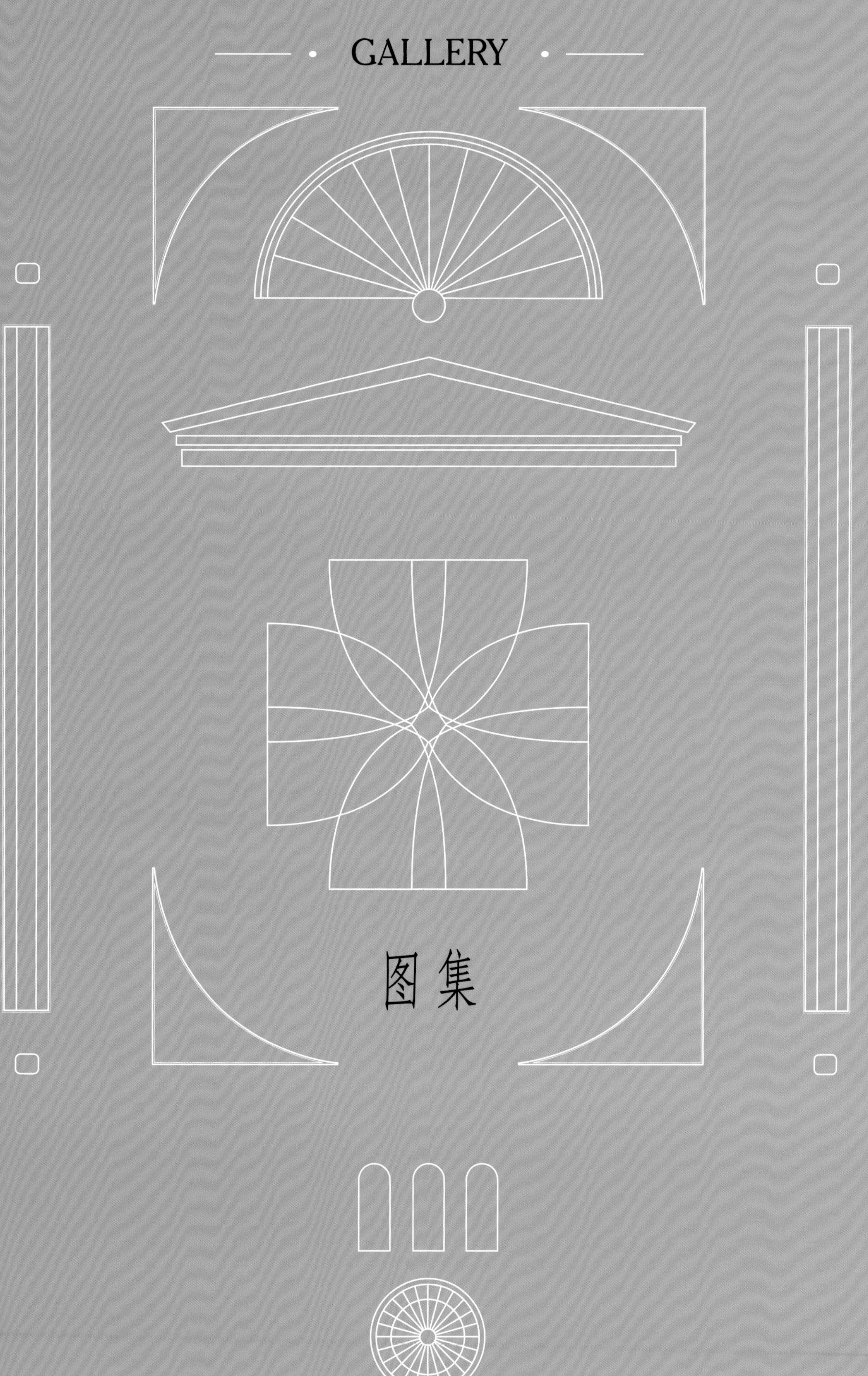

图集

乔纳森·马丁

1782—1838

乔纳森·马丁（Jonathan Martin）在放火烧毁了约克大教堂（York Minster cathedral）后，于 1829 年至 1838 年作为精神病犯被拘禁在伯利恒。他的艺术作品描绘了他一生中经历的预言性幻象。

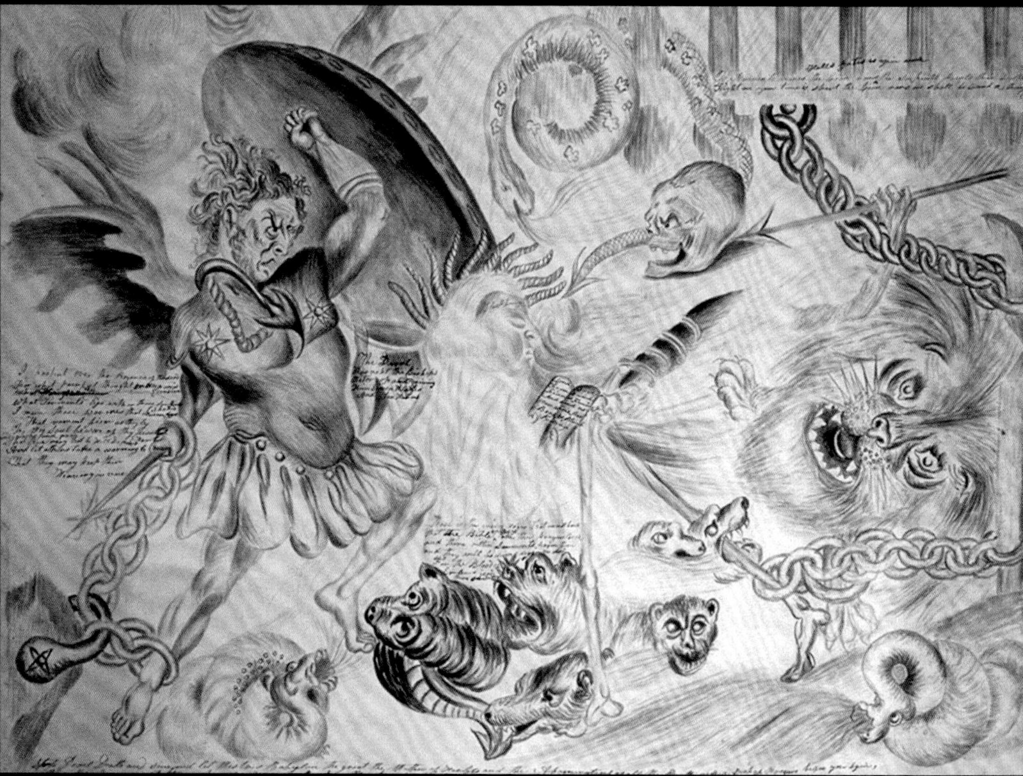

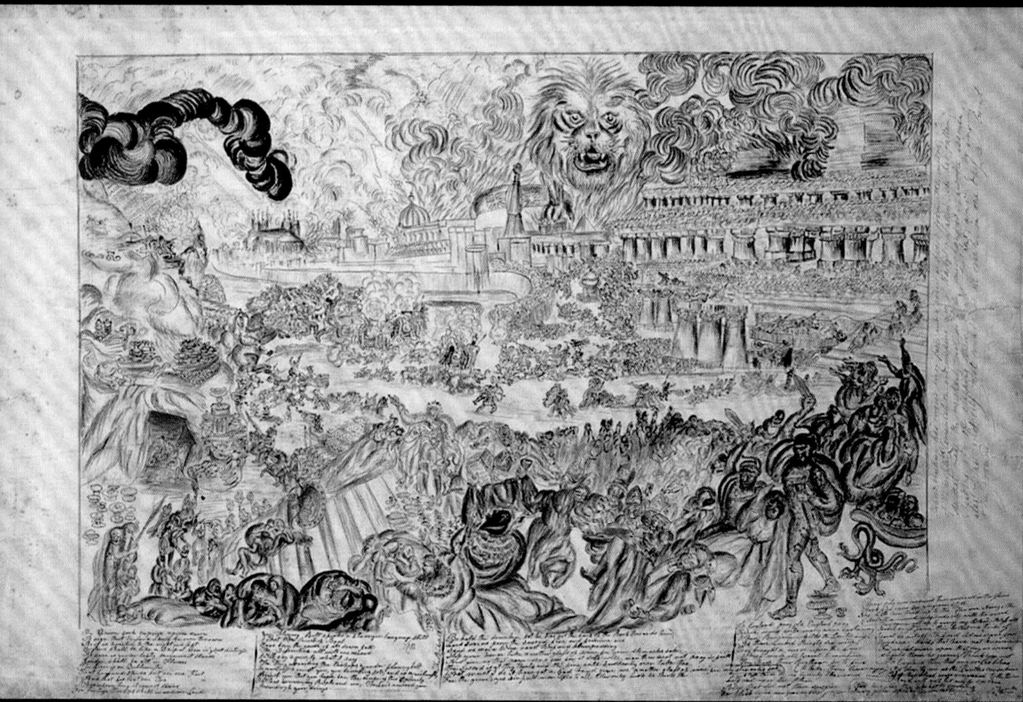

对页上图

《地狱之门》（*Hell's Gate*，1830 年），纸本水墨画，乔纳森・马丁作。这幅画作描绘了在他作品中反复出现的狮子头、铁链、天使和蛇的形象。

对页下图

《伦敦倾覆》（*London's Overthrow*，约 1830 年），乔纳森・马丁作。这幅素描是基于他兄弟约翰的著名油画《尼尼微的陷落》（*The Fall of Nineveh*）创作的，并附有一首末日诗。

本页

《15 或三种光泽》（*15 or The Three Lustre*），玛丽・弗朗西斯・希顿（Mary Frances Heaton）绣的信。反面缝着一封给维多利亚女王的信，请求她在作品上加盖皇家印章。

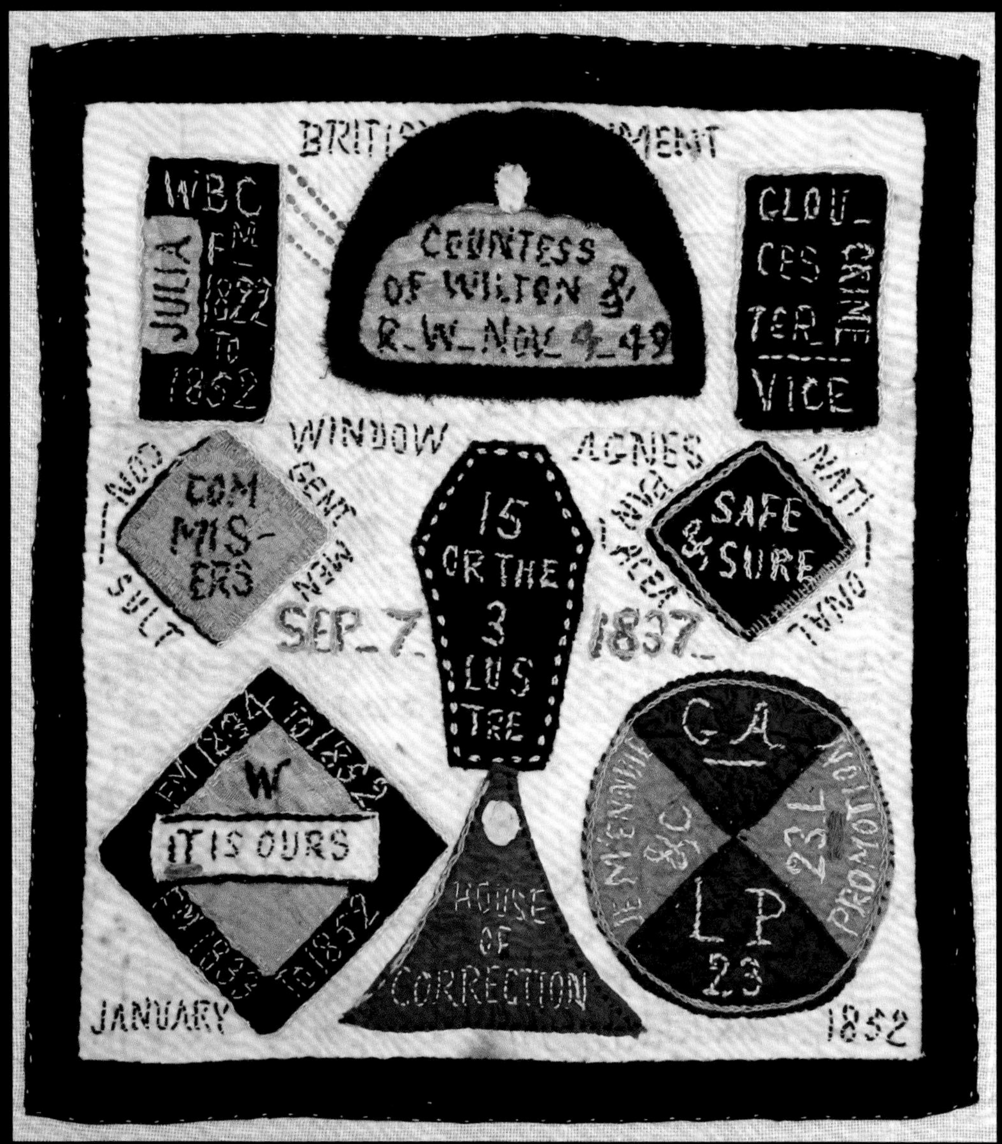

玛丽・弗朗西斯・希顿

? — 1878

玛丽于 1837 年被收入韦克菲尔德收容所，在那里待了 36 年。在这段时间里，她制作了许多刺绣花样，上面绣有复杂的文字和图像。

理查德·达德

1817—1886

达德（参阅第 115 页）是一位很有前途的年轻艺术家，他在参观圣地耶路撒冷时患上了精神病。回国后，他刺死了父亲，并以精神病犯的身份被拘禁在伯利恒。

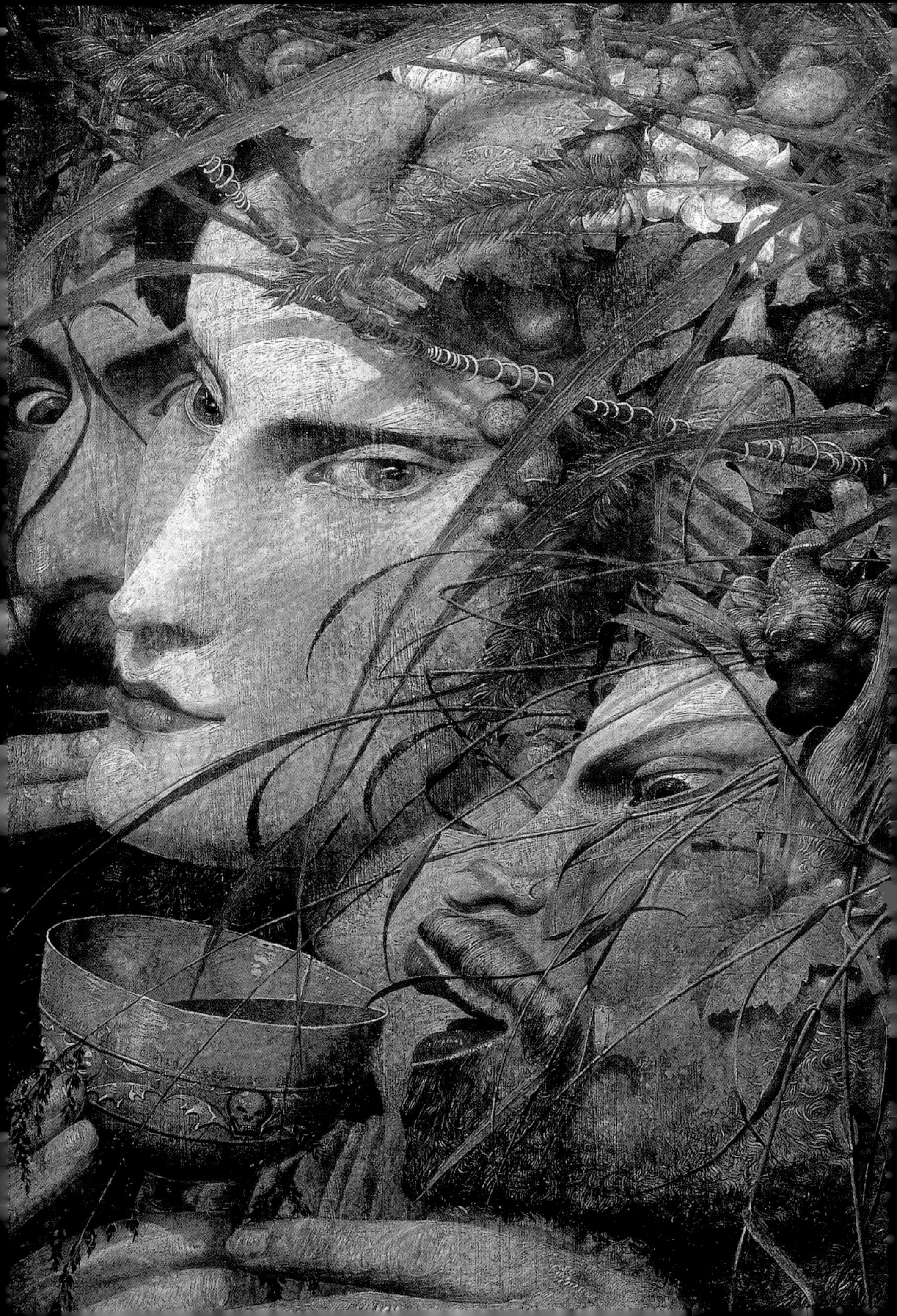

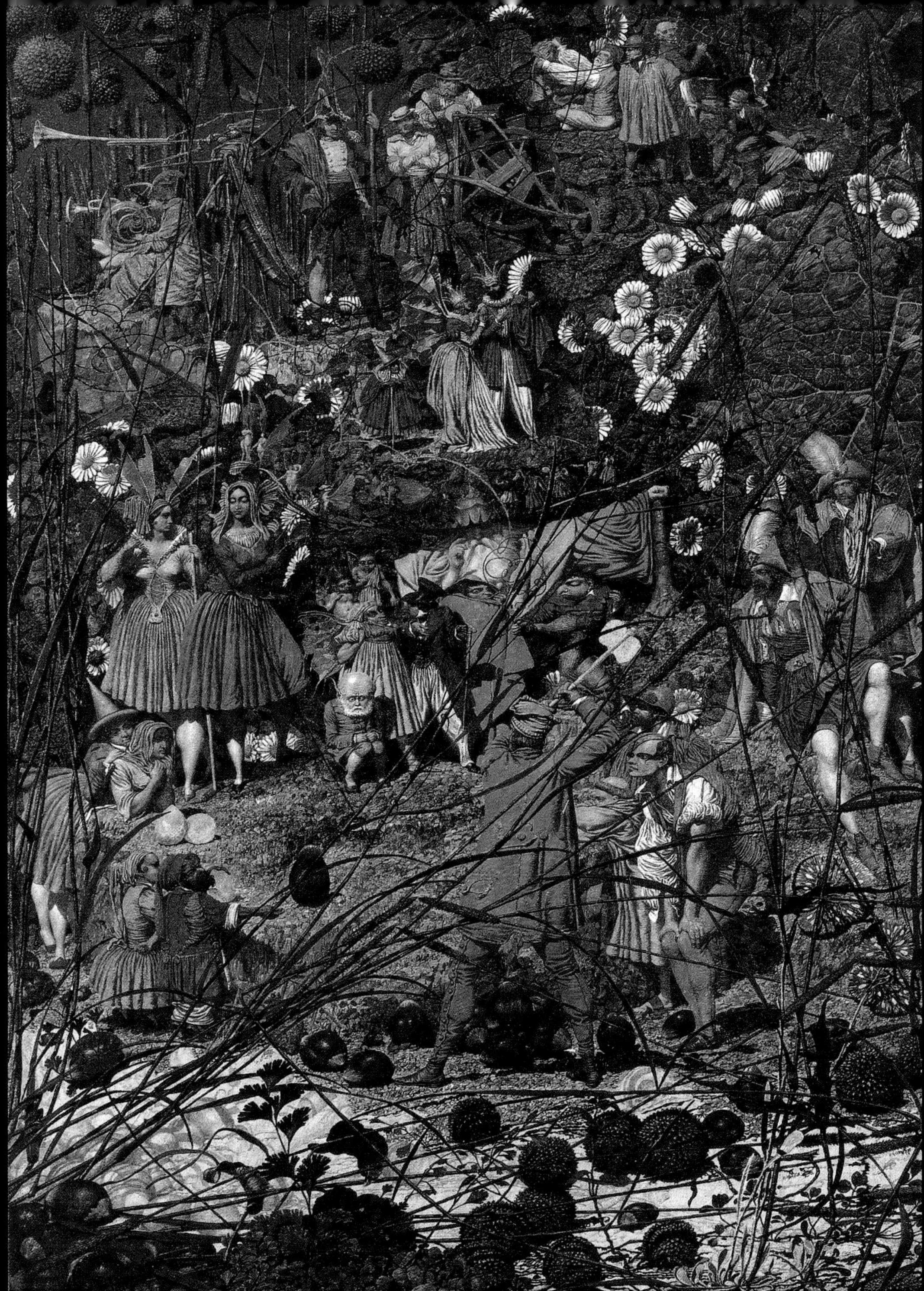

对页

《酒神节场景》（*Bacchanalian Scene*，1862年），木板油画，理查德·达德作。这幅作品是在伯利恒创作的，背面写有拉丁文，可能是题词或者咒语。

本页

《樵仙的绝招》（*The Fairy Feller's Masterstroke*，约1855—1864年），木板油画，理查德·达德作。这件作品由萨松于1963年捐赠给泰特美术馆。

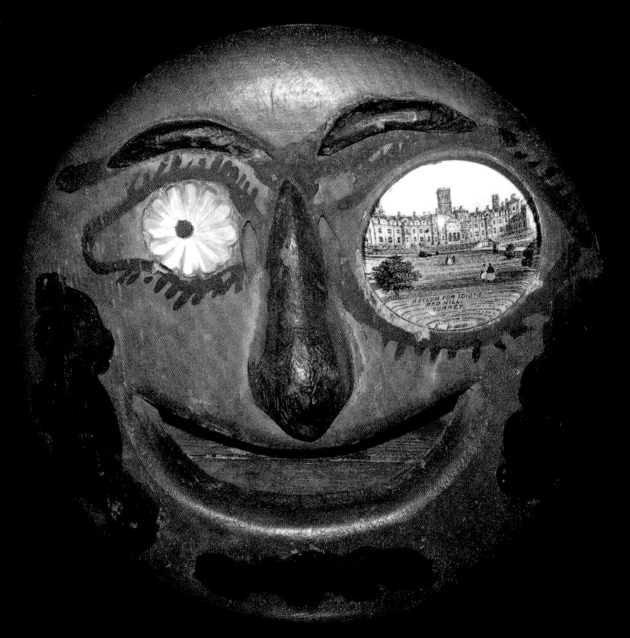

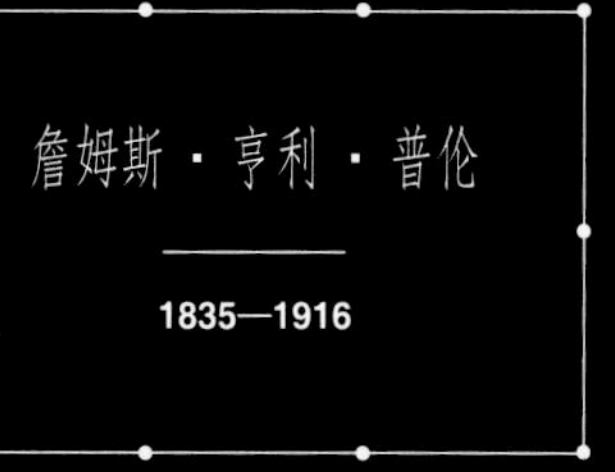

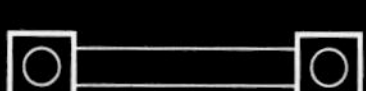

在厄尔斯伍德收容所（Earlswood Asylum）的 60 年中，詹姆斯·亨利·普伦（James Henry Pullen）创作了数量相当可观的油画、素描和雕塑作品，包括一系列梦幻般的模型船。他被称为“厄尔斯伍德收容所的天才”。

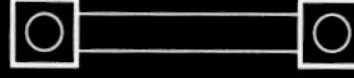

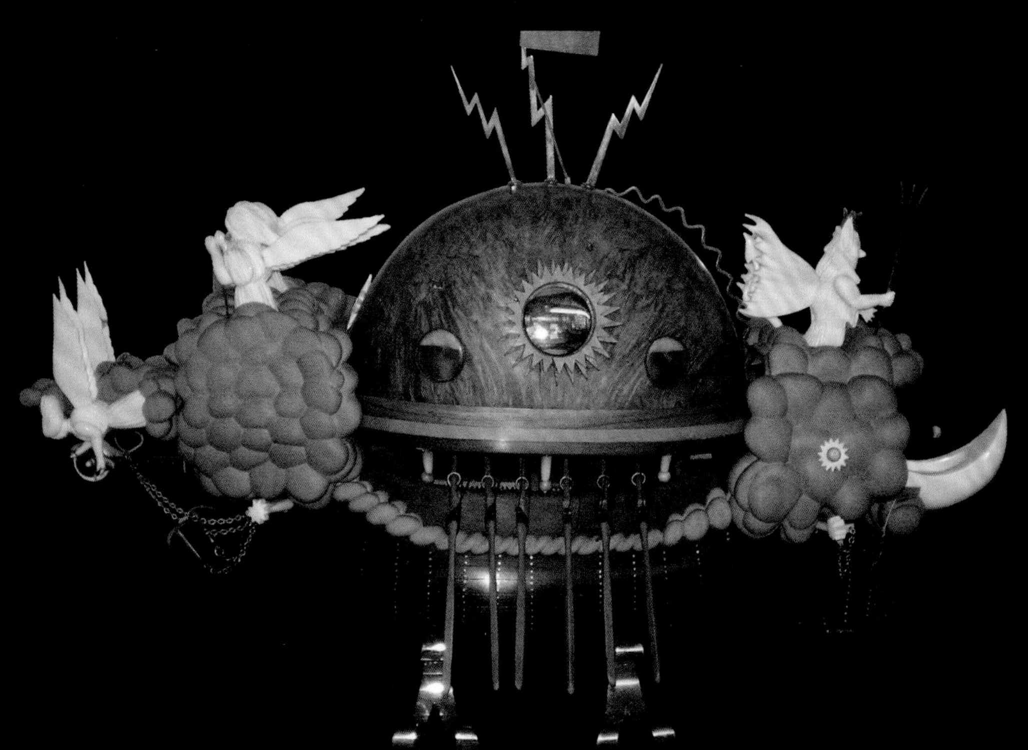

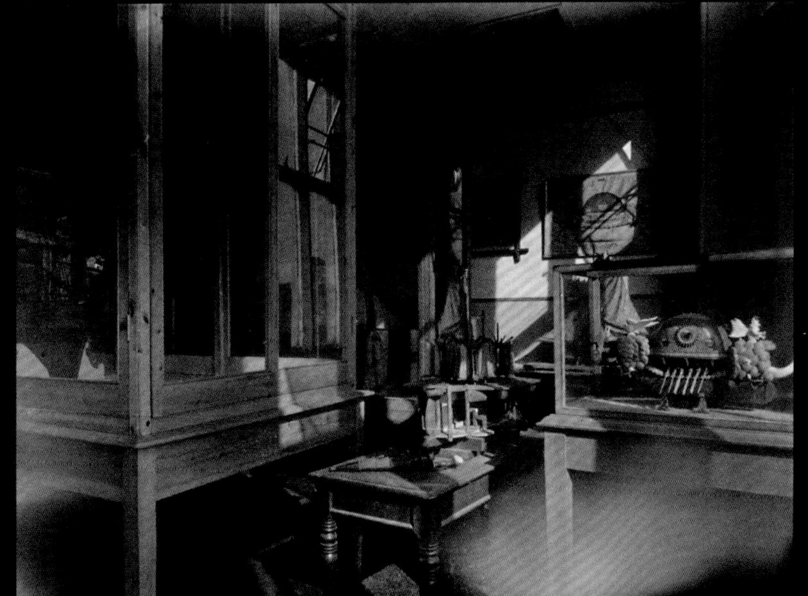

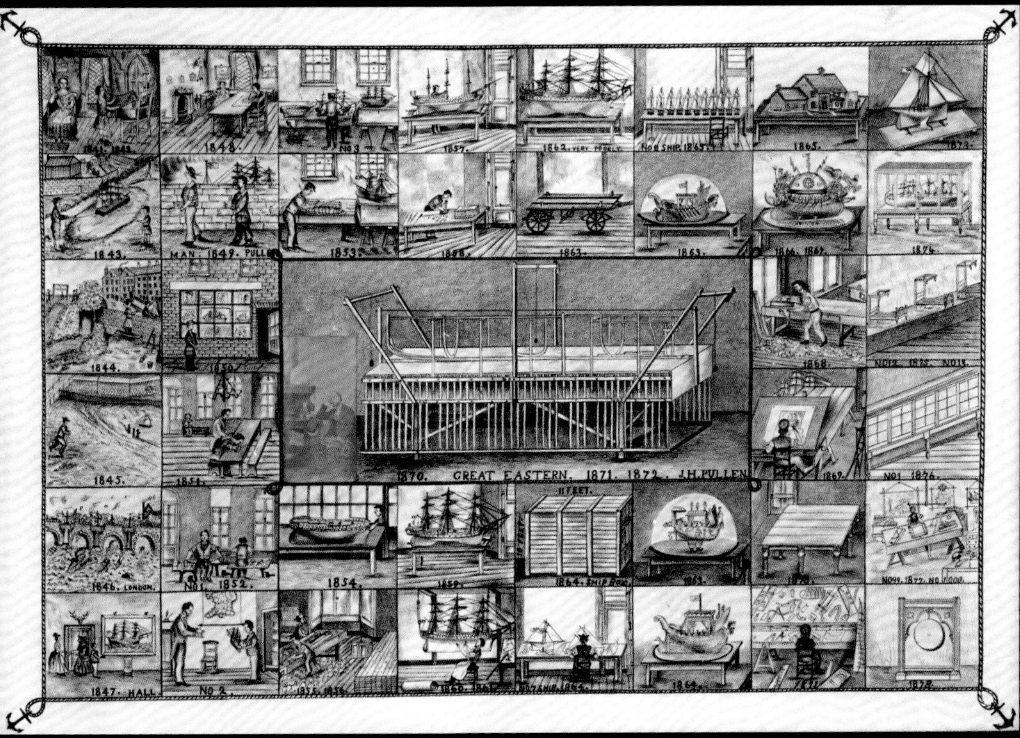

对页上图

《月亮》（*Moon*），普伦创作，来自兰登·唐博物馆（Langdon Down Museum）。脸部用木头雕刻而成，而眼中映射着厄尔斯伍德收容所的正面图。

对页下图

“国家游船”（State Barge）由乌木、象牙和外来木材雕刻而成。普伦称维多利亚女王可以乘坐这艘船统治她的帝国。

本页上图

普伦的“幻想船”（fantasy boats）由一系列逼真的模型船组成，均在专供他使用的工作室中完成。此为档案照片。

本页下图

在这部图绘自传中，普伦将自己长期在收容所中的生活浓缩成一个系列画，描绘了他在艺术上的逐年进步。

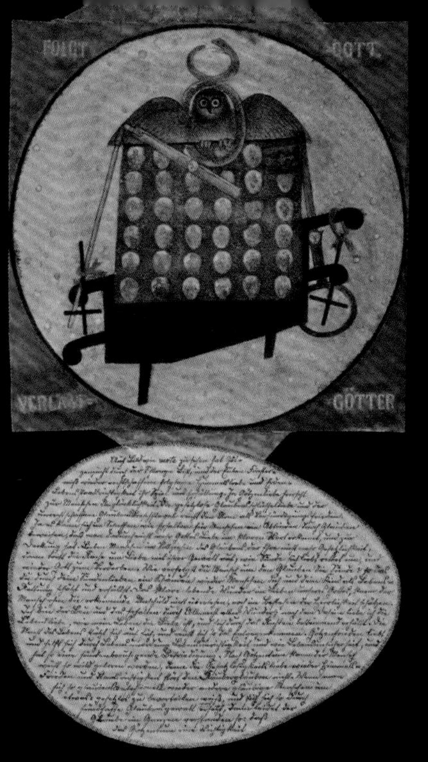

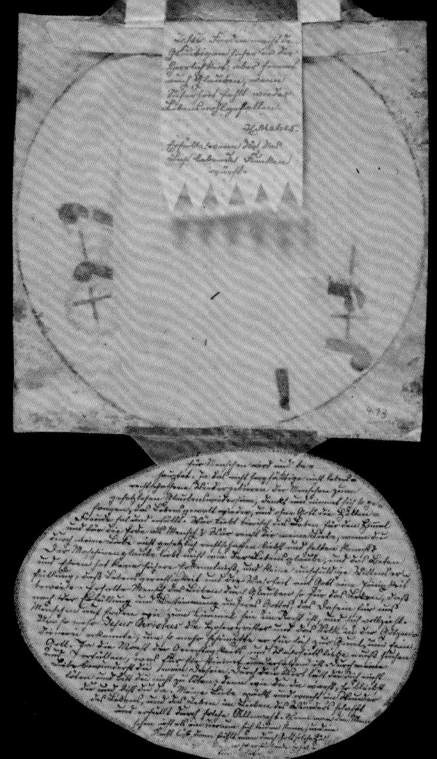

海因里希·赫尔曼·米贝斯

1842—?

米贝斯（Heinrich Hermann Mebes）是一位职业钟表匠，因被诊断为早发性痴呆而送入德国的埃伯斯瓦尔德收容所（Eberswalde Asylum）。他最终死在那里。

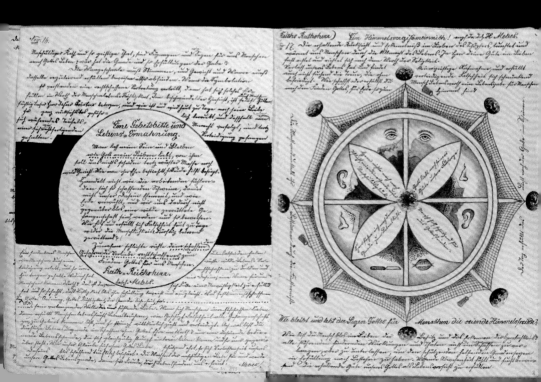

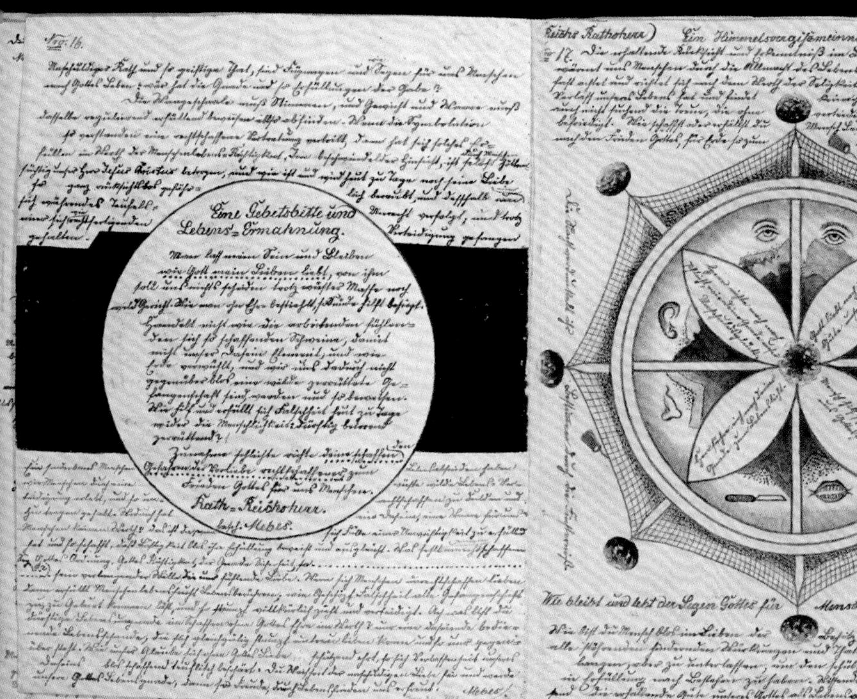

贝斯对他所经历的宗教和神秘顿悟进行了细微而复杂的描绘。像许多收容所艺术家一样，他的作品也是采用图像和文字结合的方式。

对页上图

《追随上帝，抛弃众神》（*Follow God Abandon Gods*）。纸本绘画，采用铅笔、钢笔及画刷绘制而成。

对页下图

《崇敬上帝的益处》（*How Honour Helps*，第 5 册）。在纸板和纸粘成的小册子上，用铅笔、钢笔、画刷绘制而成。

本页

《纯真之爱》（*Innocence Love*，第册）。在纸板和纸粘成的小册子上，用铅笔、钢笔、画刷绘制而成。

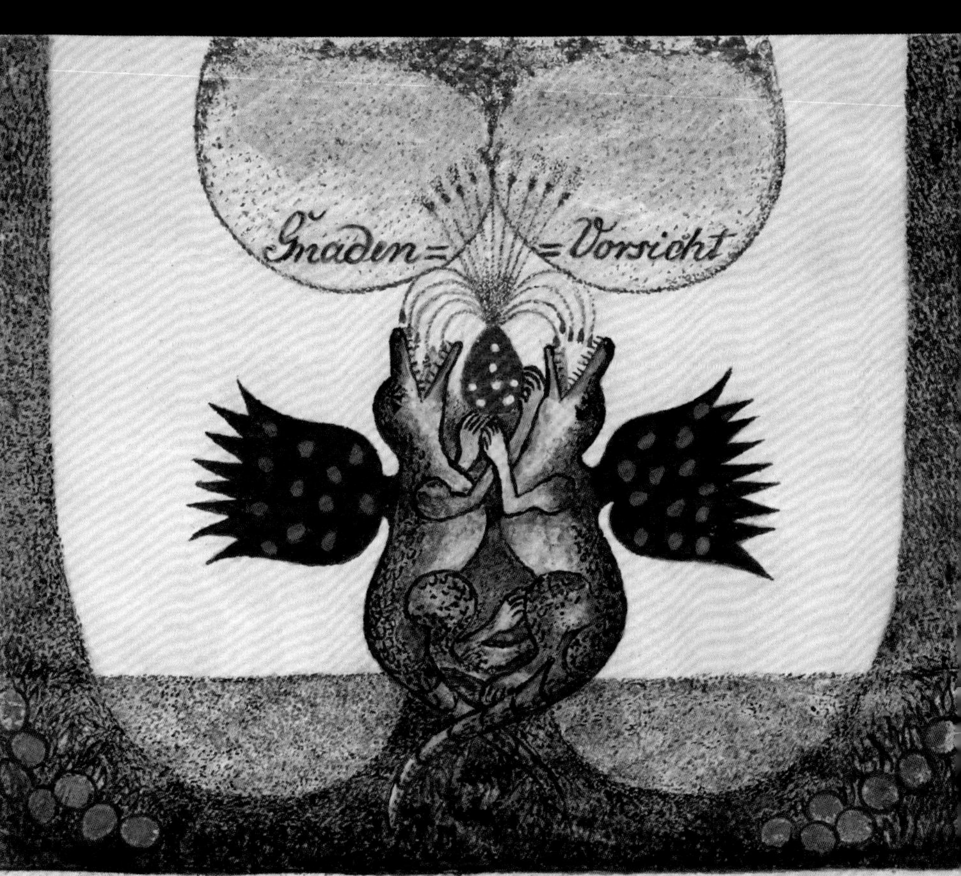

克莱伯（Franz Joseph Kleber）于 1880 年至 1896 年被拘禁在位于巴伐利亚雷根斯堡（Regensburg）的普鲁尔（Prüll）收容所。这里以前是一座本笃会修道院。他被诊断为“原发性精神错乱”（primary insanity）。

右图

弗朗兹·约瑟夫·克莱伯：雷根斯堡收容所（普鲁尔修道院）的设计方案（1880—1896 年）。纸板钢笔画。现在藏于海德堡的普林茨霍恩收藏馆（Prinzhorn Collection）

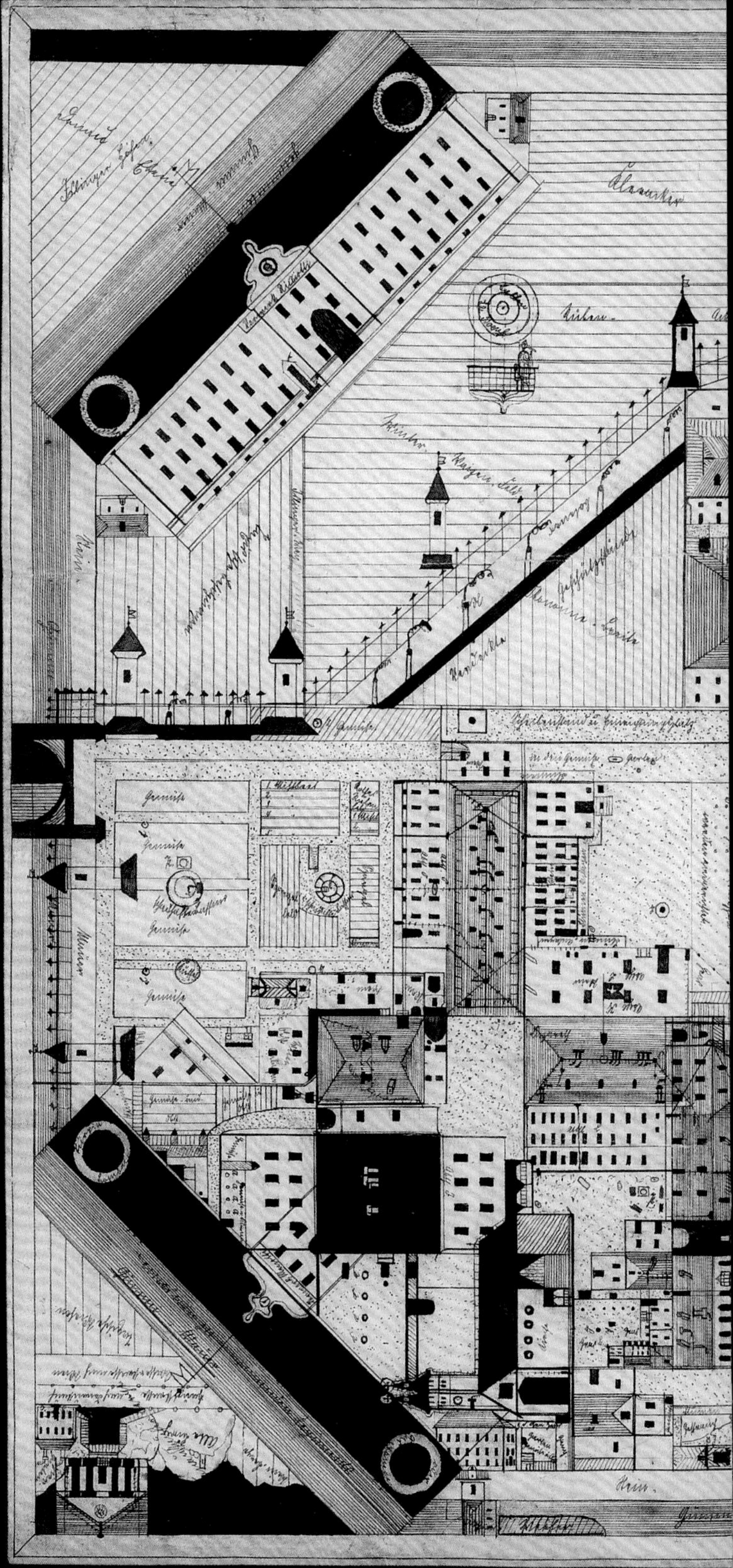

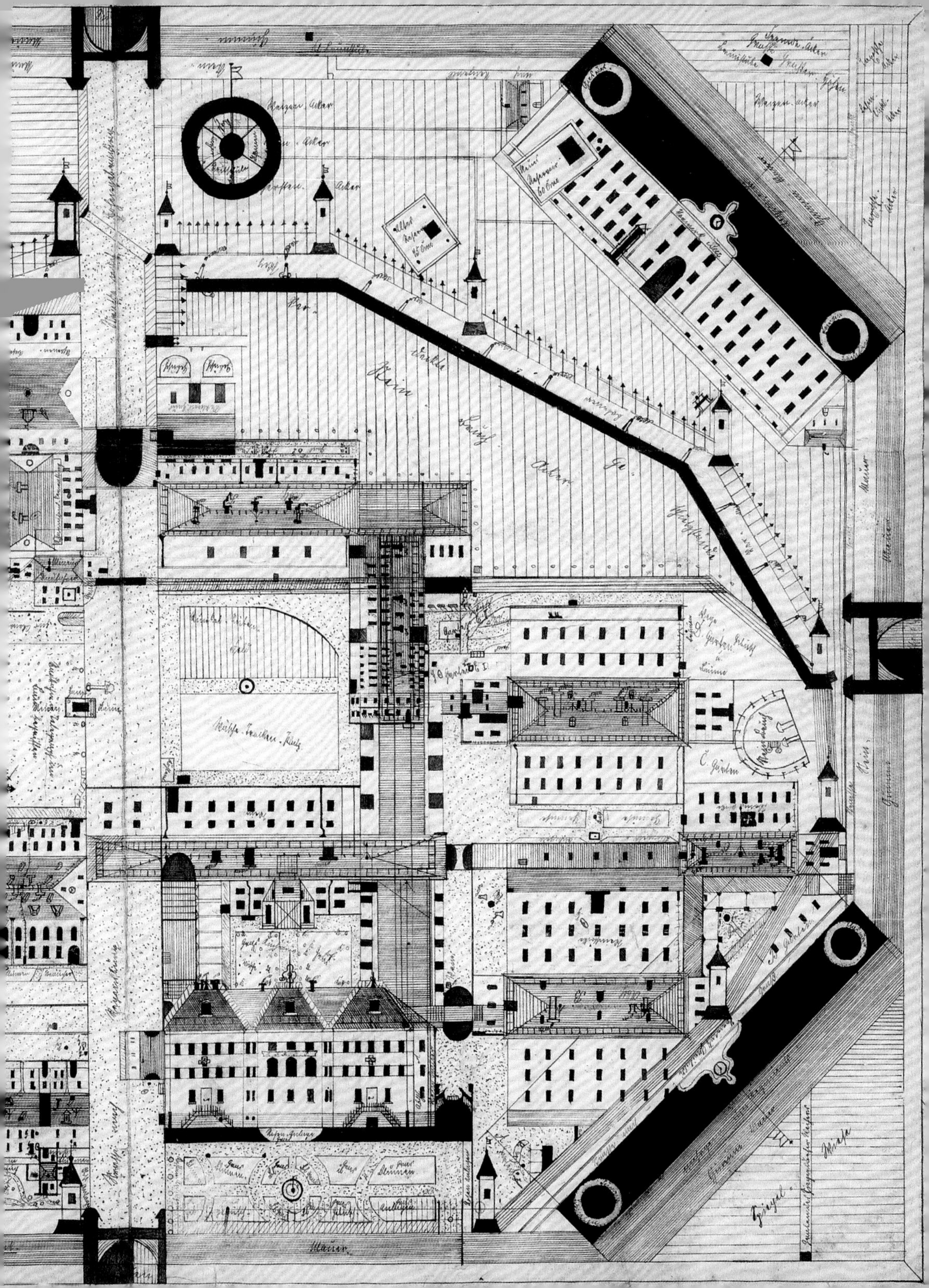

路易斯·威廉·韦恩

1860—1939

韦恩（Louis William Wain）是一位受欢迎的艺术家，后半生遭受精神困扰。1924 年，他先后被送入多家收容所，其中包括伯利恒。

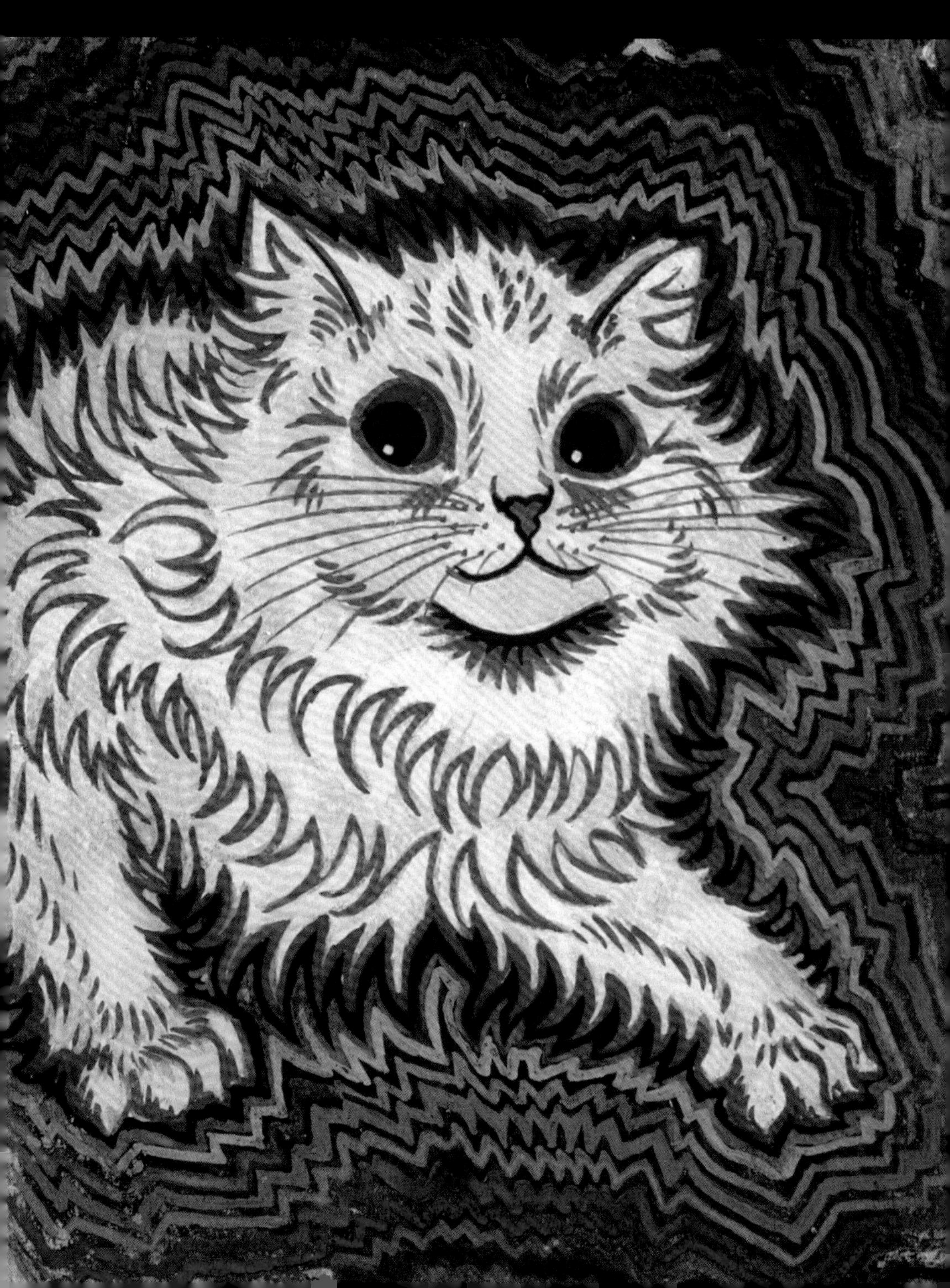

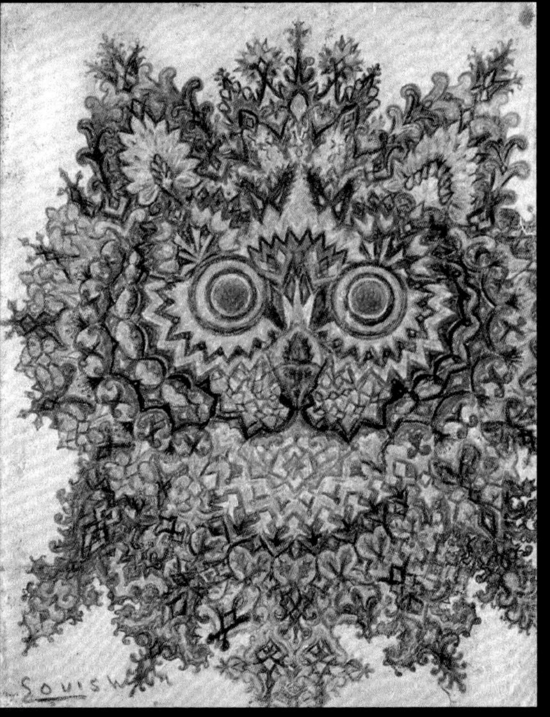

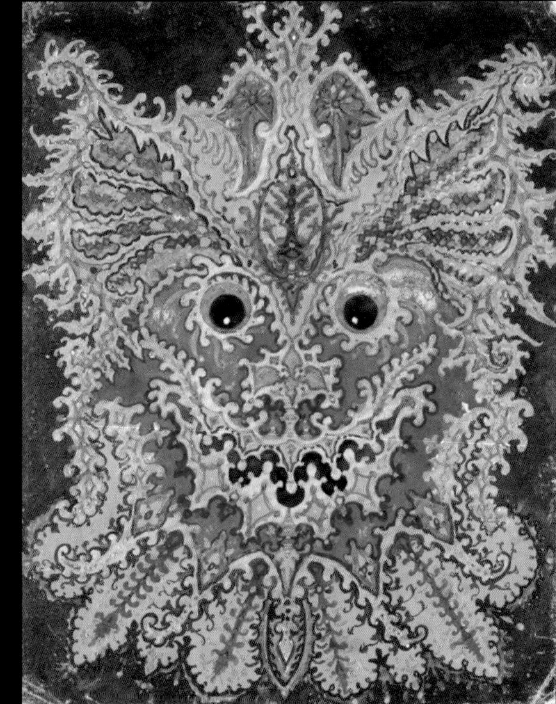

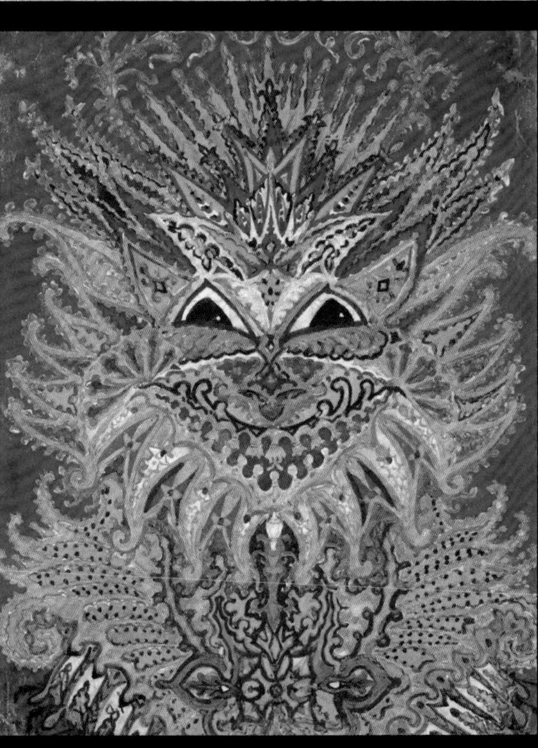

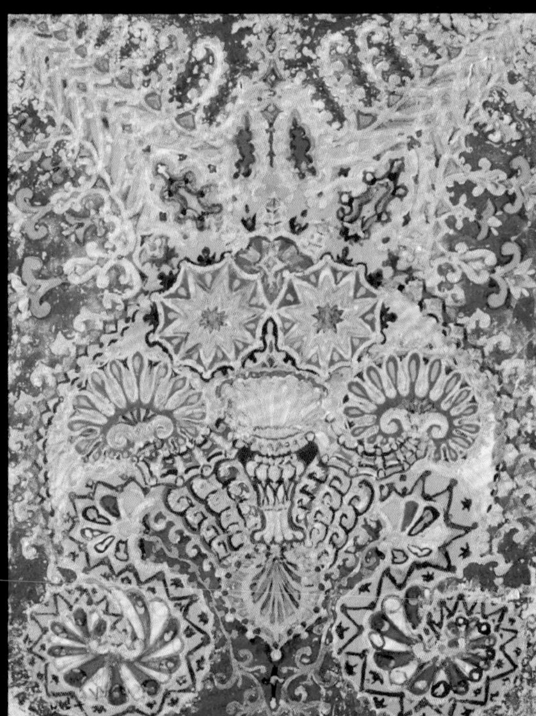

对页和本页

韦恩的《万花筒猫三号至七号》（*Kaleidoscope Cats III - VII*，19 世纪末或 20 世纪初），纸本水粉画。

韦恩因其以猫为主题的画作而知名，被人喜爱。患病后，他在伯利恒及其他收容所中继续画猫。在他对猫的喜剧性、伤感性和讽刺性处理之外，他还经常创造佩戴珠宝和抽象化的猫咪形象。有些研究者试图以他精神病发作的不同阶段来解释这些作品，但这种说法无法被证实，因为绝大多数作品没有标注创作日期。韦恩似乎终其一生都在时不时地创作这类惊人的实验作品，不论处在怎样的精神状态。他将这些作品称为“墙纸图案”。

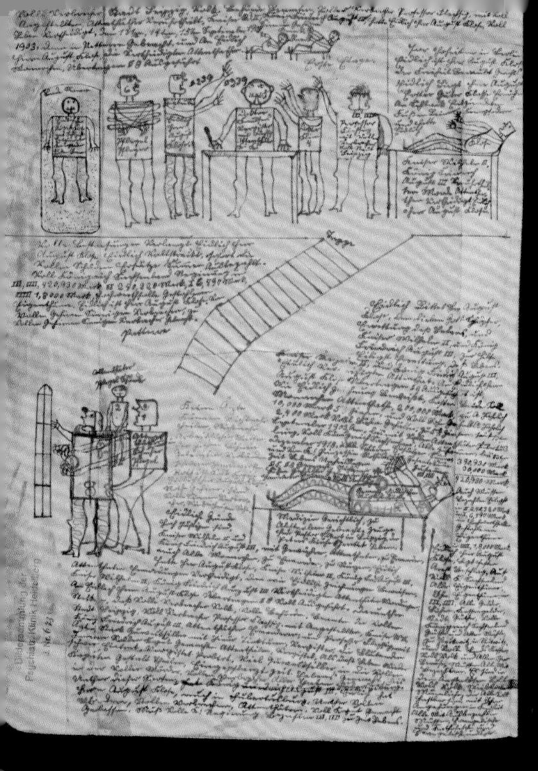

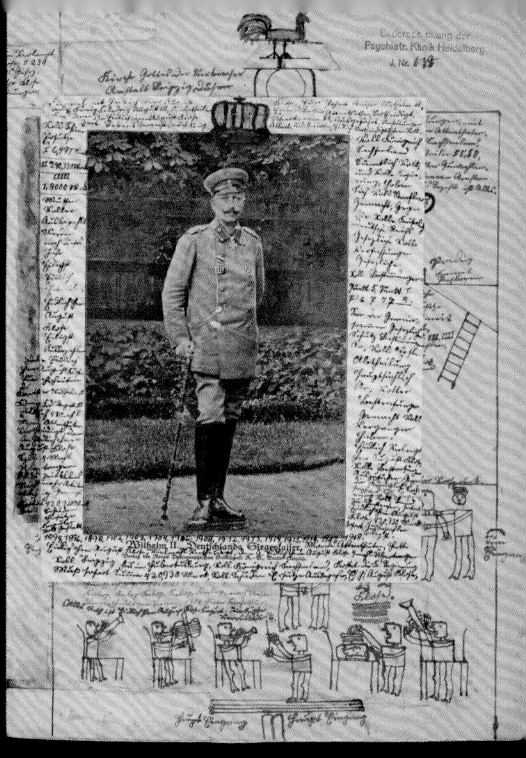

奥古斯特·约翰·克洛泽

1862—1942

克洛泽在被诊断为诉讼偏执（paranoia querulans）后，大部分时间都住在德国的胡贝图斯堡收容所（Hubertusburg Asylum），撰写他的《自传和这个机构的历史》。

上图和下图

《自传和这个机构的历史》（*Autobiograp and History of the Institution*，1918 年奥古斯特·约翰·克洛泽（August Joha Klose）著。其中包括铅笔画、钢笔画和画，画在用战争宣传册、收容所用纸和纸制成的小册子上。

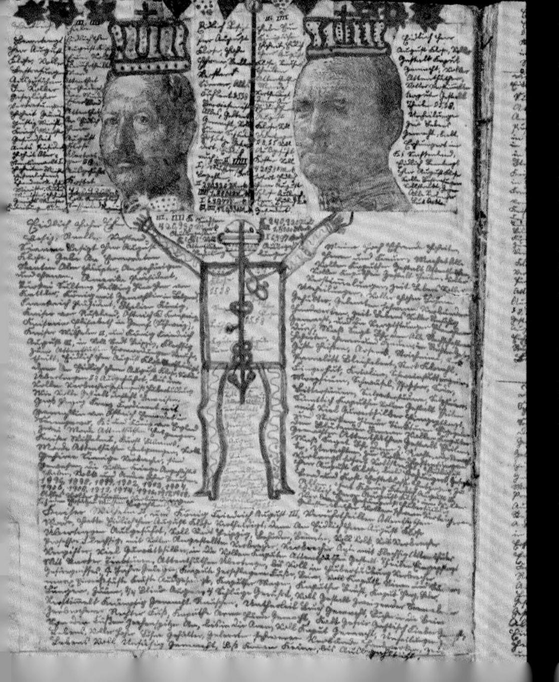

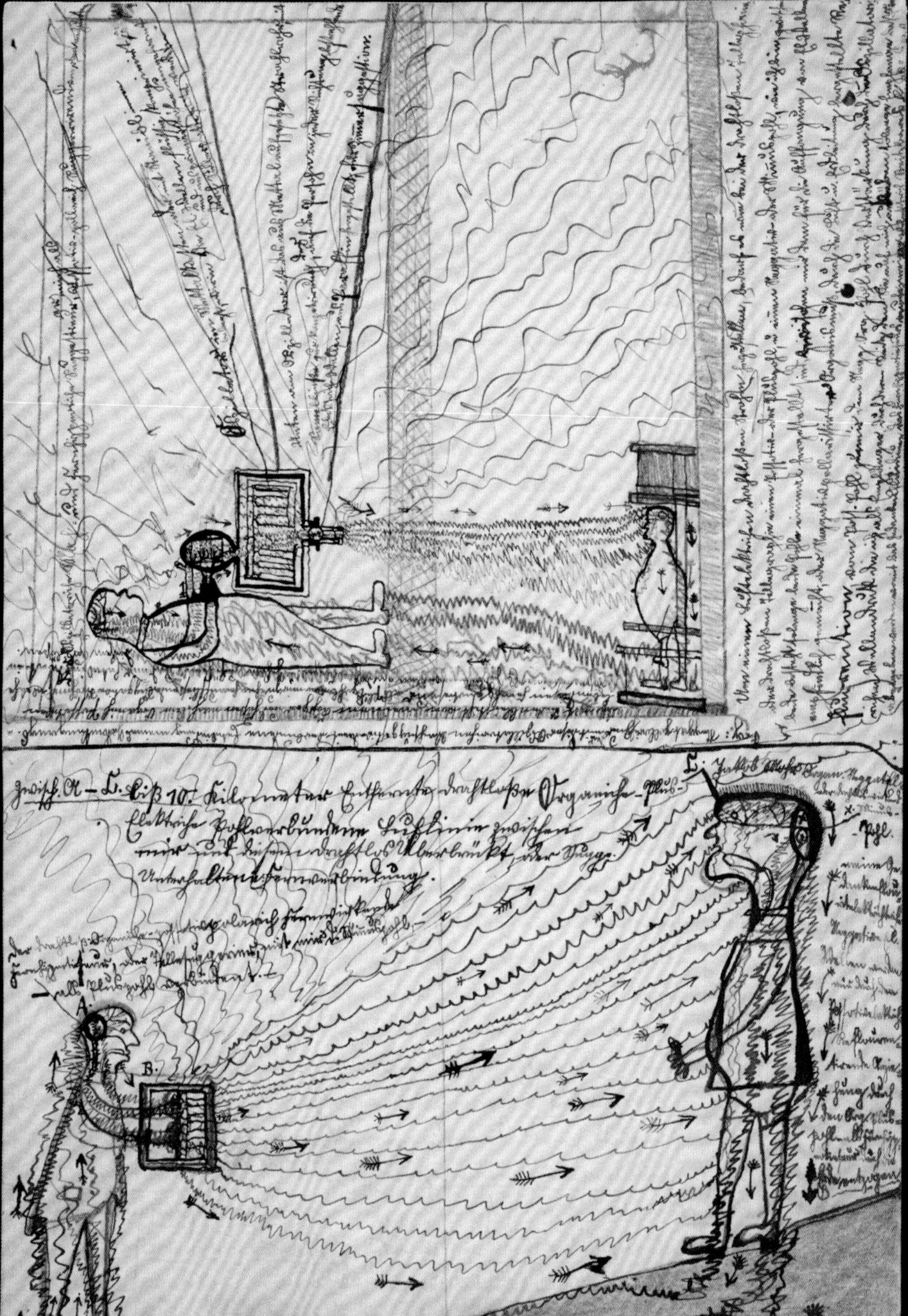

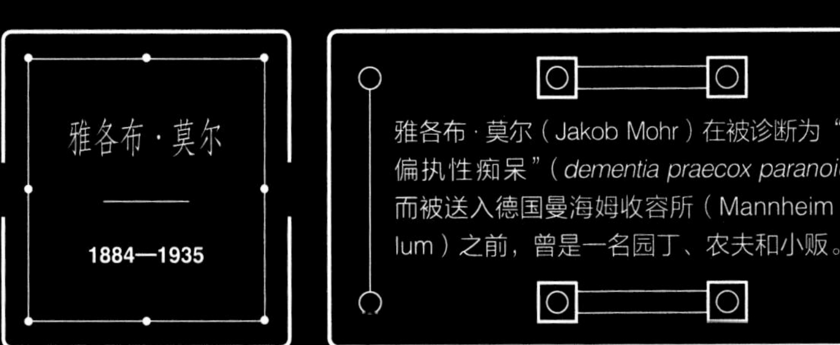

雅各布·莫尔

1884—1935

雅各布·莫尔（Jakob Mohr）在被诊断为“早发偏执性痴呆”（*dementia praecox paranoides*）而被送入德国曼海姆收容所（Mannheim Asylum）之前，曾是一名园丁、农夫和小贩。

上图

《证据》（*Proofs*，约 1910 年），雅各布·莫尔作。画在办公用纸上的铅笔和钢笔画。一位精神科医生操作着一台“头脑操纵机”，戴着耳机以监听莫尔内心的想法。

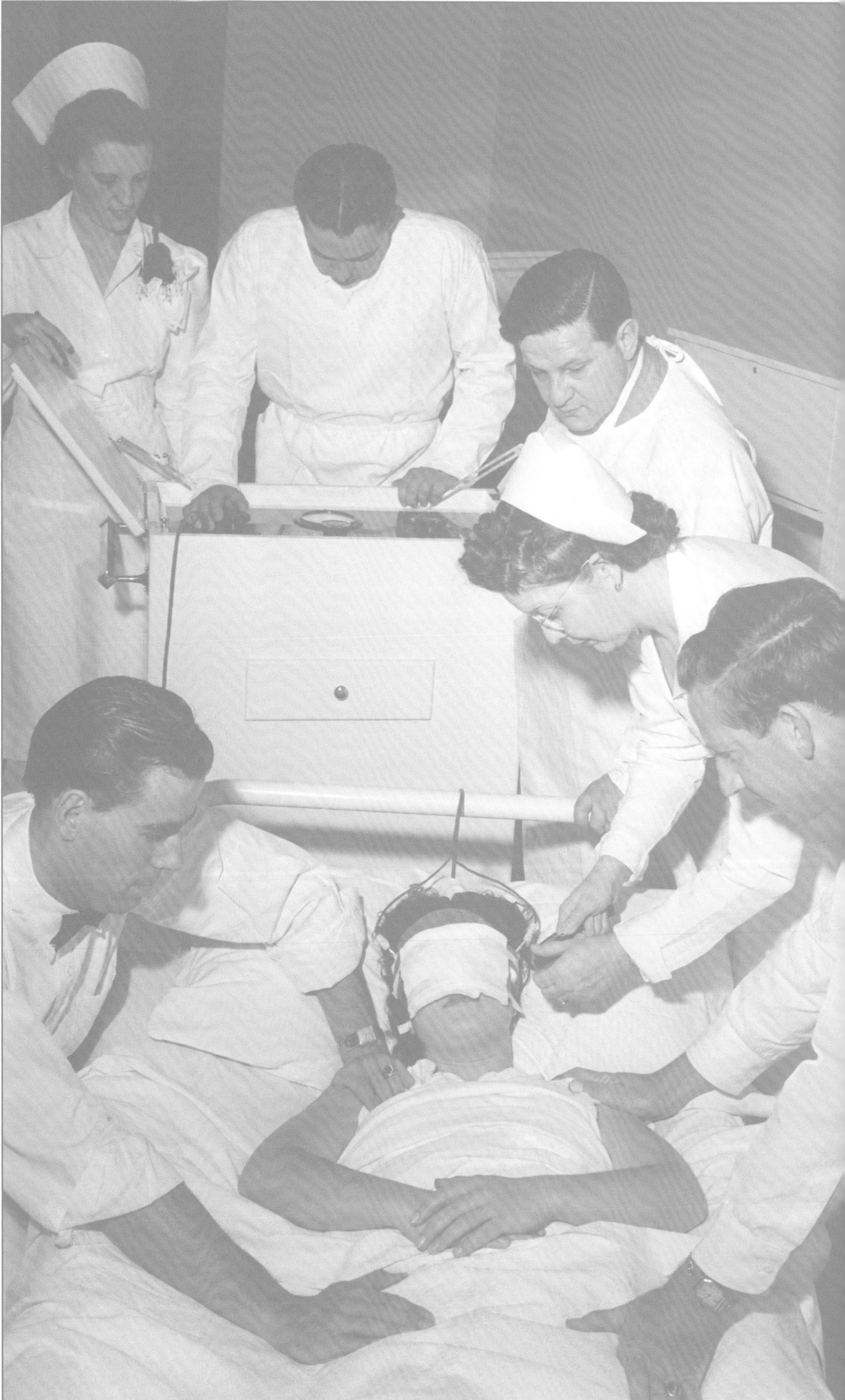

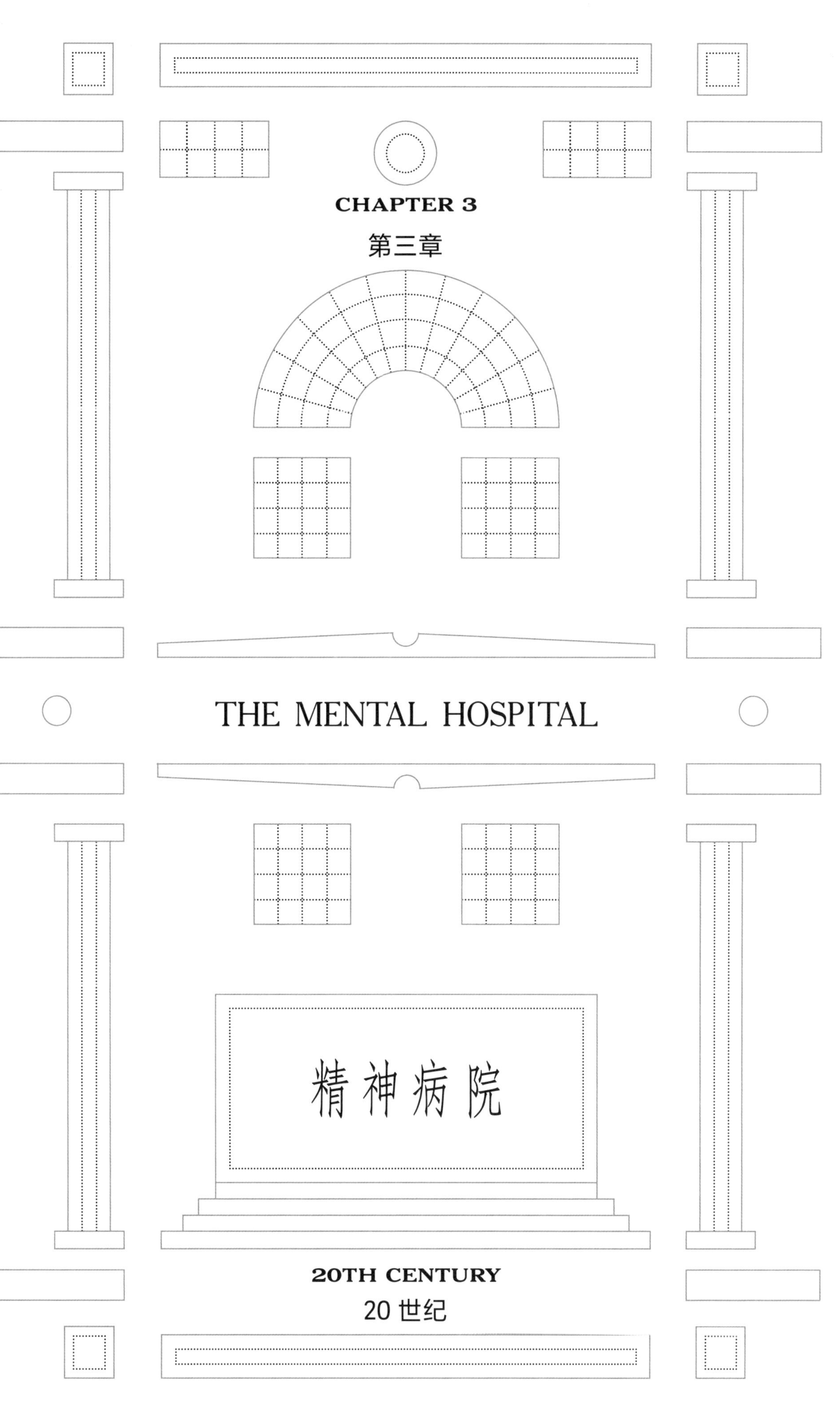

CHAPTER 3

第三章

THE MENTAL HOSPITAL

精神病院

20TH CENTURY

20 世纪

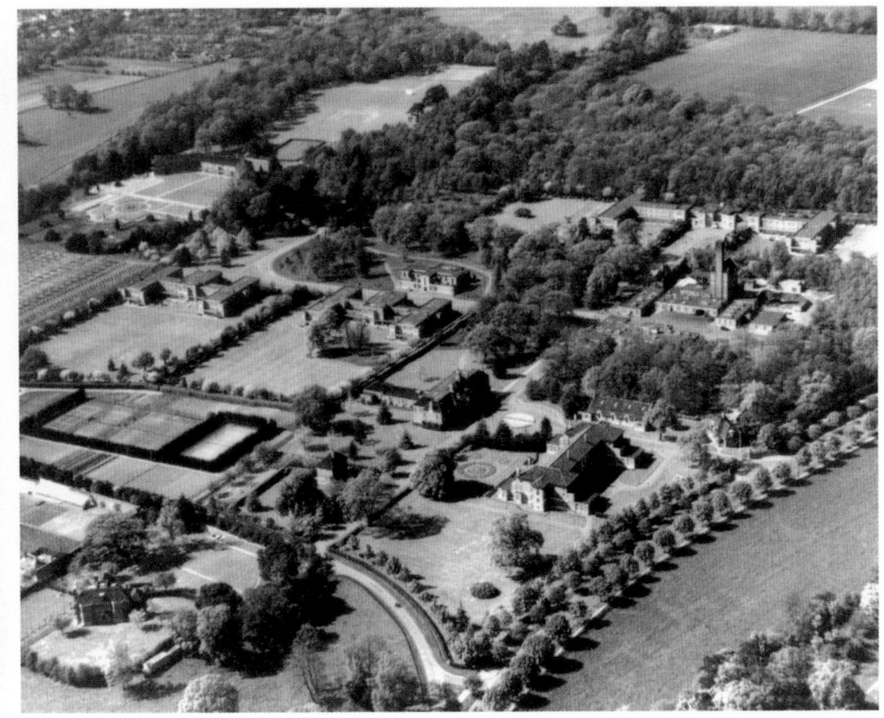

上图

位于蒙克果园的新伯利恒院址的鸟瞰图
用理事们的话说，这是一个比萨瑟克院区
“空气更新鲜，更令人愉悦的场所”
给予了“无限的平静与安宁之福”

1930 年 7 月 9 日，一千名客人乘坐专列来到伦敦南郊毗邻乡村的庄园——蒙克果园（Monks Orchard），参加新伯利恒皇家医院的盛大开业典礼。为了与医院的皇家特许地位相匹配，典礼邀请的尊贵嘉宾是国王乔治五世的妻子玛丽王后。在一大群记者和摄影师的跟随下，她在炽烈的阳光下走过修剪整齐的草坪，参观了通风良好且颜色鲜亮的医院房间，并在庭院里种下了一棵树。

伯利恒在 20 世纪的化身是一个超现代设计的建筑群，融合了斯堪的纳维亚风格和包豪斯风格的元素。这是在有意识地与萨瑟克的营房式收容所风格拉开距离，正如后者与前一个世纪的巴洛克式疯人院拉开距离一样。曾作为老蒙克果园核心建筑的维多利亚式宏伟宅邸被拆除。在新潮的“别墅系统”中，医院的建筑散布在周遭的花园绿地之间。不起眼的低层住院区病房里，地板上铺着宾馆里常用的阿克斯明斯特（Axminster）厚地毯。病房之间通过整洁的砖砌小路相连，外部还建有游廊，患者可以在室外遮阴乘凉。别墅系统不只是现代美学产物，还体现了新精神病院的运作理念：旧收容所的单一化治疗将被一系列提

右图

蒙克果园的路边小教堂
位于医院入口附近
增强了新医院的
乡村氛围和社区氛围
照片摄于 1955 年

下图

1955 年的理事大楼
是蒙克果园院址上
最壮观的建筑
现在这里是博物馆
档案馆和美术馆

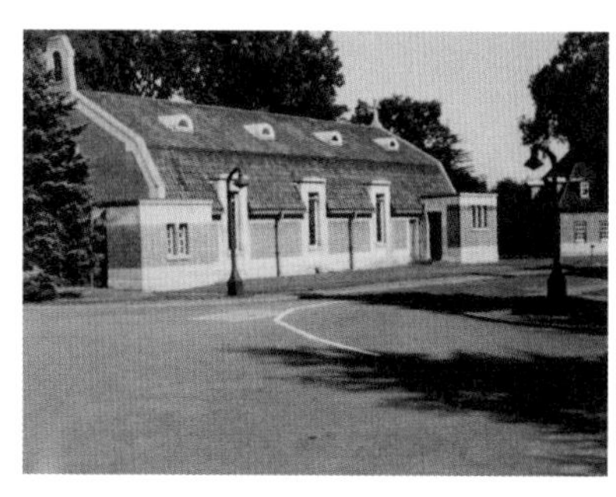

“疯子”现在是“病人”：他们的病症不再是宿命般无法改变的，而是可以治愈的。

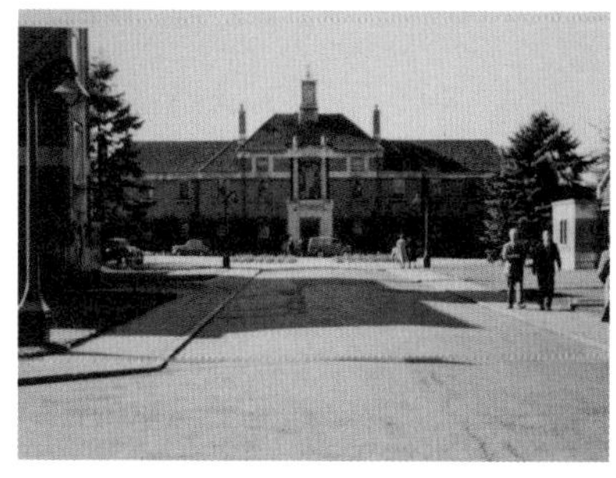

下图

这张 1955 年拍摄于
蒙克果园新伯利恒的照片
展示了“别墅”的设计
其中包括四个病房楼
每栋楼都设计得非常宽敞
设有单人间

供多元化服务的部门替代。

在八年前的第一次改革尝试失败后，1930 年的《精神治疗法案》(Mental Treatment Act) 终于抛弃了对“疯子”的一刀切式单一归类，转而支持病人在治疗中重新拥有适当的选择余地。现在，他们被划分为以下三个类别：“确证的”，这类病人由法院强制执行拘禁；“暂时的”，这类病人需要住在医疗机构中，定期接受病情检查；以及“自愿的”，他们可以根据自己的意愿进出医疗机构。“收容所”一词被正式弃用，取而代之的是“精神病院”(mental hospital)，以强调精神病学治疗方法的首要地位。“疯子”现在是“病人”：他们的病情不再是宿命般无法改变的，而是可以治愈的。

与此同时，精神病院致力于从道德疗法中吸收其最佳实践经验。19 世纪受到现代文明教育的收容所规划者曾强调，这首先要从院址本身入手。自从 1863 年布罗德莫收容所在宜人的乡村环境中建成后，伯利恒的

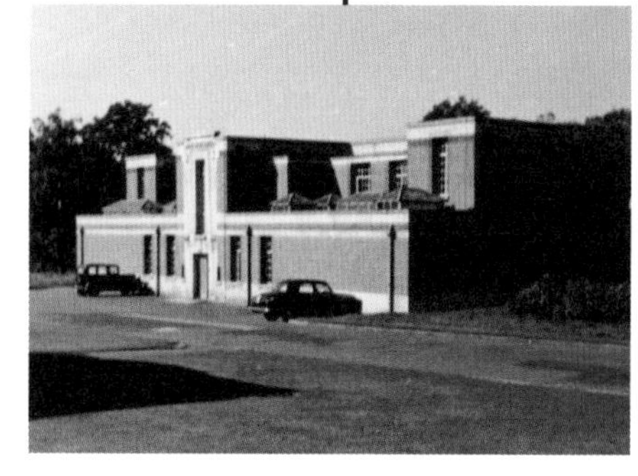

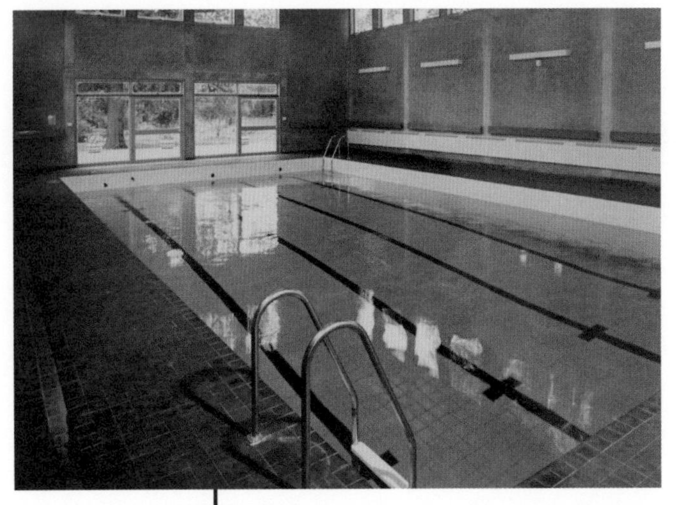

左图

医院庭院中的社区中心
建立于 1955 年
其中包含一个
拥有顶尖设备的游泳池
从这里可以看到花园美景

右图

伯利恒医院
蒙克果园院区的附属设施
还包括一个小教堂
该教堂于 1930 年开放

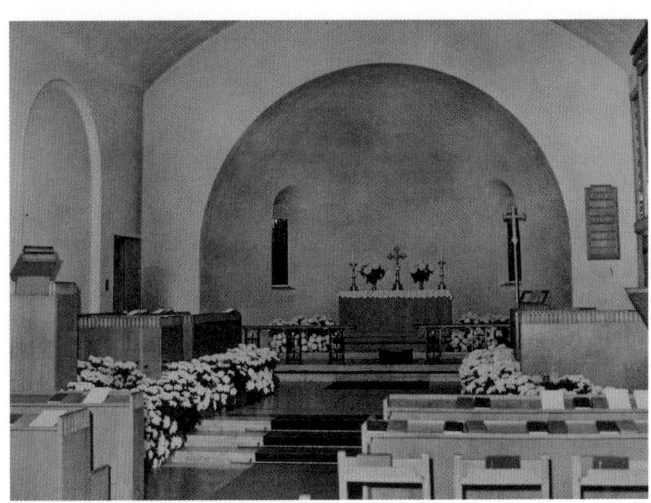

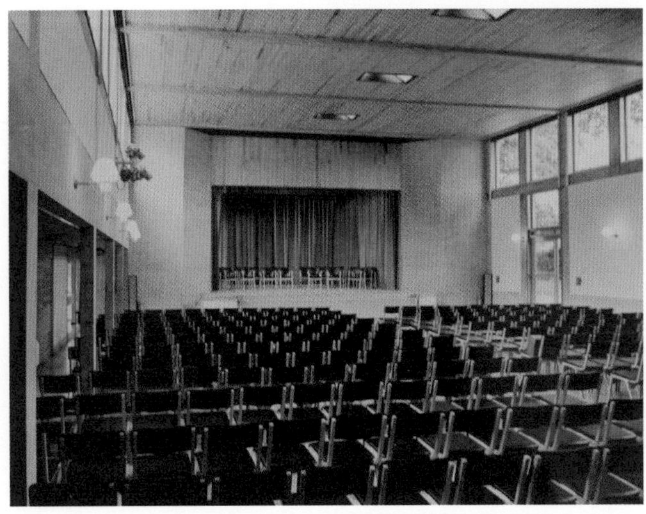

左图

建造社区中心是为了
增加医院的娱乐设施
其中还设有大礼堂

每栋楼外面都有装饰性的花坛和充足的绿地空间，病人可以在其中漫步、休息。

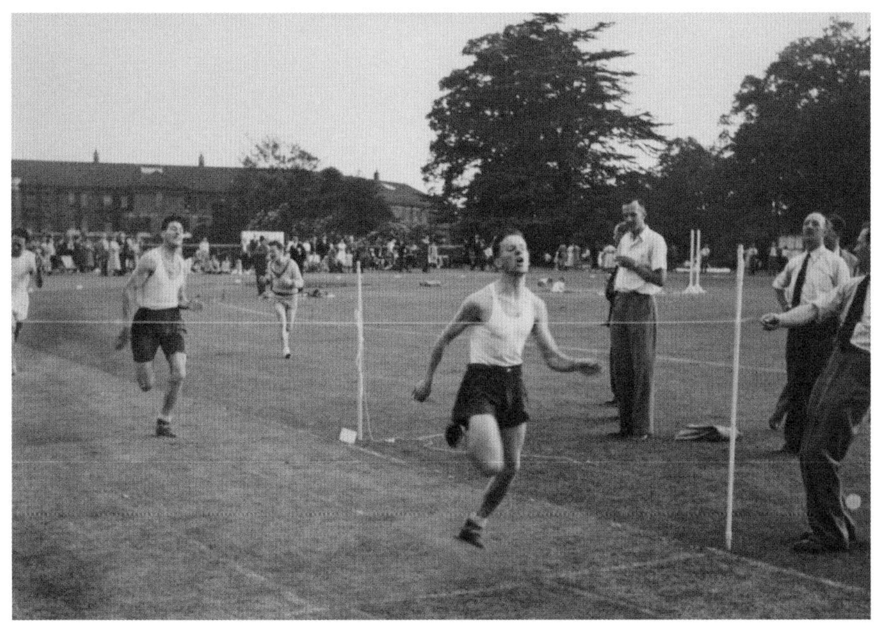

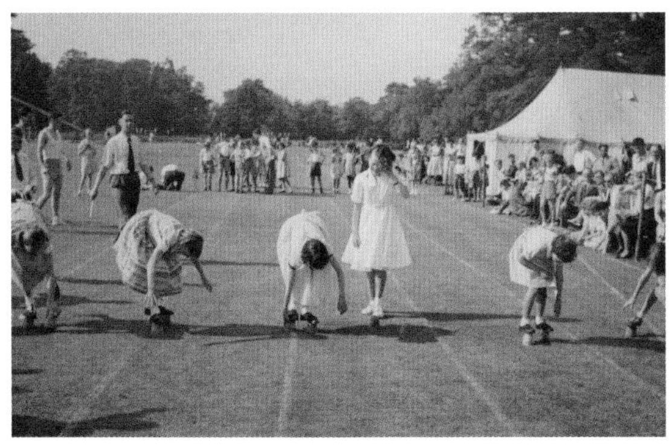

左图

医院鼓励运动和
户外休闲活动
在这些照片中
工作人员正在参加
1955 年夏季的运动日活动

理事们就想将医院从交通日益堵塞的城市搬迁到农村。新医院的每栋楼外面都有装饰性的花坛和充足的绿地空间，病人可以在其中漫步、休息，也可以玩板球或草地滚球。日间休息室里阳光普照，员工会鼓励病人去那里下象棋、打台球，以及学习木工和编篮子等手工活。

艺术创作是医院里最受欢迎的活动之一。在新观念的影响下，人们对待精神疾病的态度在发生转变，而艺术已经成为这种新观念的试金石。自威廉·布朗和查尔斯·胡德的时代以来，素描、绘画和雕塑就被视为有益的活动，而现在它们的治疗作用通过更具体的方式表现出来：它们是医生与创作者互动的工具，或者说是医生用以管窥病人思想运作方式的诊断性测试。1900 年，伯利恒的常驻医师西奥菲勒斯·希斯洛普（Theophilus Hyslop）在旧医院的公共休息室里展出了部分病人的作品。在 1913 年伦敦举行的一次国际医学会议上，他策划了疯人艺术作品的首次公开展览。这次展览引起了极大的关注，包括被《每日镜报》（*Daily Mirror*）的头版大篇幅报道。该报道将之类比于表现主义和立体主义的作品，以嘲笑艺术界的现代主义风尚。该展览激发了许多精神科医生的兴趣，其中一些人

精神科医生开始收集以前被视为毫无价值的涂鸦而丢弃的作品。

下图

阿道夫·沃夫利
Adolf Wölfli
患有暴力型疯癫
但他也是一位艺术奇才

他的医生沃尔特·摩根塔勒
Walther Morgenthaler
在 1925 年拍摄了这张照片
沃夫利的面前摆着他的作品
手里拿着纸喇叭

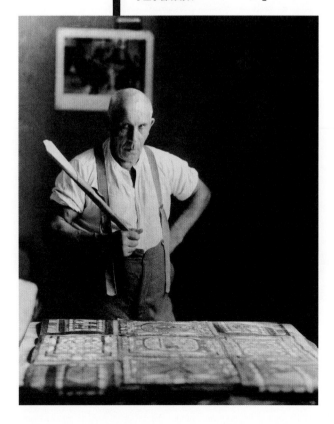

开始收集这些以前被视为毫无价值的涂鸦而丢弃的作品。

早期收藏家中藏品最丰富的是汉斯·普林茨霍恩（Hans Prinzhorn），他在接受精神科医生培训之前就获得了艺术史博士学位。1919 年，埃米尔·克雷佩林在海德堡大学的继任者卡尔·威尔曼斯（Karl Wilmanns），聘请普林茨霍恩来整理克雷佩林在研究期间收集的精神病患者的艺术作品。普林茨霍恩向其他收容所和疗养院发出了请求信，随即迅速收集到了五千多件来自德国、奥地利、瑞士和意大利的精神病患者的自发艺术作品。1922 年，他出版了一本插图丰富的藏品概述——《精神病患者的艺术才能》（*Artistry of the Mentally Ill*）。他的精神科医生同行对此兴趣不大，马克斯·恩斯特（Max Ernst）和保罗·克利（Paul Klee）等前卫艺术家倒是留下了深刻印象。画家和雕塑家让·杜布菲（Jean Dubuffet）受普林茨霍恩收藏的影响，创造了“原生艺术”（art brut 或 raw art）这一术语，来描述这些被排斥在社会之外的人无视美学规范或惯例而创作的作品。

普林茨霍恩认为，他所收集的艺术品对教授精神病学很有帮助。他将精神病患者的创造力以及他们常常无法抑制的绘画冲动，视为进入他们封闭的内心世界的窗口。这是常规手段无法做到的事情，并且为治疗开辟了新的可能性，因为艺术表达

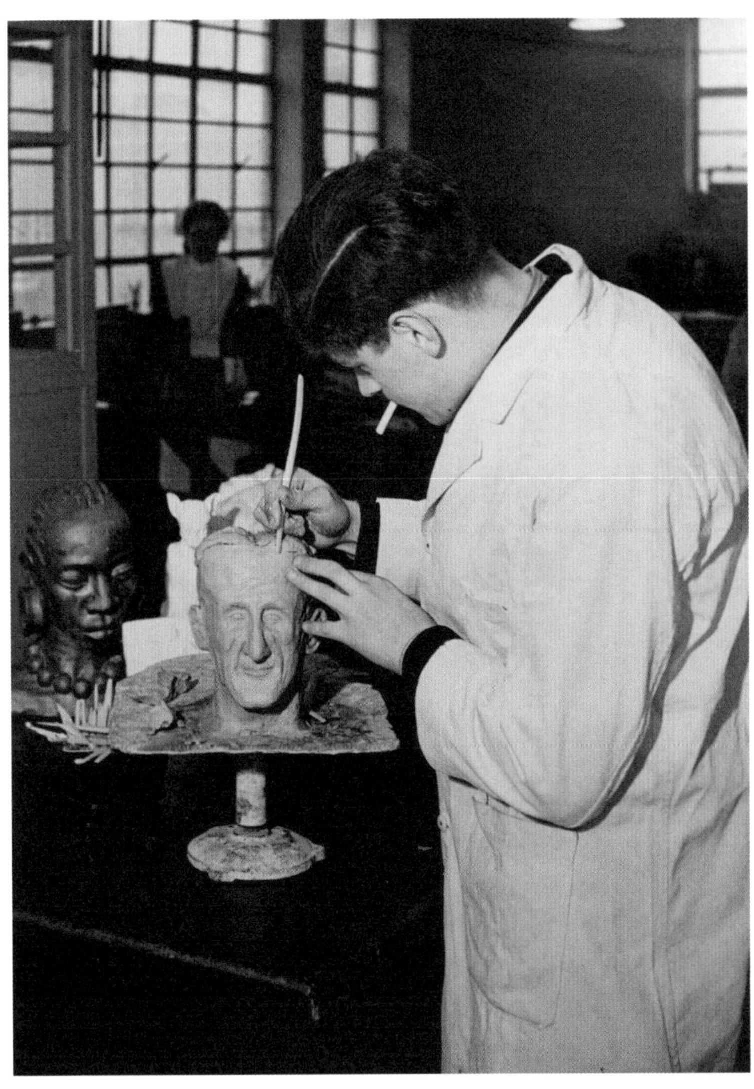

右图

一名病人正在莫兹利医院艺术室里工作

医院鼓励艺术创作的原因有很多包括消遣娱乐以及治疗和培养手艺

的内驱力有助于“将心理活动具象化，从而架起自我通向他人的桥梁”。[1] 艺术是一种通用语言，患者和医生可以试着通过这种语言进行交流。

在这种关系的早期案例中，最富有成效和最密切的是瑞士伯尔尼郊外一家私立精神病院的精神科医生沃尔特·摩根塔勒和附近公立收容所中无法治愈的精神病犯阿道夫·沃夫利（参见第 204 页）。沃夫利拥有无穷无尽的创造力和非凡的才能，源源不断地创作出散文、诗歌、音乐作品，以及色彩、细节和强烈风格令人目眩神迷的绘画。摩根塔勒经常在沃夫利绘画时与他坐在一起，试图识别艺术与艺术家之间的联系，最终发表了一篇关于沃夫利作品的详细研究报告。沃夫利因屡次对年轻女性进行性侵犯而被捕，并被确诊为精神错乱，关入收容所。最初，他因受困于暴力幻觉而表现得粗野、不受控制。五年后，他终于在他的小牢房里安定下来，开始描绘自己的幻想世界。摩根塔勒认为沃夫利是精神分裂症患者，虽然他对病人本身的兴趣远大于对病人做出诊断，但是他从未能破解沃夫利的密码。他逐渐认识到沃夫利是在描绘自己的经历，将

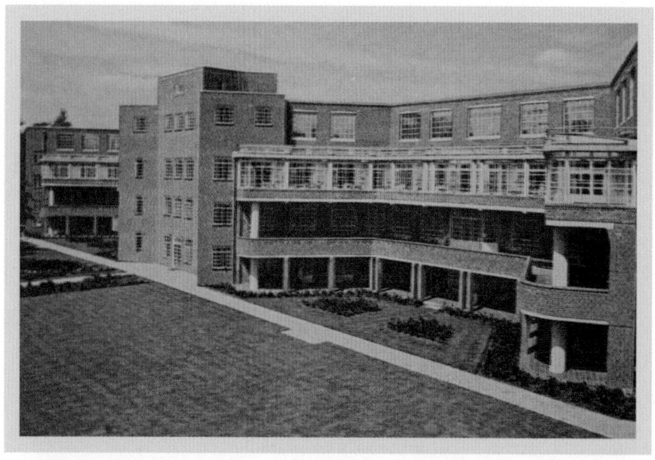

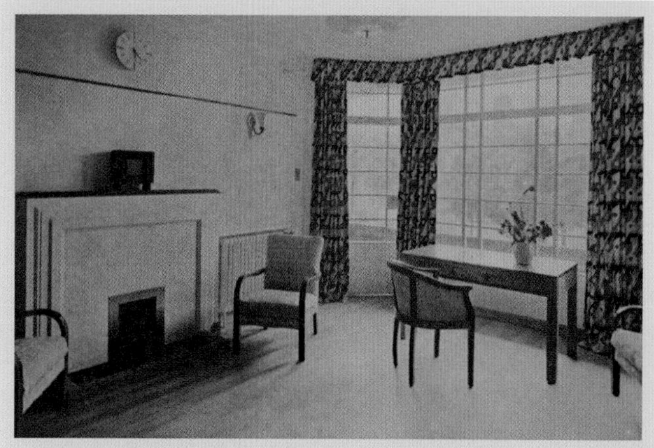

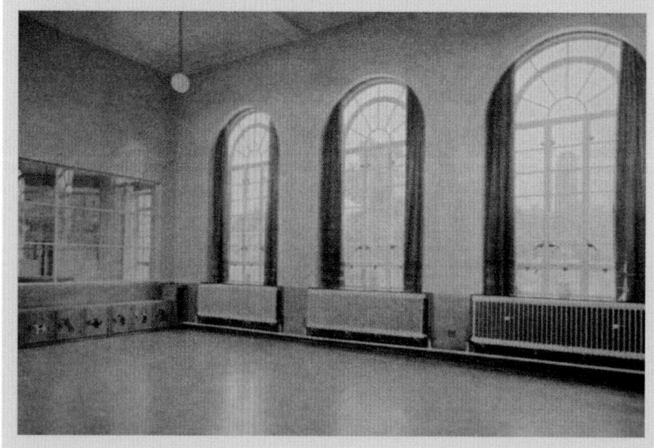

其抽象化，成为华丽的对称性图案，但是沃夫利自己可能都说不清楚这些无休止重复的图形有什么含义。在接受审问时，他只是简单地将其描述为“装饰”。

在精神病院“分层化”的世界里，新伯利恒面向的是高端市场。科尔尼哈奇等庞大的郡立收容所，则成了新一代的“贝德莱姆”。相比之下，新伯利恒更类似那些面向有经济条件之人的神经疾病水疗中心和疗养院。但是，与贝德莱姆的旧有联系并不是那么容易切断的。医院臭名昭著的过去恰使慈善捐助者们联想到他们竭力根除的事情，因此筹款活动并未达成目标。政府的慈善委员会能给予的支持有限，而新医院的运营已经出现了赤字。最终的解决方案是让伯利恒与莫兹利医院合并，后者是由亨利·莫兹利用其私人执业收入资助成立的。他明确表示这家医院不接受慢性病例，而将专注于医学研究。该院于1923年在伦敦南部开业，自我定位为医学导向的精神病学前沿阵地和教学医院，并最终改变了精神疾病的治疗方法。

新的生物学治疗方法的首个重大成就是对麻痹性痴呆（general paralysis of the insane, GPI）的研究。这是一种以前无法治愈的神经损伤和痴呆症。在19世纪末，这种疯病的患者占了欧美所有收

上图

伦敦南部莫兹利医院的明信片
这是为培养新的医学骨干
而设立的教学医院
同时对护士进行
特殊治疗技术的培训

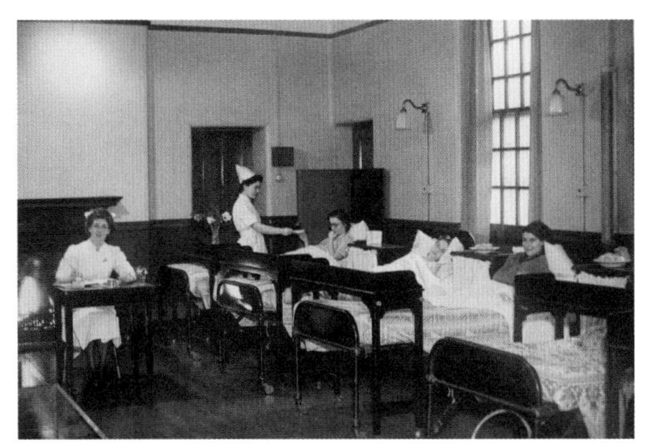

容所中男性住院病人的 20%。长期以来，德国研究人员一直怀疑 GPI 是由细菌感染引起的，其症状可能与梅毒的第三阶段有关。1913 年，研究人员在患者大脑中发现了梅毒螺旋体，这种联系被最终证实了。在 1917 年进行的一系列大胆的实验中，维也纳大学（University of Vienna）精神病学教授朱利叶斯·瓦格纳–尧雷格（Julius Wagner-Jauregg）让 GPI 患者感染疟疾，出现发热高峰，从而杀死了螺旋体。其中一些病例的 GPI 得到了缓解。

即使可以用奎宁来控制疟疾，瓦格纳–尧雷格的疗法对患者而言仍然是冒险且有害的，并且其成功率也存在争议。但无论如何，它证明了最有破坏性的疯病之一是有生理基础的，而且最重要的是，是有生理治疗方法的。在此之后更多的突破性成果纷至沓来：自古以来在阿尔卑斯山等地区流行的被称为克汀病（cretinism）的心智退化症（mental deterioration），被证明是碘缺乏的结果；糙皮病（pellagra）是一种具有严重精神症状的疾病，周期性地席卷整个地中海和美国南部地区，是由烟酸缺乏引起的；酗酒者中的痴呆症和谵妄症患者，在许多大型收容所中均可占到病人总数的 10%，其病症以前通常被认为是遗传性缺陷，现在则证明是酒精成瘾的副作用。

这些发现引发了一股全球热潮，许多

下图

护士在莫兹利医院的庭院中休息

该机构成为精神科护士的培训中心吸引了许多海外学生

上图

女性病房的病人由女护士照料

莫兹利医院的住院病人数量迅速增加医院的门诊也很繁忙

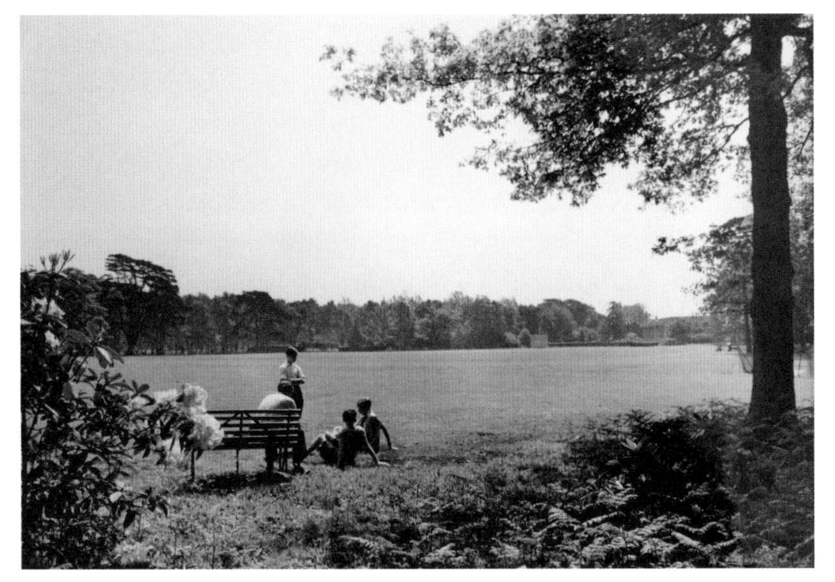

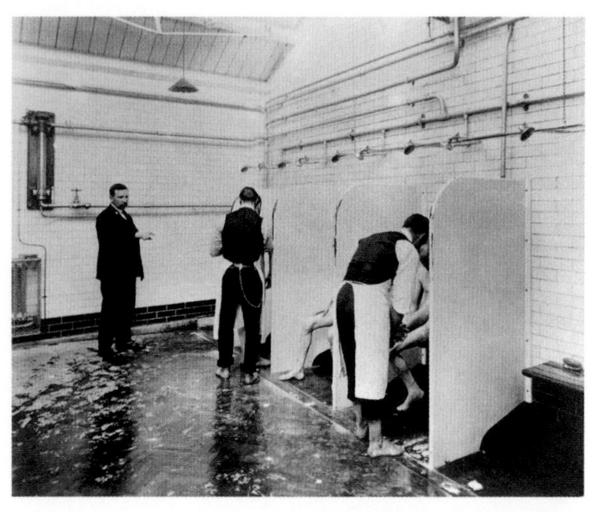

这些发现引发了一股全球热潮，许多人致力于搜寻“灵丹妙药”以根除其他精神疾病。

人致力于搜寻“灵丹妙药”以根除其他精神疾病，尤其是新近被命名的“精神分裂症”。在新泽西州特伦顿（Trenton）的州立医院，精神病学家亨利·科顿（Henry Cotton）提出了一种理论，即GPI之外的所有精神疾病也都来源于细菌，是由某种隐性的感染将毒素扩散到大脑中所导致的。他着手进行了一项大规模的实验，切除各种可能的“局部脓毒症”部位，包括牙齿、扁桃体、脾脏、子宫颈和结肠。在德国，由制药巨头拜耳（Bayer）投入市场的新型镇静药物巴比妥酸盐（barbiturates），不仅在缓解躁狂行为方面效果喜人，并且成为“深度睡眠”疗法（用药令病人长期处于无意识状态，似乎有益于缓解情绪紊乱）的治疗基础。在维也纳，神经病学家曼弗雷德·萨克尔（Manfred Sakel）向精神分裂症患者注射新发现的激素——胰岛素，致使他们进入昏迷状态。他宣称当他们重新恢复意识时，精神障碍就消除了。

年轻一代精神科医生的职业生涯，是在旧收容所那些无药可治的病人中开始的，因此他们带着强烈的道德使命感去倡导这些新疗法。莫兹利医院的第一任医务主管爱德华·马普瑟尔（Edward Mapother）曾在旧收容所担任初级医生，后来在第一次世界大战期间在法国亲眼看到弹震症病人；他还有一个姐姐，因无法治愈的疯病而终老于伯利恒。他满腔热情地致力于用临床和神经病学方法治疗病人，但是也担忧某些激进的新实验疗法违反了他的职业誓言——“不伤害病人”。

然而，他的一些门生认为，目前存在的问题太过紧迫，没有时间瞻前顾后：如果瓦格纳-尧雷格没有在未经病人同意的情况下故意将疟疾传给他们，那么还会有成千上万的人死于梅毒性痴呆。马普瑟尔的学生威廉·萨贡（William Sargant）十分崇拜他的老师，但他深信研究胰岛素昏迷、镇静药物和电击等新疗法是生死攸关之事。萨贡脑中一直有一些挥之不去的记忆，那就是他在汉威尔郡立收容所不得不强迫紧张症患者进食时，病人看向他的茫然无助的眼神；以及他自己在同一时期因严重抑郁而住院的经历，尽管对此他从未公开承认。对他的病人和他本人来

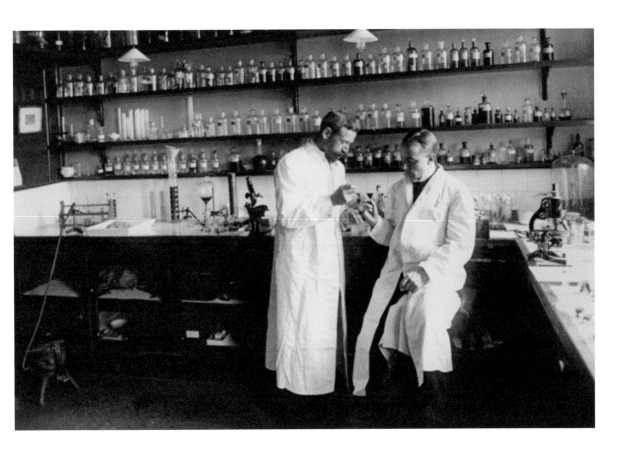

说，精神疾病都是一个必须战胜的敌人，一个必须抹去的污点。获得患者的同意并保留病例记录是官僚主义的繁文缛节，只会妨碍科学进步。

在寻找定位大脑功能的新方法时，精神科医生开始使用电学来进行实验。他们发现，在太阳穴上施加高压电流会引发癫痫发作，当时人们认为这样可以减轻精神分裂症的症状。1938 年，意大利神经病学家乌戈·切莱蒂（Ugo Cerletti）为这一做法创造了“电击”（electroshock）一词，据称他是在罗马的一家屠宰场目睹了这种技术后想到的。在进行第一次人体试验时，电压不足以引起癫痫发作，患者坐了起来，说：“我一秒钟都坚持不了，要死了！”切莱蒂置若罔闻地调高了电压，继续试验。根据他的病例记录，该病人的病情很快得以改善，并在 11 次治疗后“彻底得到缓解”。[2]

萨贡立即申请在莫兹利医院开发这种治疗方法，但卫生部拒绝提供支持。他找到了私人资助，并很快报告了奇迹般的结果。对于这种开发新疗法的

对页

埃普索姆
Epsom
隆格罗夫收容所
Long Grove Asylum
护工在给男性病人洗澡
约 1930 年

本页

伯利恒医院的药房
约 1900—1915 年

精神病学家研发出了各种药物
其药物实验室被纳入
许多设有住院部的精神病院中

Saal №
Bett №
Name u. Alter
Krankheit
Angekommen

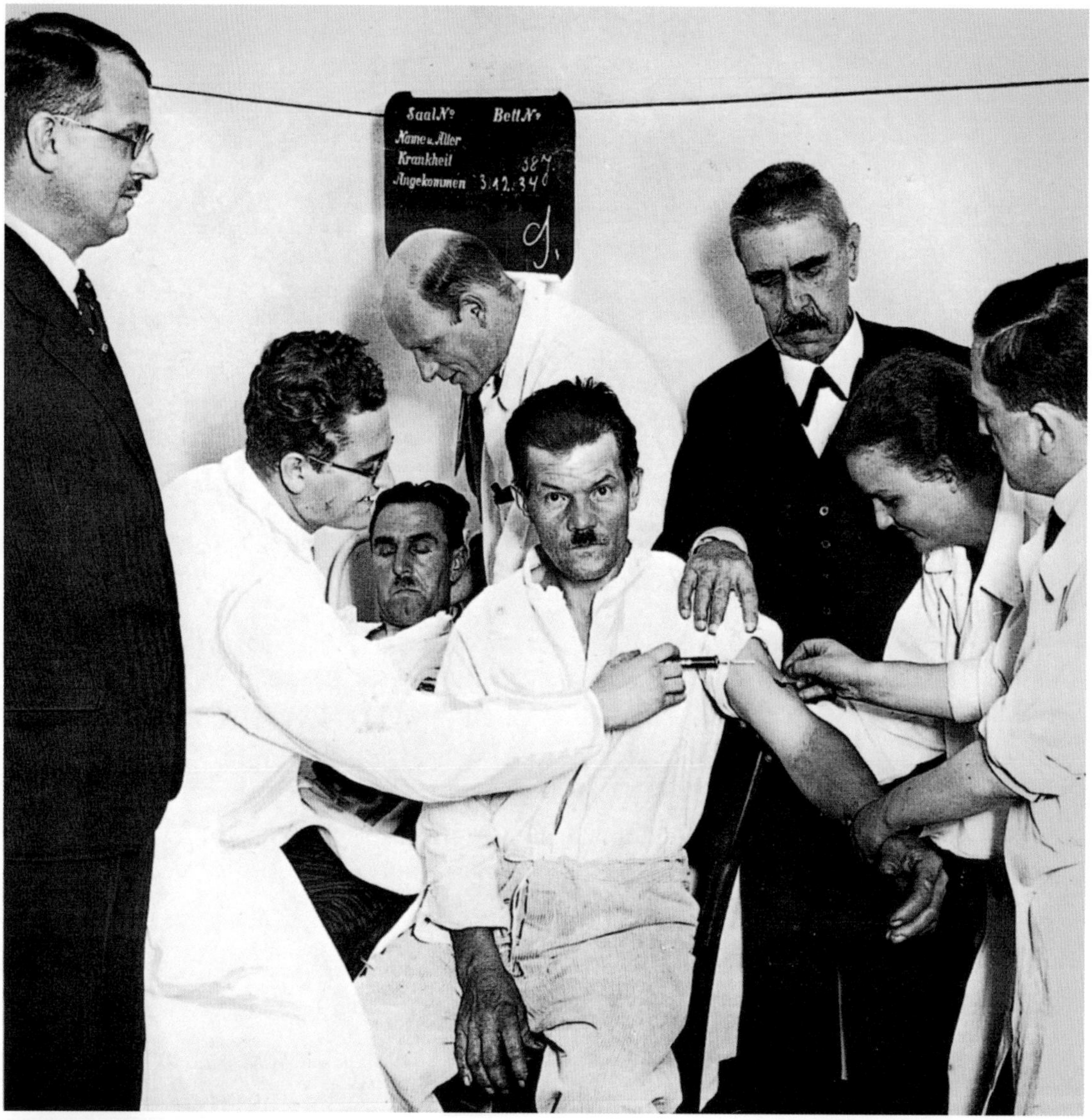

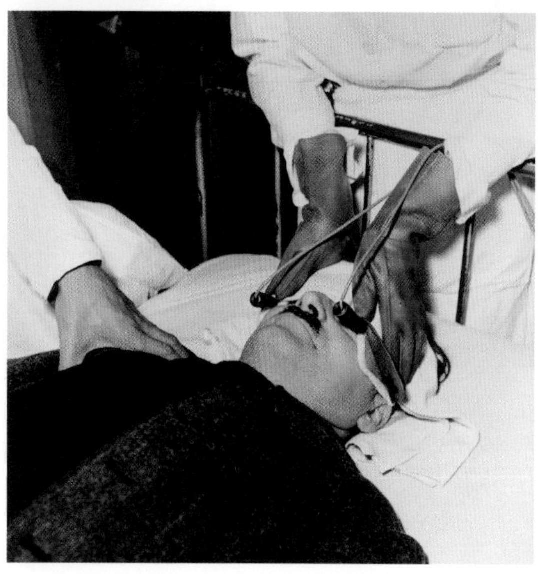

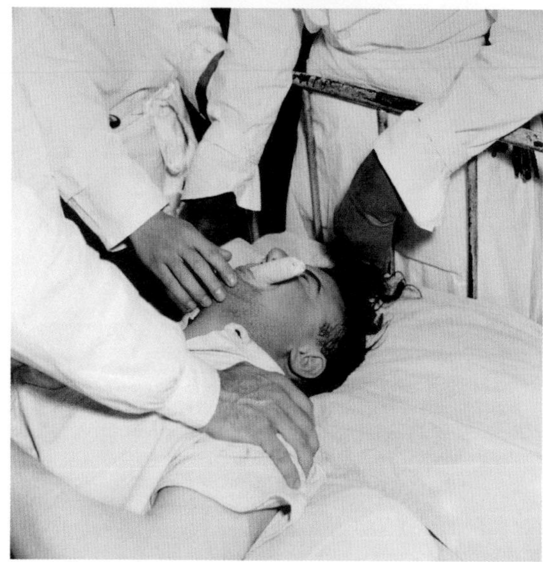

精神疾病是：一个必须战胜的敌人，一个必须抹去的污点。

模式，人们已经很熟悉了：开发者声称最初的试验取得了惊人的成功，并承诺随后展开大规模研究，但这些大规模研究往往不了了之；即使研究真的开展了，得出的结果也远没有那么有决定性。后续的研究表明，早期试验的成功可能在很大程度上是因为受试病人受到过多的关注，以及医生的兴奋和乐观情绪的影响。这两者与病人之前在后方病区时的情况相差甚远。早期报告也很少注意副作用，以电击为例，常常会有病人因癫痫发作时的激烈动作而导致脱位和脊柱骨折。科学和宣传是无法截然分开的。对那些认定别无替代方案的人来说，报告副作用只会打击士气、阻碍发展。

这些新的物理治疗方法唤回了精神科医生对治疗的乐观情绪。在旧收容所时期，这种乐观情绪即使在最富同情心和最理想主义的人身上，都早已被榨干了。但是，新疗法使病人失去了个性，使他们降格为一些大型实验中的测试对象。在这样的实验中，没人会关心治疗失败的后果。通常，电击和昏迷疗法的受试者是来自公立收容所的慢性病例，这些人是上一个失败体系的残余，但凡有条件的人都已从那个体系中逃离了。病人说的话只有在符合实验者的预期时才会被记录下来，比如“我感觉自己像是一个全新的人”。不过仍然有一些不同的、更阴暗的记录留存了下来。法国诗人兼剧作家安托南·阿尔托（Antonin Artaud）将疯狂视为与他的艺术密不可分的骄傲勋章，他于 1937 年被确诊为疯癫患者，被关入图卢兹（Toulouse）附近的罗德兹（Rodez）的收容所。他在那里接受了胰岛素昏迷治疗和电击治疗。这让他只剩下一副躯壳，他的记忆消失了，思维沉寂了。他在最后的作品中将这些治疗方法描述为一种新形式的黑魔法，是现代社会的巫

对页上图

发明疟疾疗法治疗梅毒的朱利叶斯·瓦格纳-尧雷格，在治疗过程中站在病人身后观察。

对页下图

自 20 世纪 40 年代起，电休克疗法（Electroconvulsive therapy, ECT）成为精神病院的标准治疗方法。图中是法国罗德兹的收容所，安托南·阿尔托正在接受治疗。

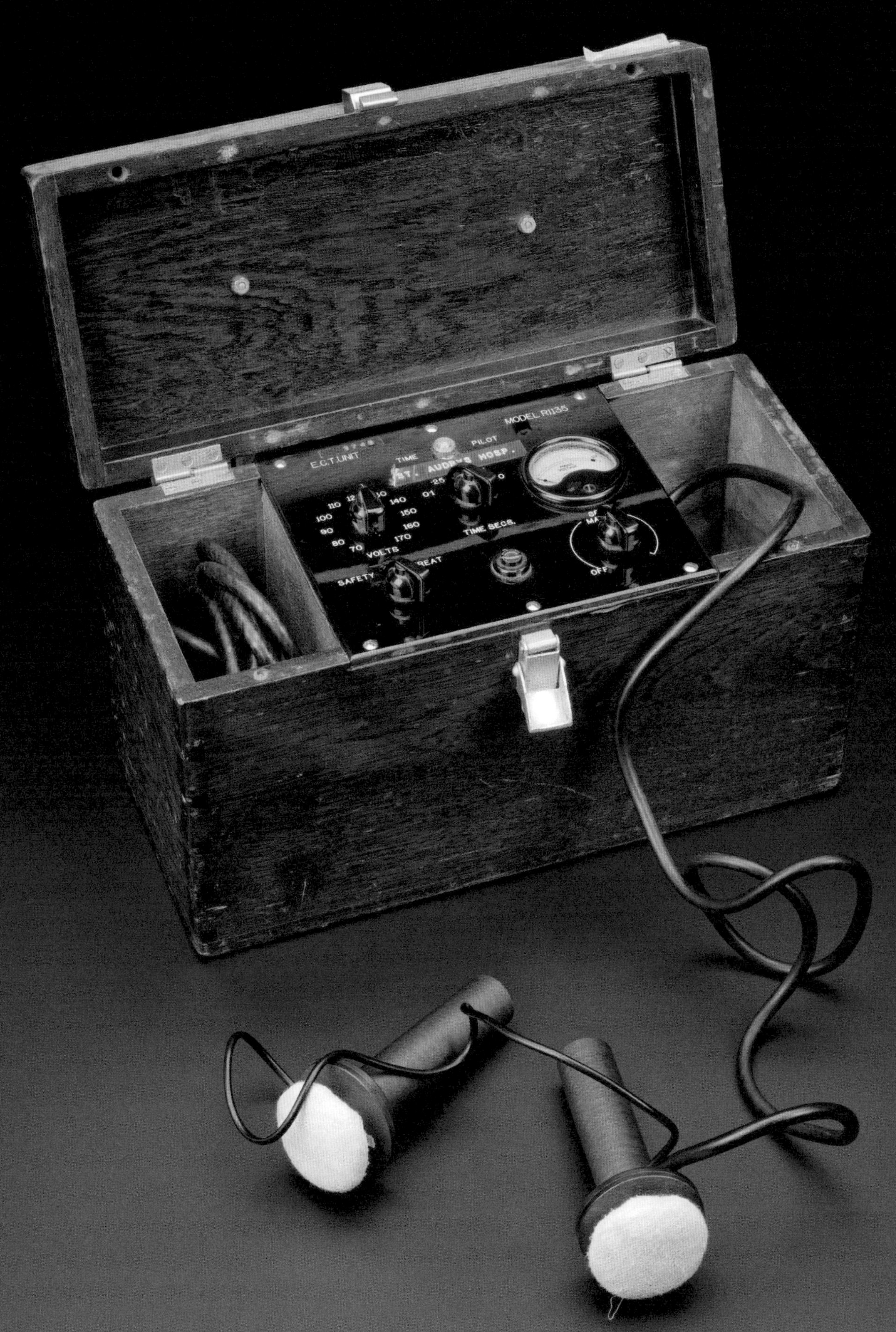
MODEL R1135
E.C.T.UNIT
TIME
PILOT
110
100
90
80
70
140
150
160
170
VOLTS
TIME SECS.
SAFETY
OFF

师对个体的彻底毁灭。

1939 年，萨贡从洛克菲勒基金会（Rockefeller Foundation）获得了一笔奖学金，用于在哈佛大学学习一年最新的精神病学治疗技术。前一年当他听说葡萄牙神经科医生埃加斯·莫尼兹（Egas Moniz）声称，通过在颅骨上钻洞并注射酒精破坏大脑额叶可以治愈精神疾病时，他觉得非常可笑。然而，在华盛顿萨贡惊讶地目睹了美国神经科医生沃尔特·弗里曼（Walter Freeman）和他的外科医生同事詹姆斯·瓦茨（James Watts）干净利落地切除了精神分裂症病人的额叶，第二天病人便笑着走进了他们的诊室。弗里曼后来成为新精神病学最臭名昭著的支持者。他摒弃了瓦茨的外科手术专业技术，并简化了他们的脑叶切除术，以至于他可以在几分钟内独立完成手术：先用电击使病人短暂进入昏迷状态，然后用槌子将一个冰锥从眼睑下敲进去。他开着一辆面包车——他将其命名为“脑叶切除车”（lobotomobile）——在美国各地的精神病院巡回手术，每次手术收费25 美元。

从一开始，一部分医生就对脑叶切除术持高度怀疑态度，也没有正规的大样本数据证明其疗效。尽管对莫尼兹不当行医和导致脑损伤的指控越来越多，莫尼兹还是获得了 1949 年诺贝尔生理学或医学奖。像 19 世纪的收容所一样，这些新的物理疗法是基于人道主义意图提出的一种先进的解决方案。如果这种方案失败了，那么剩下的出路就是显而易见的。在美国，许多州的精神障碍者都必须接受强制绝育；在英国，优生学会（Eugenics Society）那帮可敬的科学家坚持认为，携带精神缺陷基因的人都应该被绝育，无论他们是否表现出任何特征；德国在 1933 年也通过了类似的针对遗传病的法律，其中包含了精神分裂症和酒精成瘾。到纳粹时代末期，约有二十万被诊断为精神病患者的人遭到有计划的谋杀。对于那些努力拓展精神病学边界的人而言，新的物理疗法不仅是收容所的替代方案，还是远离更可怕命运的另一条出路。

不过，还有另一种逃避公立收容

对页

电休克治疗机
1945—1960 年

治疗机以定时脉冲的形式
将电流传输到大脑
从而引起抽搐或癫痫发作

后页

在巴黎圣安妮医院
Hôpital Sainte-Anne
进行电休克治疗的场景

此时在治疗中
还没有开始使用
麻醉药或肌肉松弛剂
病人经常因抽搐
遭受身体伤害
包括四肢关节脱臼和脊柱骨折
这些症状最常见于
多次接受治疗的病人

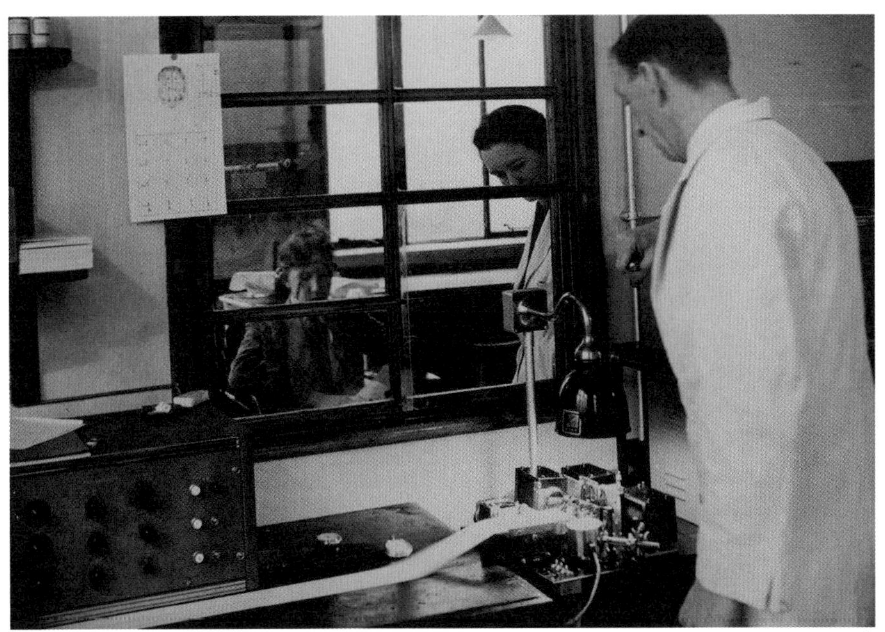

本页

20 世纪 40 年代
在莫兹利医院
进行的心电图检查

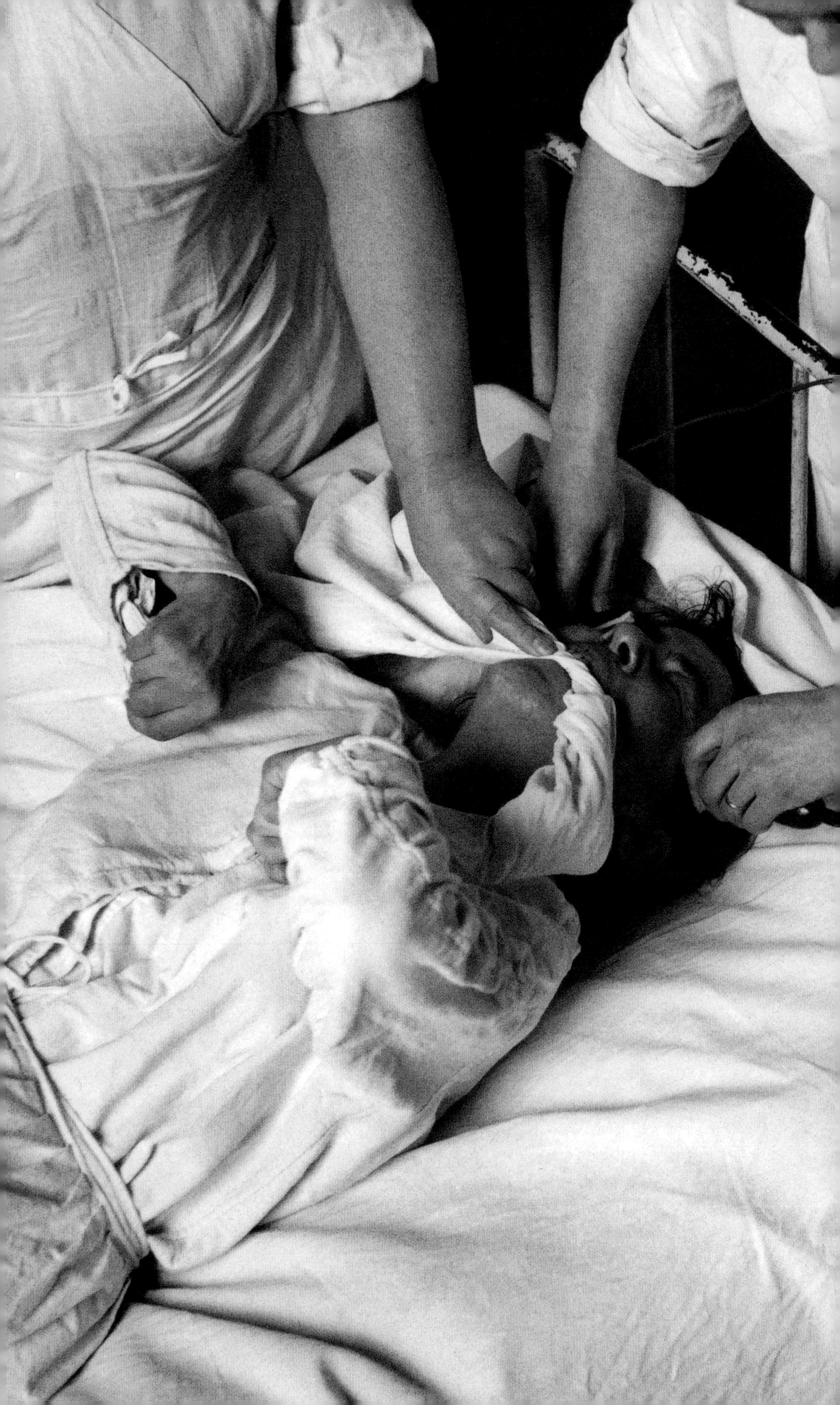

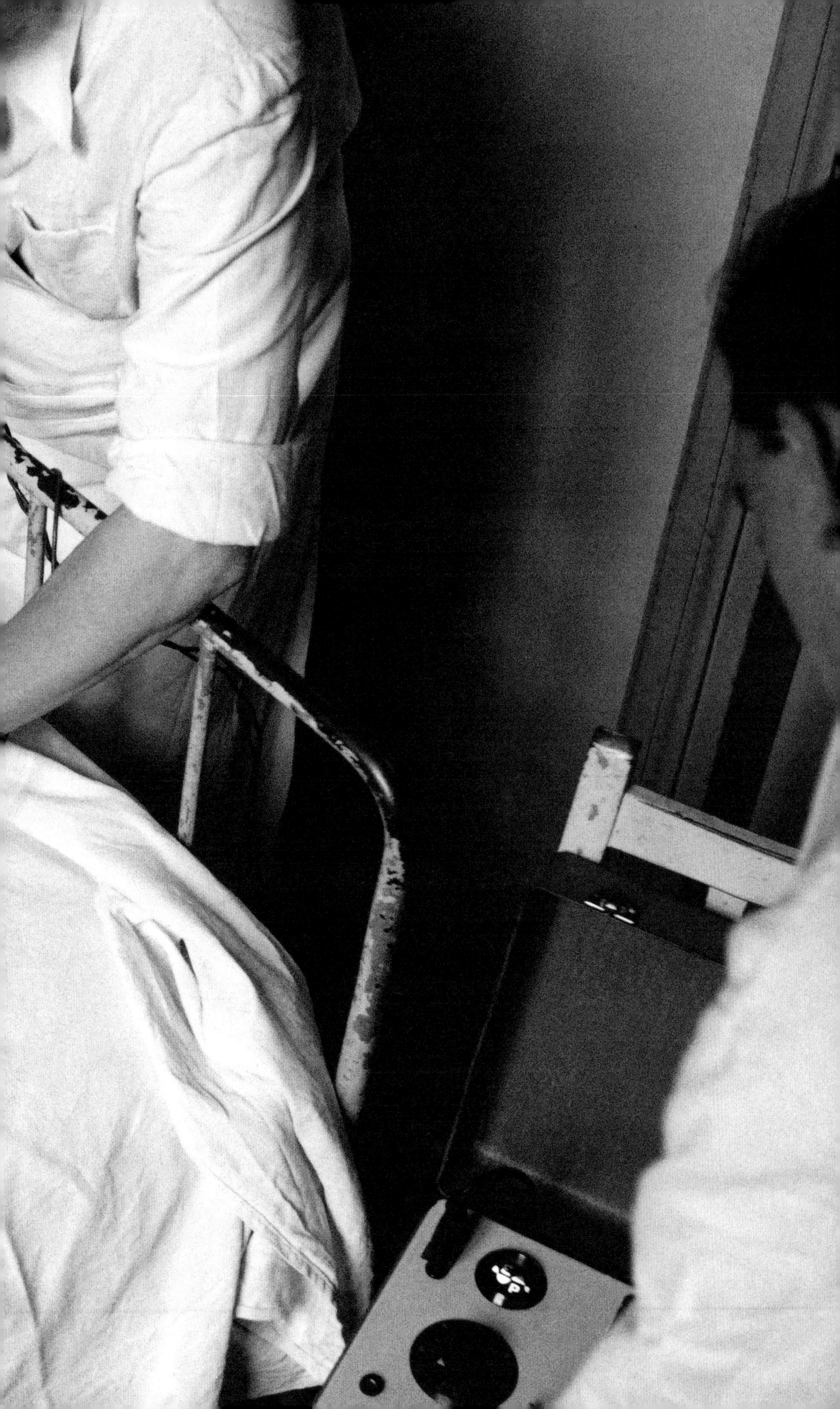

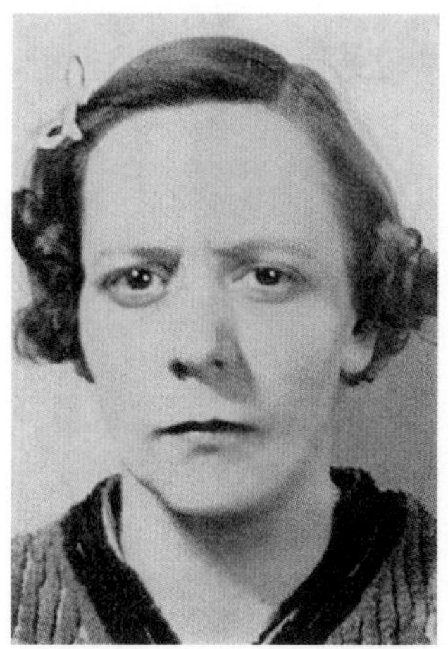
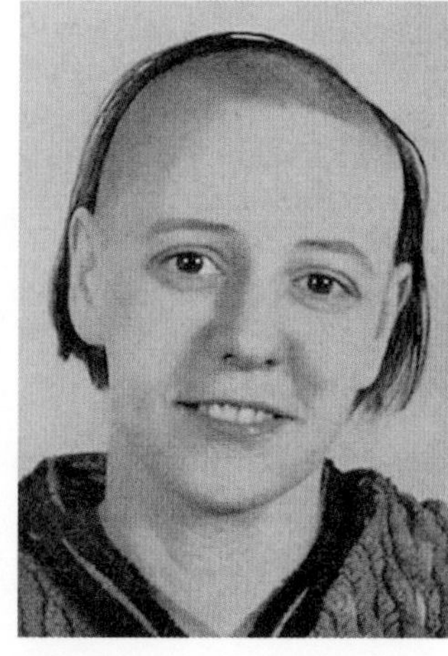

左图

一名患者在接受
脑叶切除手术前后的照片
摘自《精神外科学》
Psychosurgery
1950 年
弗里曼与瓦茨著

手术前的照片摄于
1942 年 3 月 23 日
标题是"总是好斗……
最恶劣的女人"
手术后的照片摄于
1942 年 4 月 4 日
脑叶切除术后 11 天
标题是"她经常咯咯地笑"

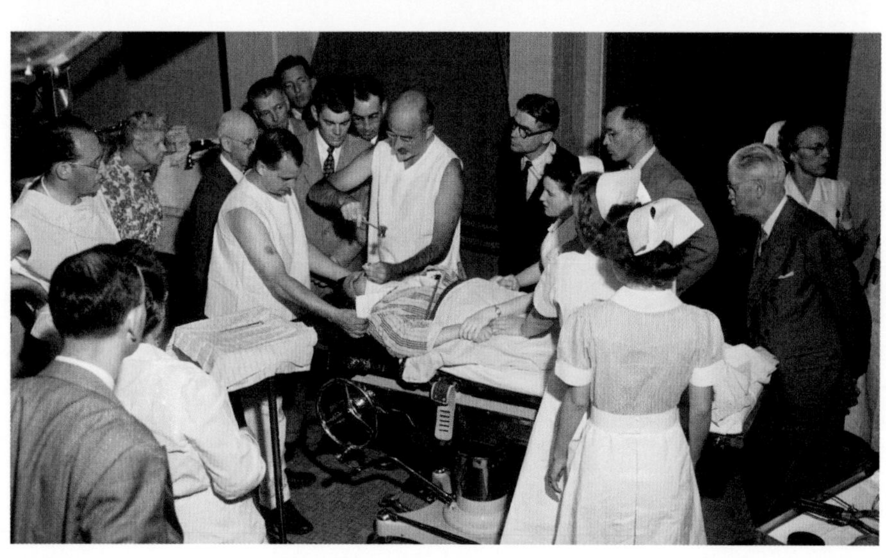

左图

1948 年 7 月
在华盛顿州
斯泰拉库姆堡
Fort Steilacoom
沃尔特 · 弗里曼
使用一件类似冰锥的工具
进行了脑叶切除术
他将工具从病人的
上眼睑下插入
切断了大脑额叶的神经连接

所的途径。仍然有人相信威廉 · 布朗设想的乌托邦式理想收容所是可以恢复的。美国在"进步时代"（Progressive Era，1890—1920 年）开展了理想主义的生活方式实验，邀请残疾人、贫苦之人和精神病患者加入自给自足的宗教社区。虔诚的新教徒和社会改革家威廉 · 古尔德（William Gould）在年轻时就曾与抑郁症做过斗争。1913 年他在马萨诸塞州西部的山上建立了一个农耕社区，这里原本是为贝尔维尤等医院的纽约患病儿童提供的住所。贝尔维尤医院在 18 世纪初建时，位于纽约市的边缘，但现在已经地处繁华的曼哈顿中心地带了。到 1925 年古尔德去世时，其农场通过艰苦的共同劳动和该市社会福利协会的一些支持，已成为一个可持续发展的农场和社区居住点，用于安置精神病人、贫困儿童、戒酒康复者和术后康复者。

1937 年，莫兹利医院的临床主任奥布里 · 刘易斯（Aubrey Lewis）在洛克菲勒基金会的资助下被派往欧洲，去报道整个欧洲大陆的精神病学发展状况。他在阿姆斯特丹参观了组织学的临床应用，并在都灵的实验室调研了神经原纤维的培养情况。各种可能的生物医学治疗方法都有人在探索，尽管几乎没有产生任何实用的成果。不过，他的报告中最长的部分是关于海尔的。他发现这里的住院时间和康复率的统计数据存在缺陷，同时他也和之前的许多医生一样，对这里精神疾病与正常生活和谐共存的情况感到震惊。现代精神病医院的愿景，就是在适当的专业帮助下建立一个疯狂与理智之间毫无隔阂的社会。在海尔，这样的社会似乎早就存在了。

与一个世纪前的皮内尔和埃斯基霍尔一样，许多精神科医生将海尔的家庭护理系统看作指明未来方向的灯塔。在面对封闭的病房和有益健康的农耕社区中心这两种生活方式的选择时，选择后者的比利时精神疾病患者和残疾人的家庭数量比以往任何时候都要多。寄宿者最远从波兰赶来，而荷兰人的团体为居住在镇上的四百个同胞建造了一座新教教堂。“疯人聚居地”吸引的客人数量远超一众精神科医生的想象：1.6 万名当地人中大约有 4000 名寄宿者。刘易斯总结说：“看来如果可能的话，聚居地体系还会迎来越来越多的家庭护理。因此，海尔（原文写成了 Gheel）非常有价值：这就是最好的实验。”[3]

1939 年战争爆发后，刘易斯被派往伦敦北部米尔希尔（Mill Hill）一所已经疏散了的学校。这里被分配给患有“战斗应激”（combat stress）的伤员使用，该术语现在代替了弹震症。刘易斯招募了一名研究神经症的生物学基础的专家——麦克斯韦·琼斯（Maxwell Jones），后者曾在苏格兰做过精神科医生。刘易斯和琼斯先对患者进行了生理学检查，很快就确定了他们的一百多名患者都患有同一综合征。他们随即重新尝到了“一战”时的教训：伤员有能力且愿意帮忙管理医院并设计自己的治疗方案，在这种情况下把他们关进管制病房是毫无意义的。

一旦向伤员解释清楚其症状背后的生理机制，他们的康复就进行得非常迅速。医院的管理体制因而让位给了更加校园化的治疗氛围，病人在其中担任起了工作人员的角色。圣诞节时，他们一致决定用主管的名字将医院改造成一个名为“麦克斯韦屯”（Maxwellton）的中世纪村庄，并打造了一个节日宴会厅，装饰以借来的盔甲和病人创作的描绘传统圣诞场景的画作。此后，这里每

右图

**20 世纪第二个十年和 20 年代拍摄的古尔德农场的照片
该农场是马萨诸塞州山区的一个农耕社区
这里欢迎并鼓励精神弱势群体参与日常生活工作**

**左边照片中的人物是拉蒙特·布朗
Lamont Brown
右边是卡洛琳·阿格尼斯
Carolyn Agnes**

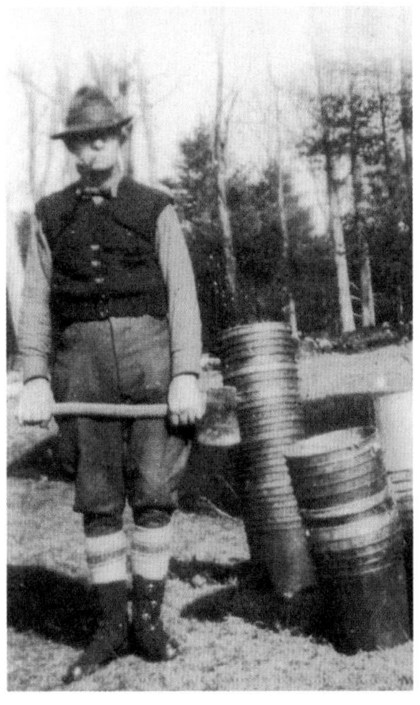

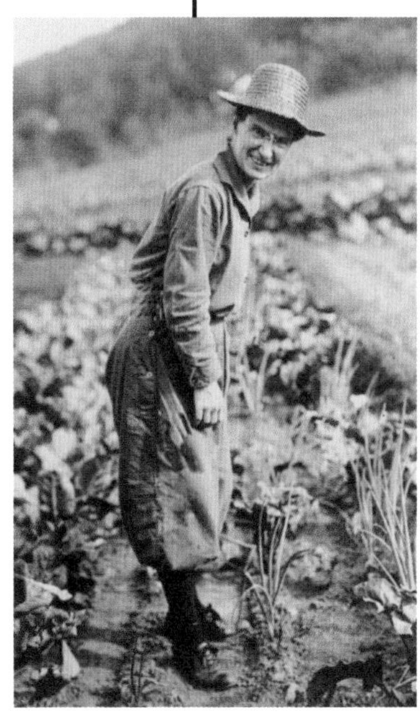

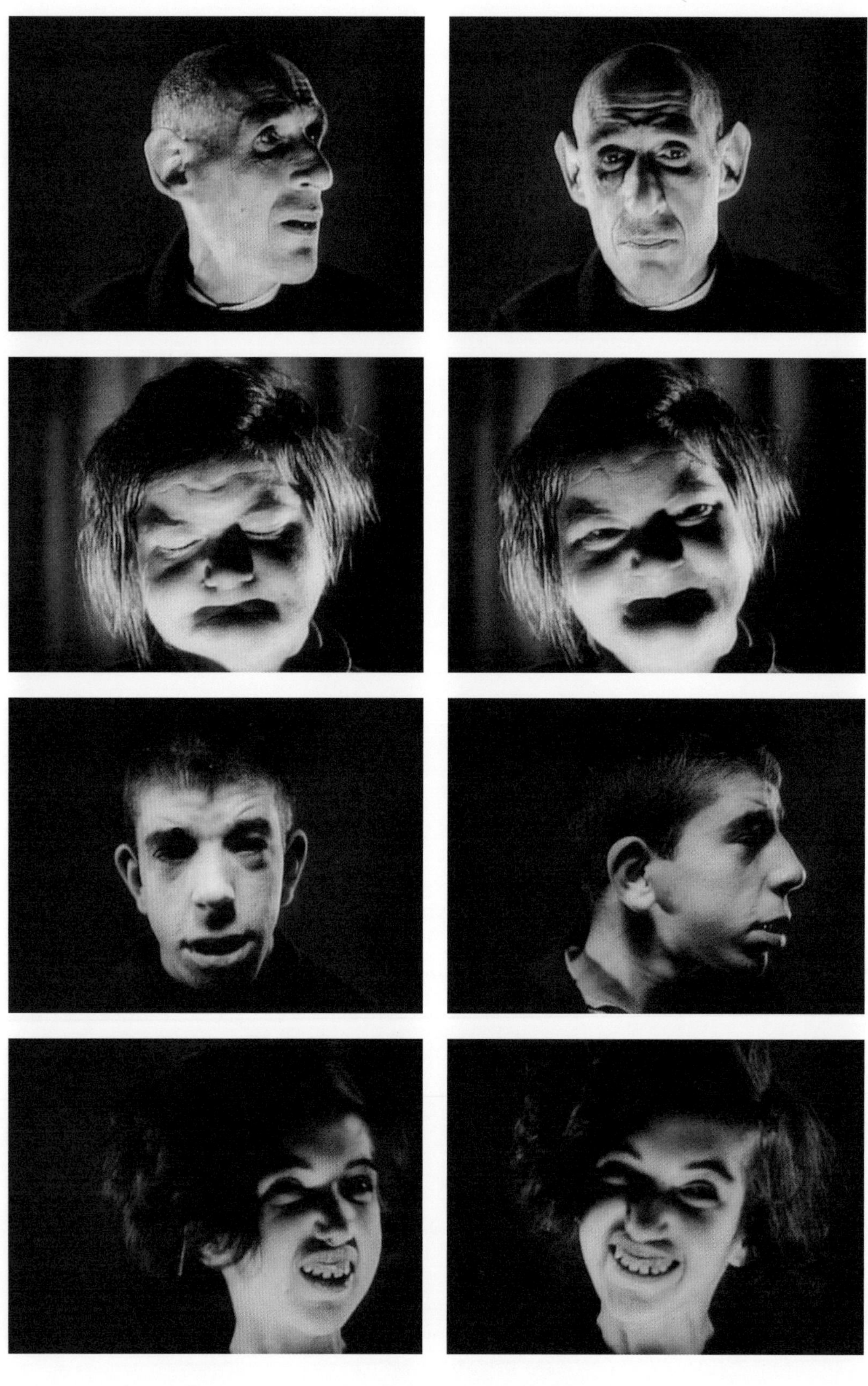

本页及对页

这些剧照来自纳粹宣传影片《没有生命的存在》（*Dasein ohne Leben*，1941年），片中展示了精神和躯体残障人士的图像，并建议对他们进行安乐死。到第二次世界大战结束时，约有20万被指为“精神不健全”的人被灭绝了。

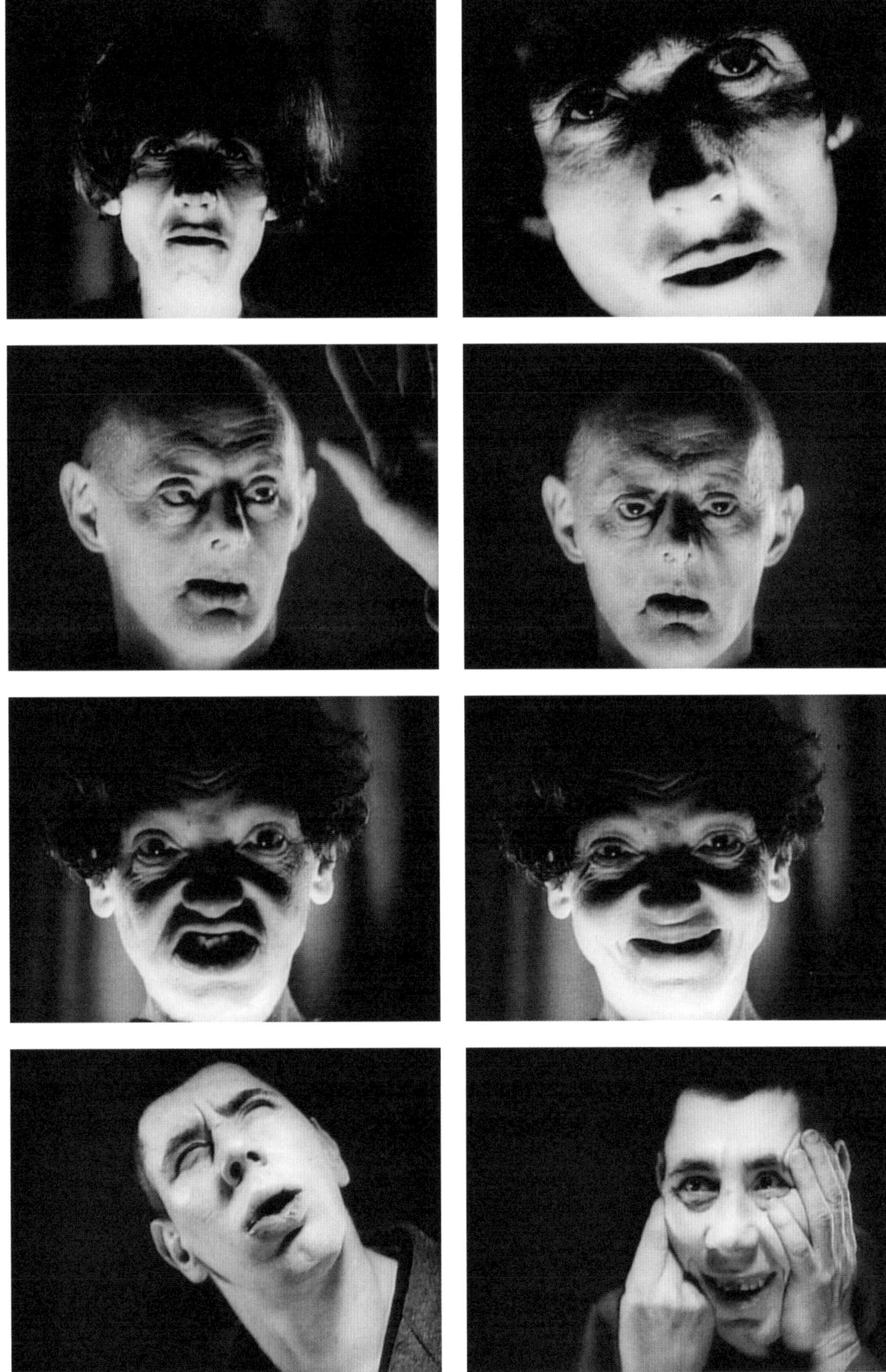

周一会定期举行小组会议，鼓励患者分享建议和不满。在其他日子里，工作人员会组织小组讨论、放映电影并举办戏剧研讨会。医院还创立了通行证系统，允许患者离开医院到外界消磨时间。琼斯着手制定出一些规则来管理这些实验：它们应该是民主的和共同参与的，以获得许可为前提，并应通过集体努力使得仍然有妄想或思维混乱的病人“认清现实”（reality confrontation）。

类似的方案在其他一些军事医院也逐步形成，如伯明翰的诺斯菲尔德（Northfield），这里的医生发明了“治疗性社区”（therapeutic community）一词来描述它们。精神病学家约书亚·比勒（Joshua Bierer）进一步发展了他们的理论和实践，他与西格蒙德·弗洛伊德一样，于1938年离开维也纳并定居伦敦。比勒于1942年开始在盖伊医院（Guy's Hospital）和圣巴多罗买医院（St Bartholomew's Hospital）教授“社会方法”和团体疗法。他的体系旨在使患者实现独立和“自决”。矛盾的是，只有患者在他们自认为所属的群体网络中得到充分支持，这一独立和“自决”的目标才有可能实现。比勒教导说，“不仅要（将病人）作为一个人，而且要作为社区的一部分来治疗”。[4]战争结束后，琼斯将他的实验成果转化成了伦敦的一个治疗中心，也就是后来的亨德森医院（Henderson Hospital）。1960年，他来到俄勒冈州立医院（Oregon State Hospital），并将他的理念传播到美国西部的社区诊所。

这场战争还让医生们有机会更随心所欲地进行物理疗法的实验：萨贡用“精神发泄”休克疗法来治疗患有战斗应激的伤员，这一疗法的流程包括将伤员绑住，给他们注射安非他命，然后督促他们重新回忆战场上的创伤。1943年，在斯塔滕岛的性病研究实验室（Venereal Disease Research Laboratory），青霉素试验取得空前成功，这意味着医学领域的重大突破。青霉素是真正的“灵丹妙药”：对于许多以前无法治愈的感染都普遍有效且见效快，唯一的问题是如何尽快将其投入大规模生产。青霉素的出现使人们重新焕发了希望，期望能找到那深藏不露的治疗精神疾病的“青霉素”。不久候选者就出现了。1951年，在小型制药公司罗纳–普朗克（Rhône-Poulenc）探索麻醉化合物的法国神经外科医生亨利·拉博里（Henri Laborit），在一些精神病人身上尝试了一种名为氯丙嗪（chlorpromazine）的改良抗组胺药物后，发表报告说它可以缓解他们的躁狂和精神病症状。当年年底，这种药物就以“拉盖泰”（Largactil）的名字在全法国销售，并在两年内使得巴黎公立收

对页

**第二次世界大战期间
米尔希尔急诊医院的日常
病人扮演工作人员的角色
并自己组织活动
如陶艺和制作画框**

比勒教导说，不仅要（将病人）作为一个人，而且要作为社区的一部分来治疗。

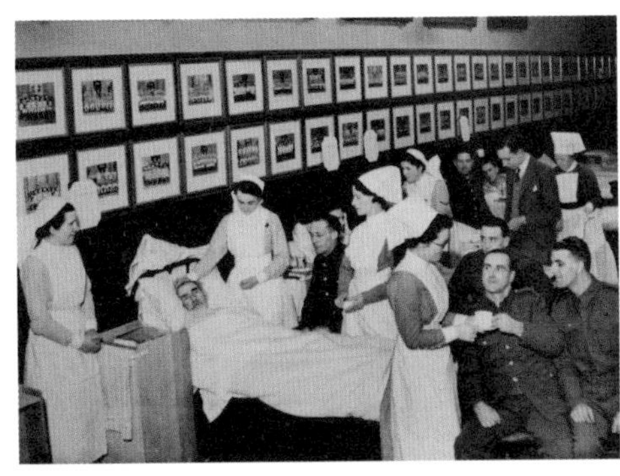

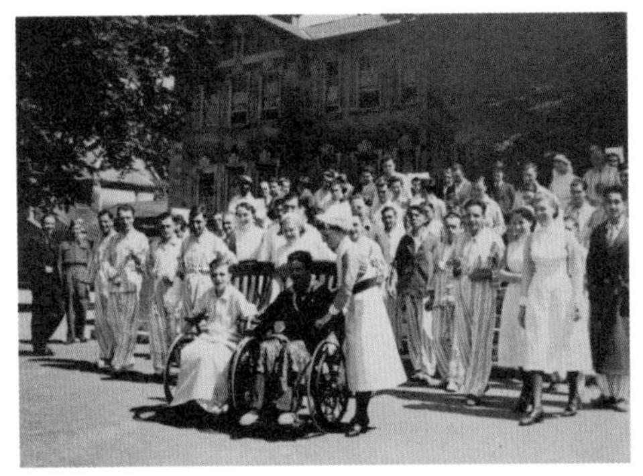

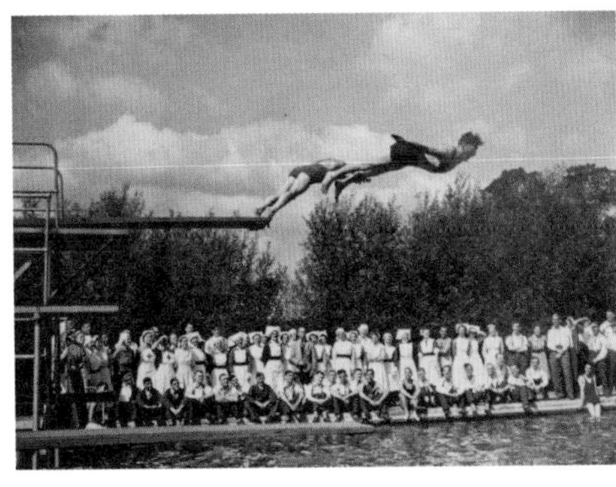

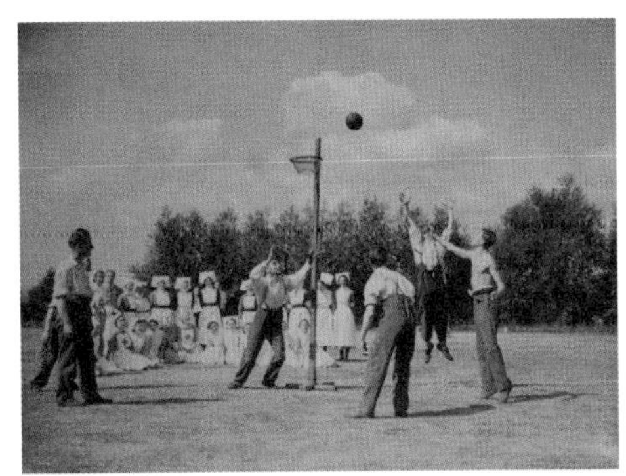

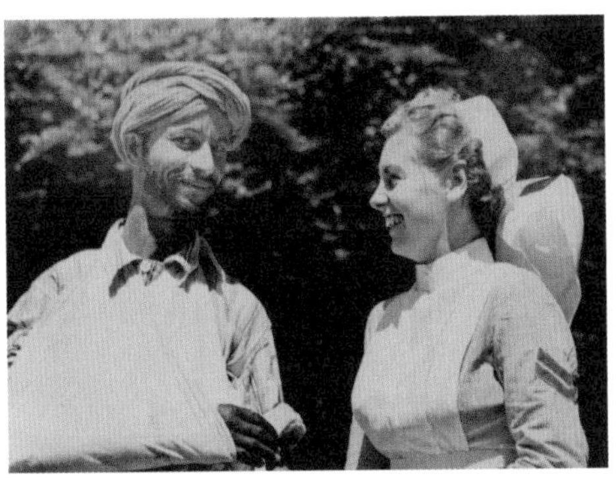

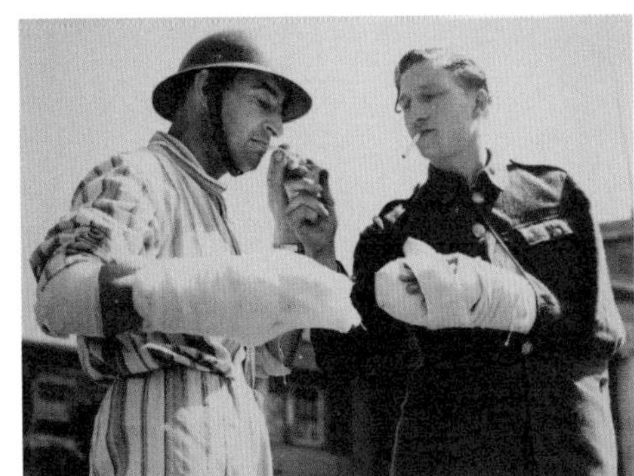

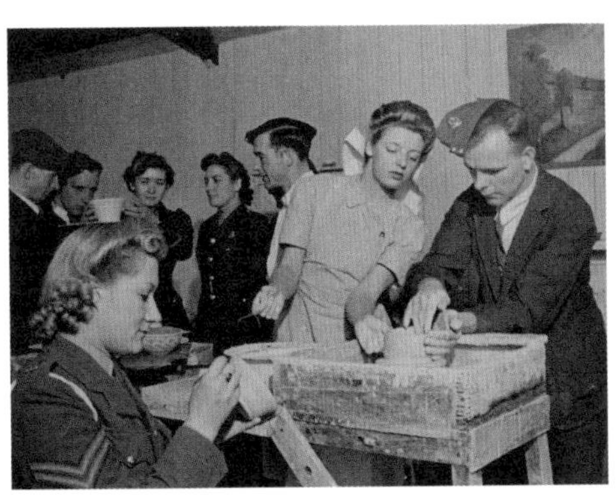

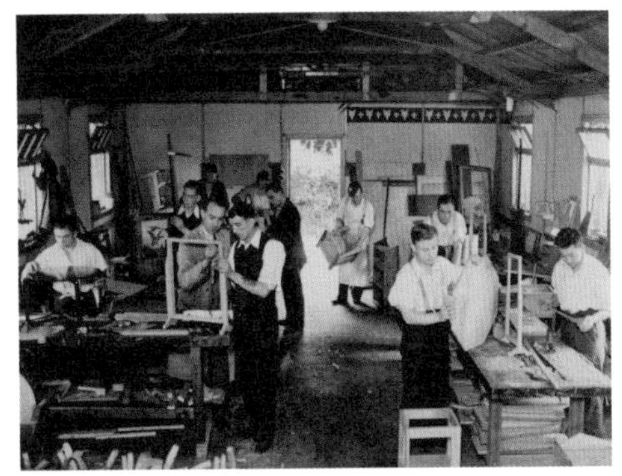

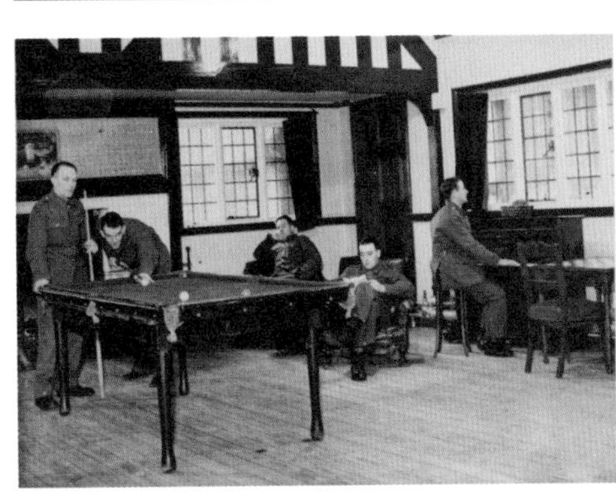

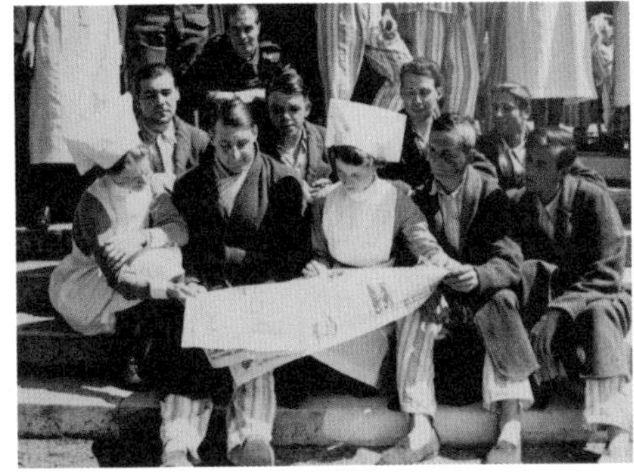

对页

氯丙嗪在美国以“索拉赞”之名销售。该药使精神紊乱的病人更易于控制，因而彻底改变了精神病院的体制。药厂还把它当作居家护理的备选方案来进行推广，它使家属能够在家中应对这些本来需要住院治疗的病人。

本页

为使医生熟悉这些新药，制药行业进行了大量市场营销活动，例如 1967 年为舒宁（Serax）制作的这则广告。舒宁作为抗抑郁药仍在广泛使用。

容所的状况实现了惊人的转变。暴力、喊叫、破坏性行为和约束衣都消失了，取而代之的是平静、沉默，还有日复一日的注射。

罗纳–普朗克公司将氯丙嗪授权给美国史克公司（Smith, Kline & French），在美国它的商品名是索拉赞（Thorazine）。其他的制药公司，包括汽巴（Ciba）、罗氏（Roche）、嘉基（Geigy）和山德士（Sandoz），都很快在市场上推出了类似的化合物。这些新药与水合氯醛（又名“液态闷棍”）等旧麻醉剂相比有明显进步：它们不是强镇静剂，而是促成了一种平静、超脱的状态，使患者摆脱了剧烈的情绪波动。一些早期的受试者报告说，服药后他们的幸福感大大提高且持久。对副作用的关注则较少，而事实上常规使用就会经常出现眨眼、做鬼脸和咂嘴等症状。

对氯丙嗪的乐观评价，导致在它的副作用——名为“迟发性运动障碍”（tardive dyskinesia）的无法治愈的神

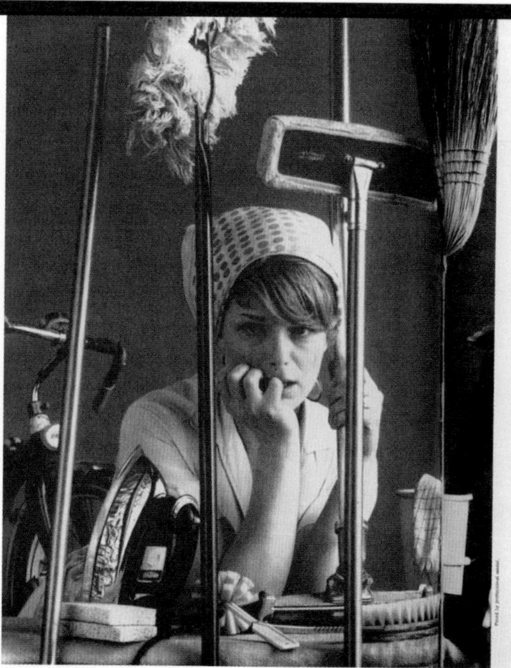

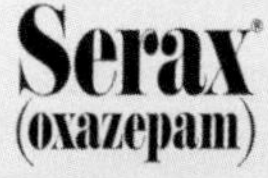

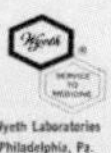

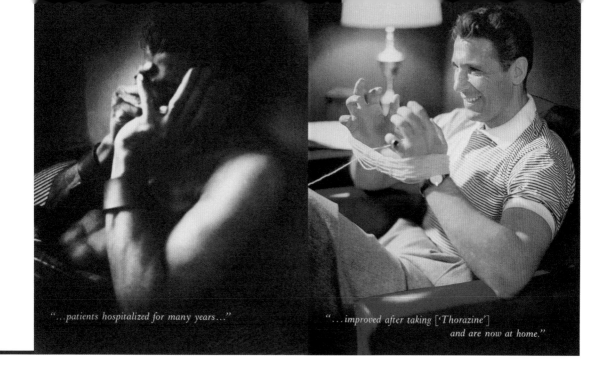

"...patients hospitalized for many years..."
"...improved after taking ['Thorazine']
and are now at home."

经异常——被发现之前，该药已用于约五千万人身上。

氯丙嗪的早期临床试验显示该药具有广泛的应用范围。其商品名拉盖泰（英文原意有“大作用”的意思）就是这一优点的反映。制药公司大力推广新药，将其宣传为比电休克疗法更安全、更容易接受的替代品。但是，要把药物成功推销给精神科医生，则需要关于其疗效和作用方式的更精确的描述：它们是作用于精神疾病的根源，还是仅仅抑制了某些症状。对此最快的解决方案是为药物创造新的术语。在欧洲，他们被称为“神经安定剂”（neuroleptics，控制神经系统）；在美国则被称为“抗精神病药”（antipsychotics），暗示它们对精神病具有特殊疗效。

新药的神经化学研究仍在继续，同时它们已对精神病院产生影响，促使其发生变革。这些药物使精神科医生和护士感到振奋，他们无须再对病人进行约束和禁闭，因而对自己的工作感觉更加正面，并对病人的前景感到乐观。但是，病人可能会因此而失去个性：那些可以减轻精神病的药物，其作用方式被认为与青霉素消除感染的方式一样，这些药物会导致病人的感觉不受重视，抗议也更容易遭到忽视。它们还为收容所虐待病人的老问题打开了新的大门。很少有病人会自愿服用药物：尽管它们能够抑制紧张感、减少激动情绪，但也会产生令人不快的空虚感，并经常伴有头晕、嗜睡或肌肉僵硬的症状。像以前的发疱和放血疗法一样，注射药物可以强行用于制造麻烦的病人身上，或作为对良好表现的奖励而停止使用。随着常规用药对病人的控制，病人开始变得沉默寡言，双眼放空地躺在床上或椅子上，消极地等待着下一次进餐或服药。长久期待的医疗突破已经到来，却使人们将精神病院病房和旧收容所的不快回忆联系在一起。

人们本来预期抗精神病药物的到来将减轻精神病院的压力，但它在许多方面反而增加了压力。它强化了神经症（通常由私人心理治疗师和咨询师在医院外进行治疗）与精神病之间的区别：精神病需要长期且通常是住院的治疗，同时越来越受到化学药物的控制。不过，这也体现了不同的阶级与财富所带来的区别。就像 19 世纪末期一样，那些有经济条件的人在拥挤的病房之外有许多选择，而剩下的别无选择的病人只能住在人满为患的病房里。在美国，较

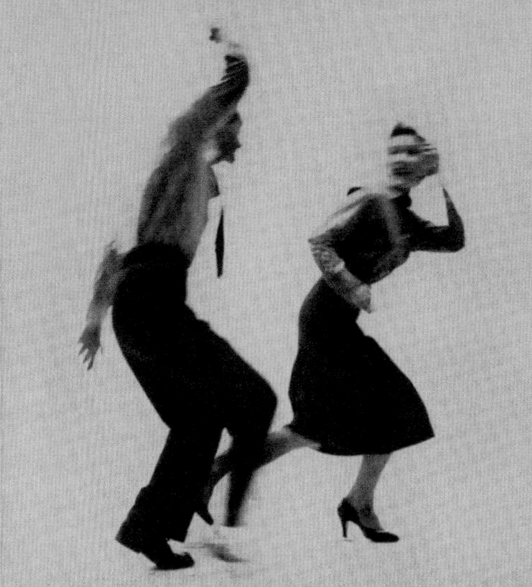

左图

尽管商家宣称索拉赞（图中广告）之类的药物对精神病具有特殊的治疗作用，但它们更突出的作用是改善破坏性行为。

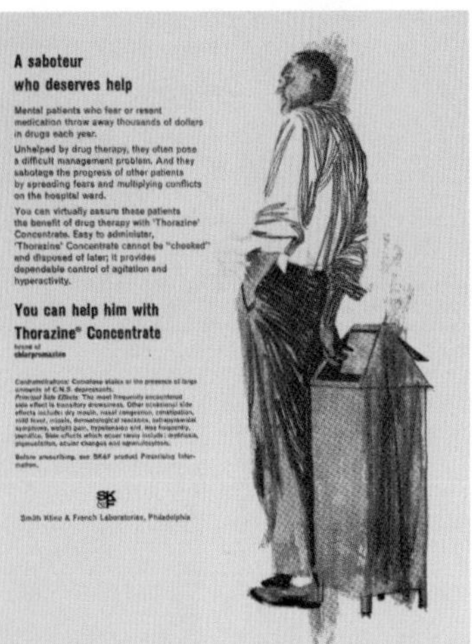

左图

这张药品广告画在宣传一种新产品，即索拉赞浓缩剂。这种产品不容易被不愿服药的人隐藏或丢弃。

右图

刊登在制药业报刊上的这则通知宣布了“全天”和“全夜”剂型的索拉赞上市，这将“为繁忙的病房节省时间”。

右图

这张早期的广告海报展示了各种剂型的拉盖泰，表明该产品最初的宣传点是在镇静和止痛方面的广泛应用。

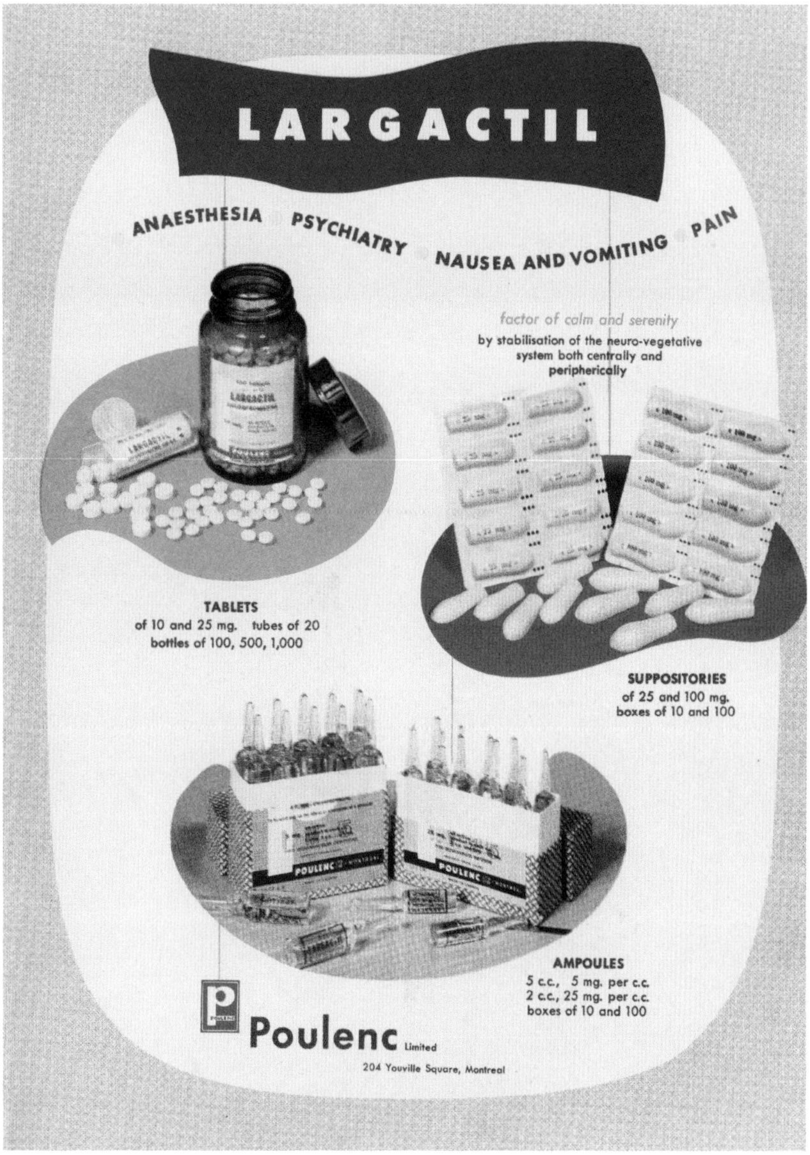

LARGACTIL

ANAESTHESIA PSYCHIATRY NAUSEA AND VOMITING PAIN

factor of calm and serenity
by stabilisation of the neuro-vegetative system both centrally and peripherically

TABLETS
of 10 and 25 mg. tubes of 20
bottles of 100, 500, 1,000

SUPPOSITORIES
of 25 and 100 mg.
boxes of 10 and 100

AMPOULES
5 c.c., 5 mg. per c.c.
2 c.c., 25 mg. per c.c.
boxes of 10 and 100

Poulenc Limited
204 Youville Square, Montreal

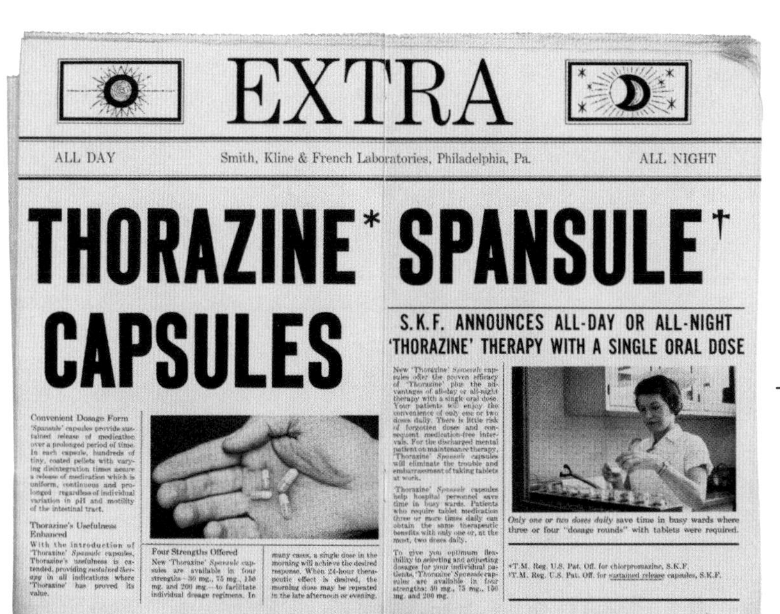

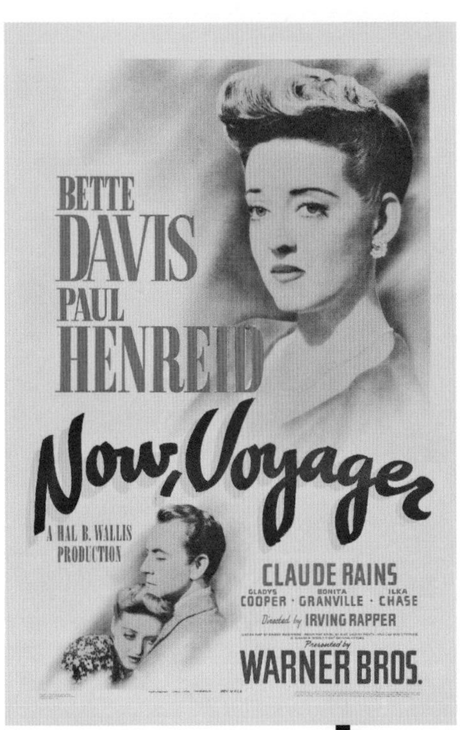

左图

在轰动一时的影片《扬帆》中，贝蒂 · 戴维斯（Bette Davis）饰演的夏洛特 · 维尔（Charlotte Vale）是一位陷入困境的老姑娘，在疗养院度过了一段时间后，终于重新掌控了自己的生活。

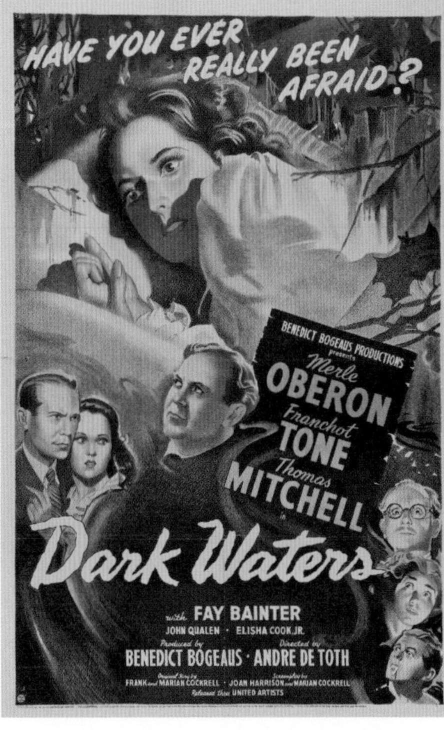

下图

在安德烈·德·托特（André de Toth）执导的《黑水》中，一位从小患有恐水症的神经质女继承人遭到了企图偷走她遗产的恶棍的折磨。

大的公立收容所已经发展到了一个小城市的规模。到 1945 年，位于佐治亚州米里奇维尔（Milledgeville）的中央州立医院（Central State Hospital）已收纳了 9000 名患者，纽约的清教徒州立医院（Pilgrim State Hospital）则收纳了 1 万名。

公立机构和私立机构在治疗手段方面的显著差别在大众文化领域也有体现，尤其是在好莱坞电影中，公立精神病院成为其中恐怖场景的原型，就如 18 世纪的贝德莱姆一样。玛丽 · 简 · 沃德（Mary Jane Ward）的自传小说《毒龙潭》（*The Snake Pit*，1946 年）于 1948 年由安纳托尔·李维克（Anatole Litvak）拍成电影，轰动一时，片中呈现的就是这样的公立精神病院。亚历山大·克鲁登或多萝西娅·迪克斯的读者对此再熟悉不过：在这出残酷戏剧（theatre of cruelty）中，反抗有至高权力的管理层的结果，就是受到医疗折磨的惩罚，在这部电影中表现为电击和虐待性的"水疗"。相比之下，心理分析师充满阳光的办公室则是一个能够驱散恐怖、解决复杂的戏剧冲突、减轻精神负担的场所。与《毒龙潭》同时期的好莱坞电影，如《扬帆》（*Now, Voyager*，1942 年）、《黑水》（*Dark Waters*，1944 年）、《爱德华医生》（*Spellbound*，1945 年）和《疯狂世界》（*The Cobweb*，1955 年），其中的专业私人医生——通常是一位帮助女主

右图

阿尔弗雷德·希区柯克的《爱德华医生》设定在一个高档的疗养院。在这里，一个头脑混乱且失忆的年轻人（格利高里·派克饰演）通过精神分析学家（英格丽·褒曼饰演）的医疗技术（和爱）恢复了理智。

下图

在奥莉薇·黛·哈佛兰（Olivia de Havilland）主演的《毒龙潭》中，人满为患的州立女子精神病院被描绘成一个充满压迫和精神折磨的噩梦世界。一名住院病人甚至不记得她是如何来到这里的……

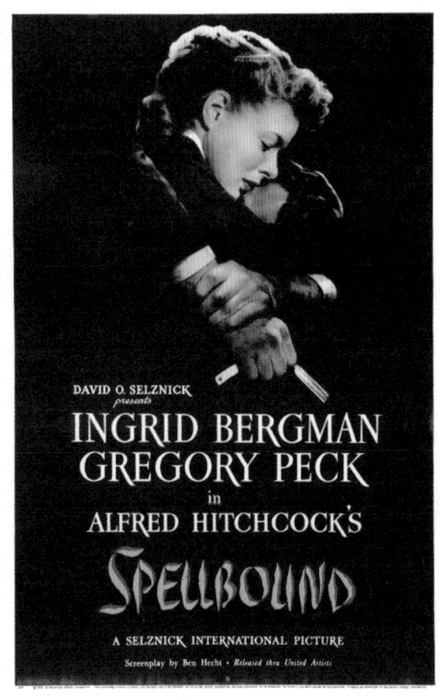

角的英俊男医生，是驱散收容所阴影的真知灼见的来源。

在公立医院之外，精神科医生正在摒弃那些基于生物学的观点——认为“精神病患者与神智健全者是不同的人群，隔离二者是唯一的解决方案”。在大学和教学医院中，人们的共识是，大多数人在生命中的某个阶段都可能出现精神疾患的发作，其根源主要不在于少数离经叛道者的病态，而在于现代人的生活压力。治疗严重精神障碍的药物氯丙嗪出现后不久，另一种新药问世了，该药针对的是应对外部世界中“小”状况的人。1955 年，新泽西州的卡特–华莱士公司（Carter-Wallace company）开始销售一种名叫“眠尔通”（Miltown）的药，用来治疗属于现代生活自然结果的焦虑症。该药原名甲丙氨酯（meprobamate），起初是在寻找青霉素防腐剂的过程中被开发出来的。考虑到药品市场上已经充满了各种镇静剂（sedative），卡特–华莱士采用了“安定剂”（tranquillizer）一词来称呼这种新药。

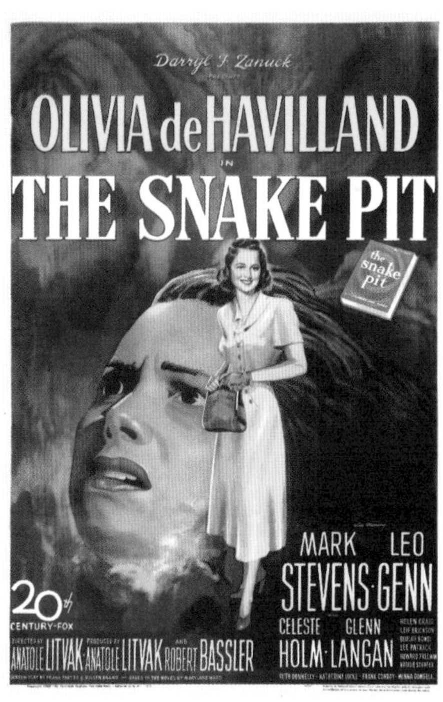

该公司一度担心抗焦虑药没有市场，结果眠尔通取得了空前的成功。通过将焦虑症重新定义为一种正常状态，眠尔通撇清了与精神疾病相关的污名。于是，对于那些生活在繁忙焦虑之中、希望消除自身烦恼的人来说，它就成了最理想的产品。眠尔通在好莱坞最受欢迎，这里是现代

很快，人们就发现新的安定剂具有危险的成瘾性。

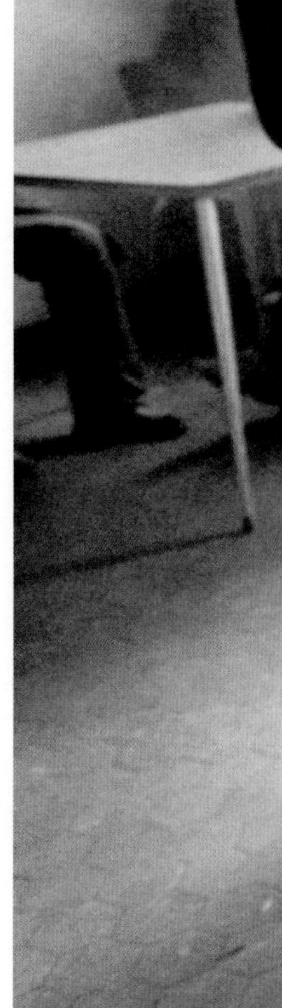

右图

法国摄影记者雷蒙·德帕东 Raymond Depardon 于1979年拍摄的这张照片展示的是威尼斯圣瑟沃洛 San Servolo 的精神病医院

到20世纪70年代后期抗精神病药物已成为医院治疗的主要手段

生活的压力和奢华的双重中心，被称作“海边的眠尔屯”（Miltown-by-the-Sea）。不久，全国各地的药店纷纷在窗户上挂起了“售罄”标识，并通告下一次来货的时间。蒂芙尼公司（Tiffany & Co）开始售卖镶有红宝石和钻石的可以放入女士手袋中的药盒，以及带有隐藏药盒的手链。还有各式眠尔通鸡尾酒：“眠尔蒂尼”（Miltini），用一粒药丸代替了橄榄；以及“导弹”（Guided Missile），两粒药丸放在双份伏特加中。1958年，卡特–华莱士公司委托萨尔瓦多·达利（Salvador Dali，他妻子对该药十分满意）创作了一系列绘画，描绘了该药带来的梦幻般的精神境界。

眠尔通及其众多模仿品逐渐被称为“抗焦虑药”（anxiolytics）或“弱安定剂”（minor tranquillizers），而抗精神病药则被称为“强安定剂”（major tranquillizers）。市场调查显示，最大的客户群是郊区女性。记者贝蒂·弗里丹（Betty Friedan）在她的畅销书《女性的奥秘》（*The Feminine Mystique*，1963年）中写到人们似乎在用安定剂治疗某些隐秘的问题。她调查了因为婚姻和市郊生活而放弃了自己事业的女性

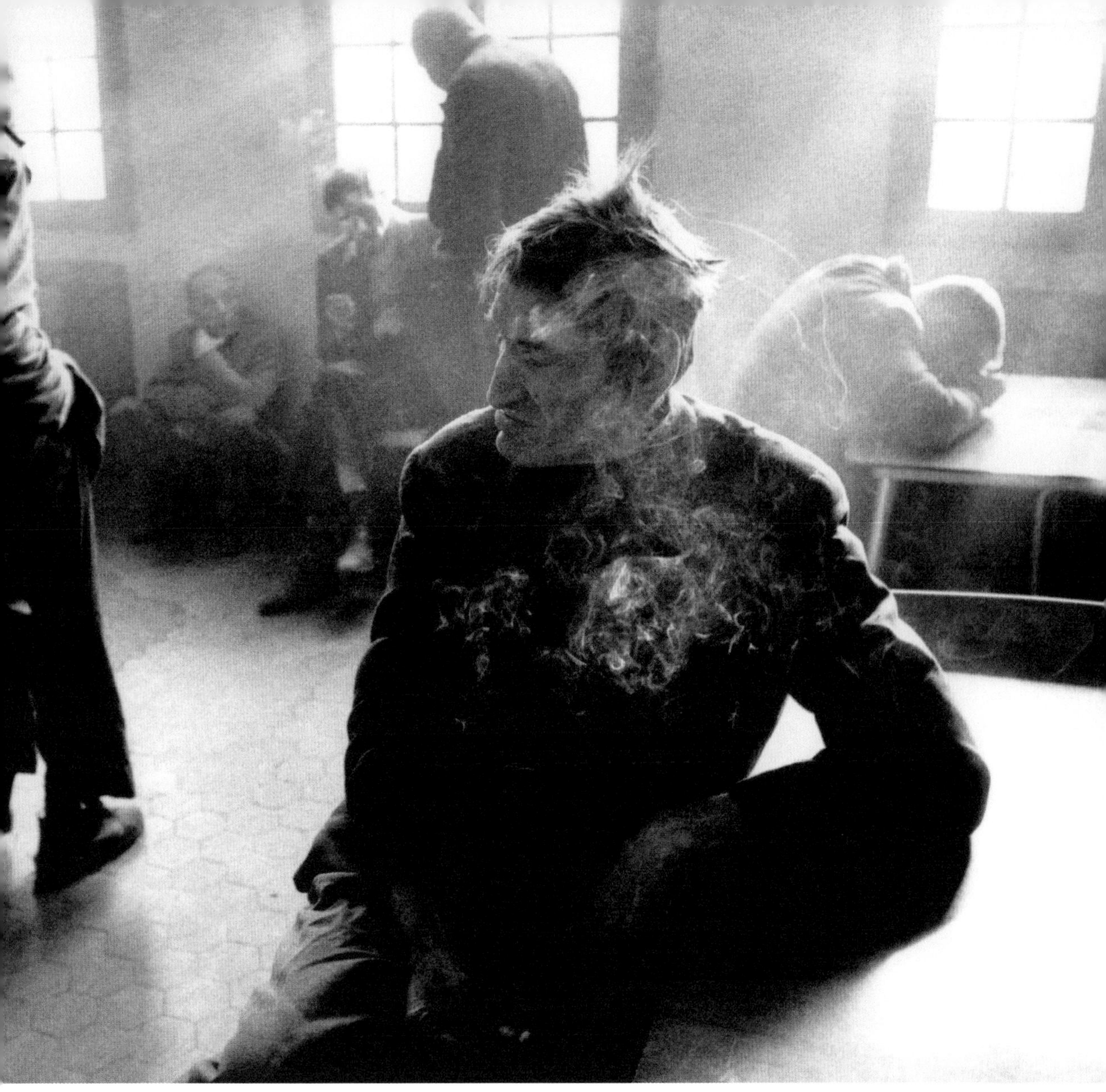

大学毕业生，发现许多人感到“异常的情绪波动和不满”，但是只能独自承受：“她甚至不敢在心里无声地问自己——这就是生活的全部吗？”[5]妇女被开具安定剂的比例是男人的两倍，但现代生活的压力并不是她们独有的。罗氏制药公司出版的一本手册列举了男人在“超重压力下”的人生阶段，包括“离开父母的家、在武装部队中服役、结婚、成为父亲、取得事业成功、变老和退休”。[6]

很快，人们就发现新的安定剂具有危险的成瘾性。焦虑的顾客开始依赖它们，耐药性导致剂量增加，而戒断症状使人痛苦不堪，甚至可能致命。一开始，这种危险被制药业和医生刻意忽视。毕竟相对精神病院来说，安定剂是更佳的选择。但是，饱受折磨的上瘾者在大众电视节目和杂志上讲述了自己的亲身经历，使得该药物名声扫地，并促使政府控制其使用范围。1961 年，德国规定安定剂的销售仅限于医疗处方，第二年，美国食品药品监督管理局（FDA）紧随其后。尽管安定剂只能从医生那里获得，但它仍在大众媒体上被广泛宣传，并且使用量仍在不断增加。

1963 年，罗氏公司推出了眠尔通最著名的继任者——安定（valium）。到 1978 年，它的年销量达到了 23 亿片。

尽管如此，FDA 的决定还是成为一个分水岭。从此，制药业和医学界在政府的监督下联合起来，管理规模庞大的专有市场和分销专营体系。为了符合销售条件，新药必须标明自己的特性以及所针对的特定疾病。由此产生的需求是，用来描述精神疾病的术语需能与药物相对应。一般来说，这些术语会将疾病描述为需要用药物来纠正的化学失衡状态。神经科学就围绕着这种对应关系产生的理论来进行研究。对分销的垄断改变了医生和精神科医师的角色，他们对新药的处方权，成为他们专业角色的核心。

随着药物在精神疾病的治疗中发挥更大的作用，人们对公立精神病院存在的理由提出了质疑。尽管出现了各种奇迹般的新药，精神病院的患者人数仍在增长：1955 年的美国，这一数字已增加到 56 万。如此大规模的长期住院护理是不可持续的，而且许多人认为如今也是没有必要的。快速发展的抗精神病药和安定剂家族又迎来了新成员——对稳定情绪有显著作用的锂化合物，以及以丙咪嗪（imipramine）为代表的一批“三环”类抗抑郁药。这是严重抑郁症治疗领域的重大突破。青霉素时代带来的希望似乎终于照亮了心灵最阴暗的角落。威廉·萨贡因其关于苏联洗脑政策的畅销书和文章而成为英国最知名的精神科医生。他正在实验一种“深度麻醉”（deep narcosis）疗法，该疗法让患者每天睡眠 20 个小时，最长可持续三个月，仅在如厕和电休克治疗时才从床上起来。他写道：“看到自己的梦想不断实现是多么令人兴奋的事。”[7] 他一贯拥护的物理疗法正在逐一克服各种精神疾病，彻底消除收容所的幽灵。

在美国和英国各地，精神病院的患者数量开始下降，但新药并非引起下降的唯一原因。在欧洲的大部分地区，尽管新药层出不穷，患者人数仍在继续增长，甚至从某些方面说正是新药导致了人数的增长，因为在它们的帮助下，只需更少的员工便能“仓储”更多的病人。在英国和美国，人数的下降是新政策的结果。这些政策利用新疗法使病人更快出院，从而缩小了旧有收容所的规模，并提升了服务效率。1959 年的《精神卫生法案》（The Mental Health Act of 1959）传递出了英国政府打算逐步淘汰精神病专科医院，并将精神卫生保健病房纳入综合医院的信号。

很难去想象一个没有大型公立精神病院的现代世界。许多精神病院都已存在了一个多世纪，遍布于每一个郡和市里。它们是当地稳定的雇主，雇用了一代又一代的医生、护士、管理人员、勤杂工、清洁工、厨师、建筑工和商人。1961 年，英国卫生大臣伊诺克·鲍威尔（Enoch Powell）在威斯敏斯特举行的全国精神卫生协会（National Association for Mental Health）年会上

对页

1910 年至 1960 年间，病人在纽约威拉德精神病中心（Willard Psychiatric Centre）留下的手提箱。医院于 1995 年关闭时，在阁楼上发现了四百多个手提箱，这些箱子成为纽约州立博物馆（New York State Museum）的永久收藏。2011 年，摄影师乔恩·克里斯品（Jon Crispin）开始实施一项计划，对这些藏品进行记录。他将图像整理并展示在网站（www.willardsuitcases.com）上。

Golden Jubilee
1900-1950
Erste Hilfe

#183
AMAZON
THRONE
The Story of the Braganzas of Brazil
BERTITA HARDING

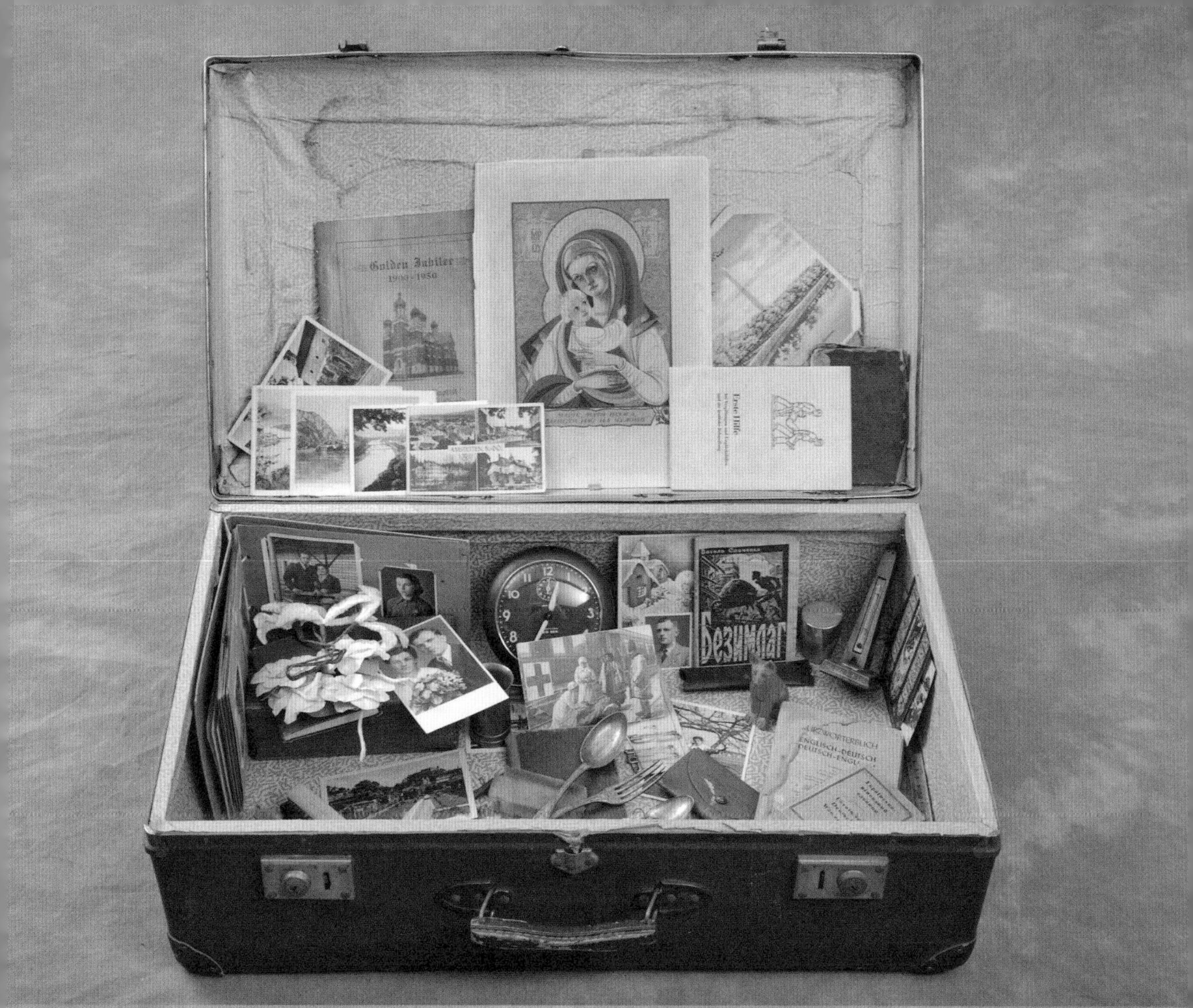

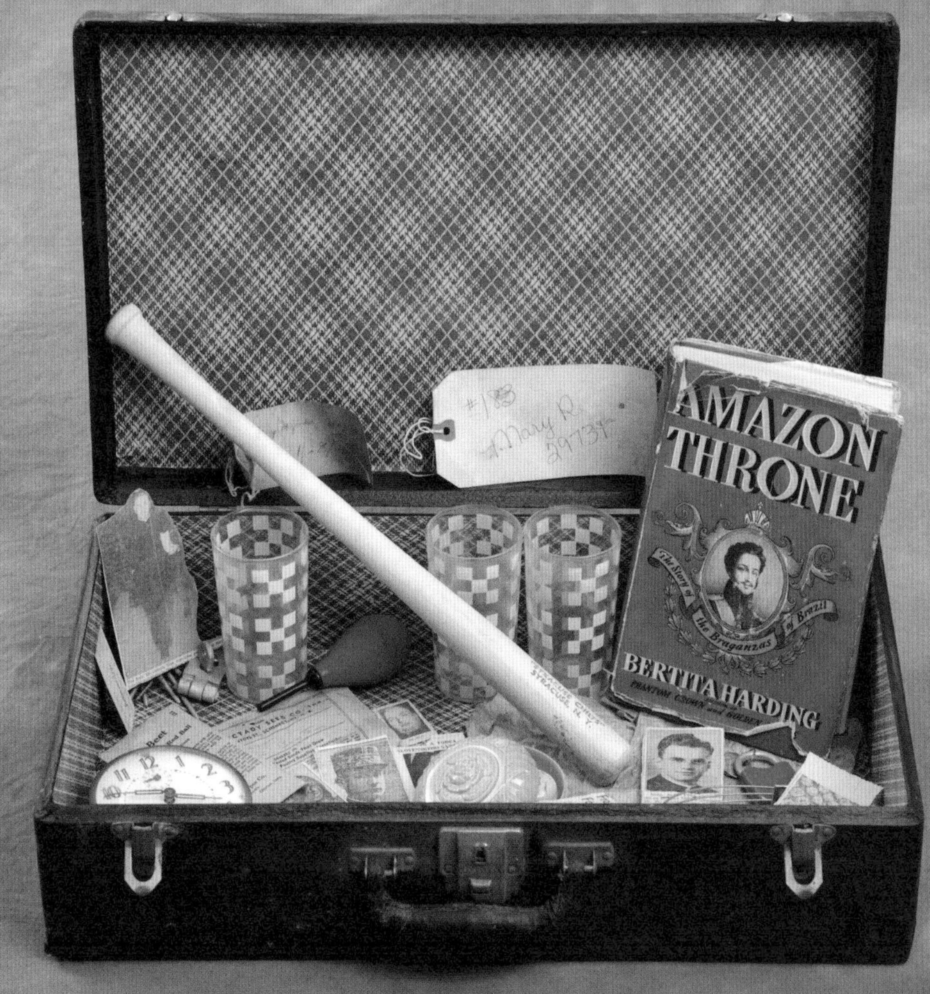

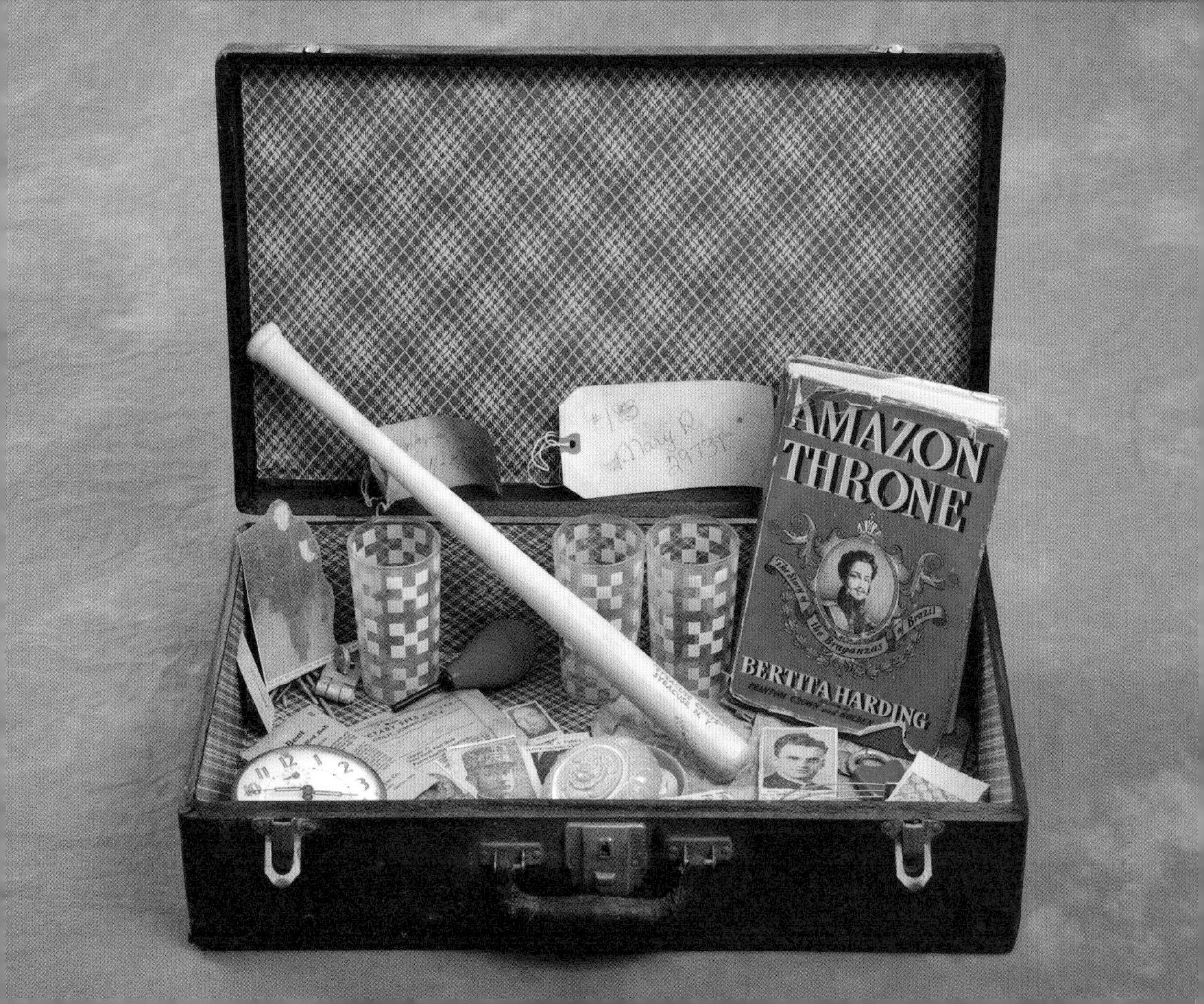

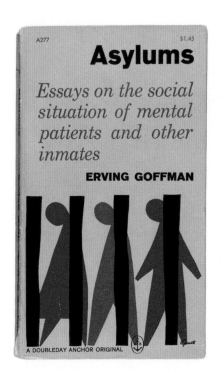

左图

在《收容所》一书中
社会学家欧文·戈夫曼认为
精神病医院具有一种内在倾向
即它的运作是为员工
而不是为患者的利益服务的

大家形成的共识是，一旦收容所消失了，就不会有人怀念它们。

做了坦诚的发言，直面了这一问题。他说道："它们矗立在那里，孤立、庄严、傲慢……我们的祖先为了表达他们那个时代的观念而建造了如此巨大坚固的收容所。"但是今天已经是另一个世界了，"建造医院不是建造金字塔，不是为了树立一个纪念碑"。收容所在过去曾经得到彻底的改造和转变，但现在"这些设施中的绝大多数在未来都会失去用途"。未来的精神卫生保健工作的承担者包括综合医院（其床位数量大约是目前收容所的一半），以及应尽可能当作首选的地方社区护理。

鲍威尔用"以火炬点燃火葬堆"和"我们必须摧毁的防线"这样激烈而具有攻击性的措辞来发表他的讲话，而他的听众中有许多是终生献身于收容所的人（精神病院再次声名鹊起，特别是在其贬损者中）。他们对此做出回应，认为社区护理在全国上下仅限于极少数值得称赞却条件有限的项目，完全无法承受当前医院系统所面临的压力。地方当局需要一笔相当大的新预算来实现这一转型，还需要招募和培训一支社工队伍。但是他们的要求很少受到关注。在精神病学和政治领域，大家形成的共识是，精神疾病就像传染病一样，最终会被医学的进步所征服。一旦收容所消失了，就不会有人怀念它们。

第二年，精神病院或者说收容所遭受了一系列意识形态上的挑战，从此再未恢复过来。1961 年，社会学家欧文·戈夫曼（Erving Goffman）出版了《收容所》（*Asylums*）一书，这是他在华盛顿特区圣伊丽莎白医院（St Elizabeth's Hospital）的研究成果。该医院是一个拥有七千多名病人［戈夫曼更喜欢用前医学时代的称呼"囚徒"（inmate）］的庞大精神病治疗机构。他的目的是从拘禁在这里的人的视角去观察收容所，他以清晰到残酷的方式描述和分析了收容所的机制。像监狱、军营、孤儿院和海军舰船一样，收容所是一种"全控机构"（total institution，皮内尔称之为"微型政府"），对这样的机构来说，外界是不存在的。从囚徒的视角来看，那些自认为在运营收容所的医生和管理者都是遥不可及的人物。所有

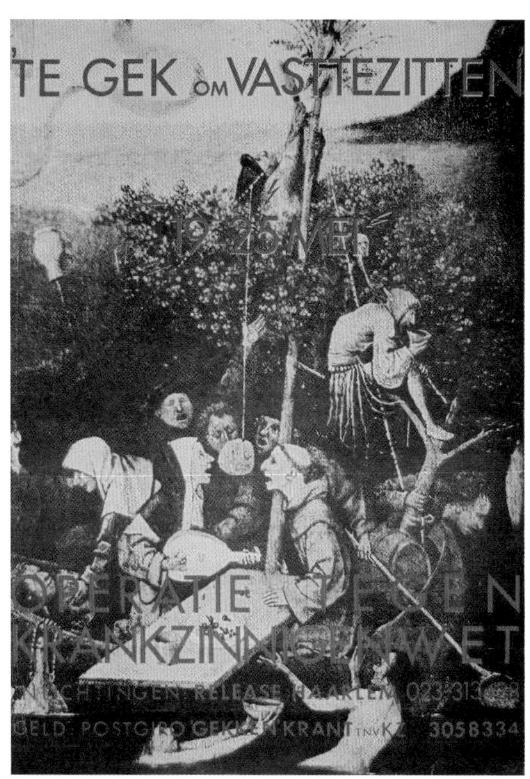
TE GEK OM VASTTEZITTEN
OPERATIE TEGEN
KRANKZINNIGENWET
RELEASE HAARLEM
GELD: POSTGIRO GEKKENKRANT TNV KZ 3058334

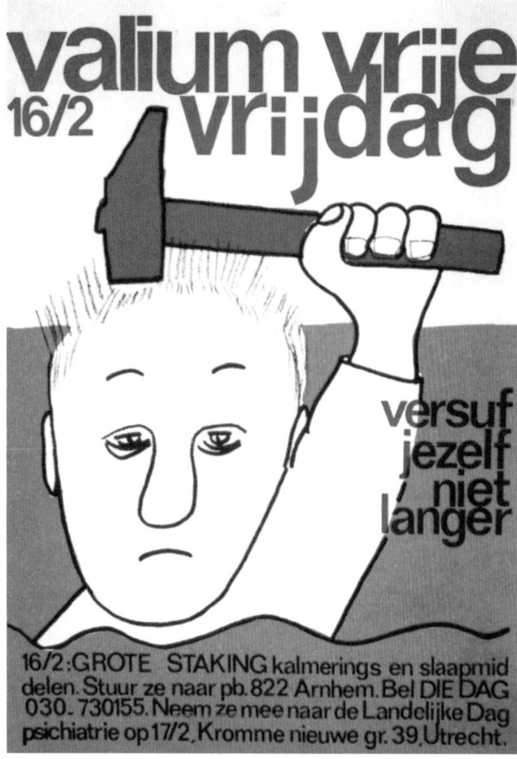
valium vrije vrijdag
16/2
versuf jezelf niet langer
16/2: GROTE STAKING kalmerings en slaapmiddelen. Stuur ze naar pb. 822 Arnhem. Bel DIE DAG 030-730155. Neem ze mee naar de Landelijke Dag psichiatrie op 17/2. Kromme nieuwe gr. 39. Utrecht.

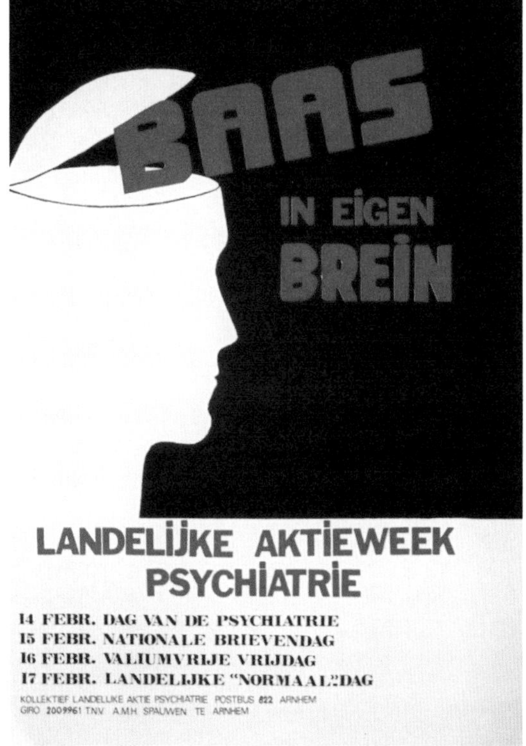
BAAS
IN EIGEN
BREIN
LANDELIJKE AKTIEWEEK
PSYCHIATRIE
14 FEBR. DAG VAN DE PSYCHIATRIE
15 FEBR. NATIONALE BRIEVENDAG
16 FEBR. VALIUMVRIJE VRIJDAG
17 FEBR. LANDELIJKE "NORMAAL"DAG
KOLLEKTIEF LANDELIJKE AKTIE PSYCHIATRIE POSTBUS 822 ARNHEM
GIRO 2009961 T.N.V. A.M.H. SPAUWEN TE ARNHEM

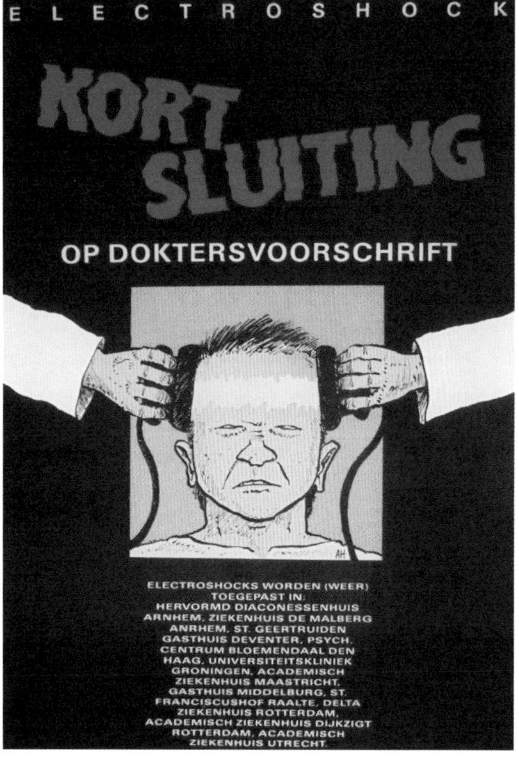

上图

欧文 · 戈夫曼、托马斯 · 萨斯（Thomas Szasz）、米歇尔 · 福柯（Michel Foucault）和 R. D. 莱恩（R. D. Laing）的著作推动了一场公众运动，旨在反对精神卫生系统中的权力滥用现象。这些抗议强制监禁、电休克疗法和神经外科手术的荷兰海报来自哈勒姆的多尔淮斯博物馆（Museum Het Dolhuys），这是荷兰的国立精神病学博物馆。

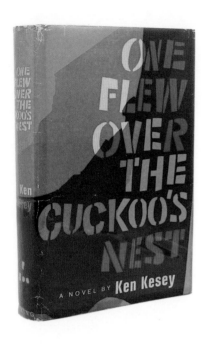

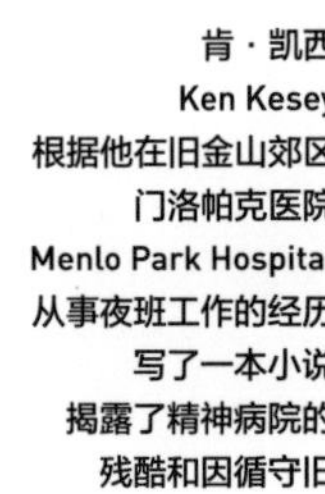

左图

肯·凯西
Ken Kesey
根据他在旧金山郊区
门洛帕克医院
Menlo Park Hospital
从事夜班工作的经历
写了一本小说
揭露了精神病院的
残酷和因循守旧

这些机构，无论起初意图多么高尚，在实践中都会趋向于为地位低下但有无限权力的工作人员的利益服务，这些工作人员可以任意使用奖惩手段来对病人分而治之。

自厄本·梅特卡夫在贝德莱姆的时代起，无数囚徒以及一代又一代的改革派主管和精神科医生，都发表过同样的言论。拿戈夫曼的话来说，对囚徒的作用效果是“制度化”：所有这些压力驱使他们成为“完美的病人”，顺从体系，避免受到关注，并且逐渐失去生活技能和改善自己的动力，最终失去自我。建立收容所的出发点是将其作为康复的中转站，但实际上的结果正好相反。它的内部逻辑系统性地剥夺了囚徒的个人资源，使他们无法在外界生存。

虽然戈夫曼观察的焦点是囚徒的经历，但他的批评扩展到了他所说的“医学模式”（medical model）。其中的悖论在于，尽管收容所里的一切行为据称都是从患者的利益出发的，但几乎所有的囚徒均非出于自愿，并且常常是明显违背个人意愿的。这一悖论构成了另一本具有巨大影响力的书的基础。这本书同样出版于1961年，作者是纽约精神病学家托马斯·萨斯。在他的扩展之下，该悖论不仅是针对收容所，更是对疯病现实状况的根本性抨击。萨斯在其《精神疾病的神话》（*The Myth of Mental Illness*）一书中指出，精神病患者正在遭受真正的痛苦，但说他们“病了”不过是一个隐喻。精神疾病是由行为来定义的：一个人只有在惹麻烦、不事生产或拒绝与周围人保持共同信仰时，才会被称为精神病人。精神病学是一种现代的神职者权术（priestcraft），离经叛道的行为会被视为医学疾病，就像当年神职者将那些持不同信仰的人判为邪门歪道或女巫一样。萨斯热心提醒他的读者，19世纪的医生曾为坚持不懈逃跑的奴隶创造了一个名为“漂泊狂”（drapetomania）的病名。精神疾病就是在精神病学的驱动下所有人（除

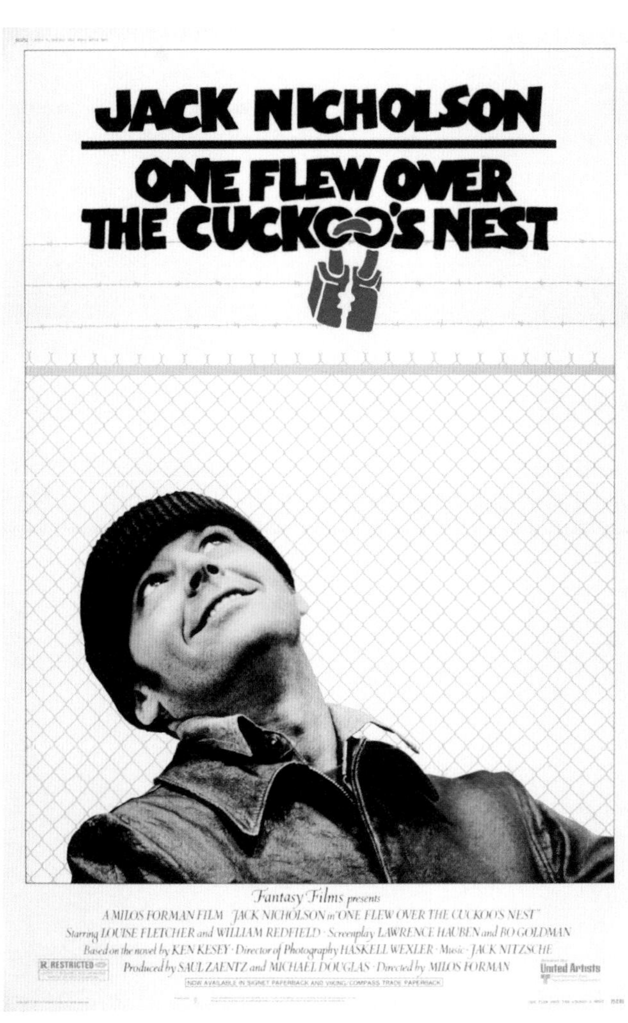

了被诊断者）达成的道德共识的产物。据传，17 世纪贝德莱姆的囚徒纳撒尼尔·李（Nathaniel Lee）曾说："他们称我为疯子，而我称他们为疯子，但该死的是他们人多。"

在巴黎，米歇尔·福柯的巨著《疯狂与非理性：古典时代的疯狂史》（*Folie et Déraison*：*Histoire de la folie* à *l'âge Classique*）于 1961 年首次出版（在英国以简写本形式出版，书名为《疯癫与文明：理性时代的疯癫史》）。这本分析收容所的书成为那个时代最有影响力的批判理论的起点。对福柯而言，17 世纪收容所的出现体现了一种历史的断裂：此时，理性成为一种文化垄断，而疯人的声音（以前被视为寓言、机智和智慧的来源）不再被理解。相反，疯人变得不受欢迎，要么被迫在济贫院从事生产劳动，要么被关押在收容所中。由皮内尔和约克静修所领导的 19 世纪收容所革命被认为是人道和进步的，但实际上，那不过是一种强迫疯人工作和遵循社会规范的更有效的手段。此时出现的精神病学语言是一种凌驾在疯人头上的话术，这种话术坚持只能用理性语言来对疯人进行讨论。

所有这些批评都来自专业和学术领域，但它们被吸纳进了 20 世纪 60 年代流行的激进主义和异见所形成的风潮。这些思想最成功的利用者是苏

上图

米洛斯·福尔曼
Miloš Forman
根据凯西的小说拍摄的电影
《飞越疯人院》
One Flew Over the Cuckoo's Nest
1975 年

它是仅有的获得奥斯卡奖所有五个主要奖项（最佳影片、最佳导演最佳男主角、最佳女主角和最佳编剧）的三部电影之一

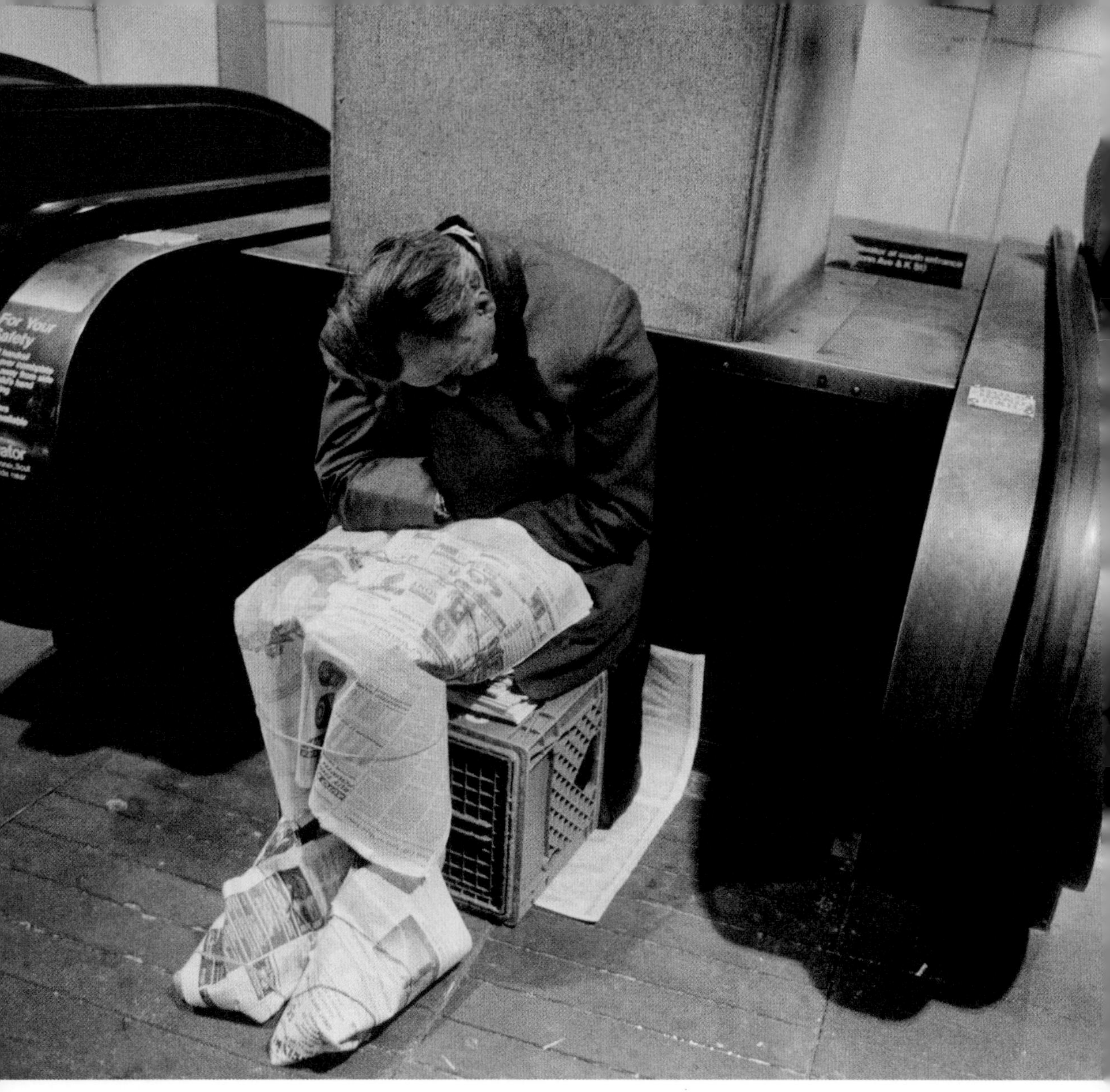

格兰精神科医生 R. D. 莱恩，他的第一本书《分裂的自我：对健全与疯狂的生存论研究》（*The Divided Self: An Existential Study in Sanity and Madness*）于 1960 年在伦敦出版。这是他将精神疾病（特别是精神分裂症）的体验从专业临床术语中解放出来，并用它们自己的语言去理解它们的一次尝试。这种语言是针对一个无法解决的问题的解决方法，是正常的社会关系崩解时，自我的最后一道防线。莱恩将精神病学与存在主义，后来又与东方神秘主义杂交在一起；他的灵感来源包括西格蒙德·弗洛伊德和路德维希·宾斯万格这样的世纪末心理治疗师，还有阿尔托这样的病人，以及从让-保罗·萨特（Jean-Paul Sartre）到卡尔·马克思（Karl Marx）的一众哲学家。他思想的多重性（充满悖论、矛盾和否认），限制了他在精神病学领域的直接影响，但是其折中主义及其所蕴含的改革希望，使他成为反主流文化的一个经久不衰的标志。

这些人物被宽泛地并且常常是带着不屑地归结在一起，其活动被称为“反精神病学”（antipsychiatry）运动。他

对页

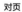

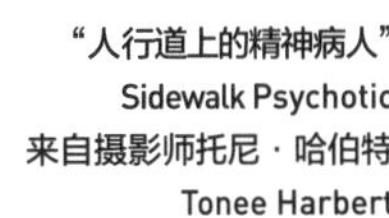
“人行道上的精神病人”
Sidewalk Psychotic
来自摄影师托尼·哈伯特
Tonee Harbert

随着精神病院的关闭
病人离开医院
许多长期住院的病人
无法在外部世界生存

此时，公立精神病医院正在以惊人的速度关闭。

们中的大多数人并不接受这个名称。他们的书都是畅销书，催生了续集、追随者、社会运动和新方法，数十年来一直在学术界以及精神病学、政治、抗议活动和大众文化等诸多领域不断回响。他们对收容所的反感通过肯·凯西的《飞越疯人院》(1962年)牢牢固定在公众的印象中。这部小说延续了詹姆斯一世时期戏剧中的装疯传统，其中的主角兰德尔·麦克墨菲(Randle McMurphy)装疯以逃避监禁，却发现自己陷入了一个全控机构。在这里，他拒绝顺从的行为最终导致医院通过外科手术去除了他的自我。

没过几年事实就战胜了虚构的小说。心理学家大卫·罗森汉(David Rosenhan)进行了一项实验，他让七名心智完全健全的学生申请入住不同的精神病院，声称他们在脑海里听到了声音。所有人都被成功收治，并诊断为精神分裂症，但在诊断明确后就立即被通知出院。精神病学界看起来就是个巨大的贝德莱姆，其中心智健全的人疯了，而疯人则是健全的。在小说《飞越疯人院》改编的电影获得了奥斯卡金像奖所有五个主要奖项之后，收容所已经变得百口莫辩。电影中最让人无法忘却的一幕，是杰克·尼科尔森(Jack Nicholson)在没有麻醉剂或肌松剂保护的情况下接受电休克治疗时所展现的殉难般的极端痛苦。其实，这种疗法早在20世纪50年代就被抛弃了，但这个事实已经不重要了。收容所一词的旧有含义——逃离这个世界的避难所，已经被改写为一个残酷的社会控制机构。

此时，公立精神病医院正在以惊人的速度关闭。公众态度的转变可能使这一过程变得更加容易，但其实它还受到了更大、更非个人化的力量推

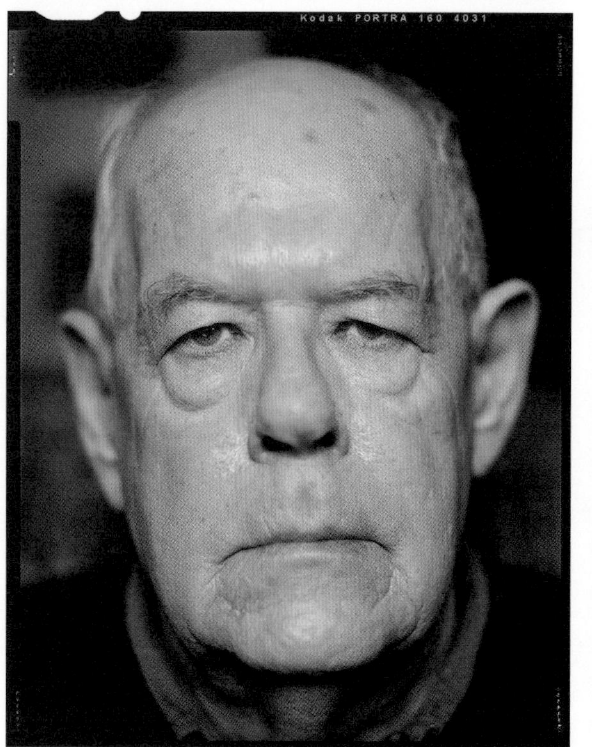
Kodak PORTRA 160 4031

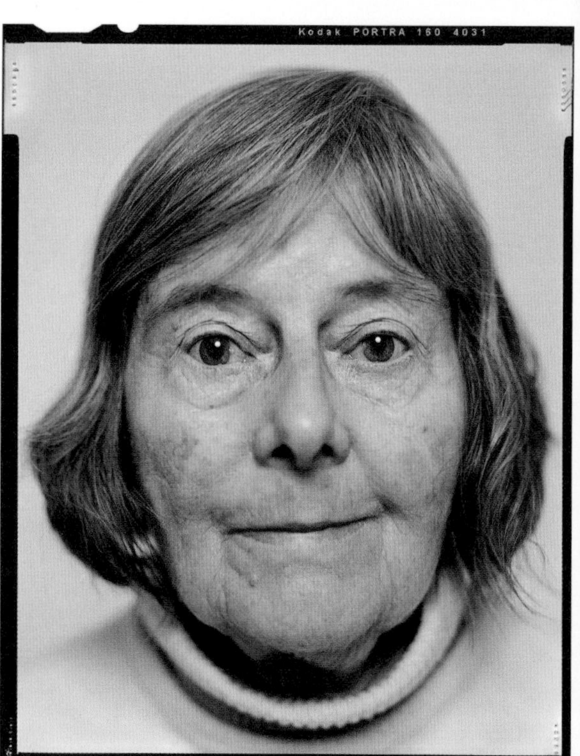
Kodak PORTRA 160 4031

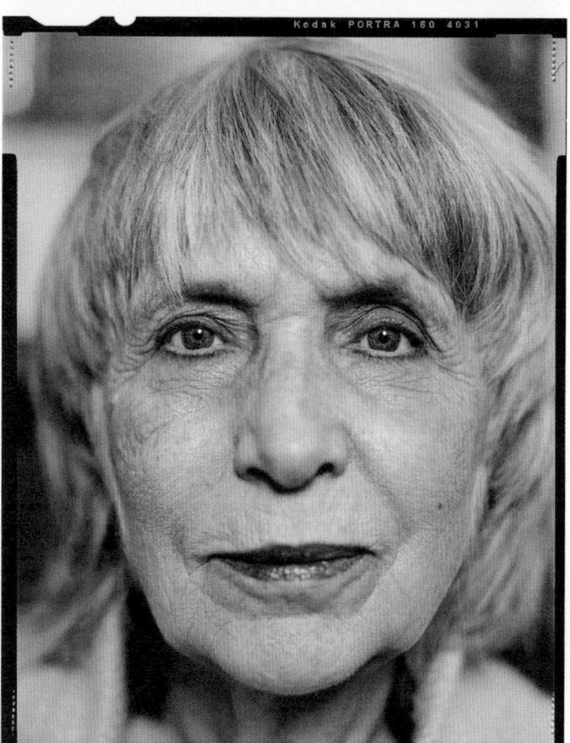
Kodak PORTRA 160 4031

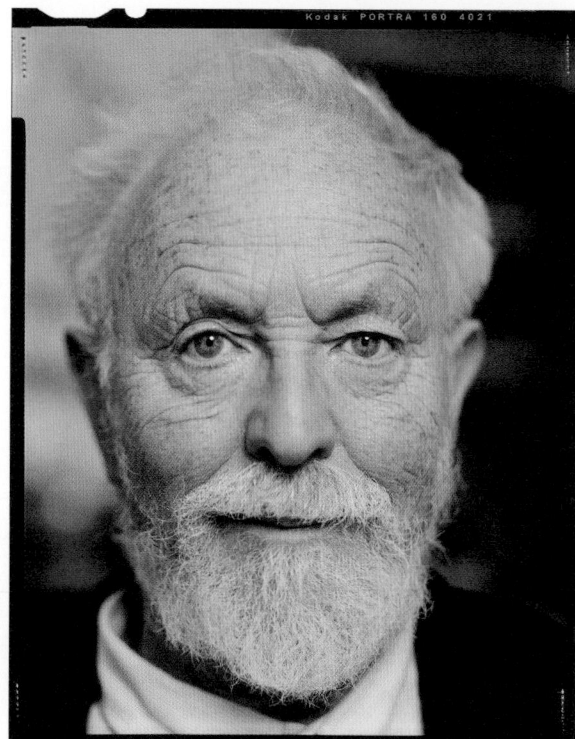
Kodak PORTRA 160 4021

对页

弗朗西斯（Francis）、帕米拉（Pamela）、多萝西（Dorothee）和利昂（Leon），摘自“居民们：来自伦敦东区金斯利大楼的故事，1965—1970年，以及R. D. 莱恩的实验性社区”（The Residents: stories from Kingsley Hall, East London, 1965-1970, and the experimental community of R. D. Laing），作者为多米尼克·哈里斯（Dominic Harris）。

动：经济状况的变化以及医疗护理责任从国家向私营组织的转移。正如反对关闭精神病院的人所预言的那样，医院所承担的责任，不论完成得有多不好，都远非社区和民间团体所能承受。在美国，林登·约翰逊（Lyndon Johnson）总统的“伟大社会”计划（Great Society programmes），包括医疗补助计划（Medicaid）和医疗保险制度（Medicare），为社区和民间活动团体提供了联邦政府支持。这些组织在未经改革、收费高昂的公立医院之外提供了替代选择。但是，由于保险公司将精神疾病的准备金削减为最多保证治疗三十天，医院的预算也缩减了，那些没有家庭支持的病人最终往往只能住在破旧的小旅馆或流落街头。他们占据了现代城市的荒原——贫民区、天桥、地铁站、废弃的工厂和空地，就像前收容所时代四处流浪的疯汤姆，躲藏在荒野和树篱中，在这里至少不会受到鞭挞驱策。

破坏了旧制度的理论家们对此束手无策。戈夫曼如锋利的手术刀般剖析了收容所的内部机理，却认为这是现代社会组织方式的必然结果。萨斯则认为，精神卫生保健应出于各方的自愿安排，不应有国家或纳税人的任何支持。福柯认为所有机构都是压迫性的，而那些秉持人道主义改革精神而建立的机构对此尤其视而不见。社区活动家如索尔·阿林斯基（Saul Alinsky）则认识到，终极问题在于社会而不是收容所，并敦促精神科医生去关注精神疾患的根本原因：贫困、缺乏归属感、种族主义和失业。但是，精神病医疗界所面临的巨大压力，正将其推向相反的方向：为了应对现状，医疗机构要最大限度地利用有限的资源，优先处理最紧急和最具破坏性的病例，使用处方药物来控制他们的症状。

在英国，随着旧收容所被拆除，大家逐渐清楚地认识到，作为替代方案，社区护理可以质优也可以价廉，但不能兼而有之。那些从旧精神病院被“去监禁化”的人大多数没有家庭或资源，而且许多人应对社会的技能也因多年的机构照护而受到严重削弱。到1980年，按照鲍威尔的计划，精神病院的病床数减少了一半，但精神疾病并未消减。相反，因精神病而住院的人数不断增加。唯一的解决方案是提高病床的周转率，尽快将病人推回社区。但是，如果导致他们住院的问题没有得到解决，大多数人迟早会再次返回精神病院。旧收容所的“仓储”模式走向了另一个极端：“旋转门”模式。

社区医院的战后梦想，在零星的几个地区幸存下来。1962年，麦克斯韦·琼斯从美国返回，接管了爱丁堡郊区的丁格顿医院（Dingleton Hospital）。他在这里制定的管理规则，就是从战时米尔希尔的实验发展而来的。苏格兰自威廉·布朗时代开始就具有“开放”收容所的传统，长期以来一直乐于接受海尔的家庭照护模式：在19世纪，设得兰（Shetland）和阿兰

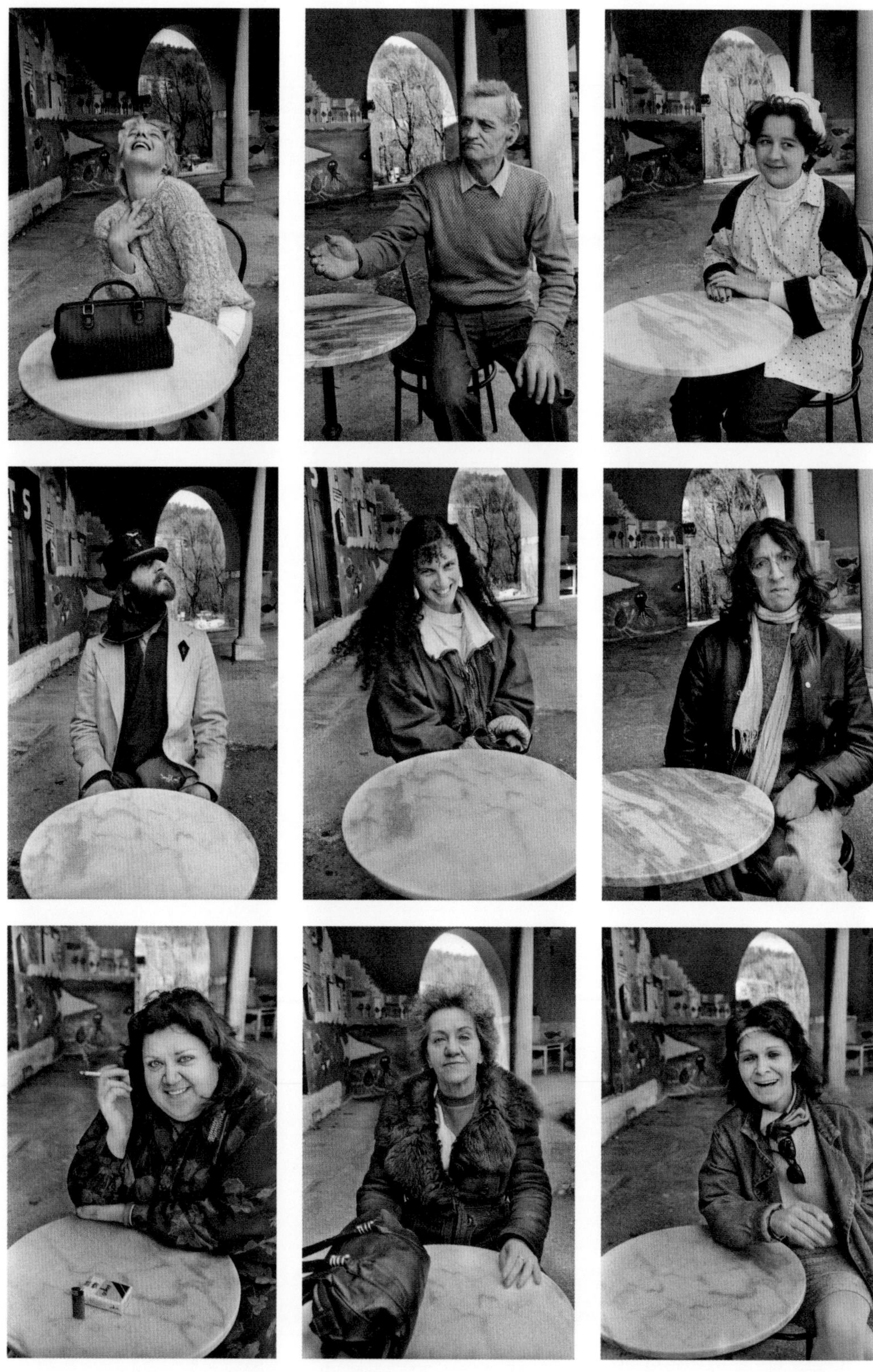

后页

《收容所：国家精神病院的封闭世界》(*Asylum: Inside the Closed World of State Mental Hospitals*, 2009 年）中的照片，由克里斯托弗·佩恩（Christopher Payne）拍摄。

病人牙刷，哈德逊河州立医院（Hudson River State Hospital），纽约州波基普西市。
特拉韦尔斯市州立医院（Traverse City State Hospital），密歇根州特拉韦尔斯市。
轮床（轮式担架），哥伦比亚州立医院（Columbia State Hospital），南卡罗来纳州哥伦比亚市。
档案和文件，斯普林格罗夫州立医院（Spring Grove State Hospital），马里兰州卡顿斯维尔。

收容所之后兴起的
治疗性实验
大多是短命的。

（Arran）这些岛屿就被称作“北方的海尔”。丁格顿医院原已采用开放式体系，而琼斯则将其发展成了一个平等的社会。医生和患者在周例会上坐在一起，决定并安排医院的运营活动。这里欢迎来访者，并允许患者自由漫步。琼斯开始对定义其职业的医学假设产生怀疑。根据该假设，“护理”次于“治疗”，而患者自助的潜力更是被大大忽略了。除了明显的生物学和遗传问题外，他并不将精神病看作一种疾病，而是将其视为不良社会影响的结果。因此最佳的治疗方法不是使用药物，而是让患者融入一个结构完善的替代社会。

这种实验性社区很能吸引人们参与其中，成功时更是鼓舞人心，但在后收容所时代里却难以长久维持。丁格顿医院宽松的规定和开放的精神，与越来越注重风险管理的国家政策背道而驰。医疗资源在紧缩的情况下越来越集中在少数破坏性和犯罪病例上，媒体报道则聚焦于少数例外的社区精神病人的暴力行为（不论是以前还是现在，他们都更容易成为暴力的受害者，而非实施者）。从理论上讲，开放和宽容的治疗社区是精神病院的理想替代品，但实际上，它们遭到了当地居民、议会和警察的抵制。就像收容所诞生之时一样，公众愿意为精神病人献上最美好的祝福，但也认为尽量少与他们接触为妙。

收容所之后兴起的治疗性实验大多是短命的。最著名的是伦敦东区的金斯利大楼（Kingsley Hall），从 1965 年到 1970 年由 R.D. 莱恩主持运营。金斯利大楼激进且混乱，壮观且善于自我表现；它在政府体系之外运作，却从不自称可以提供可行的替代方案。其随心所欲的作风带来了许多从未被圆满解决的难题：精神科医生拒绝行使其职业权力，但患者却一再要求；所有纪律都被取消，结局则是那些令人无法忍受的病人被其同伴强行约束；它的治疗价值从未得到证实，但作为一个公共剧院则取得了巨大成功。这里将医生与患者、疯狂与理智、收容所与外部世界之间的关系戏剧化，使之成为一种与此前完全不同的关系。

维持时间最长的治疗性社区出现在意大利，是在威尼斯精神病学家弗兰科·巴萨利亚发起的运动中创建的。1961 年，巴萨利亚被任命为戈里齐亚（Gorizia）一家精神病院的院长。戈里齐亚是意大利与南斯拉夫边界的偏远小镇，在这里他目睹了改革前收容所的恐怖全景：病人被终身囚禁在牢房之中，用药镇静，时刻面临电休克治疗的威胁，而如果他们失去了活下去的意愿，就会被强制喂食。像汉威尔的约翰·康诺利一样，巴萨利亚首先取消了所有约束措施和电击治疗。在参观了丁格顿医院之后，他采取了更为激进的措施。他打开了病房的大门，不再囚禁病人，并举行日常会议，使原本缺乏自理能力的病人开始掌管医院和自己的生活。一群志同

对页

巴萨利亚和他的团队
清空了的里雅斯特精神病院
Trieste mental hospital
住院病房后
乌利亚诺·卢卡斯
Uliano Lucas
拍摄了原本住在那里的
病人们的肖像
摄于 1988 年

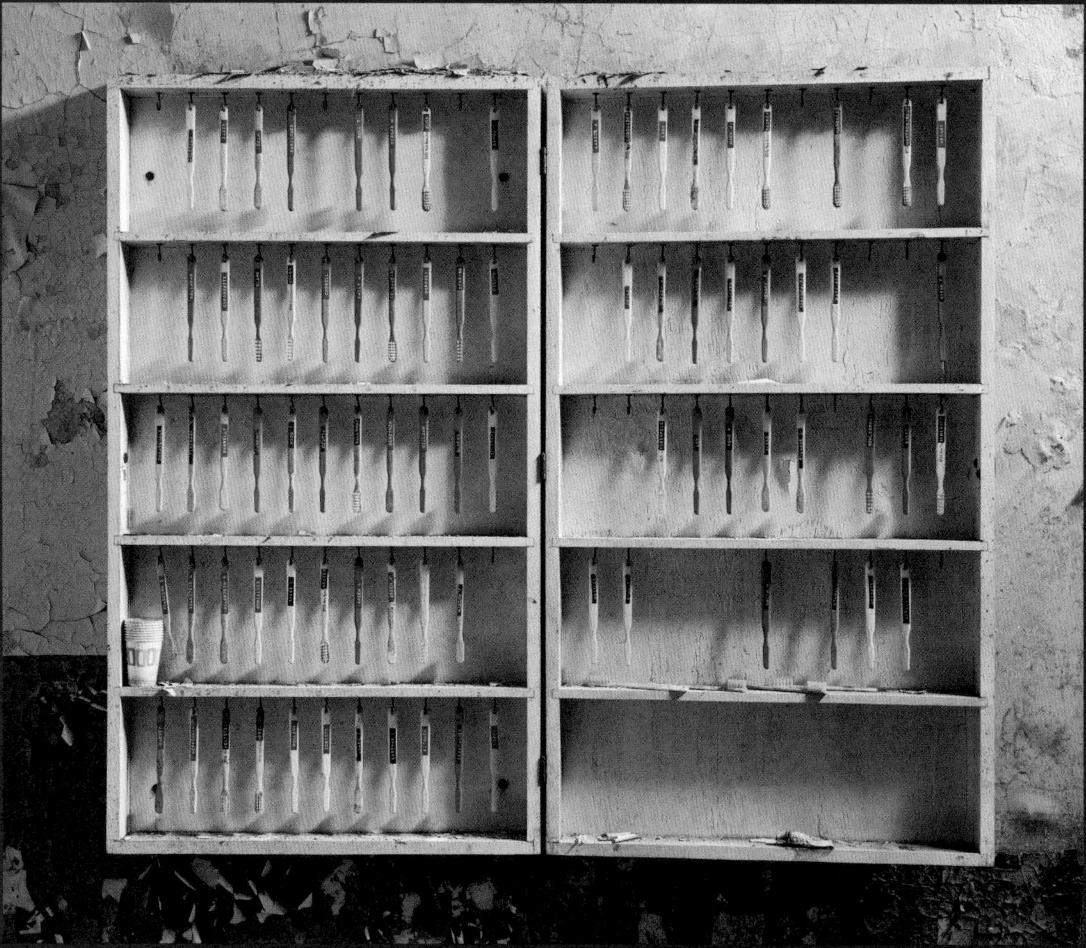

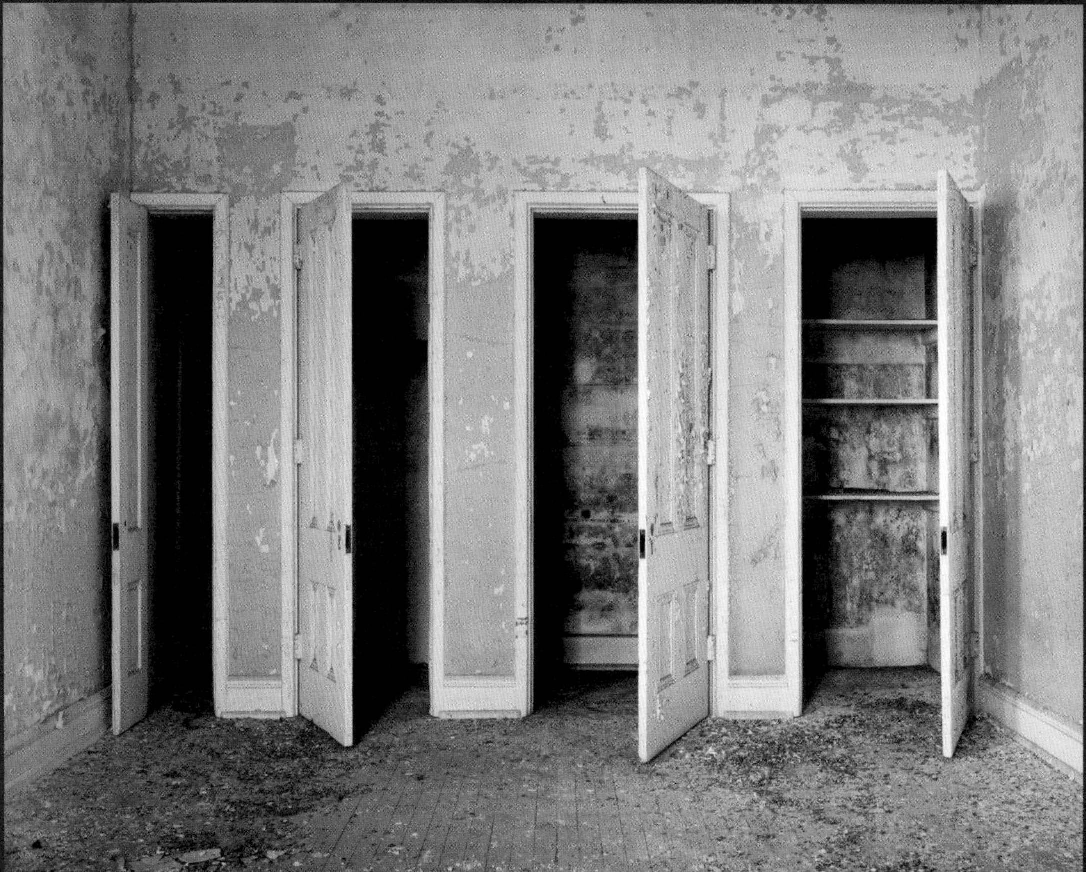

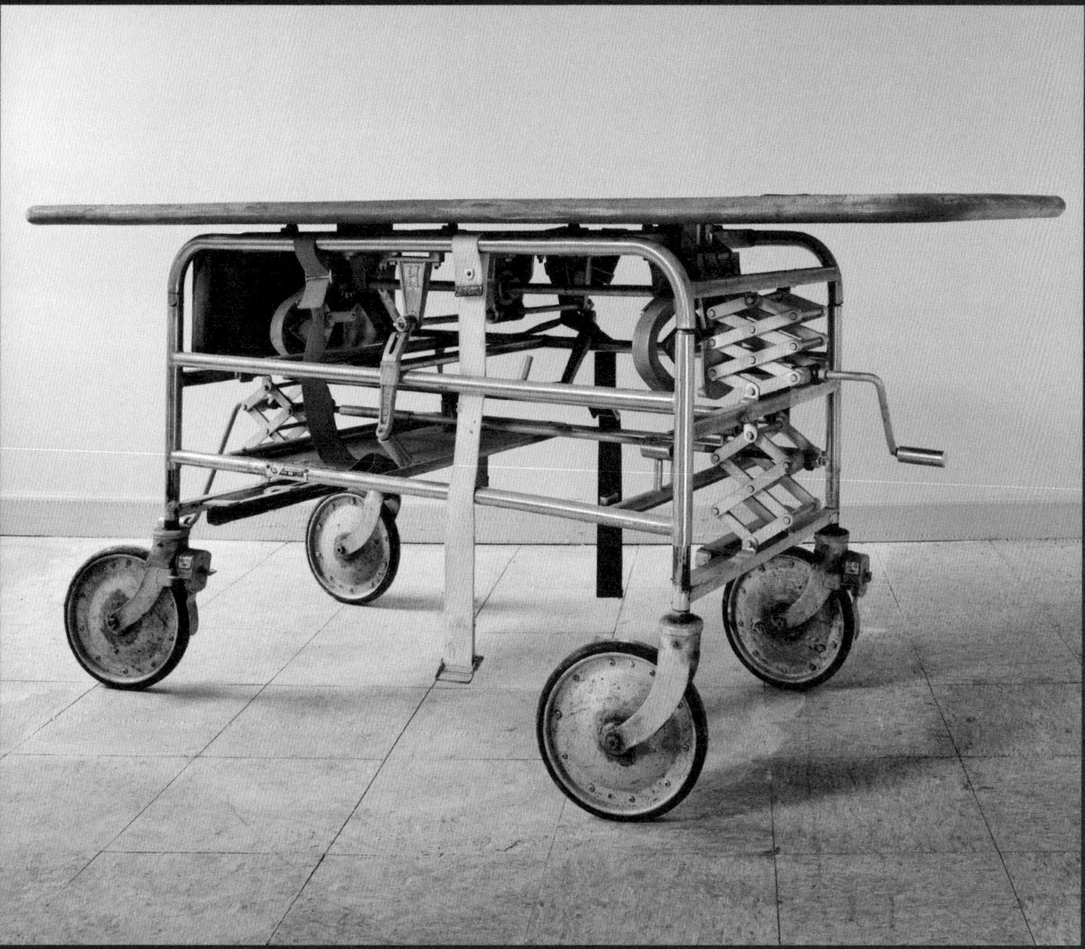

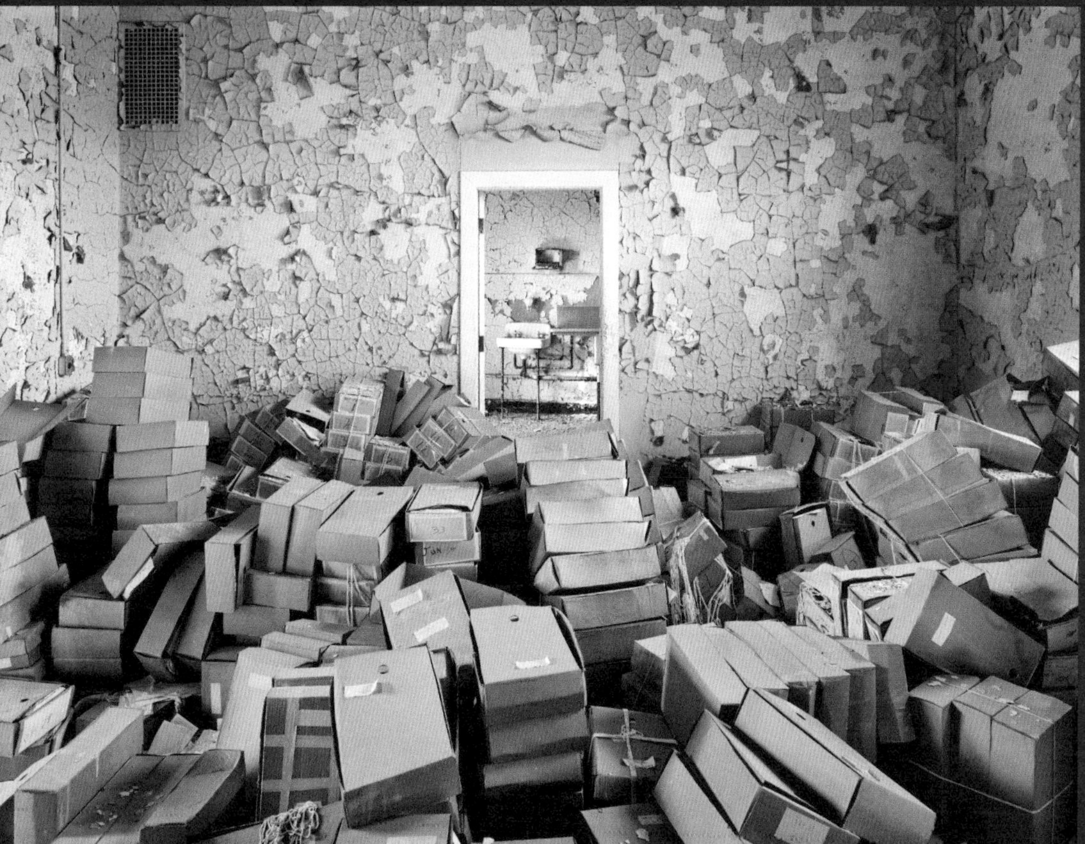

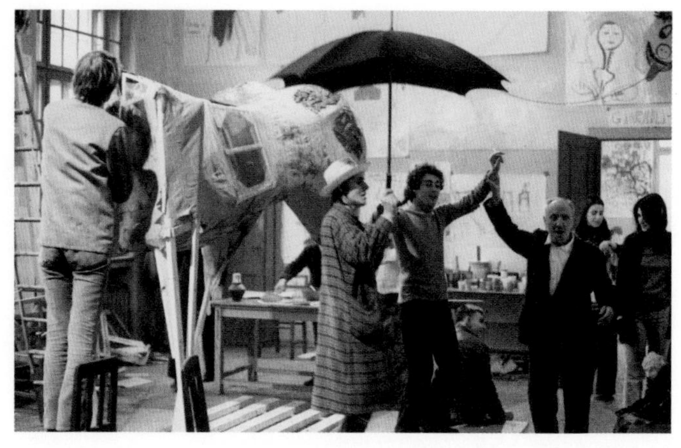

“巴萨利亚法”将精神病院收治新病人定为非法。

道合的精神科医生团结在他周围，通过他们发起的组织“民主精神病学”(Psichiatria Democratica)，来访视病人、提供志愿服务，并将他的方法传播到意大利各个地区。1971 年，巴萨利亚接管了的里雅斯特的精神卫生服务工作。他在大规模的庆祝活动中关闭了医院，这使他的改革运动变成了一场振奋人心的群众运动。

巴萨利亚的思想体系受到戈夫曼和福柯的启发，并从收容所管理扩展到对社会及其威权结构的根本性批判。但是，他认为保留体系的一部分并从内部进行改革是至关重要的。与金斯利大楼等实验不同，巴萨利亚的拥护者将自己的方法植入国家体系之中，建立了一个专业网络，致力于用社区中心代替收容所，并将精神疾病的治疗纳入综合医疗保健体系中。1980 年，意大利议会通过了一项开创性的法律，将精神病院收治新病人定为非法，并要求对所有精神病患者进行社区护理。这部法律被许多人称为“巴萨利亚法”，但事实上它得到了各个政治派别的普遍支持，包括那些只关心如何减轻精神卫生保健的财政负担的人。

这部法律产生的结果在不同地区之间差异很大。在意大利南部的许多地区，当地的卫生系统并没有为新的责任做好准备。这些破坏性大、护理要求高的新病人让医生捉襟见肘、疲于应付。病人的家庭并无能力照顾这些被送回来的亲人，大家只好通过钻法律的空子来使精神病人得以继续住院。在其他地区，如的里雅斯特、佩鲁贾 (Perugia) 和帕尔马 (Parma)，“民主精神病学”吸取了盎格鲁-撒克逊人的惨痛教训，从而为其成功奠定了基础。患者得到了妥善的安置，并在外界帮助下过

上图及右图

弗兰科 · 巴萨利亚
在的里雅斯特关闭收容所的
纪念性标志是
“马可 · 卡瓦洛”
Marco Cavallo
一匹涂成蓝色的纸浆马

这座雕塑是由
病人、工作人员和志愿者
在 1973 年制造的
他们用木框将纸浆马加固
其成品高达 4 米
大家仪式感十足地将它
从医院中拉出来
转遍城市的大街小巷

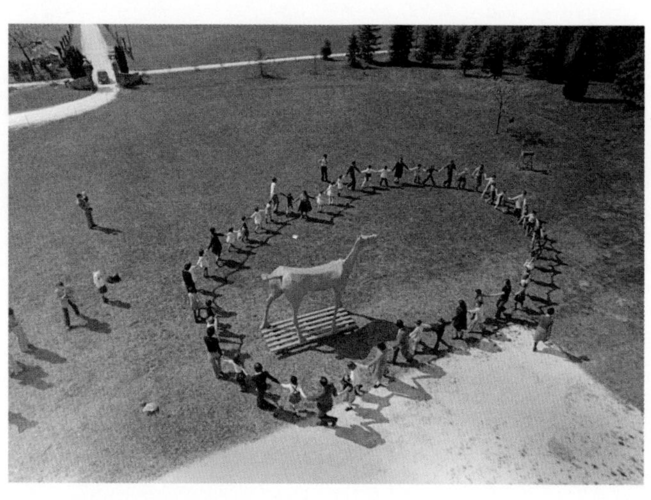

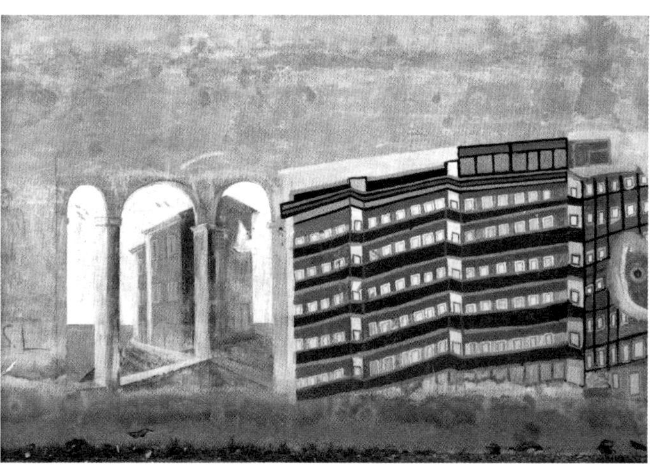

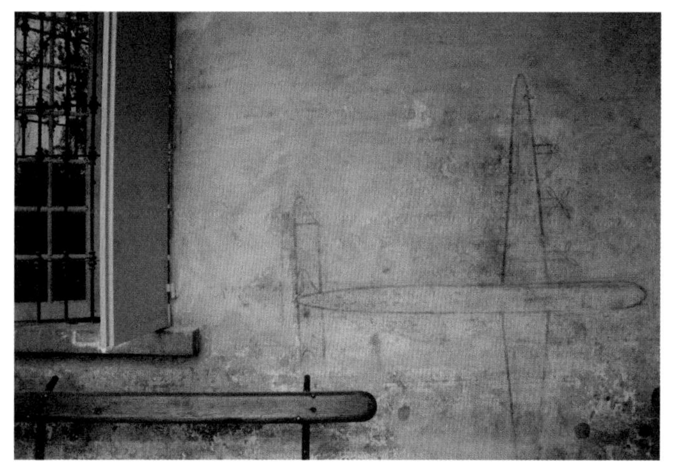

上了独立的生活，而医疗服务则通过与当地社区的协商和合作，由邻里日间护理中心来提供。

这个时期，伯利恒皇家医院被英国国家医疗服务体系（National Health Service, NHS）的历次改革任意摆布。该体系试图用商业化的基础来对伯利恒进行构建，使其参与内部卫生保健市场的竞争。伯利恒被拆分成几个部分，再通过一系列新的管理体制重新组装起来。如同在其悠久的历史中多次经历的那样，它在努力求生存并谋求未来的发展。1994 年，伯利恒成为独立信托医院，隶属于 NHS，但自己负责财务运营；1999 年，它又并入了范围更广的南伦敦与莫兹利精神卫生服务 NHS 信托医院（NHS Trust of the South London and Maudsley mental health services）。

如今，伯利恒在其别墅区的各病房和楼栋中提供了各式各样的服务：面向刑事罪犯的中等安全防护的司法部门、母婴治疗部门、焦虑障碍中心和著名的面向全国的精神病治疗部门，为少数非典型和疑难病人提供特殊照护。这里的住院病人可以参加各种各样的活动，从游泳到格斗术课程，还有参观工作农场以及伦敦一日游。他们可以通过努力学习获得木工和编织的资格证书，或者在一个配备有绘画、陶艺和雕塑工具的艺术工作室中培养自己的创

上图

雷焦艾米利亚的圣拉撒路精神病院中
废弃的收容所建筑
上面布满了以前病人的涂鸦

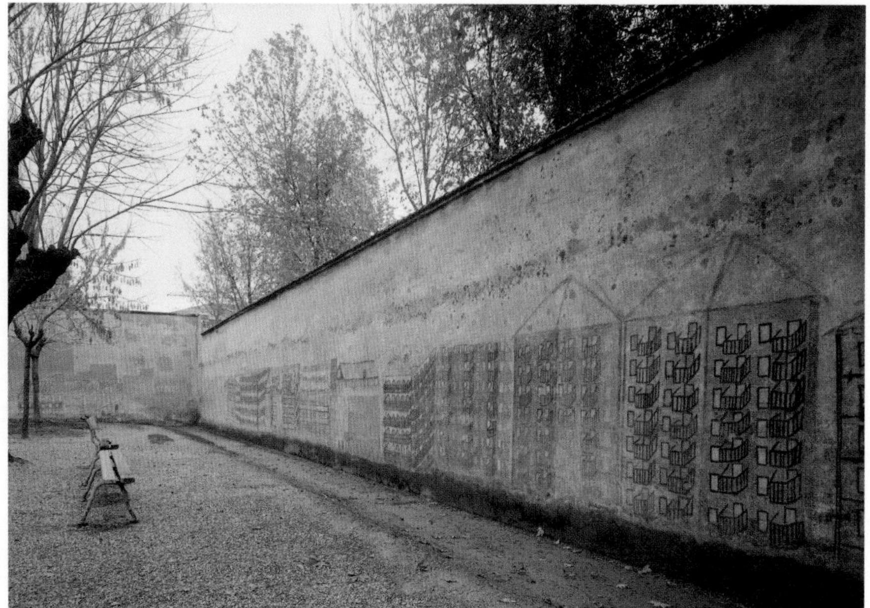

右图

废弃的圣拉撒路医院墙上画着高层住宅楼

在意大利的许多城市收容所的关闭对住宅区和社会福利提出了新的高要求

造才能。工作室隶属于一家兴盛的画廊，该画廊会展出这些服务使用者的作品，以满足公众及更广阔的艺术界的兴趣。院区入口处的新博物馆收藏有医院的独特档案，并陈列着历史和艺术藏品。

伯利恒实现并在许多方面超出了“一战”刚结束后乐观主义改革家们所设想的精神病院的理想形式。其绿树环绕的砖砌别墅中设有一个宁静的小村，用于提供专业服务，这里虽然远离喧嚣之地，却牢牢地嵌入社区和更广泛的医疗保健网络之中。不过，一个世纪前的精神科医生大概无法预料，对此类医疗机构的需求会远远超出其能力范围。这里的病人只占有需求病人的一小部分，远远小于医院候诊名单上的病人数量。而那些超出视野范围的病人，都被放逐在一个无法应对的外部世界中，或吞噬进拘留中心和监狱之中。

注释

1 quoted in John MacGregor, *The Discovery of the Art of the Insane* (Princeton: Princeton University Press, 1989) p. 197
2 Ugo Cerletti, ‘Old and New Information about Electroshock’, *The American Journal of Psychiatry*, Vol. 107, August 1950, pp. 87–94
3 ‘European Psychiatry on the Eve of War’, *Medical History Supplement* No. 22 (London: Wellcome Trust Centre for Medicine at UCL, 2003) p. 77
4 Joshua Bierer, *The Lancet* (1959) p. 901
5 Betty Friedan, *The Feminine Mystique*, (W. W. Norton, 1963) p.15
6 *Aspects of Anxiety* (1968), quoted in Andrea Tone, *The Age of Anxiety* (New York: Basic Books, 2009) p. 158
7 William Sargant, *The Unquiet Mind* (London:Heinemann, 1967) p. 200

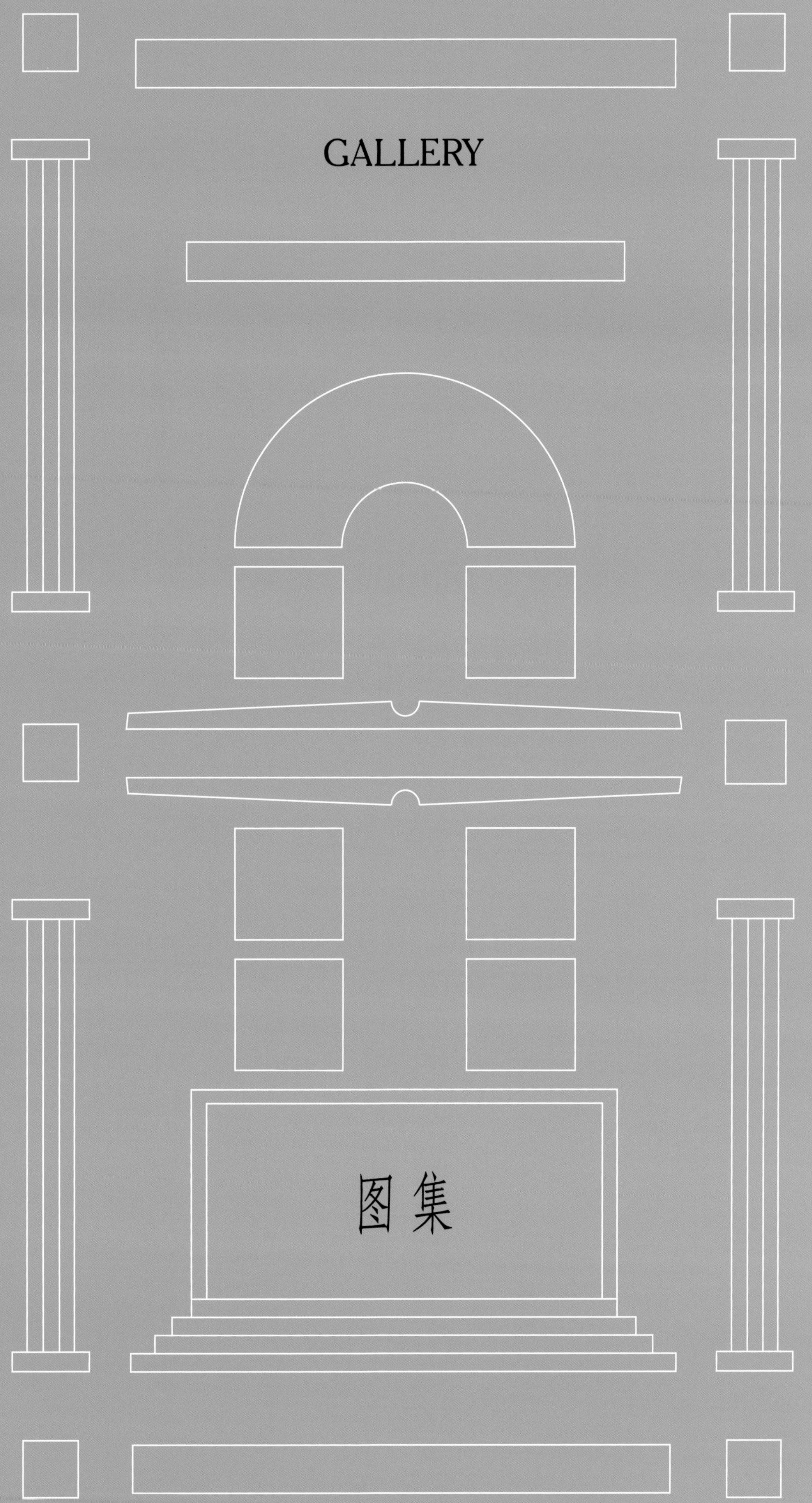
GALLERY
图集

乔治·艾萨克·赛德伯顿

1862—1931

赛德伯顿（George Isaac Sidebottom）在1894年至1912年期间是约克静修所的一名病人。他患有宗教妄想，但他的医生称他"真是一个非常好的人……没有人比他更和蔼可亲了"。

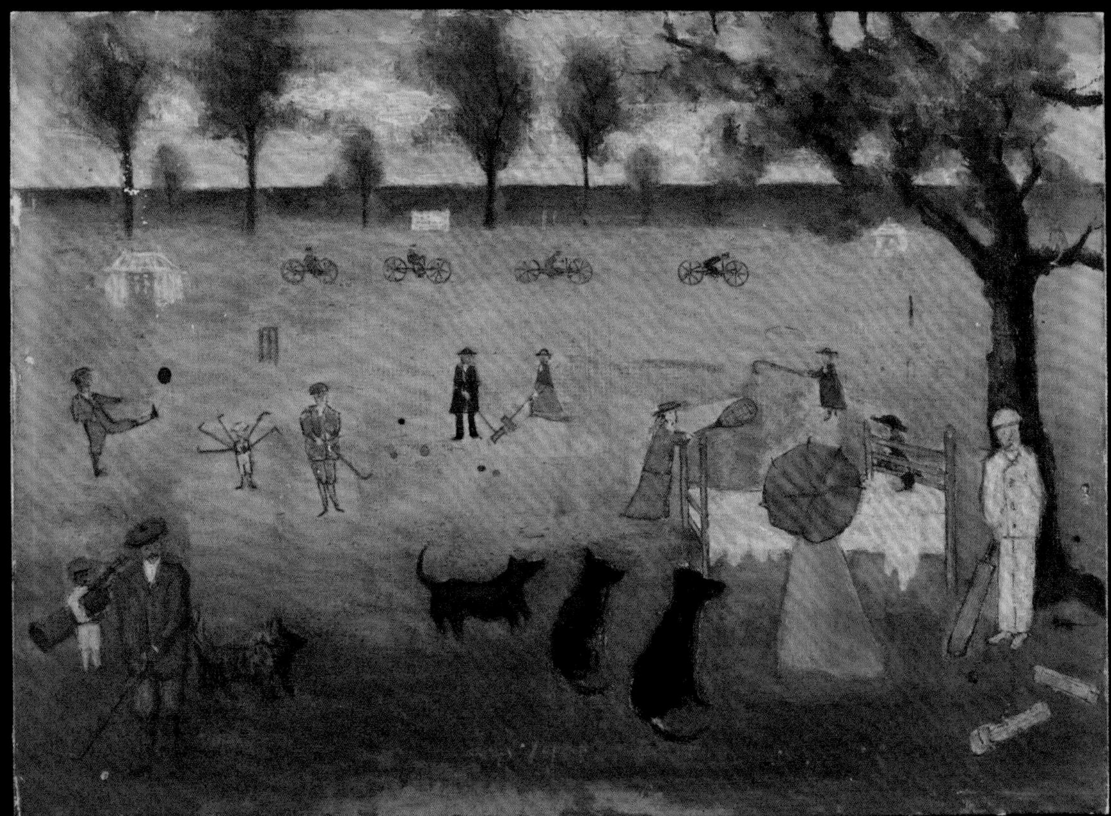

上图

《静修所中的体育运动和活动》（*Sports and Activities at the Retreat*，约1890—1900年），乔治·赛德伯顿，描绘了一项允许病人在室外锻炼和娱乐的制度。

对页上图

《等级》（*Scales*，约1910年），约翰·吉尔默（John Gilmour），被称为"患有被害妄想的病人的素描"。摘自克莱顿皇家医院（Crichton Royal Hospital）的档案。

对页下图

《忏悔压榨机与威尔西·奥斯瓦尔德的声音》（*The Confessional Press and Voice of Wilsey Oswald*，约1910年），约翰·吉尔默。吉尔默的艺术创作不是一种治疗手段，而是对收容所的压迫性体制的抗议。

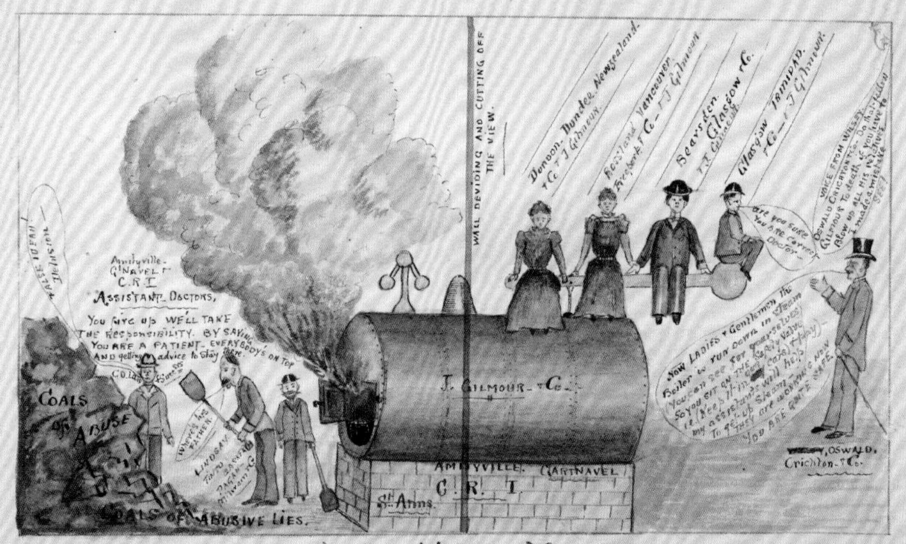
WALL DEVIDING AND CUTTING OFF THE VIEW.
J. GILMOUR + Co.
AMITYVILLE. GARTNAVEL C.R.I.
St. Anns.
COALS OF ABUSE
COALS OF ABUSIVE LIES.
OSWALD, Crichton + Co.
The TALE TERSELY TOLD.
The Question asked by ALL The Victim friends is — Why does he say he is being burst when the Doctor says the steam is low?
Victims Answer — You may well ask — You ARE KEPT from seeing by the WALL and when you come to see for yourselves — There's no Coal put on the fire

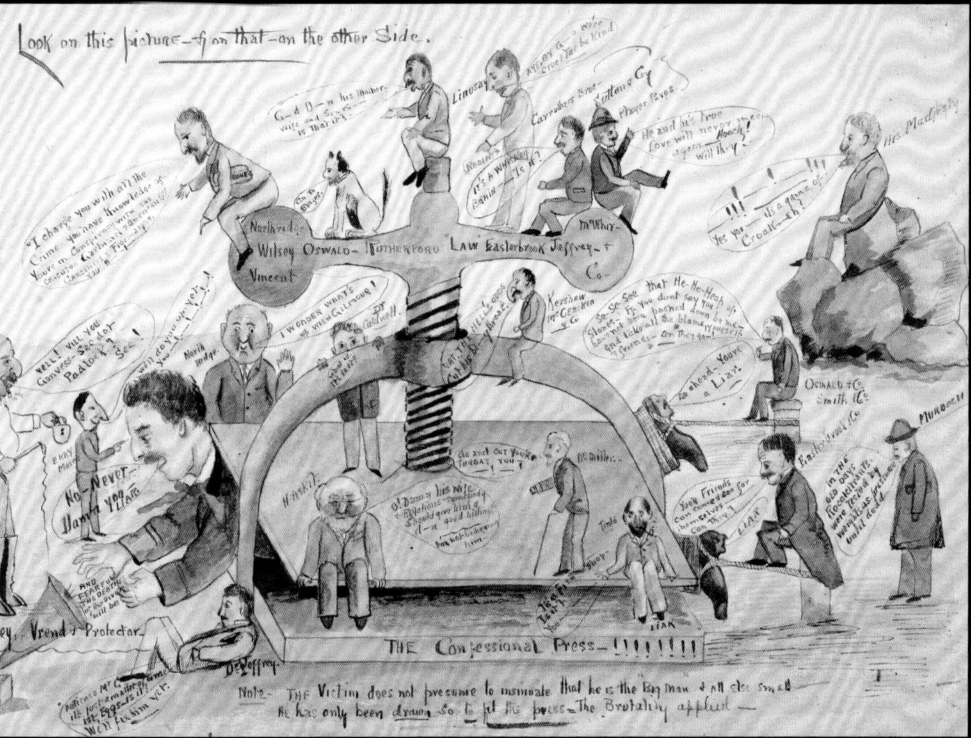

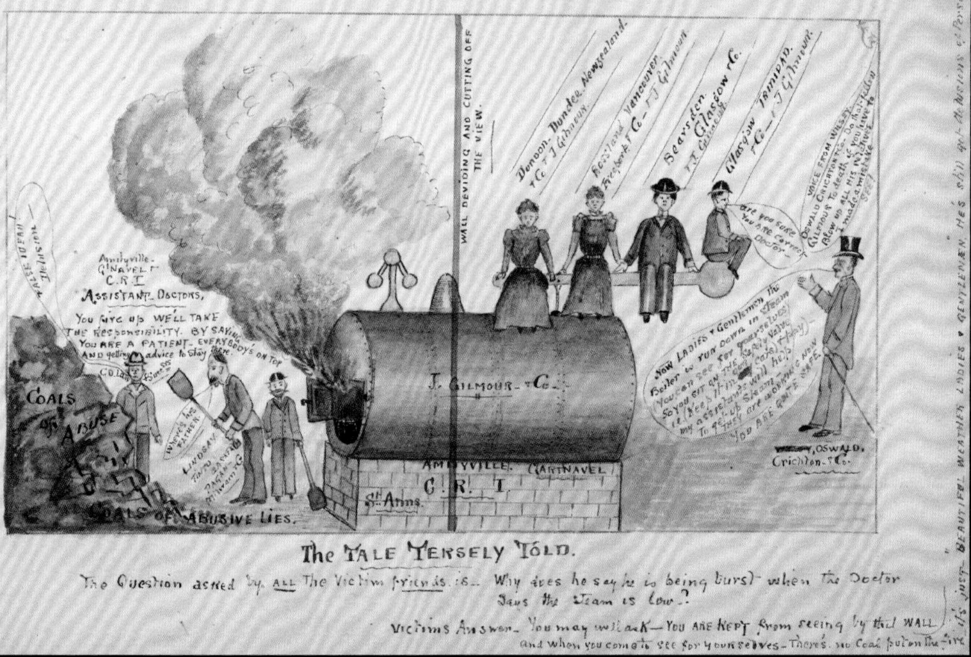

约翰 · 吉尔默

1862—1931

吉尔默患有被害妄想，于1905年从格拉斯哥的加特纳维尔收容所（Gartnavel asylum）转移到邓弗里斯的克莱顿医院。

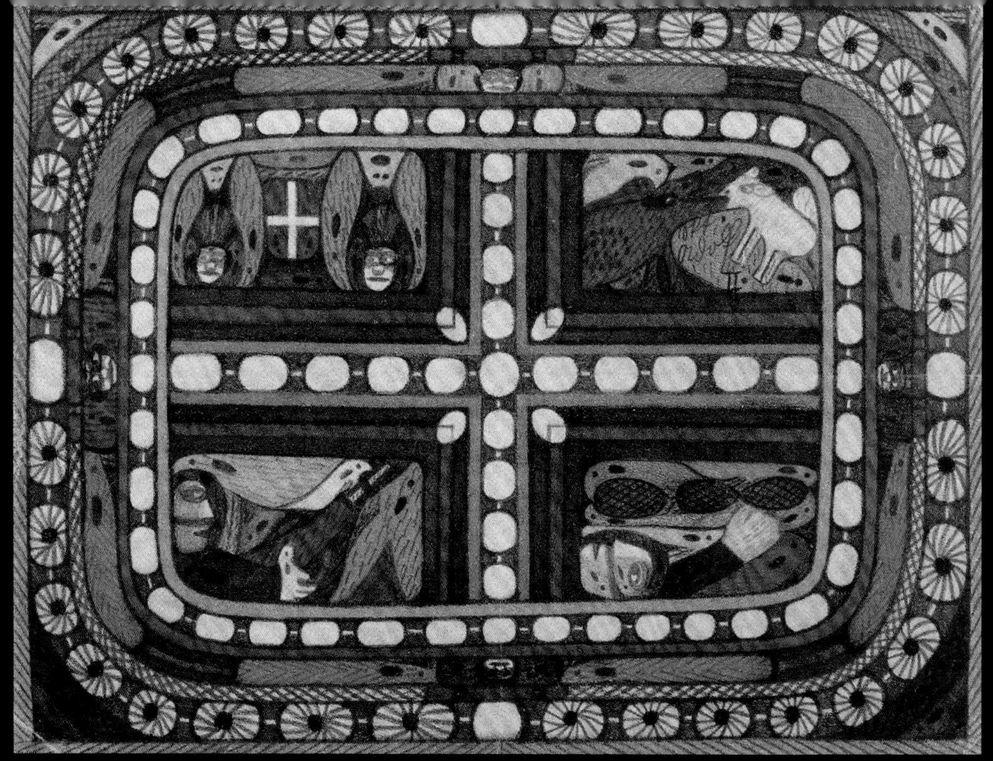

阿道夫·沃夫利

1864—1930

沃夫利（参见第 159 页）于 1895 年在伯尔尼被终身监禁。他是艺术界最早注意到的收容所病人之一。

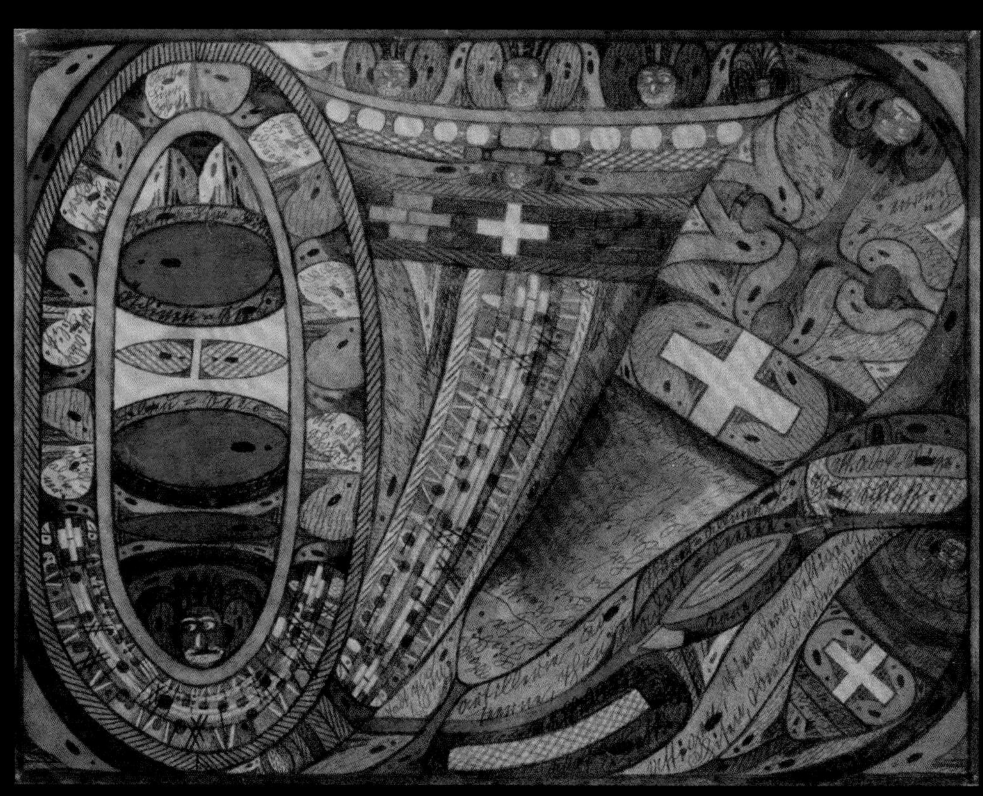

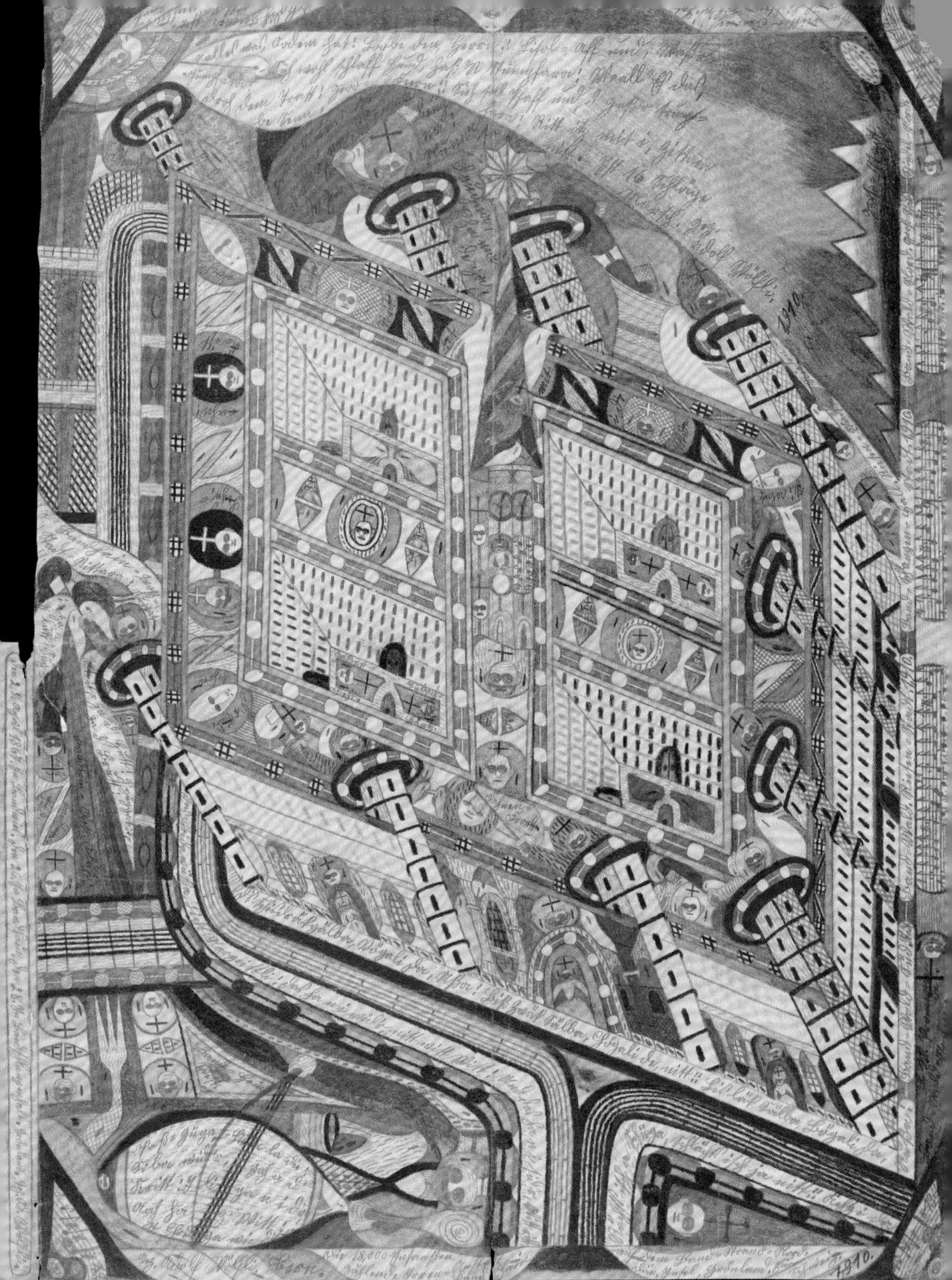

对页上图

《辛博拉索森林、圣阿道夫与王座》（*Tschimberasso Forest St Adolf-Throne*, 1930 年），阿道夫 · 沃夫利，纸本铅笔及彩铅画。沃夫利的艺术作品中常常带有文字和音乐作品。

对页下图

《伯尔尼高地的坎德山谷》（*The Kander Valley in the Bernese Oberland*, 1926 年），阿道夫 · 沃夫利，纸本铅笔及彩铅画。超现实主义艺术家安德烈 · 布勒东（André Breton）非

本页

《精神收容所，带与丛林》（*Mental Asylum Band- Copse*, 1910 年），阿道夫 · 沃夫利，摘自《摇篮到坟墓》（*Cradle to the Grave*，1908—1912 年）第 4 册（图画数量最多的一册）。

谢尔盖·潘克耶夫

1886—1979

俄罗斯贵族潘克耶夫（Sergei Pankejeff）更知名的称呼是“狼人”。他是西格蒙德·弗洛伊德最著名的病例之一，这个称号是弗洛伊德起的。

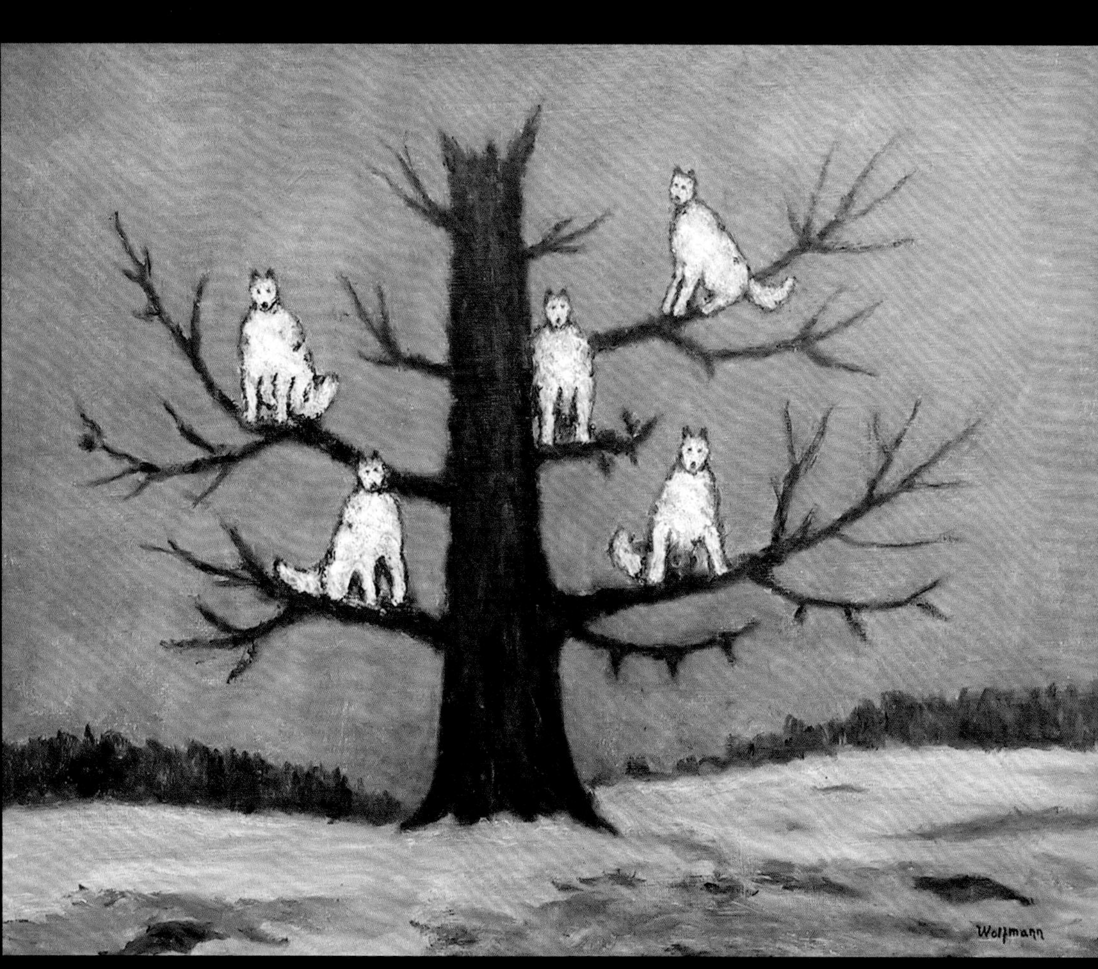

本页

《狼坐在树上的画》（*Painting of Wolves Sitting in a Tree*, 1964 年），谢尔盖·潘克耶夫，布面油画。它描绘了艺术家在 1914 年首次对弗洛伊德描述的关于狼的梦。

对页

达德利·雷蒙德·怀尔德（Dudley Raymond Wilder）于 1954 年创作了这些绘画，出自十二幅反映收容所生活的系列讽刺素描画，由惠康图书馆（Wellcome Library）收藏。

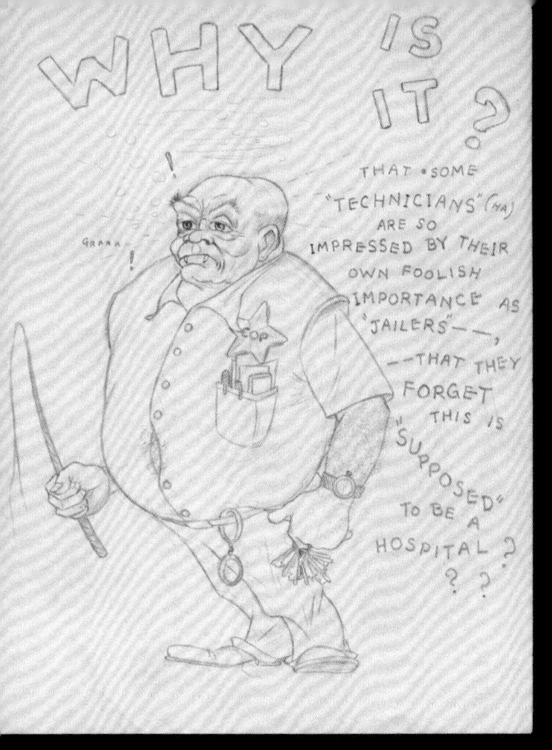

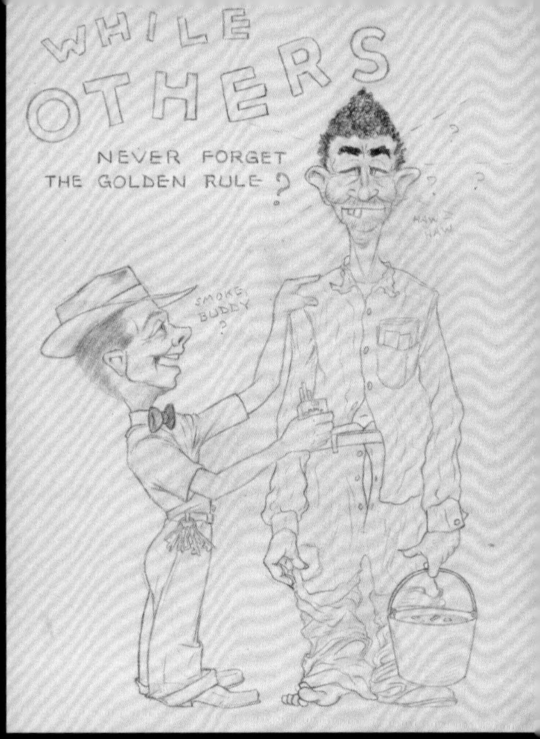

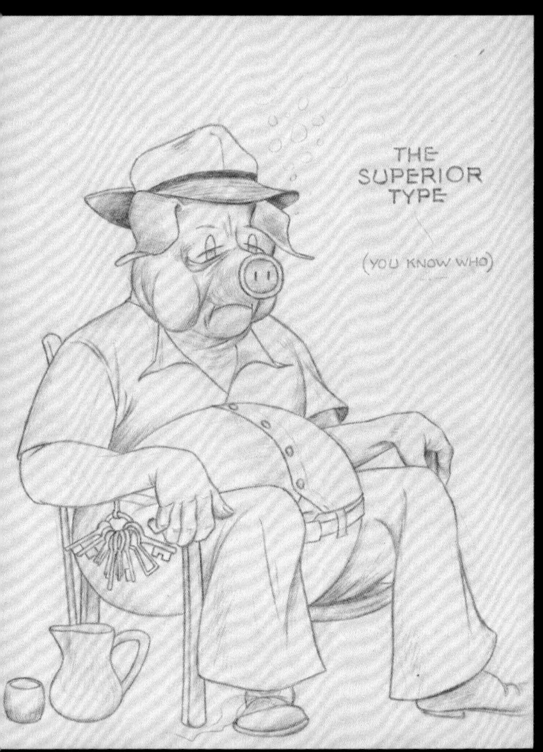

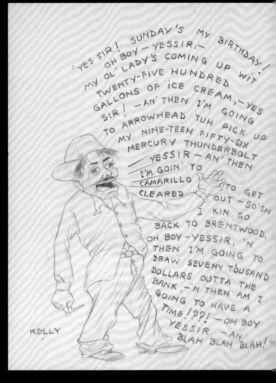

达德利·雷蒙德·怀尔德

1916—1957

怀尔德曾在加利福尼亚州担任商业广告画师，并在第二次世界大战期间在美国海军陆战队服役，之后被关押在圣贝纳迪诺的巴顿州立医院（Patton State Hospital）。

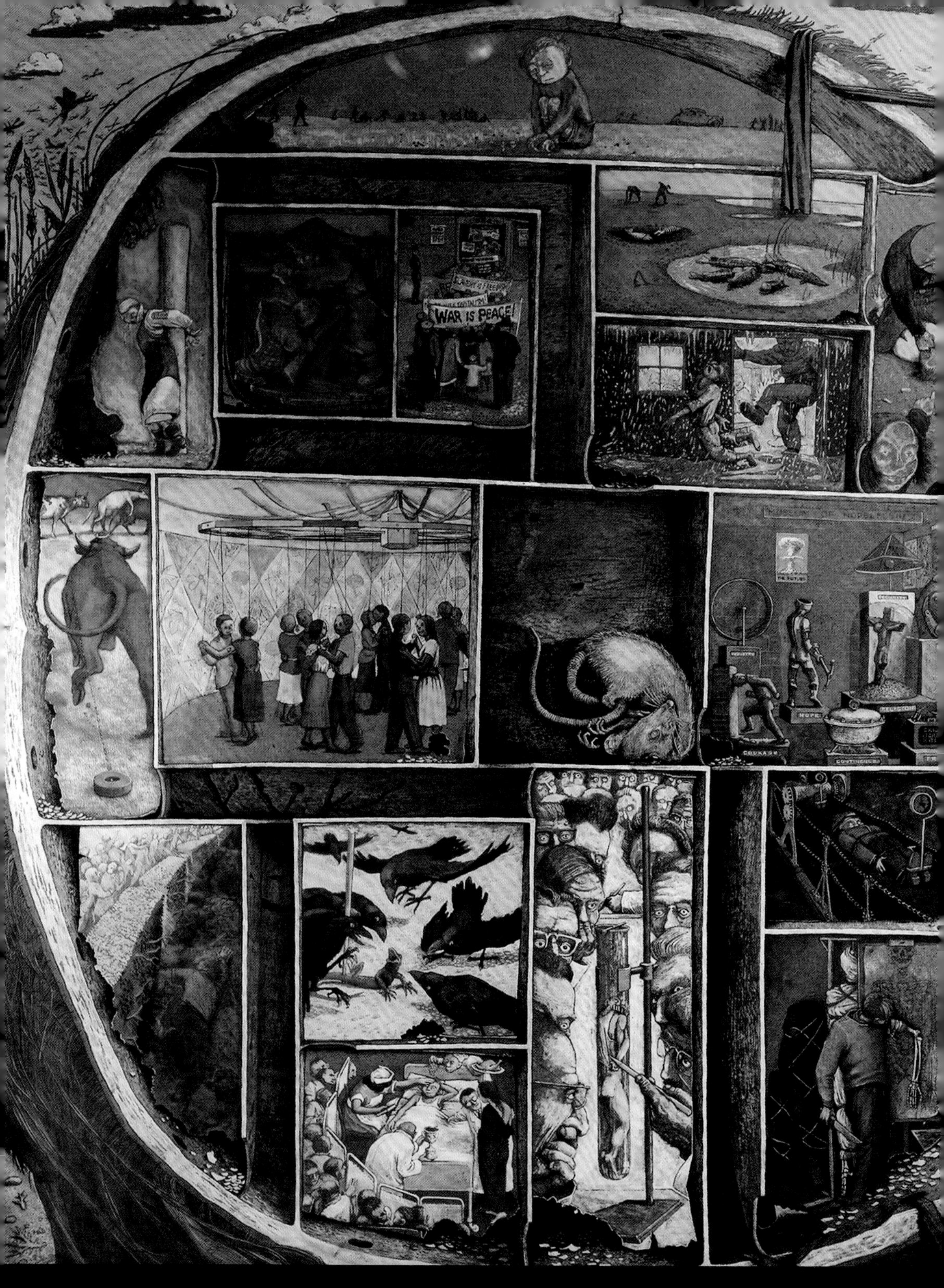

威廉·库勒莱克

1927—1977

库勒莱克（William Kurelek）于 1952 年被收入莫兹利医院，并被诊断为精神分裂症。1959 年，他回到加拿大，成为一名成功的插画师。

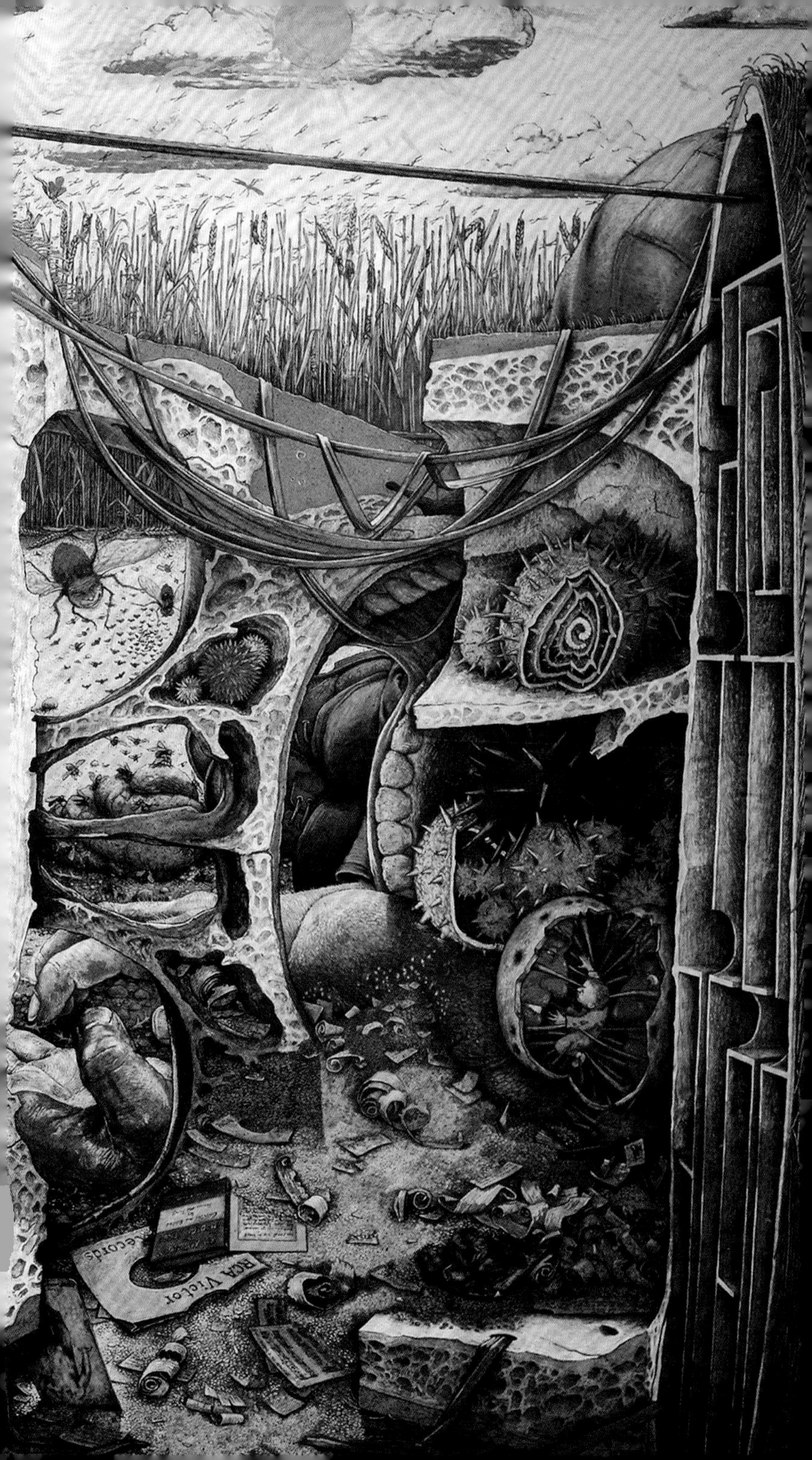
RCA Victor
ecords

维托里奥·卡莱西

1930—1996

卡莱西（Vittorio Carlesi）曾担任装潢设计师，后于1954年被收入佛罗伦萨的一家精神病院。1982年，他加入了由精神病人组成的拉蒂娜亚艺术家团体（La Tinaia artists' collective）。

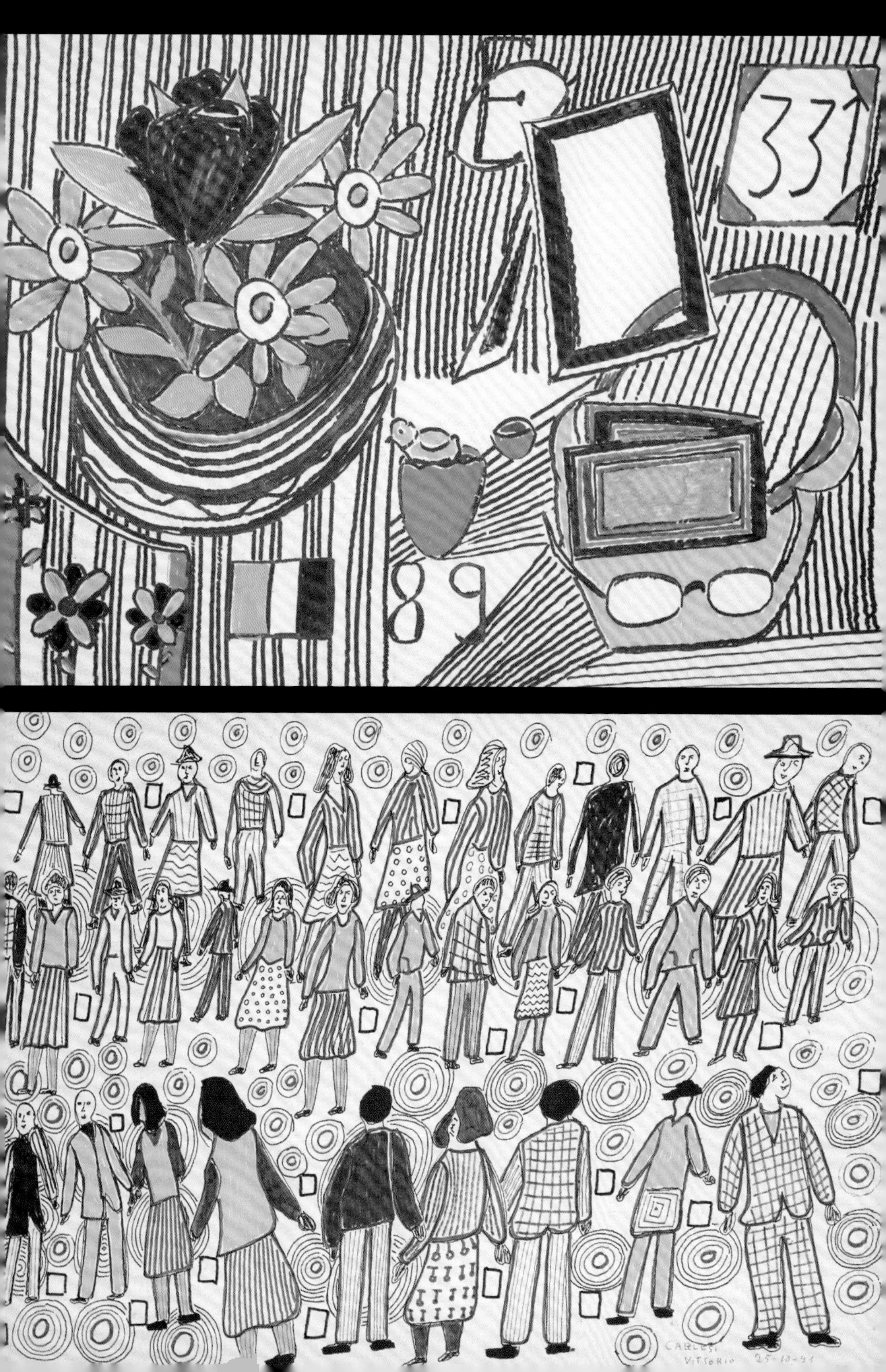

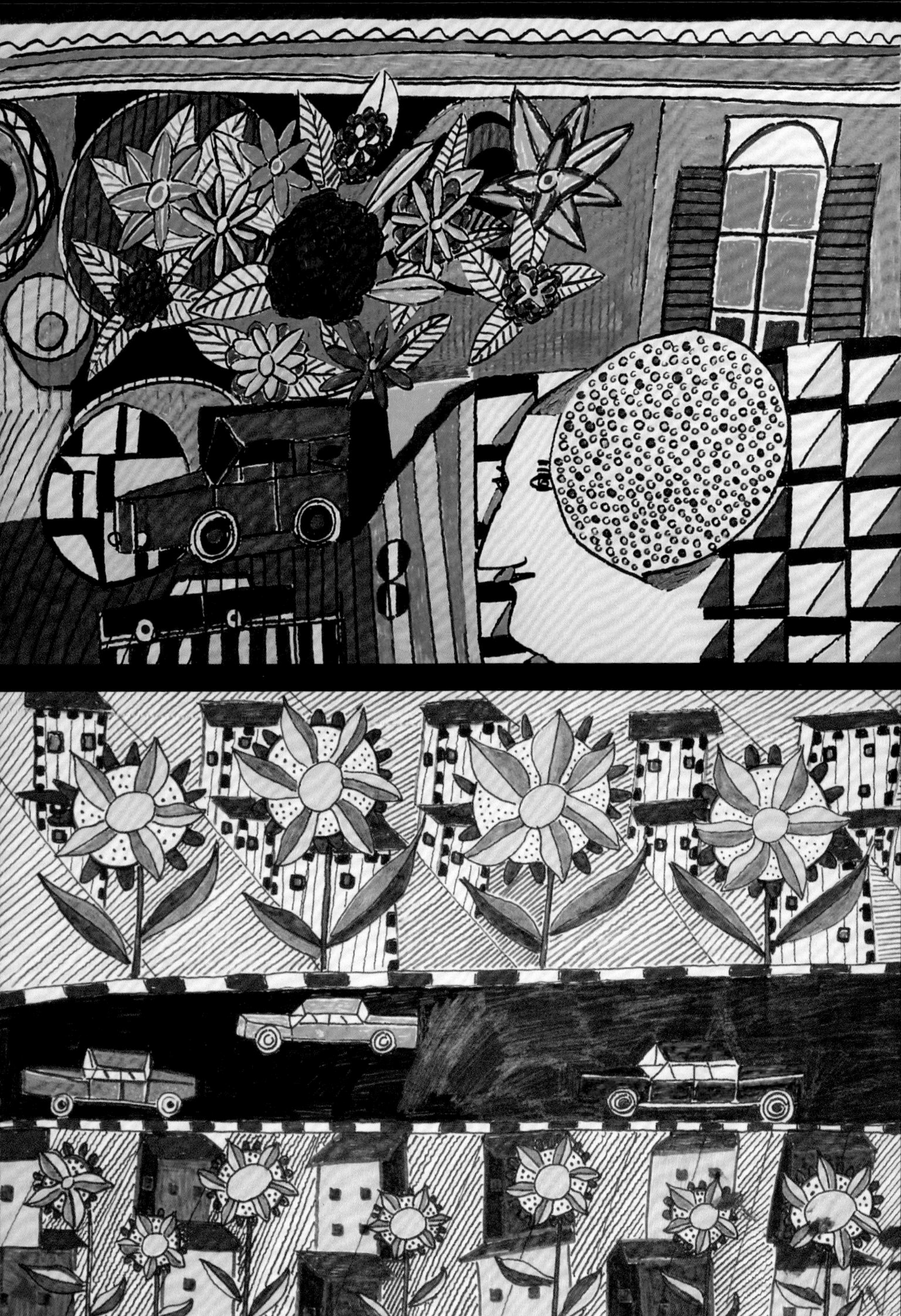

这里展示的四幅作品都是维托里奥·卡莱西用马克笔在纸上画的。他的作品主要描绘关于人物、事件和物品的远期和近期记忆。每张图片都包含了来自不同时期的多重元素，各自创造了谜题，供观众去探索。

对页上图

“无题”（1995 年）

对页下图

“无题”（1991 年）

本页上图

“无题”（1995 年）

本页下图

“无题”（1992 年）

克劳迪奥·乌利维埃里

1947—2015

乌利维埃里（Claudio Ulivieri）在精神崩溃前曾在国外工作。尽管没有艺术背景，在加入“拉蒂娜亚”后他也开始创作备受赞誉的作品。

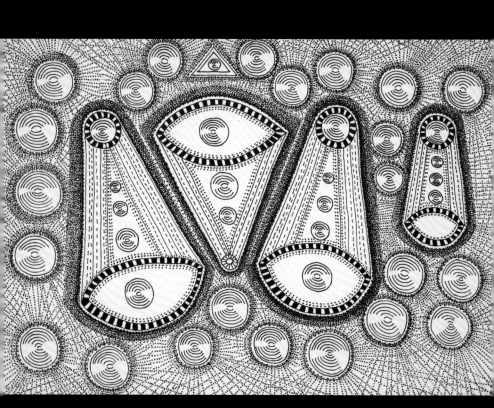

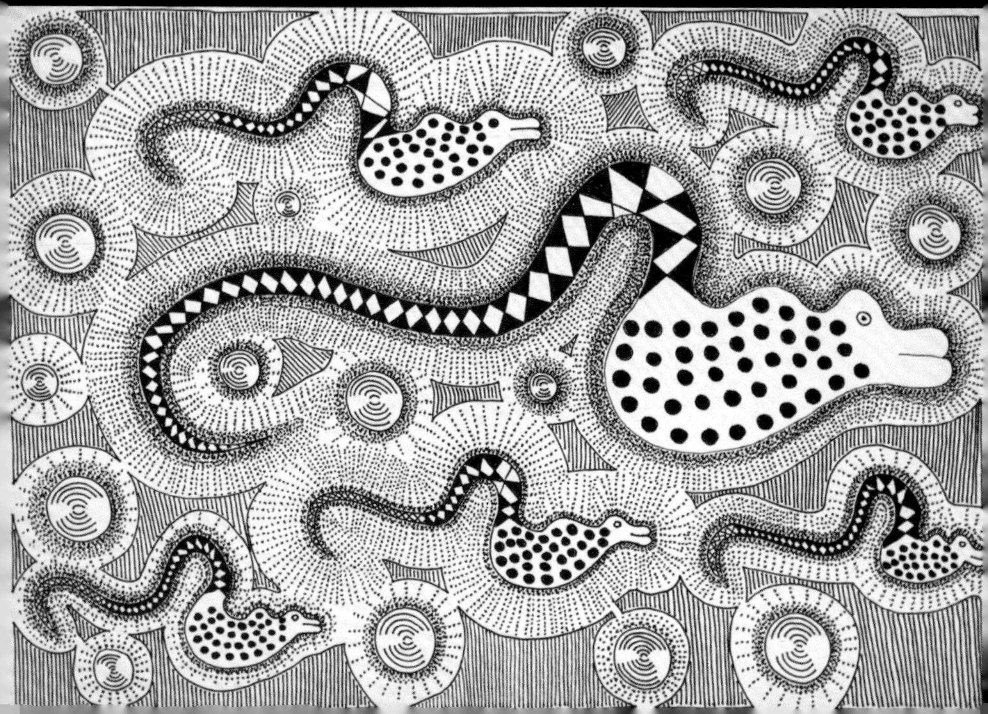

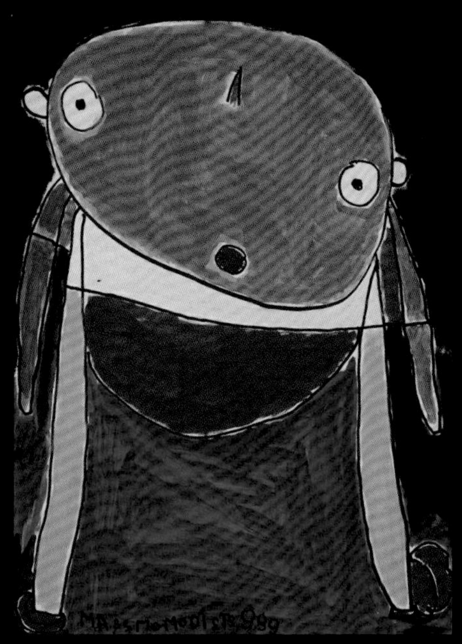

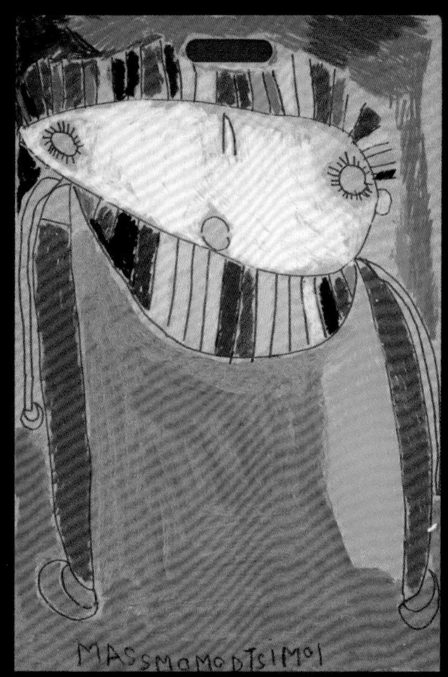

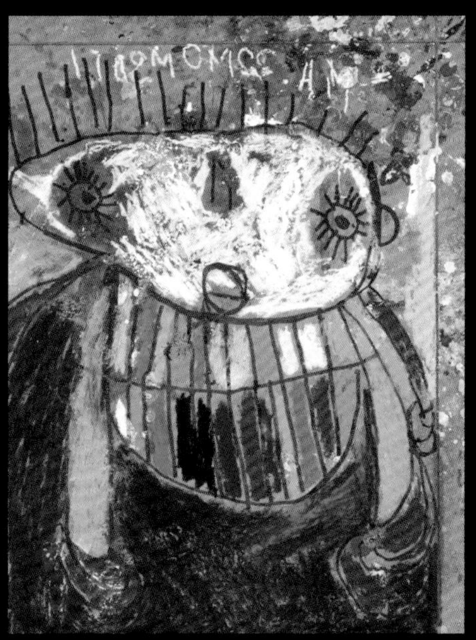

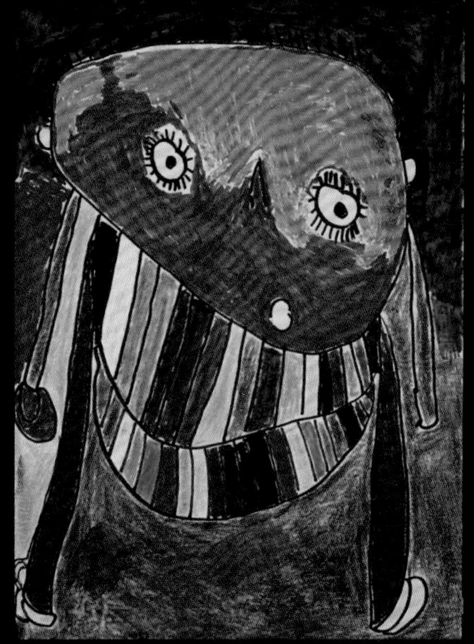

马西莫·莫迪斯蒂

1953—

莫迪斯蒂（Massimo Modisti）在佛罗伦萨长大，并于 20 世纪 90 年代初加入“拉蒂娜亚”。他主要用蜡笔和记号笔作画，不过也会用到水彩和丙烯。

对页

乌利维埃里将他错综复杂的绘画看作“超现实主义”作品。这里展示的作品包括：（上图）《从未见过的动物》（*L'animale mai visto*, 1997 年）和（下图）《磨坊》（*Il frantoio*, 1996 年）。

本页

马西莫·莫迪斯蒂作品中最常出现的主题是人物。其造型是抽象化的，但通过令人惊讶的颜色组合来营造生动效果。

本页所示作品，自左上起顺时针：

“无题”（2011 年）
“无题”（2011 年）
“无题”（2002 年）
“无题”（2013 年）

马可·劳吉

1958—2003

劳吉（Marco Raugei）出生于佛罗伦萨，从 1986 年开始在“拉蒂娜亚”艺术家团体工作。他的一些作品被洛桑的域外艺术美术馆（Collection de l’Art Brut）收藏。

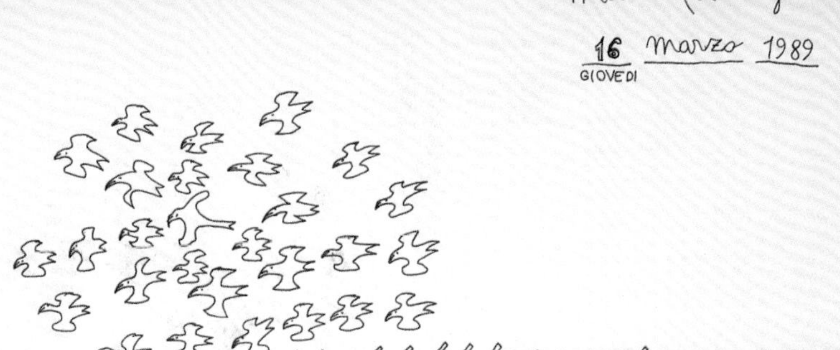

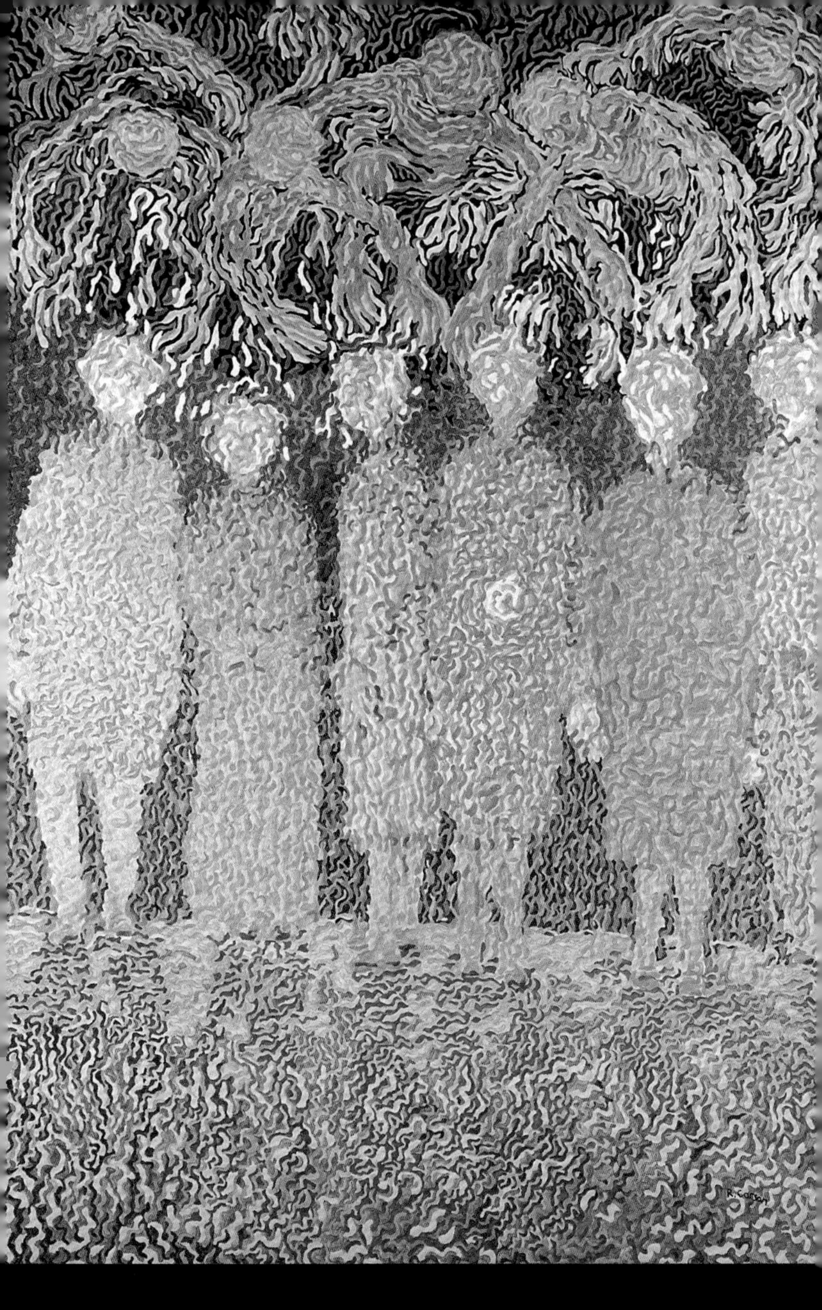

罗斯玛丽·卡尔松

1962—

卡尔松（Rosemary Carson）多次在精神病院中住院治疗，她画出了在那里遇到的病友的灵魂。

对页

“无题”（1989 年），马可·劳吉。劳吉使用毡头笔在卡片上作画，其作品特征是在画面中有节奏地填充重复的人物或物体

本页

在创作于 1997 年的这幅作品中，罗斯玛丽·卡尔松描绘了一排等待看医生的病人。盘旋在他们上方的形象代表了他们的恐惧

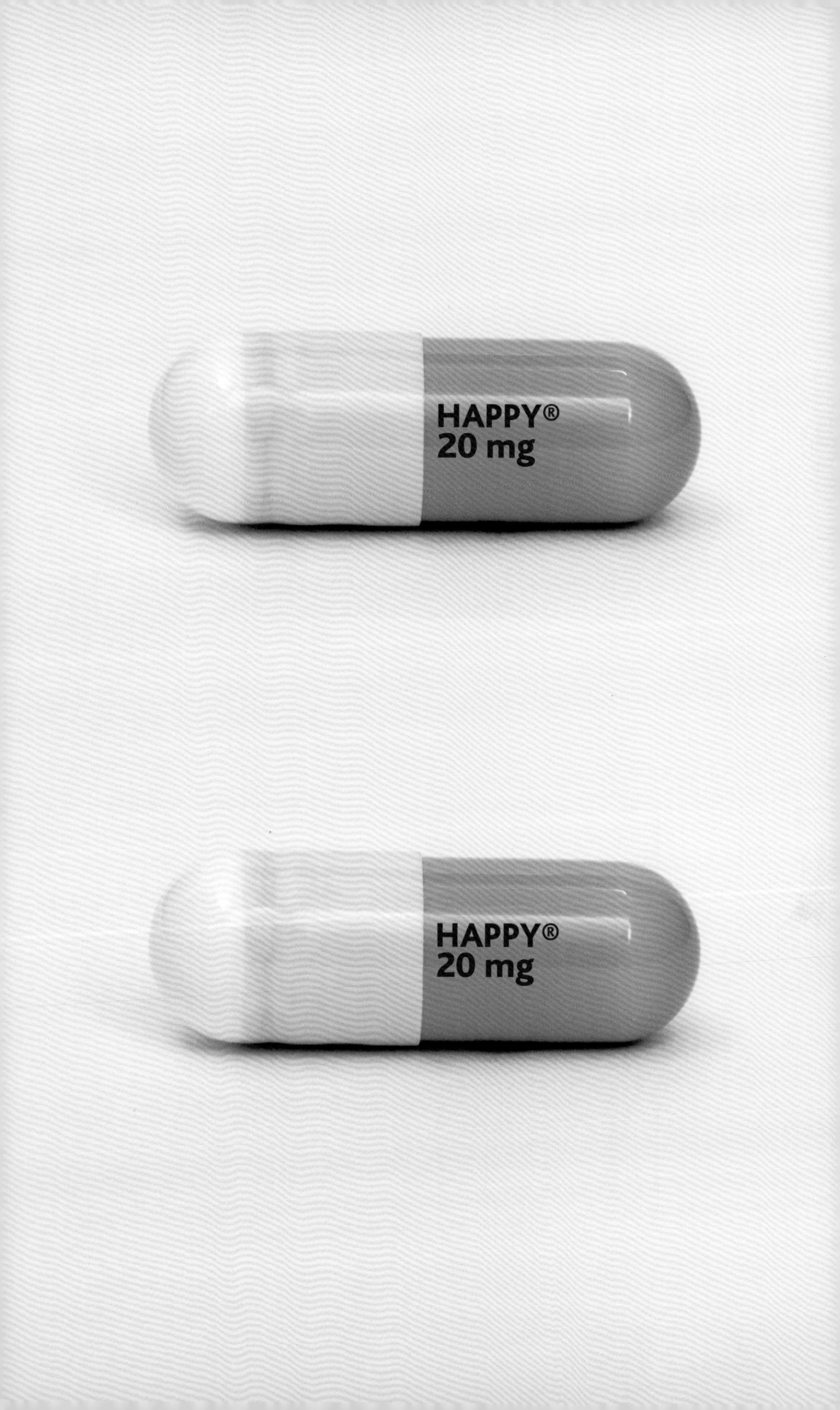

HAPPY®
20 mg

HAPPY®
20 mg

CHAPTER 4

第四章

BEYOND THE ASYLUM

飞越“疯人院”

21TH CENTURY

21 世纪

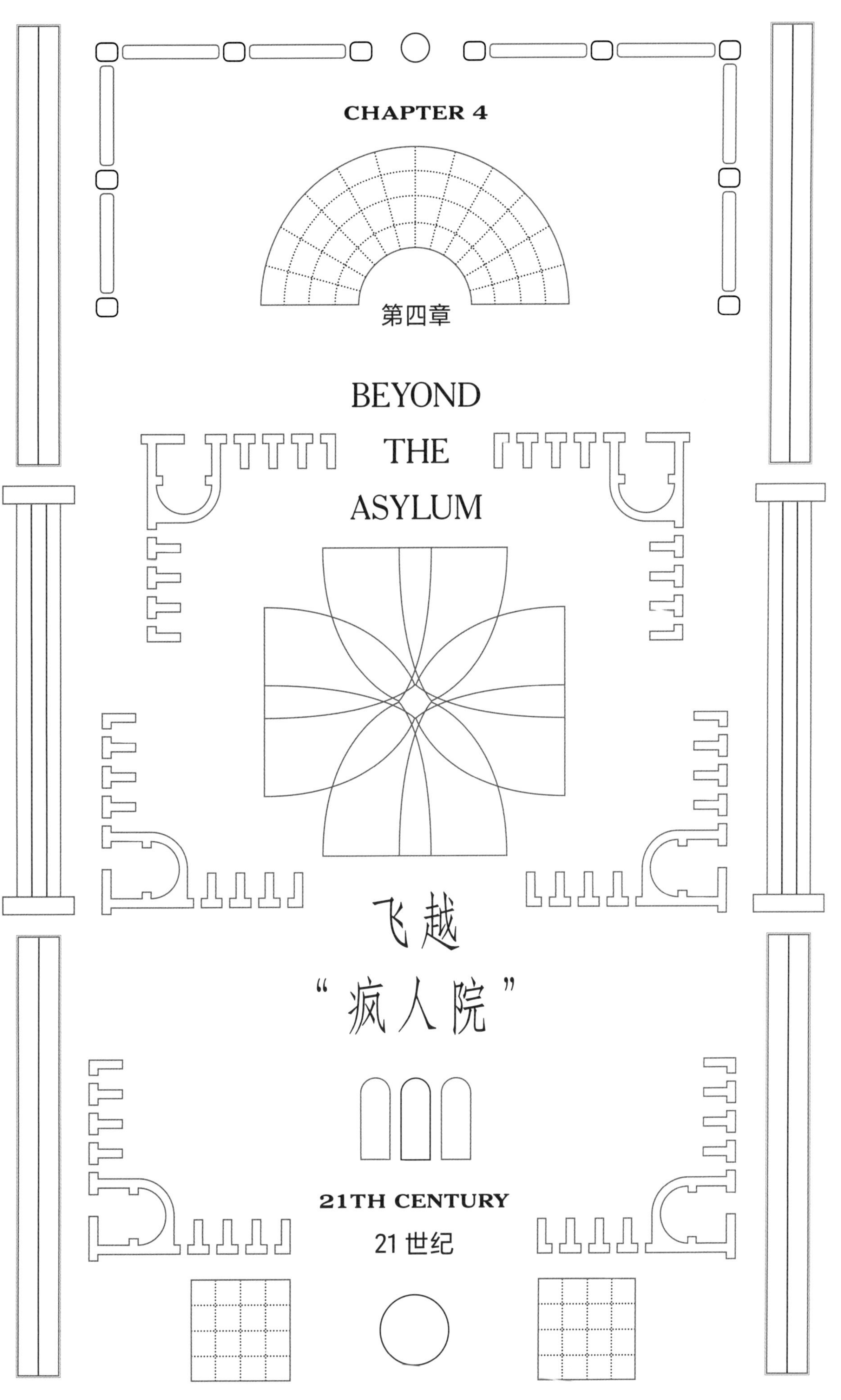

在收容所时代之后，世界已成为一个巨大的贝德莱姆。我们比以往任何时候都更了解大脑及其运作机制，还创造出多如繁星的新药物，用以治疗精神疾病。但是，我们还是未能让精神疾病成为历史。在收容所消亡的时候曾有这样的预言，即精神疾病在很大程度上将没有明显症状，并且像糖尿病或高血压一样可以通过日常吃药来控制。然而事实上精神疾病的发病率却在全球范围内激增，尤其是在出生于 21 世纪的年轻一代中。据大多数发达国家估计，在 15 岁以下的人群中，大约有 10%的人出现过精神健康问题。在美国，约有 7%的学童正在服用治疗情绪或行为障碍的药物。自 21 世纪初以来，被诊断为青少年双相情感障碍的人数增加了 40 倍。

与精神疾病的暴发相对应的是药物的增加。现在，抗抑郁药是最赚钱的药物之一，每年销售额高达数百亿美元。抗精神病药和镇静剂也不相上下。不过，如果说这是一场疾病与药物的战斗，似乎双方都在取得胜利。当第一个三环抗抑郁药丙咪嗪在 1958 年问世时，其制造商嘉基（Geigy）还担心抑郁症（当时更常见的临床术语是“忧郁症”）是相对罕见的疾病，充其量只有小众市场。如今，在西方世界的大部分地区，大约每十个人中就有一个服用过抗抑郁药，而抑郁症已经成为我们这个时代的标志性疾病，正如忧郁症之于文艺复兴时期一样。

这不仅仅是营销的结果：如果药物没有有益的功效，那也不会有人去服用它。抑郁症也不是我们现代人的臆造之物：在体液和恶魔的说法流行的时代，对抑郁症症状的描述就已经和神经科学时代一样清晰且一致。然而，精神药物与其所针对的疾患之间存在着畸形的共生关系。抑郁症可以用抗抑郁药来缓解，但这样做会制造出更多的抑郁症，将现代生活中产生的困扰都转化成了医学状态。医生们会特别留意这种疾病，因为他们可以对某些（即使不是全部）病人提供药物治疗，令其恢复幸福感。

精神药物的处方权垄断已经在事实上划分出了一类人群：其精神健康状态被认定为需要专业干预（这样的划分是对收容所的重现）。但是精神病人不再是一个独立的人群，当今的精神保健

对页

泡罩包装药物
内含 20 毫克百忧解
Prozac
又名氟西汀胶囊
uoxetine
在美国每年开出的百忧解处方
约有 2500 万张

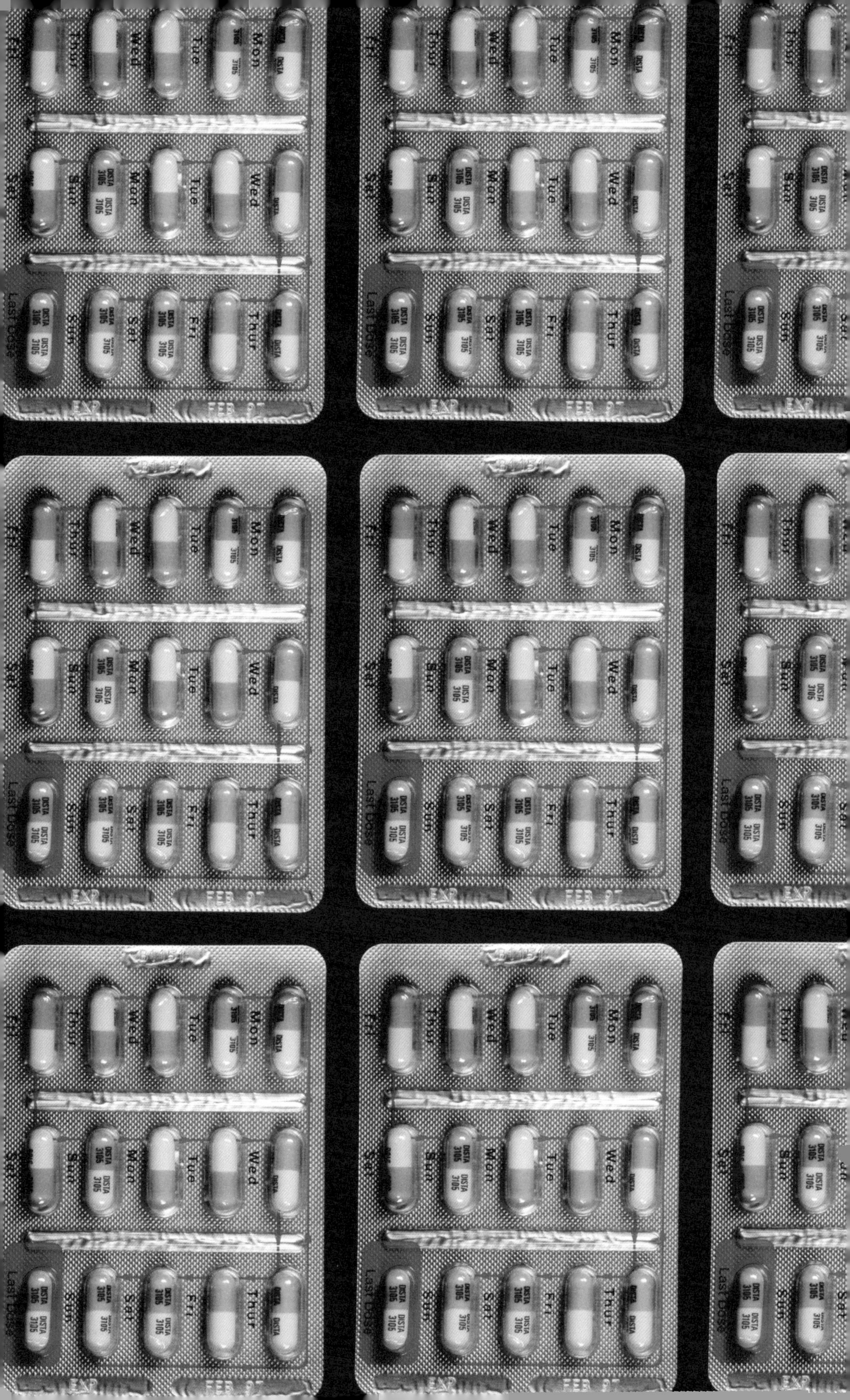

Mon Tue Wed Thur Fri
Sat Sun Mon Tue Wed
Thur Fri Sat Sun Last Dose
DISTA 3105
EXP FEB 97

所涉及的范围远远超出服务使用者和精神科医生之间的关系。在医生诊室和精神病医院之外，另有一个充满各种药品、技术和疗法的市场，可以帮助人们恢复思想和生活的意义与平衡。这里全天候开放，到处都是自助书籍和课程、精神修行、滋补药物、传统疗法的治疗师、冥想和思维工具、特别食谱、创造性疗法和魔法仪式。

所有这些通常被视为消费时尚制造的垃圾，是对我们浅薄而无所寄托的后现代生活方式的一种控诉。但是，在当今全球大多数文化中，都存在着类似的组合——现代与传统，医学、心理学与灵性疗法，并且这样的组合在很多方面可以让我们追根溯源到收容所之前的世界。17 世纪的情况与 21 世纪如出一辙，医生、药剂师、占星家、传教士和民间治疗师都在凭借各种治疗措施进行竞争，从温和的草药到强效的毒药，从星座占卜到驱魔术再到颅骨手术，一应俱全。

罗伯特·伯顿在《忧郁的解剖》（1621 年）中提出的一系列疗法具有惊人的现代性。他列举并评估了数百种基于药物的疗法——包括汞和砷这样的有毒化学品、番泻叶和烟草等奇特的异域进口产品，以及来自各种灌木的温和草药药剂，还有他那个年代的其他医疗干预措施，例如放血和发疱。总体来说，他认为应谨慎使用强力的医疗手段，不论是化学品还是外科疗法。他声称“那些使用得最少的国家是健康状况最好的国家”。

在他生活的时代里，同样存在诸多非医学疗法。音乐可以使混乱扰动的心灵平静下来，这个中世纪的基督教传统可以追溯到古典时代和《旧约》的

右图

这些广为流传的关于百忧解的幽默画讽刺了精神健康药物是如何像消费品一样被推向市场的

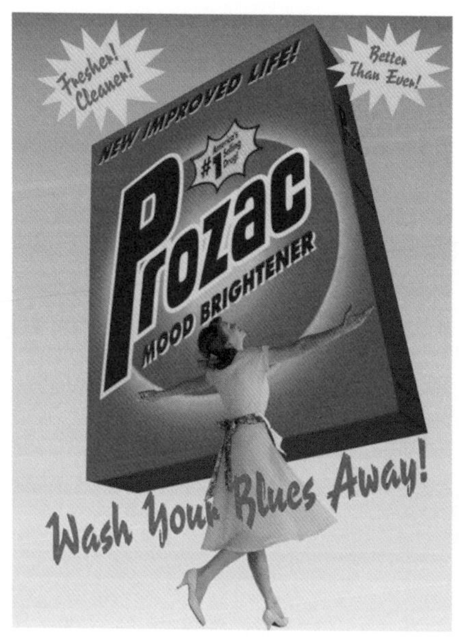

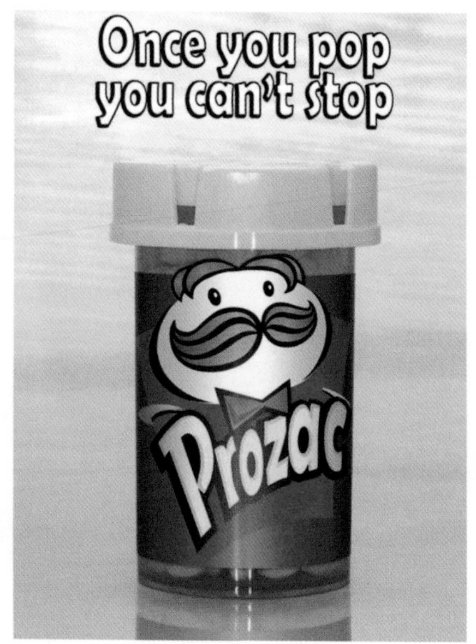

年代，那时候大卫通过弹琴抚慰了扫罗备受折磨的心灵。伯顿相信欢愉的音乐具有振奋精神、鼓舞机体的强大作用；同样，悲伤的音乐所引发的“惬意的忧郁”也可以带来深刻的心理慰藉。睡眠应尽可能地深而长；运动、沐浴、良好饮食和泉水都可以恢复身心健康；新鲜的空气提振而活化了精神。应该培养平静和冥想的精神状态，以消除焦虑。每个人，无论忧郁与否，都需要友谊、建议和快乐的同伴。信仰和祈祷是永恒的力量之源。他的首要方针是“不孤立，不怠惰”，该原则为未来数个世纪的道德疗法和工作疗法（occupational therapy）提供了指导。

虽然如今的药物比伯顿时代的药物有效得多，但他所提出的原则依然成立。医学既是一门科学，又是一门艺术，单靠药物是无法使失去平衡的生活恢复和谐与意义的。在许多患者看来，“恢复”这个词是无用的，因为这个过程会持续一生，无法简单地将之定义为成功或者失败。它不仅涉及对大脑用药，还包括寻找新的目标和焦点，掌控你所生活的环境，清楚地认识自己的行为及其对周围人的影响，培养自尊心，找到自己所归属的社区，学会爱自己和别人——简而言之，就是每个人在努力创造幸福而有意义的生活时所面临的挑战。

如果说医学方法有其局限性，那么社会和社区疗法也未能达到它们所宣称的最佳效果。“民主精神病学”的口号是“自由即疗愈”，但是关闭收容所并没有使所有人恢复理智，而“社区护理”则常常成为忽视的代名词。收容所终结之际发生的反主流文化运动，也协助改变了疯病与社会之间的关系：拒绝

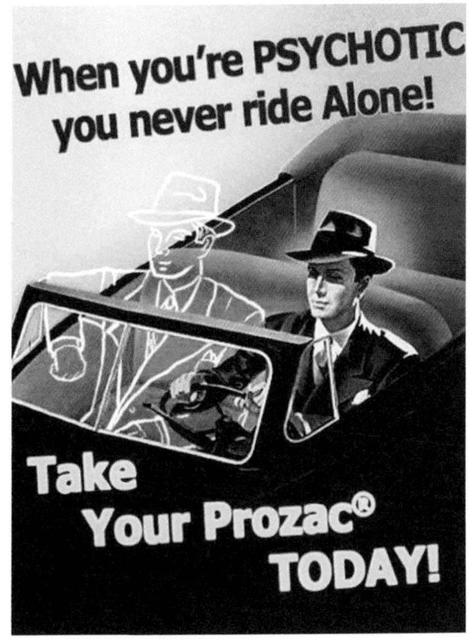

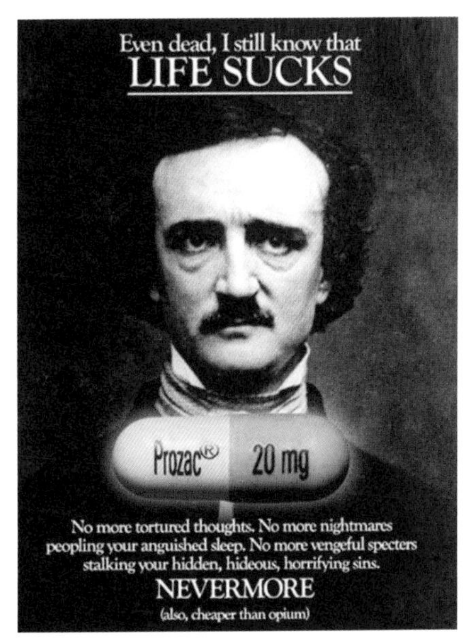

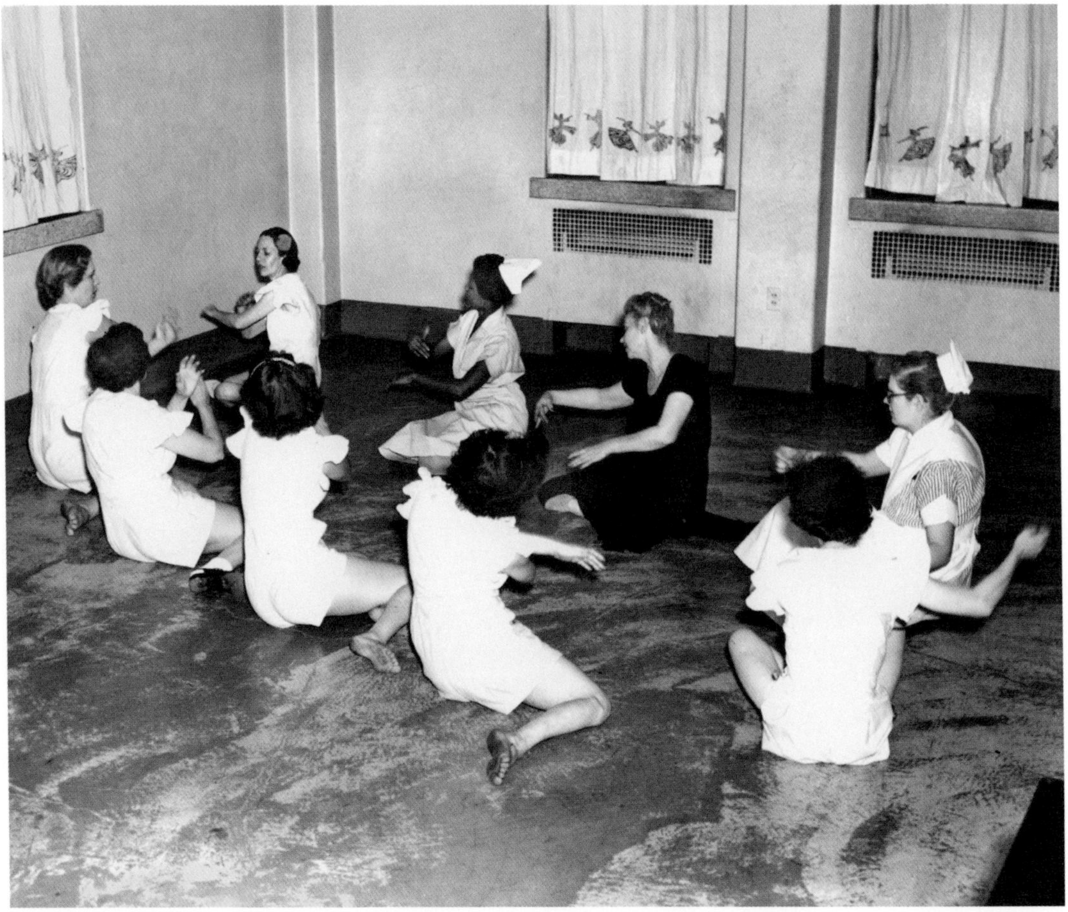

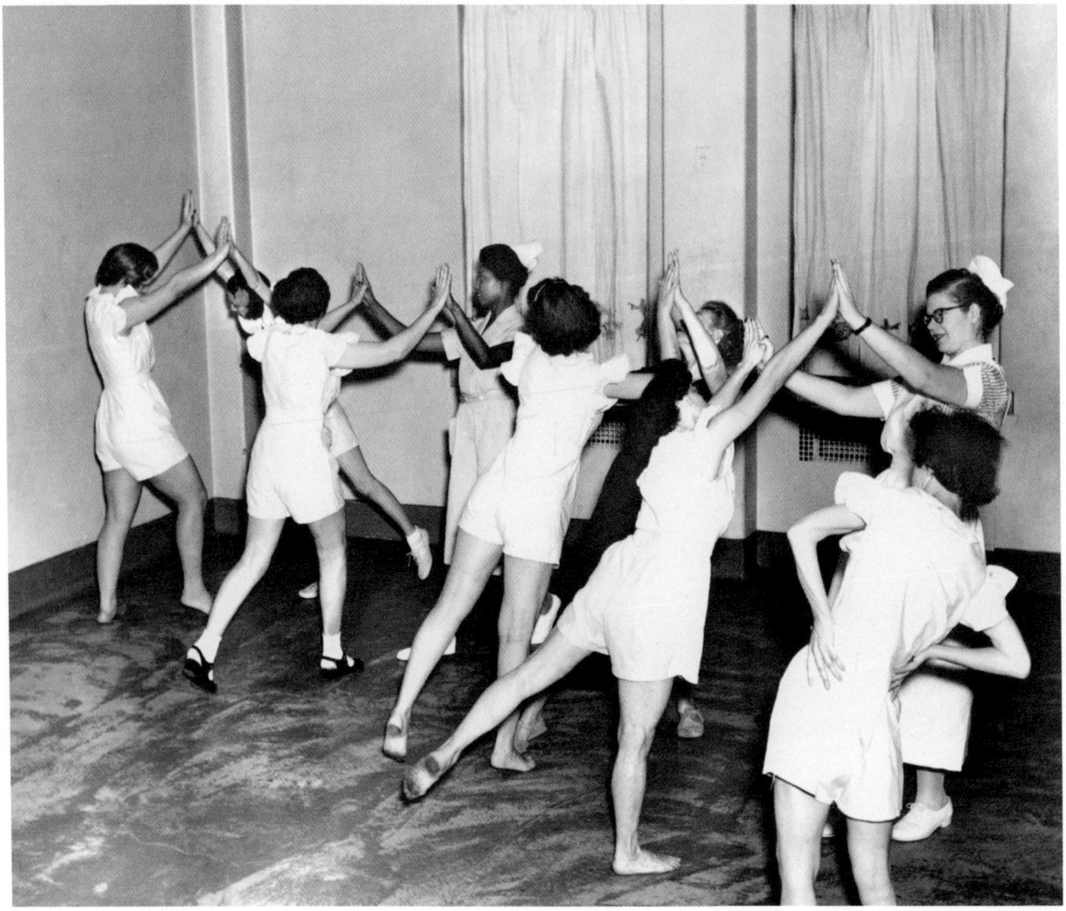

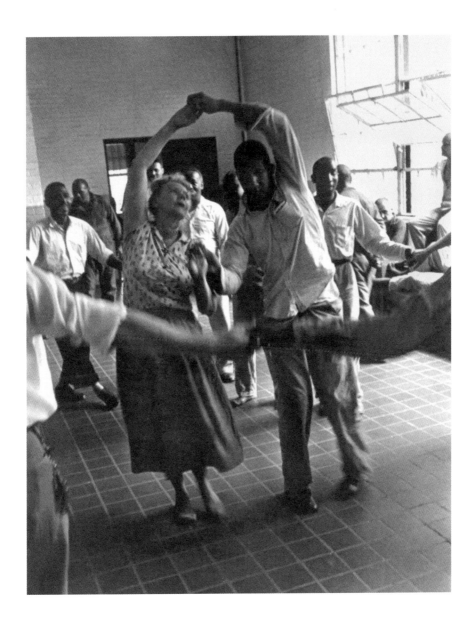

对页及本页

舞蹈 / 运动疗法，由玛丽安 · 切斯（Marian Chace）于 20 世纪 60 年代在美国开创。切斯和其他舞蹈教育者［如弗朗西斯卡 · 博阿斯（Francesca Boas）］采用的这种练习方法，可以培养沟通技巧，恢复自我形象，并使病人重新获得对自己躯体和精神身份的控制。

右图及下图

海尔的家庭生活场景

如今“寄宿者”
仍和中世纪以来一样
参与并分享家庭生活

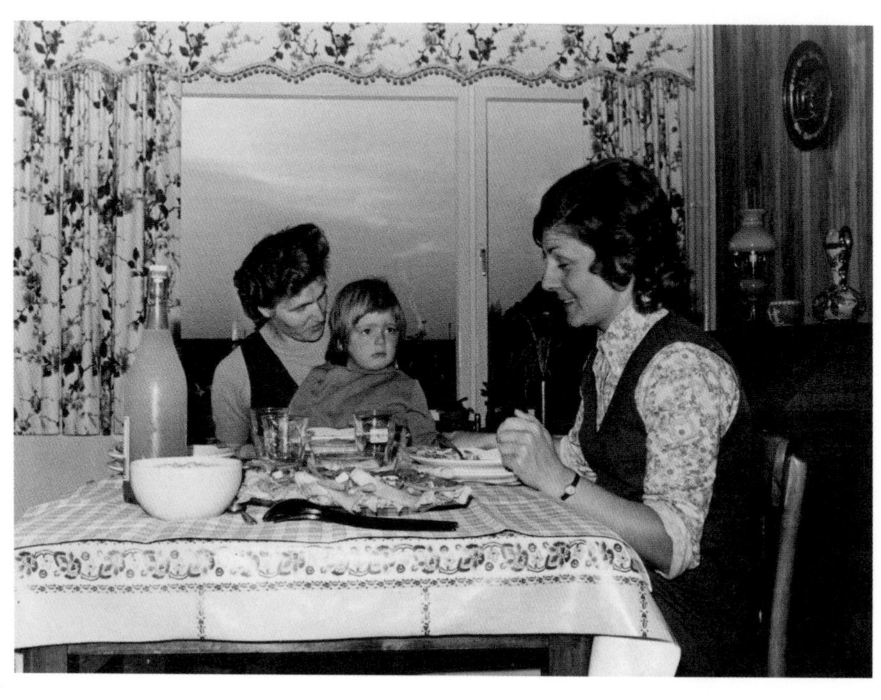

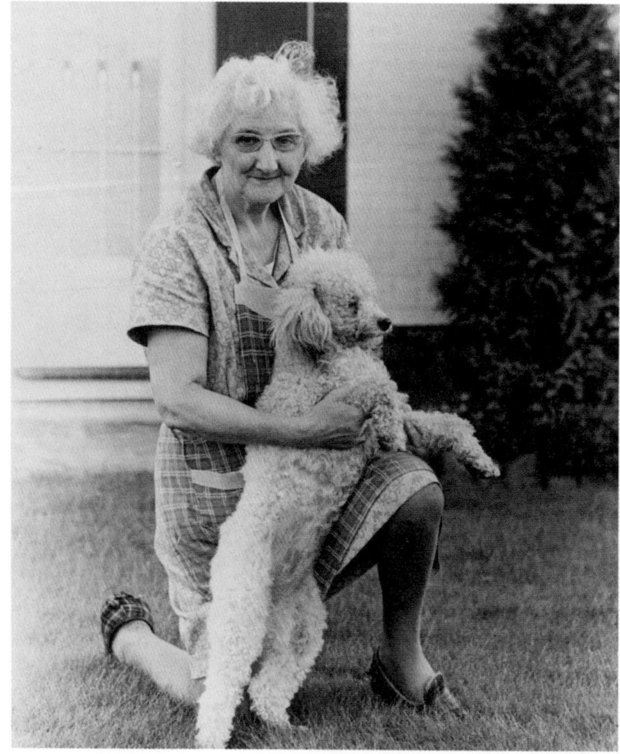

社会精神病学
（以前的“道德疗法”）
已在过去两个世纪中
多次证明了自己的价值。

精神病的污名化，倾听服务使用者的声音并为他们争取隐私权、尊严、知情同意的合法权利，以及调查虐待行为。但是，激进分子声称疯病仅仅是精神病学或压迫性社会所制造的标签，这与废除精神卫生服务的想法不谋而合。就像在收容所时代一样，富有同情心的公众希望听到的是疯狂问题可以通过人道主义的方式来解决。但是，激进分子的主张所导致的结果是，疯病的顽固性不被承认，麻烦的病例就会被扫入监狱系统，而收容所原本是为了解救这部分病例而设的。

社会精神病学（以前的“道德疗法”）已在过去两个世纪中多次证明了自己的价值，但它也显示出自身的极高要求。它对医护人员敬业程度的要求，除了那些极具感召力、慷慨激昂的领导者之外，很少有人能达到或坚持。无论我们对疯病（或者说精神疾病）的生物医学基础有多么了解，用直截了当的话说，它依然处在现代医学开始之前的状态：一种耗尽了家庭和社区支持能力的疾病状态。收容所的多次迭代告诉我们，治愈的方法其实显而易见，威廉·布朗认为可以将其简化为两个词：“善意”和“职业”。但是对于那些没有支持或资源的人而言，他们与社会其他成员联系的纽带已经断裂，并不能很容易地获得这些支持。无论在收容所内外，解决方案都是一样的：要么有钱可以购买所需的支持，要么有不求回报的照护者无偿提供支持。

在后收容所时代，还有第三种选择：一种特殊的社区。在这种社区中，必要的支持已成为社会契约的重要组成部分。在西方世界中这类社区最持久的例子就是海尔。如今参观这里既鼓舞人心又发人深省。这是一个友好、繁荣的城镇，其郊区拥有繁华的商业园区，旧

下图

在海尔
寄宿者与儿童之间
建立的关系
被认为
对双方都是非常有益的

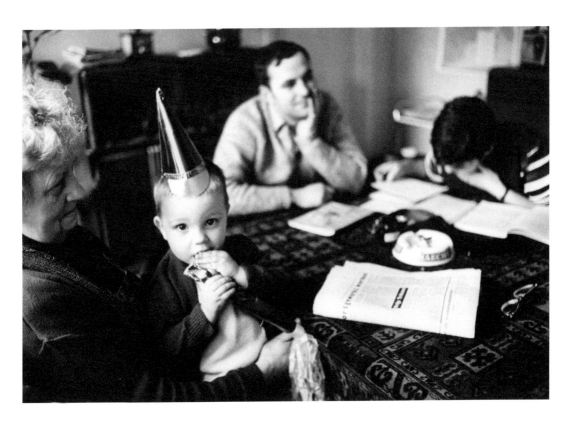

对页

寄宿者在海尔的一家面包店工作

由于传统的农业社区已发展为多元化的现代商业和服务业系统寄宿者大多被招收进入就业体系或从事日托工作

城中心附近则有大型的现代化精神病院建筑群。这里的家庭依然向寄宿者敞开大门，这些寄宿者是城镇之中令人感到熟悉而愉快的存在。参观者常常可以看到他们坐在长椅上，或在咖啡馆林立的主广场上聊天。有几名寄宿者已经在同一个家庭中生活了五十多年，他们从寄养儿童慢慢变成了名誉伯父或姨妈，再到长者和挚爱的亲属。不过如今这一群体只有约三百人了，而一个世纪前有三四千人。海尔的大多数家庭已不再在农场工作，以前在农场劳动一天才能换来栖身之处和食物，现在他们住在公寓里，轮班工作，可以旅行和度假：因为现代社会中这些理所当然的自由权利已是老式的家庭护理难以应对的了。海尔人仍然为自己的传统感到自豪，但他们无法抵挡这一正在削弱世界各地传统社区的新趋势。

20 世纪 70 年代，当新药成为精神病治疗的主要手段时，家庭护理遭遇了最严重的衰退。家庭护理者一直坚称自己不是医生，并且大多完全回避医学诊断的术语，而是更倾向于称自己的寄宿者为“不同”或“特殊”之人。药物的到来改变了这种关系：寄宿者很快成了精神病医院的门诊病人，他们所接受的家庭护理则退化成了住宿的功能。来之不易的患者权利也削弱了旧的体系：精神科医生现在不得不给寄宿者作出诊断，他们可以选择是否将诊断结果告诉寄宿者所在的家庭。近年来，医院规模不断扩大，老人、青少年和急症患者的住院病房均有所增加。

总体而言，对于家庭护理的衰退，我们不应感到遗憾，部分是因为与世界上其他地方一样，精神病学已对社区护理作出了妥协。19 世纪 60 年代在海尔出现的著名的“混合体系”，已经成为当今的最佳实践模式：尽可能将护理纳入社区，并在必要时谨慎地部署医疗安全网络。在后收容所时代，社区精神卫生小组是精神病学的先锋队，其作用在于应对家庭中发生的危机，并为那些希望留在家庭中保持独立的人提供支持。为了做到这一点，它必须在自由带来的益处与外界风险之间，在救护车服务的即时支持与专家部门更强的专业能力或同一治疗师的连续性之间，取得一个平衡，还必须应对公众对精神障碍者危害性的夸大。

作为收容所的最后化身，精神病院的住院部尚未消失。在司法楼区、急症病房和其他安全病房中，上锁的门、强化玻璃、约束床甚至医院的气味，依旧是那些根据应急条款或刑事判决而被拘禁者所面对的常态。在某些方面，这些住院病房就是 18 世纪疯人院的现代版本：为了所有人的利益而将病人与社会隔离。但是，与历史先例不同的是，它们高度专业化且非常昂贵，员工与病人的比例通常达到 1∶1 甚至更高。对风险和资源的权衡计算，使它们成为最安全、在政治上最容易接受的解决方案，但很少有人会认为它们提供的是最佳的疗愈环境。

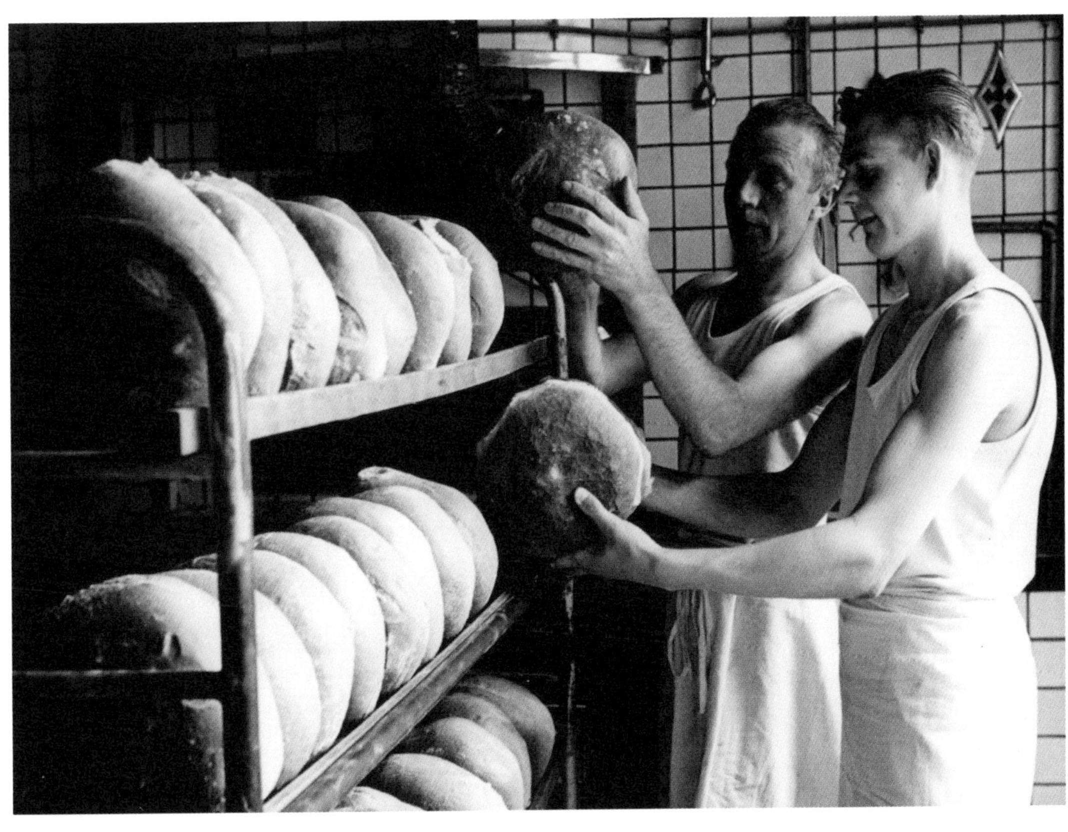

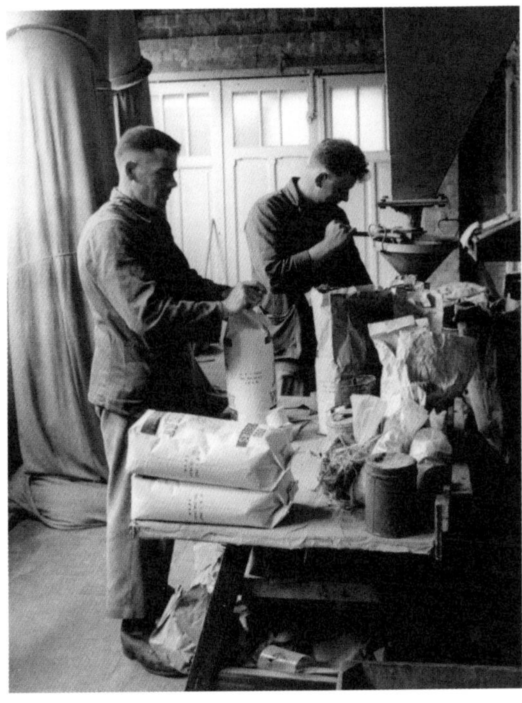

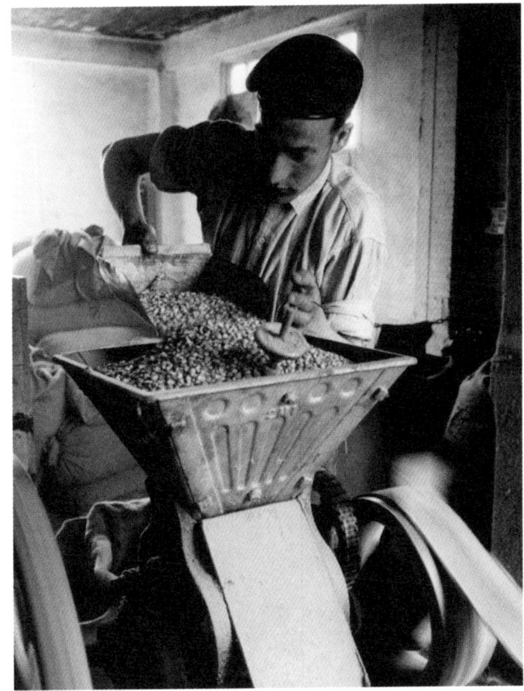

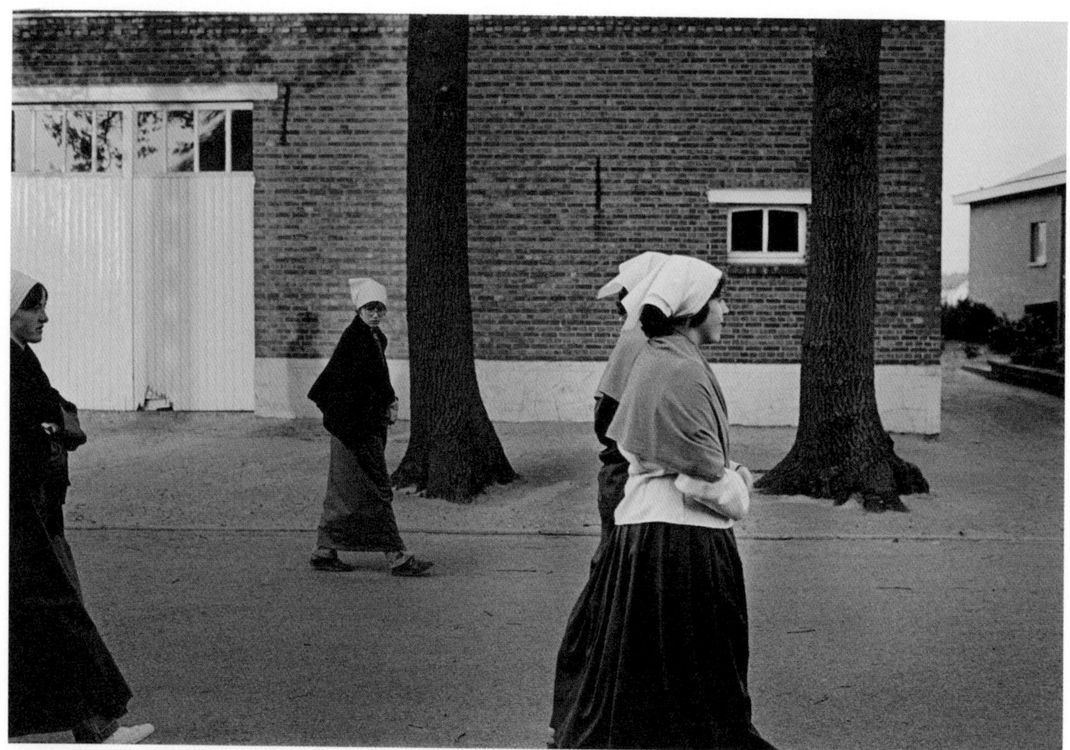

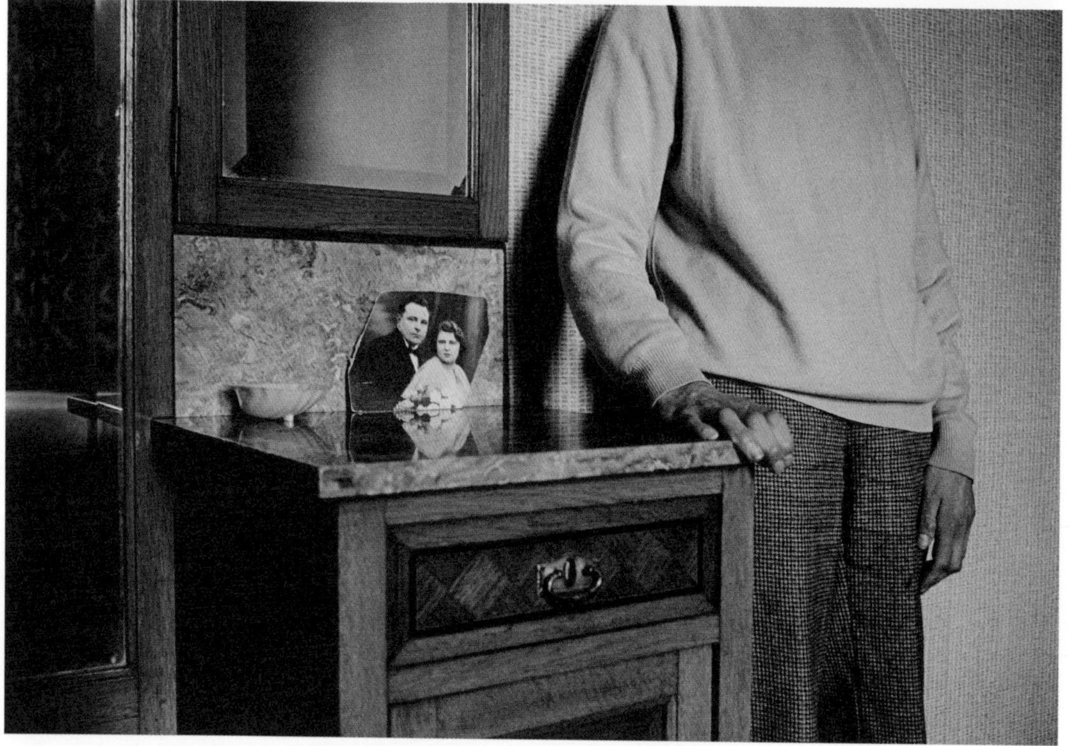

本页及对页

这些黑白照片来自雨果 · 米能的系列作品《海尔的面貌》，展现了 1980 至 1981 年间该镇寄宿者的日常生活。

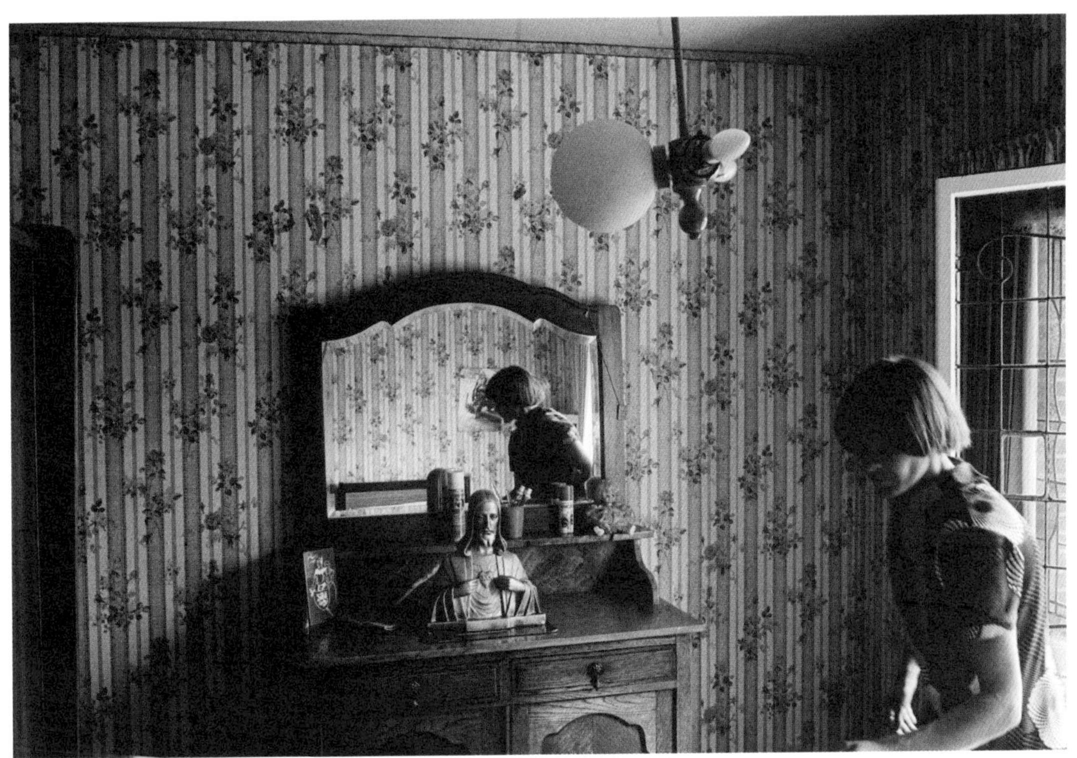

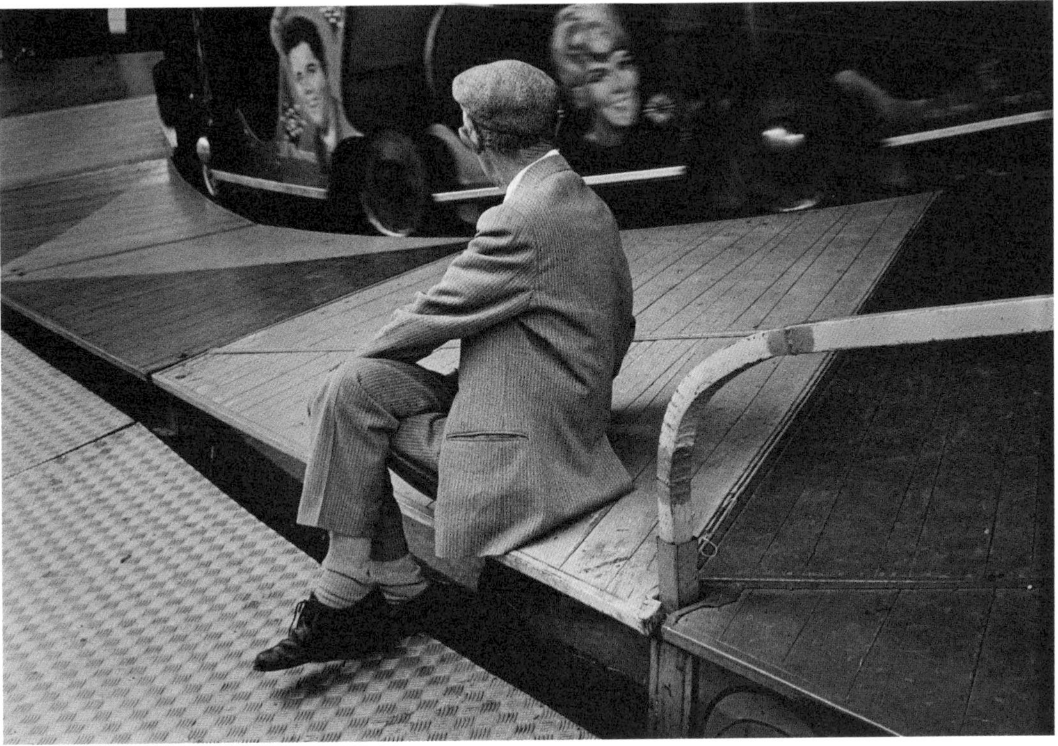

寄宿者成为家庭成员后常常会维持终生。一位寄宿者最近举行了在收养家庭中度过五十周年的庆祝活动。尽管海尔拥有一家大型现代化精神病医院，但许多寄宿者更喜欢住在“外面”（在城镇中），而不是“里面”（住院治疗）。在海尔的大街上，寄宿者被视为一种令人自豪的独特传统的组成部分。

对页

这一系列图像展现了古尔德农场的当代生活

这里的一天
从自制食品的早餐开始
然后是分享新闻的社区会议
工作安排包括
园艺、照顾牲畜
机械维修、户外工作
奶酪制作和木工
晚饭后的活动包括游泳
团体运动或去城里游览

大多数处于心理危机和严重困境中的人并不想要医院病房，而是想要一个家：一个温暖且有安全感的地方，在重新掌控生活的过程中可以与室友互相支持。这类社区避难所出现在收容所行将消失之际，不过它们通常是国家体系的替代品，而不是其一部分。至今依旧存活的社区避难所都在为满足法定资金标准而努力挣扎，需要通过慈善捐款和无私奉献的志愿者来维持生计。

然而，作为收容所最雄心勃勃、最慷慨大方的化身，社区避难所想做的不仅仅是一个躲避风暴的安全港。在起源于约克静修所，并被威廉·布朗之辈转化为乌托邦的理想中，避难所是一个自给自足的社区，一个世界之外的世界。在这个世界中，只要病人需要或者愿意，他就可以一直是这里的公民。这样的理想从未熄灭。已经有一个多世纪历史的马萨诸塞州古尔德农场，在最近几十年里开始专门为那些有严重精神问题的人提供护理，如抑郁症、躁郁症和精神分裂症患者，这些人都是从旧精神病院里放出来的。如今，在精神科医生和护理人员的必要支持下，大约有 40 位“客人”与差不多数量的志愿者集体生活在这里。正如罗伯特·伯顿所建议的那样，他们将用药减少到最低限度，补充以心理治疗、康复工作和有益的劳动：在农场上劳作、种菜、烤面包、维护建筑、管理毗邻的林地，以及在晚上开展集体社交活动。

这种社区现在被称为“共识社区”（intentional community），遍布美国及其他地区，通常是由精神疾病患者的父母和家庭创建的，否则这些患者只能终生被关在封闭的病房或绝望地流落街头。诸如北卡罗来纳州的库珀里斯研究所（CooperRiis Institute）之类的基金会接管了牧场和林地，将它们变成了自给自足的混合农业社区，工作人员、志愿者、外籍工人和病人居住于此，共享一种病人无法独自享受的自由生活。冥想、集体治疗、锻炼计划和实习工作都向所有人开放：社区同时具备工作疗法科室、训练营、工作场所和牧场度假地的功能。

这样的护理模式是非常昂贵的，每个月需要花费数千美元。就这一点来说，它只能供少数的幸运者使用：如果公共精神卫生保健无法满足需求，这些资金充裕且具有奉献精神的社区很难成为普遍的替代方案。就像约克静修所以来的每一个私人收容所一样，它们所设定的评判标准，对于那些接受国家拨款、负责照顾别无选择的大多数病人的机构而言是不公平的。

但是，这些私人收容所为我们展示了可能性的界限，指出了发展的方向。最新的趋势是将共识社区与退休村（retirement village）结合起来：一个精神障碍者和老年人的共同家园。这些老年人通常是护理行业的退休人员，他们宁愿在晚年从事社区活动和志愿工作，而不是在舒适却远离人群的郊区打高尔夫球。他们与精神有障碍但体格健

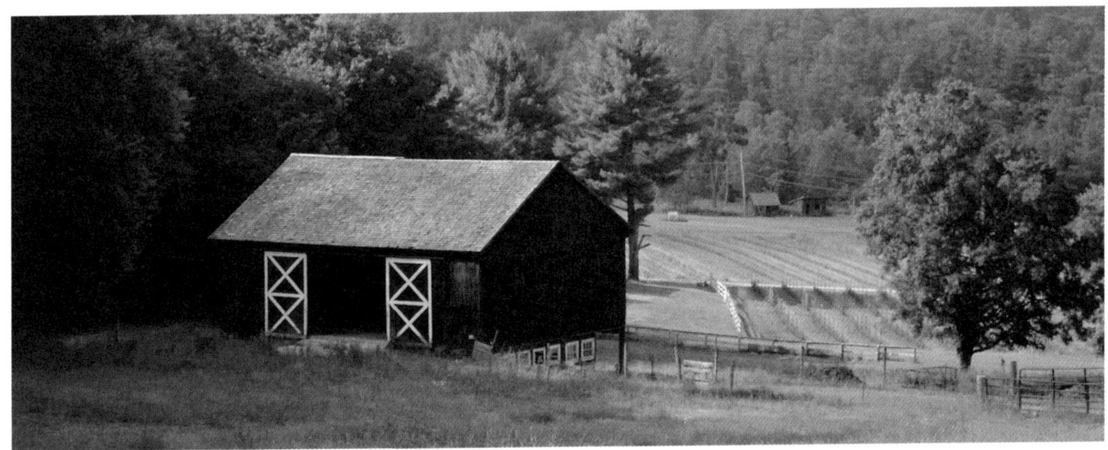
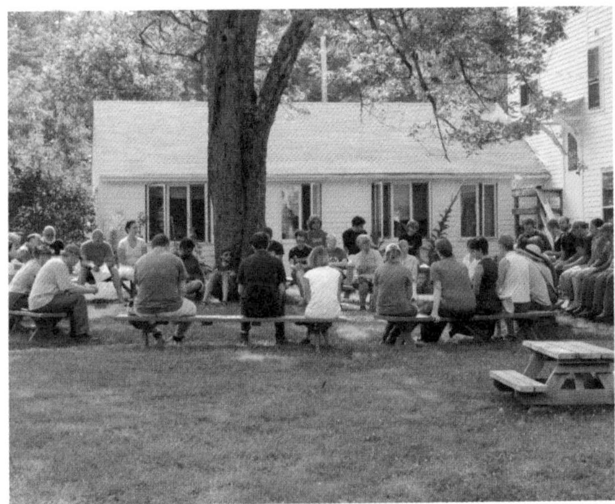
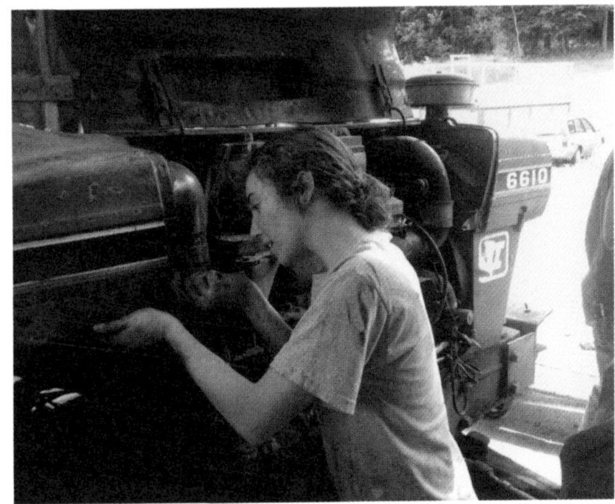
6610
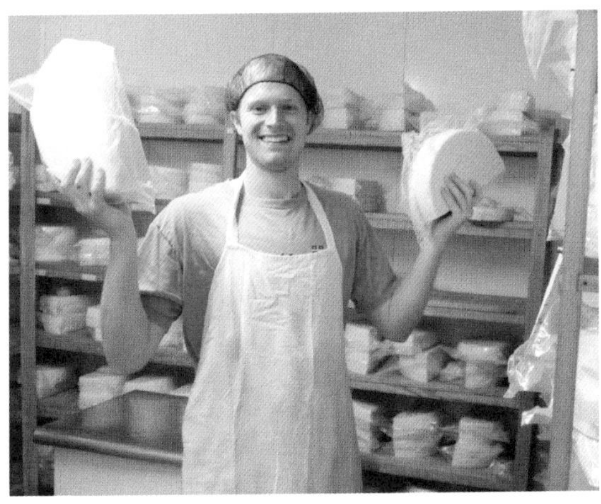
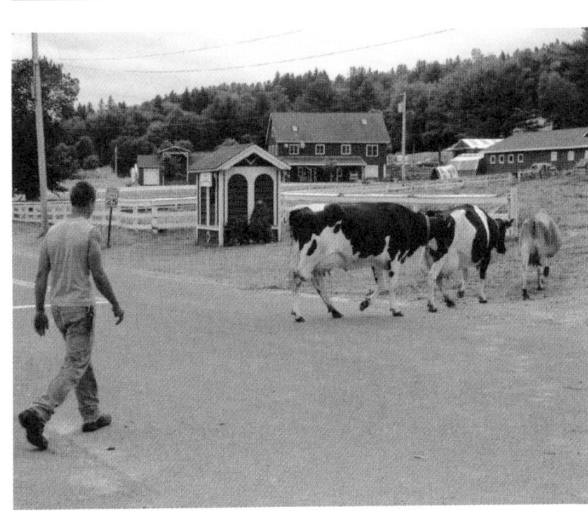
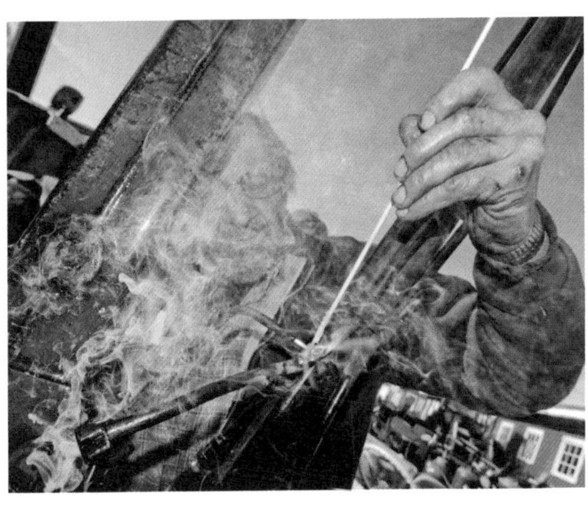
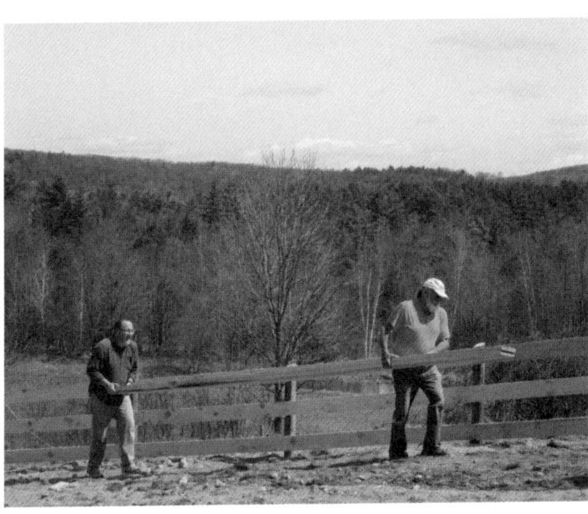

右图

哈维尔·特雷兹
Javier Téllez
电影《卡里加里和梦游者》
Caligari and the Sleepwalker
2008 年
与柏林菲万特斯精神病诊所
Vivantes psychiatric clinic
病人合作制作

这部电影回应了罗伯特·维内
Robert Wiene
执导的场景设置在爱因斯坦塔的
经典电影《卡里加里博士的小屋》
The Cabinet of Dr Caligari
1920 年
反映的是艺术和电影史上
将精神疾病患者
塑造为社会异类的时代

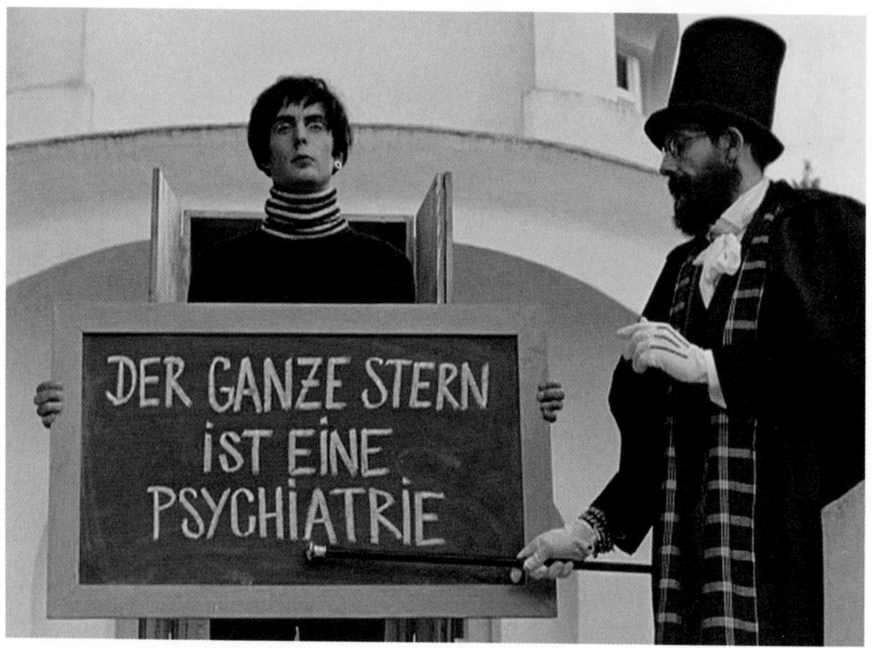

壮的人生活在一起，得到这些同伴的实际帮助，这便是他们一生照顾他人所得的回报。这两类人在一起，可以获得仅靠单独一方无法实现的自由。在海尔人的古老谚语中，“照料即疗愈”对每一个参与其中的人都是适用的。

“照料即疗愈”对每一个参与其中的人都是适用的。

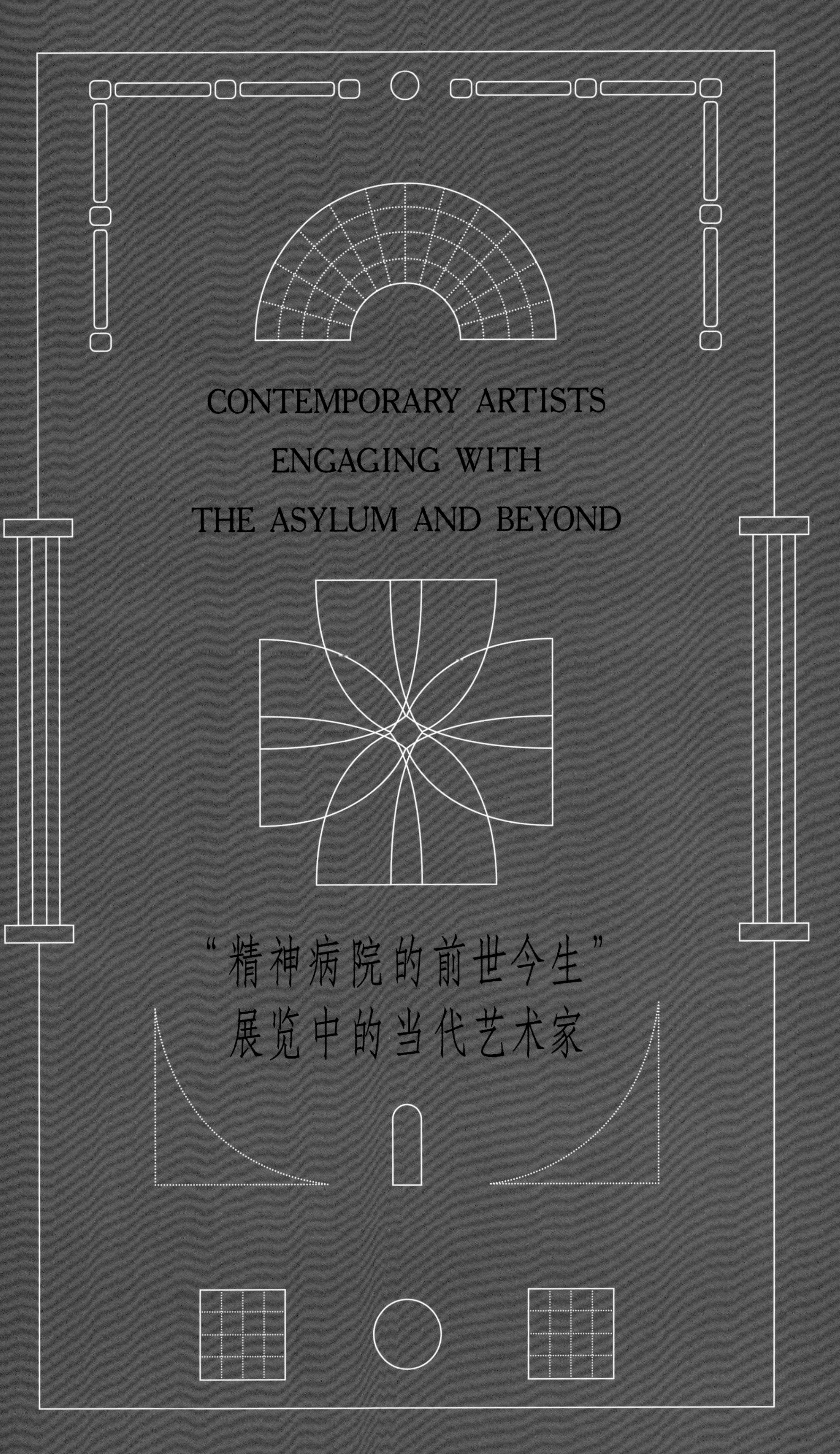
CONTEMPORARY ARTISTS
ENGAGING WITH
THE ASYLUM AND BEYOND
“精神病院的前世今生”
展览中的当代艺术家

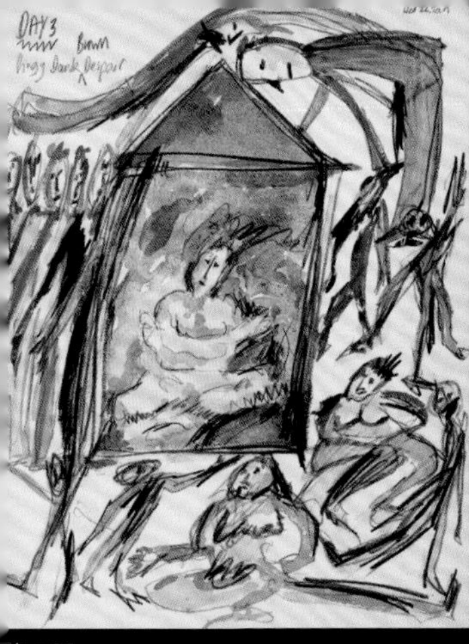

第 3 天
我在日间护理中心的第 3 天

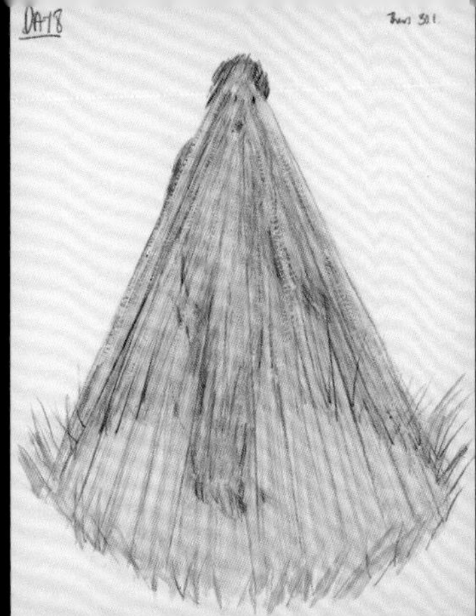

第 8 天
我成了眼泪的瀑布

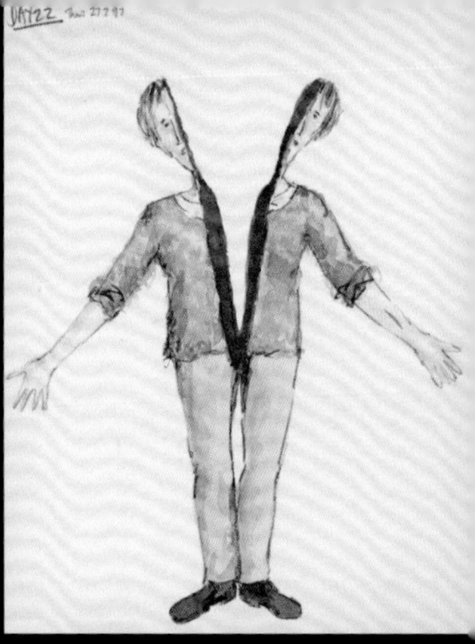

第 22 天
在痛苦和恐惧中分裂成两半

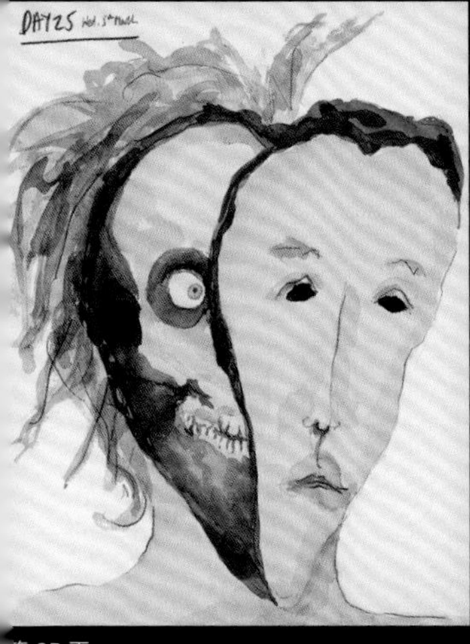

第 25 天
揭示潜藏恐怖的绘画实验

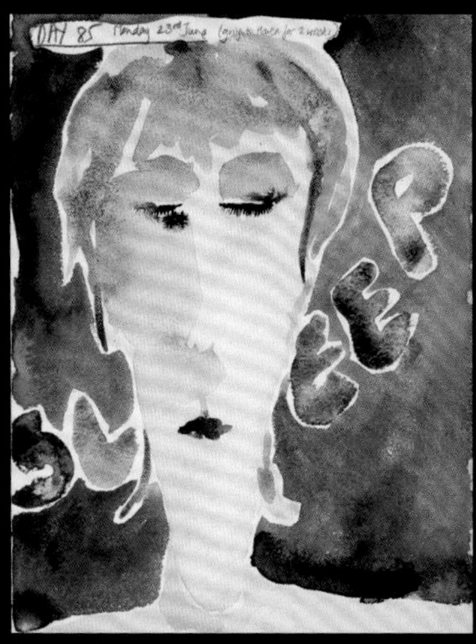

第 85 天
睡眠是苦痛中的幸福暂歇

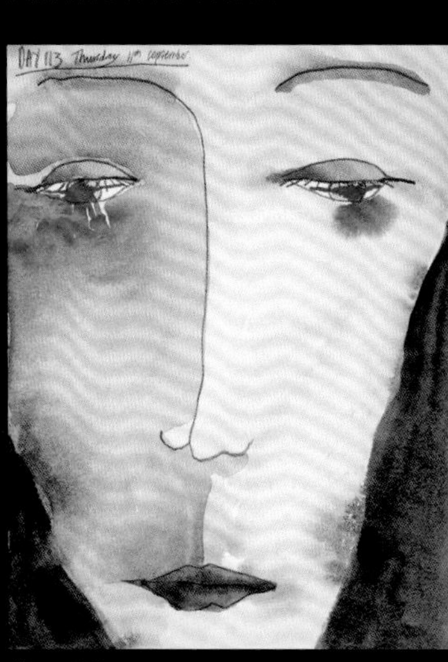

第 113 天
甚至哭泣都会将我带向更阴暗的想法

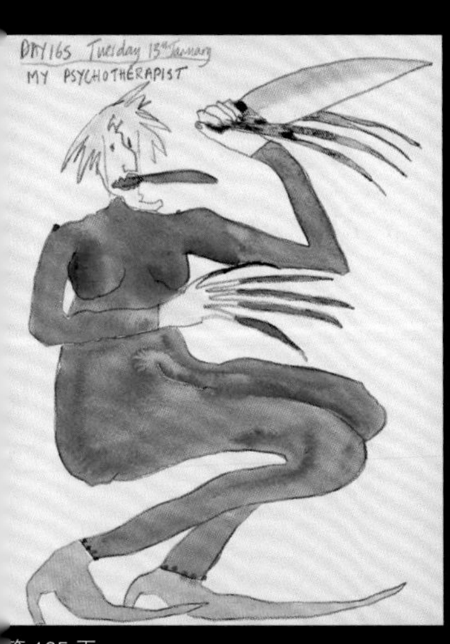

第 165 天
我的心理治疗师真烦人，所以我画下这幅画

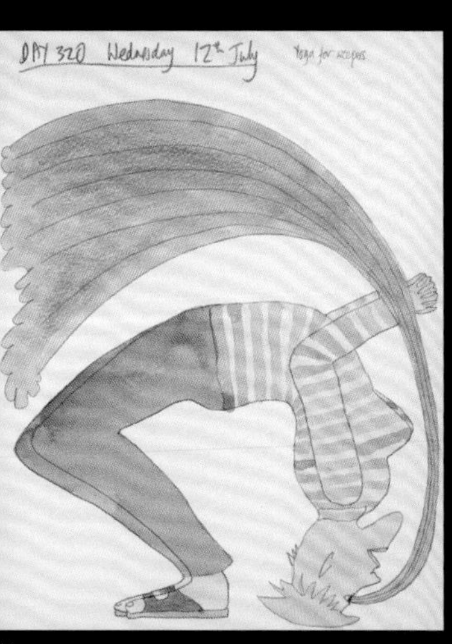

第 320 天
瑜伽对哭泣者来说不是很实用

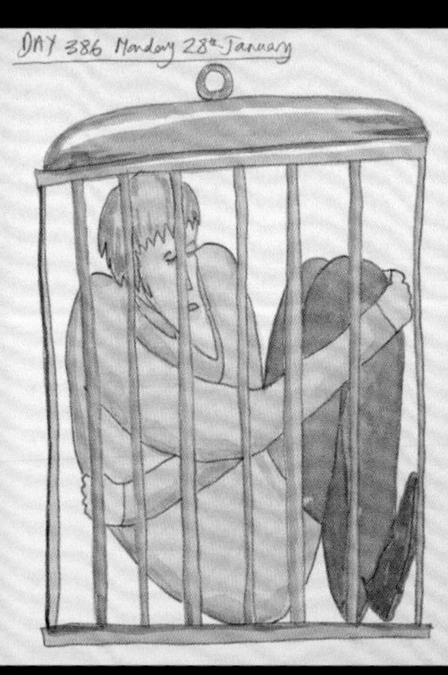

第 386 天
被精神卫生体系捕获并界定

鲍比 · 贝克

1950 —

贝克（Bobby Baker）是一位女性艺术家，以其在表演、绘画和多媒体领域创作的质量上乘的激进作品而闻名。她是日常生活有限公司（Daily Life Ltd）的艺术总监，该公司由英格兰艺术委员会（Arts Council England）资助，是一家位于伦敦东区的艺术和精神健康组织。

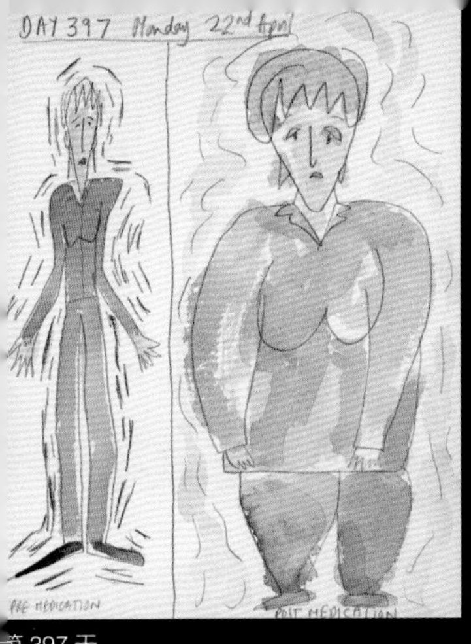

第 397 天
副作用的真相

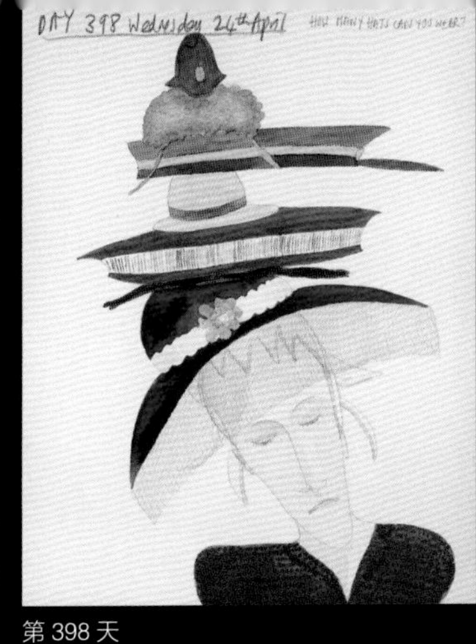

第 398 天
太多的责任

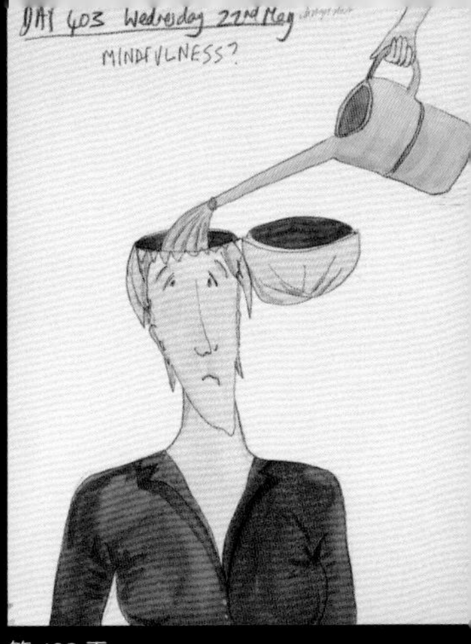

第 403 天
努力学习“正念”（mindfulness）

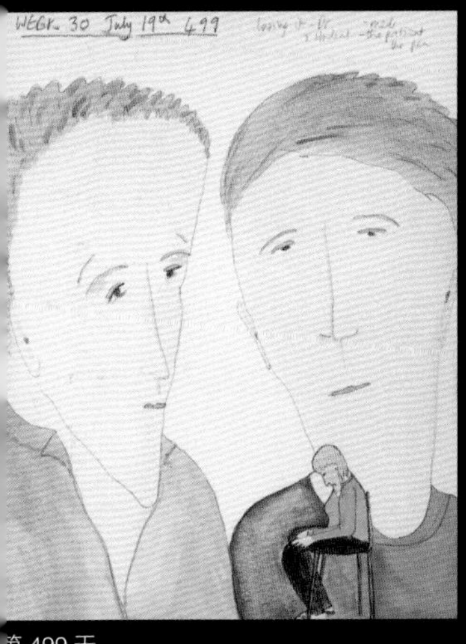

第 499 天
富有同情心但专横的医生

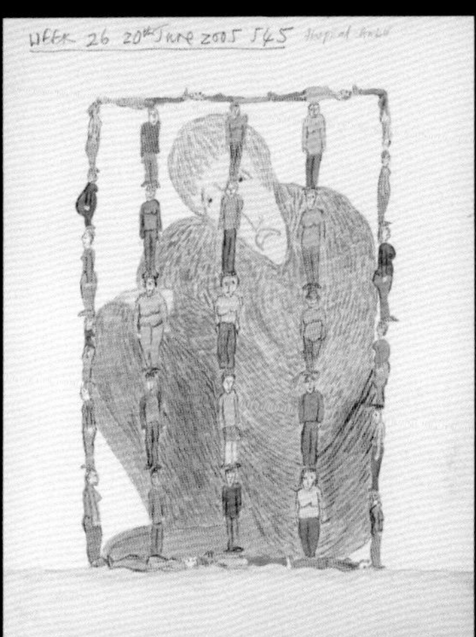

第 545 天
被人囚禁

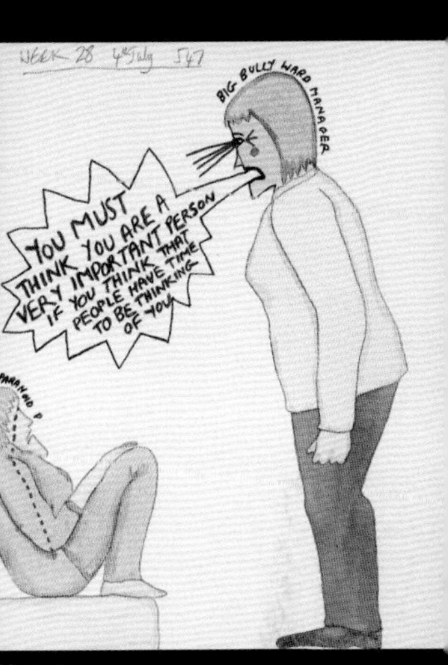

第 547 天
病房的主管自己失控了

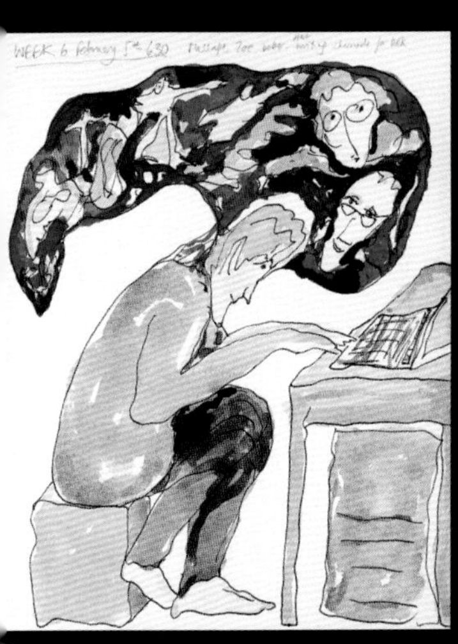

第 630 天
写作是讲述自己故事的最佳方法

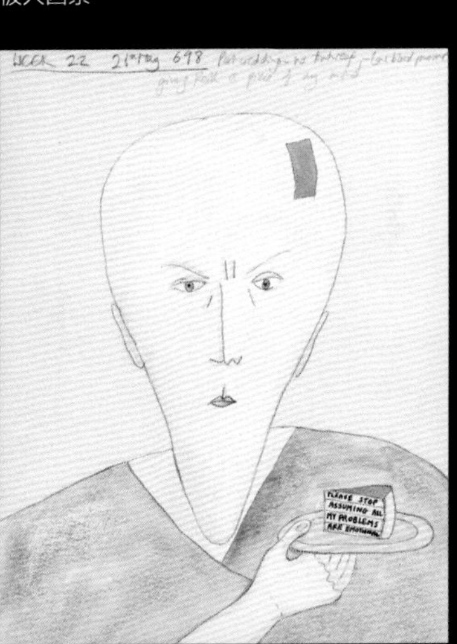

第 698 天
“别把我的所有问题都归结于情感，我有癌症”

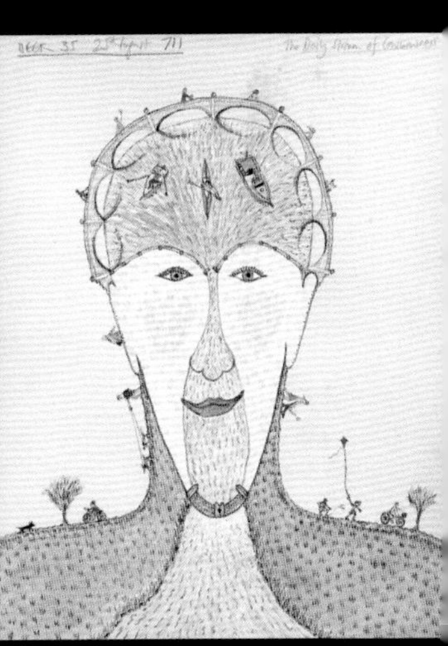

第 711 天
日常意识流：解决和安宁——终于！

对页及本页

贝克与她的临床心理学家女儿共同策划的展览“鲍比·贝
克的日记绘画：1997—2008 年的心理疾病与我”（*Bobby
Baker's Diary Drawings:Mental Illness and Me 1997—
2008*），于 2009 年在惠康博物馆首次展出。与展览同步发

158 幅画，是从 1997 年到 2008 年间创作的 700 多幅画中
选出的。这些画涵盖了贝克在日间医院、精神病急症病房、“危
机”团队以及各种治疗机构中的经历，记录了她曲折的康复过程
家庭生活、作为艺术家的工作、乳腺癌以及所有这些痛苦的东

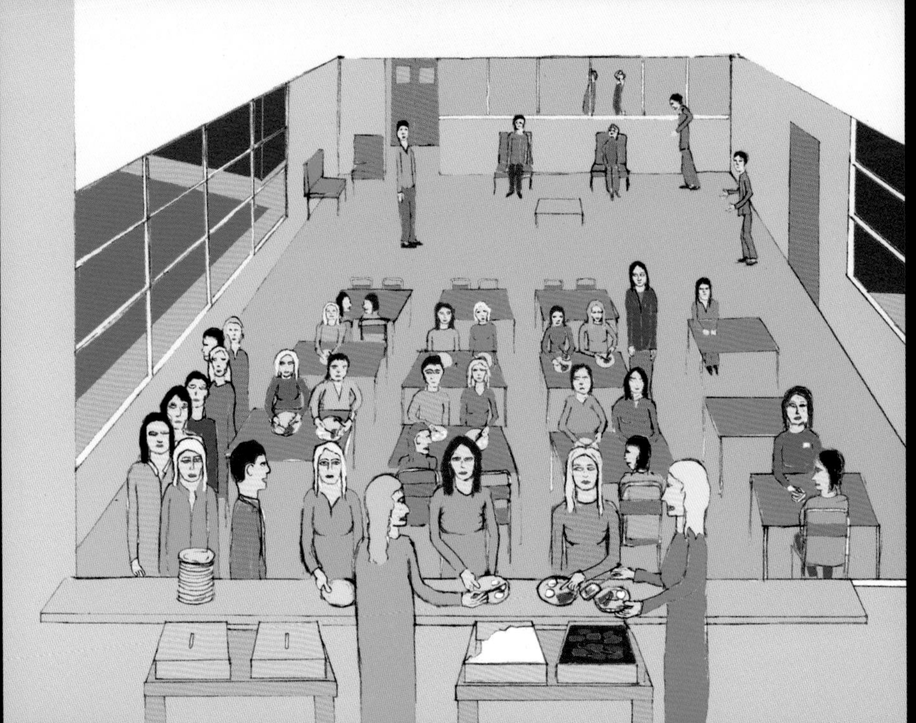

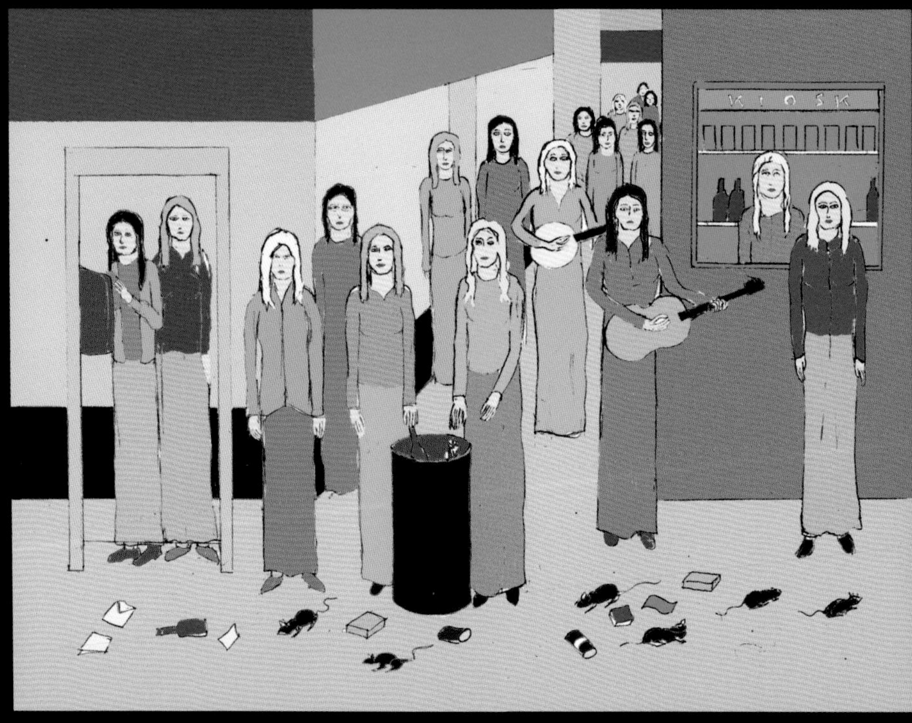

大卫·比尔斯

1957 —

比尔斯（David Beales）在医院里进进出出了二十多年。他是一位艺术家和作家，经常在伯利恒画廊展出他的作品。

上图

大卫·比尔斯的艺术作品记录了20 世纪 70 年代精神病院的生活。这里呈现的作品是《午餐休息时间》（*Lunch Break*，上）以及《大街》（*High Street*，下）。

马尔科·比福利

1958—

2006年，比福利（Marco Biffoli）加入了佛罗伦萨的拉蒂娜亚艺术家团体。他在画布上作画，专攻当代肖像画。

下图

比福利的肖像画为布面丙烯画。从左上顺时针顺序分别为：玛丽莲·梦露（2010年），贝卢斯科尼（2011年），蒙娜丽莎（2010年），查韦斯（2012年）。

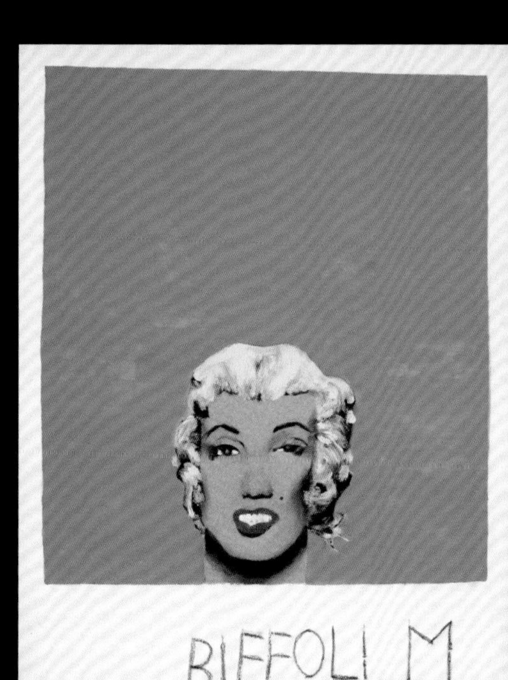

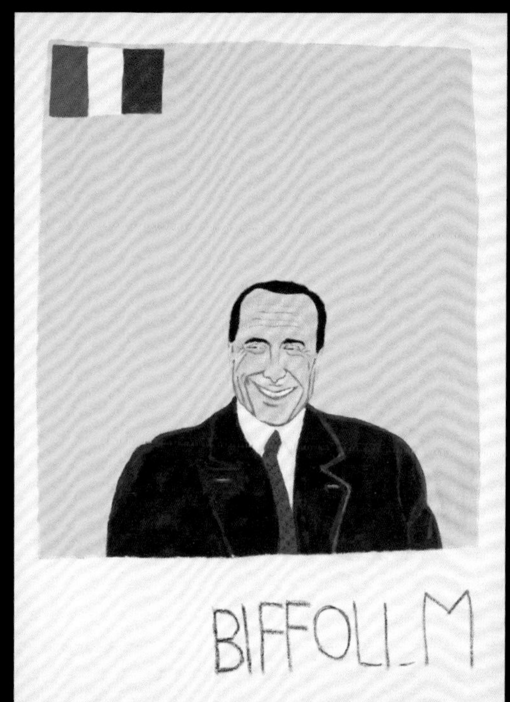

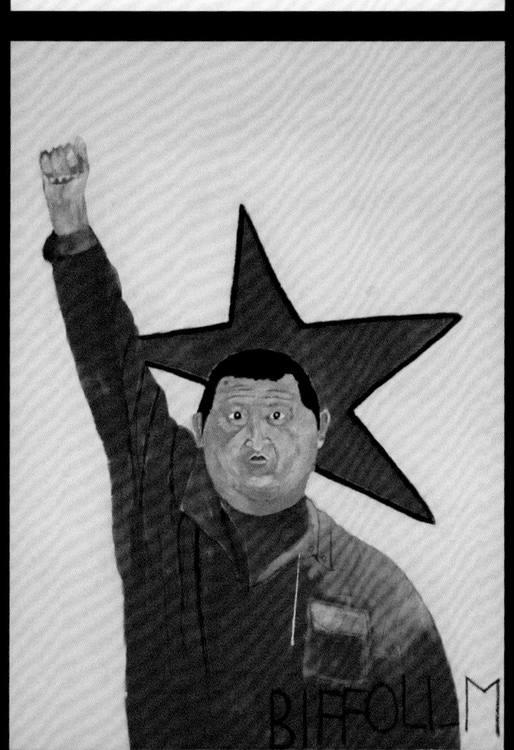

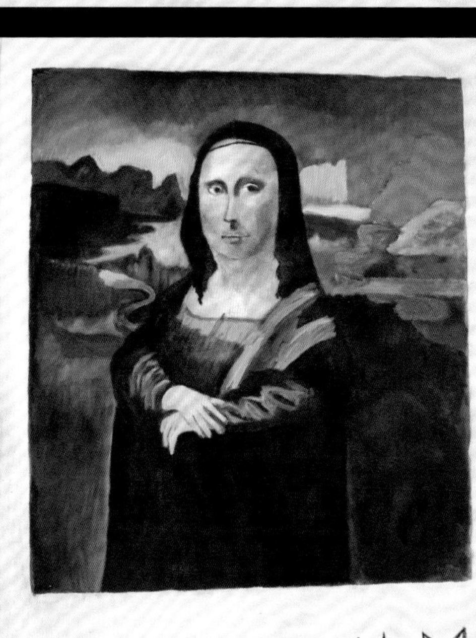

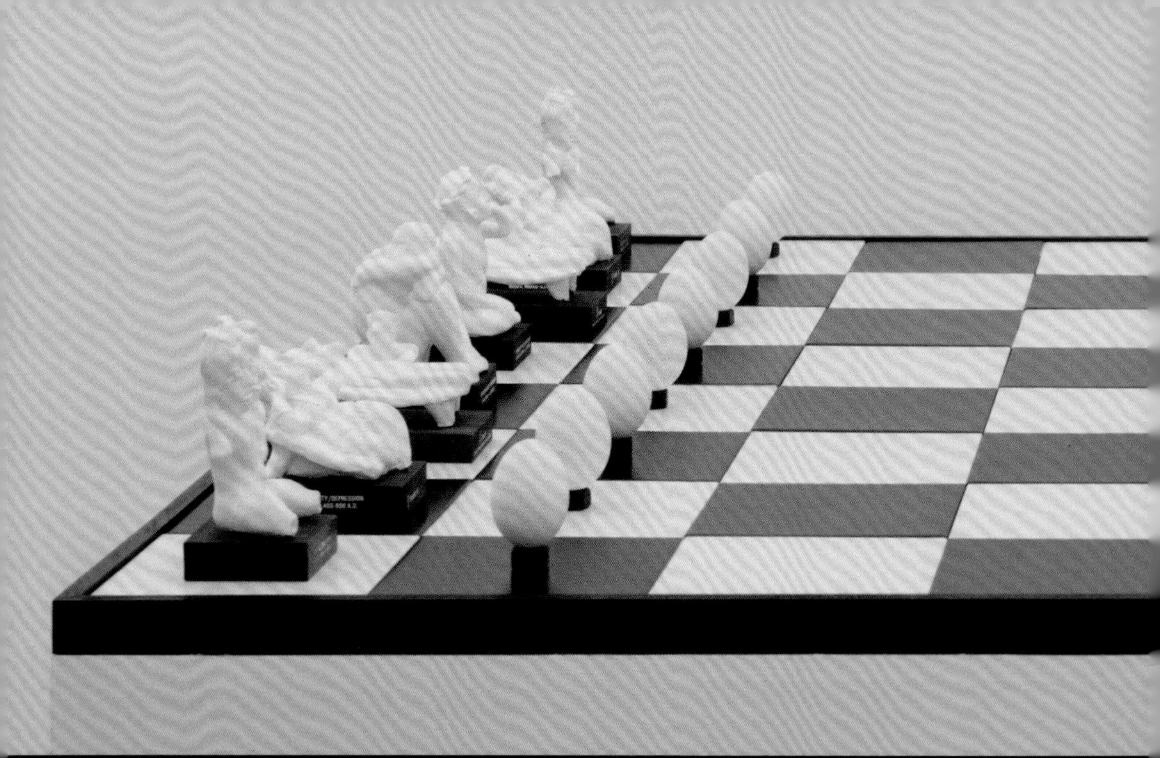

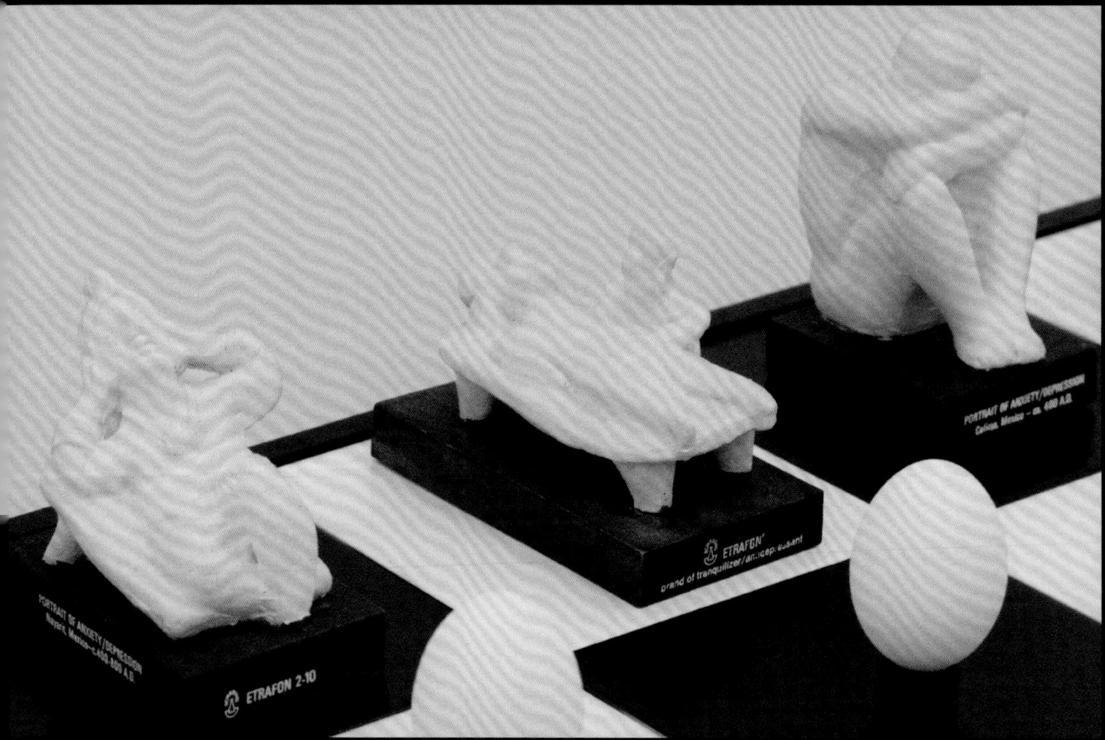

哈维尔·特雷兹

1969—

特雷兹的作品经常是与精神病人合作制作的，挑战了与精神疾病相关的刻板印象。

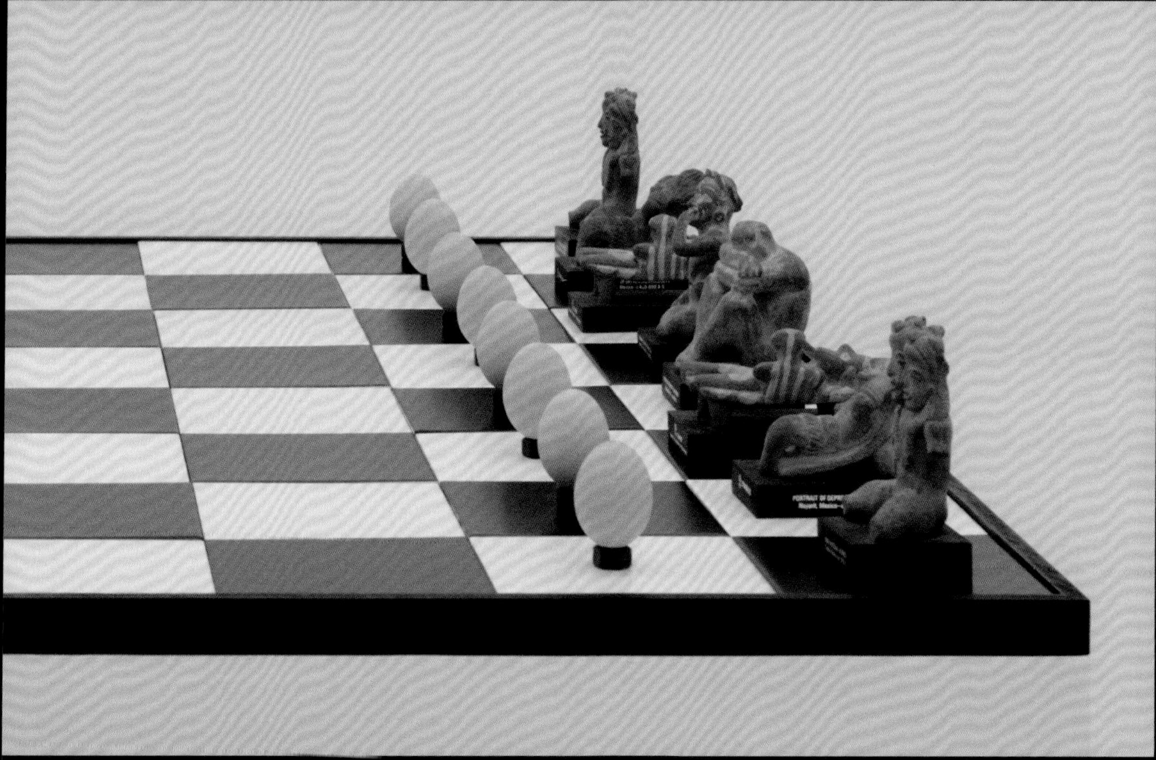

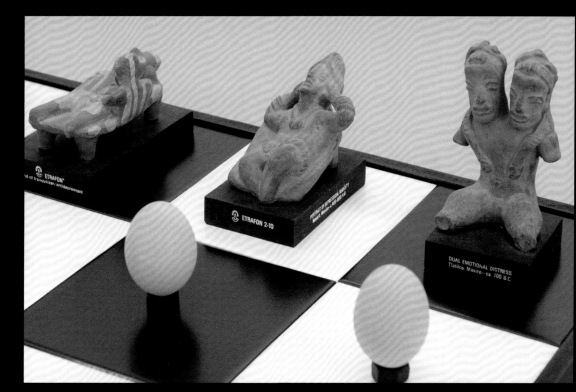

上图

《先灵棋》（*Schering Chess*，2015 年）是一个混合媒介艺术装置。它采用国际象棋的形式，棋盘的图案让人联想到医院的地板。这些棋子是前哥伦布时代陶瓷的复制品（先灵实验室于 20 世纪 70 年代生产了这些复制品，用以推广其精神药物），不过兵是鸡蛋的复制品——艺术家将这一意象与头脑及其脆弱性联系在一起。每个棋子的基座上都标着一种精神障碍，如焦虑、抑郁或双相情感障碍，从而将精神疾病表现为一种社会历史构建的产物。

安东尼奥·梅利斯

1970—

梅利斯（Antonio Melis）从小就喜欢绘画，现在他与拉蒂娜亚团体合作，在人物画中实验性地加入几何图形。

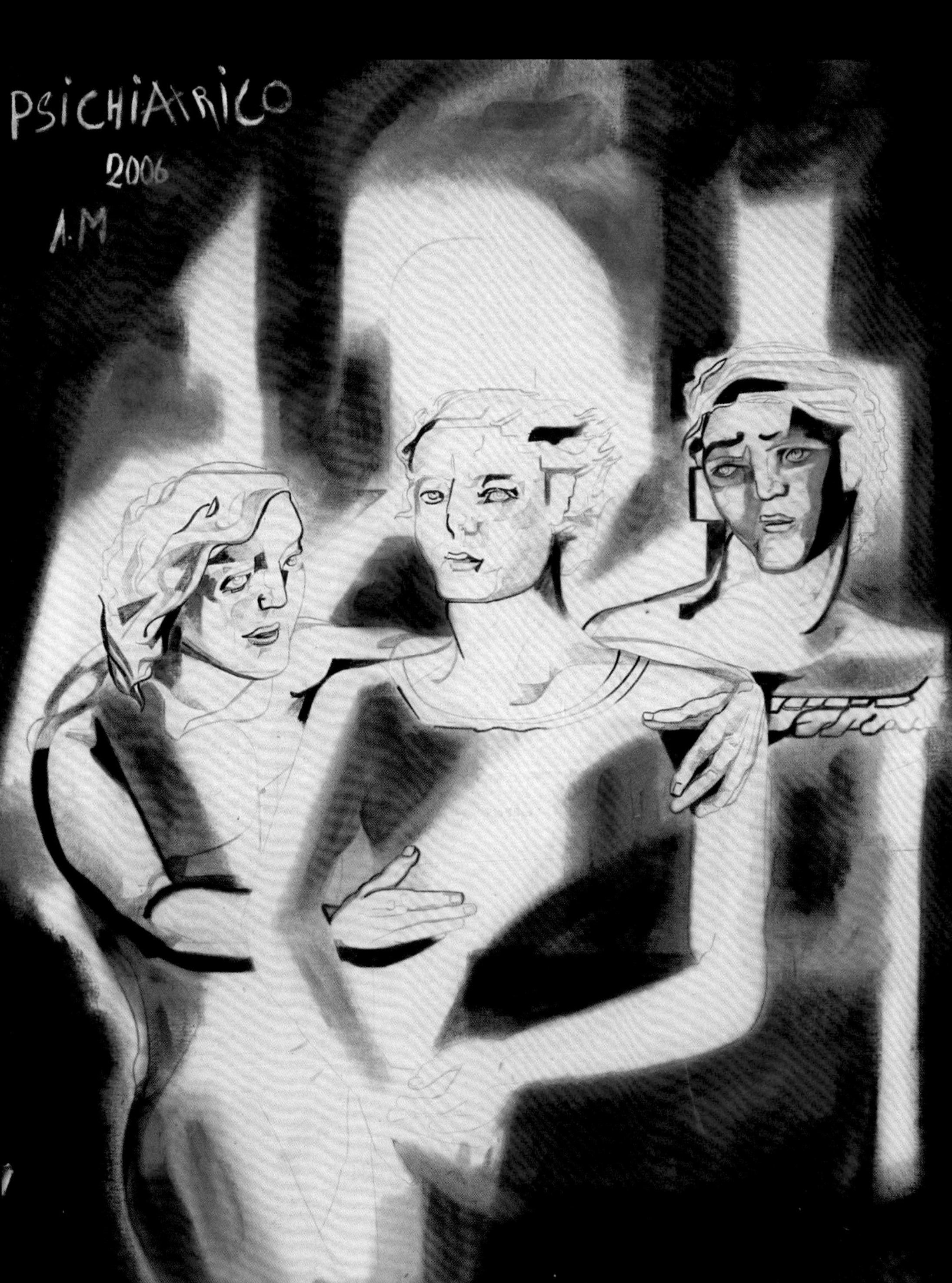

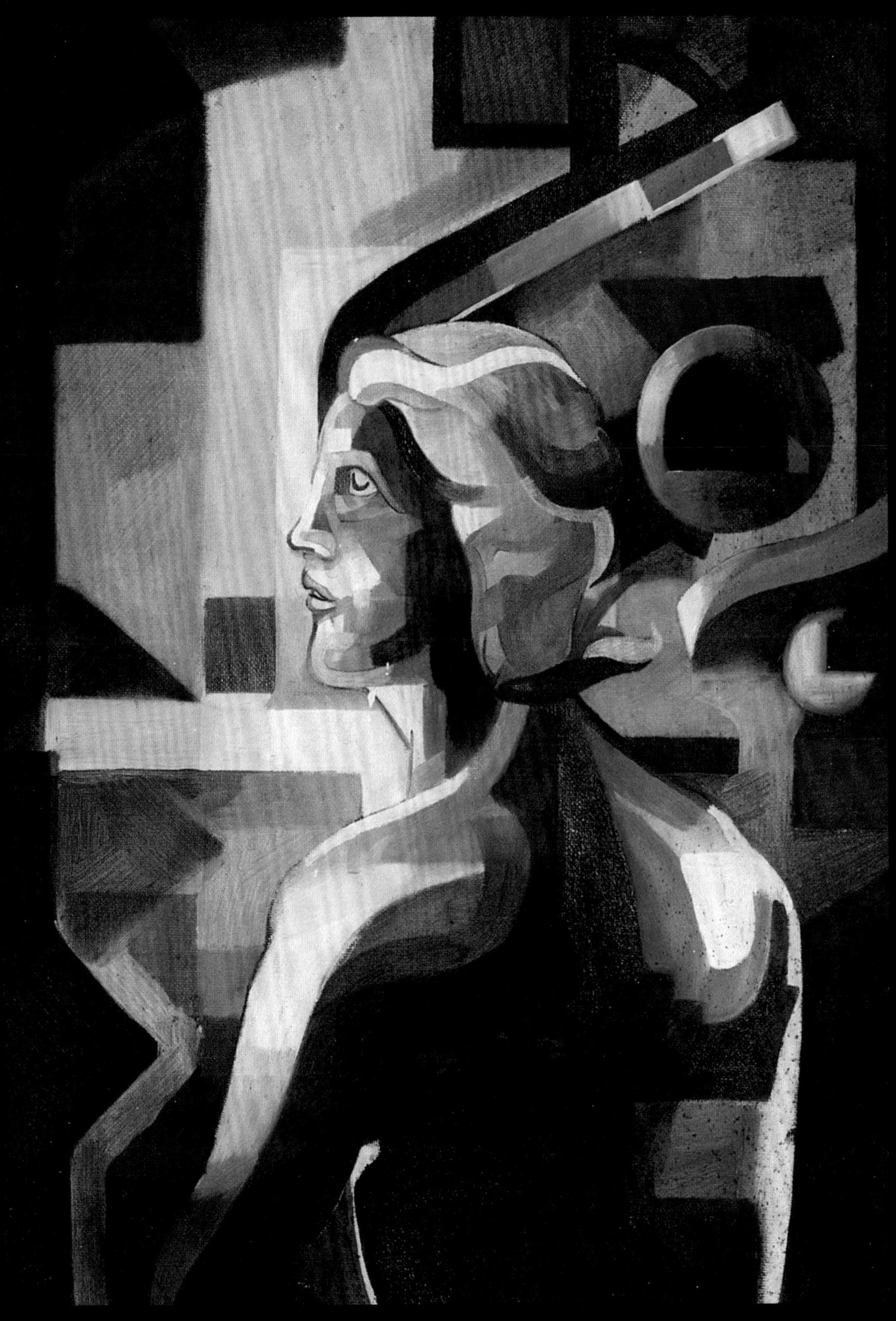

对页

《精神病人》(*Psichiatrico*，2006 年)，安东尼奥·梅利斯，布面丙烯画。画布上的用色非常大胆，从而统一了三个人物形象。

本页

"无题"(2007 年)，安东尼奥·梅利斯，木板油画。画作突出表现了强烈的几何图形，该特征几乎存在于梅利斯的所有作品之中。

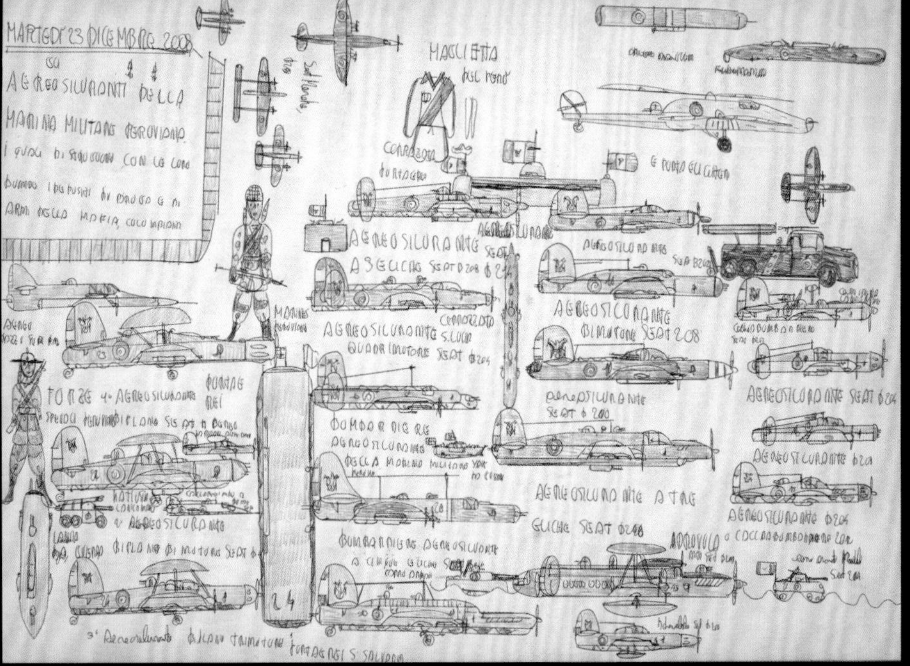

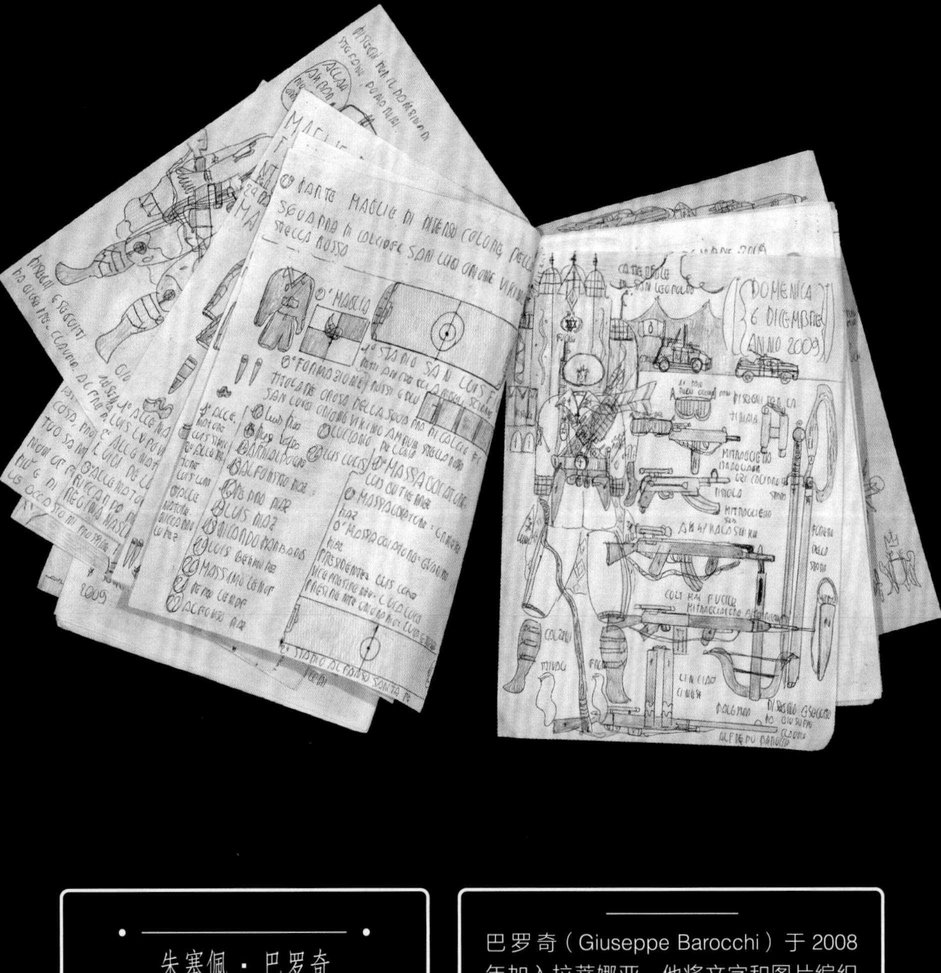

朱塞佩·巴罗奇

1971 —

巴罗奇（Giuseppe Barocchi）于 2008 年加入拉蒂娜亚。他将文字和图片编织在一起，以创造动态的叙事图像。他主要用钢笔和铅笔在纸上进行创作。

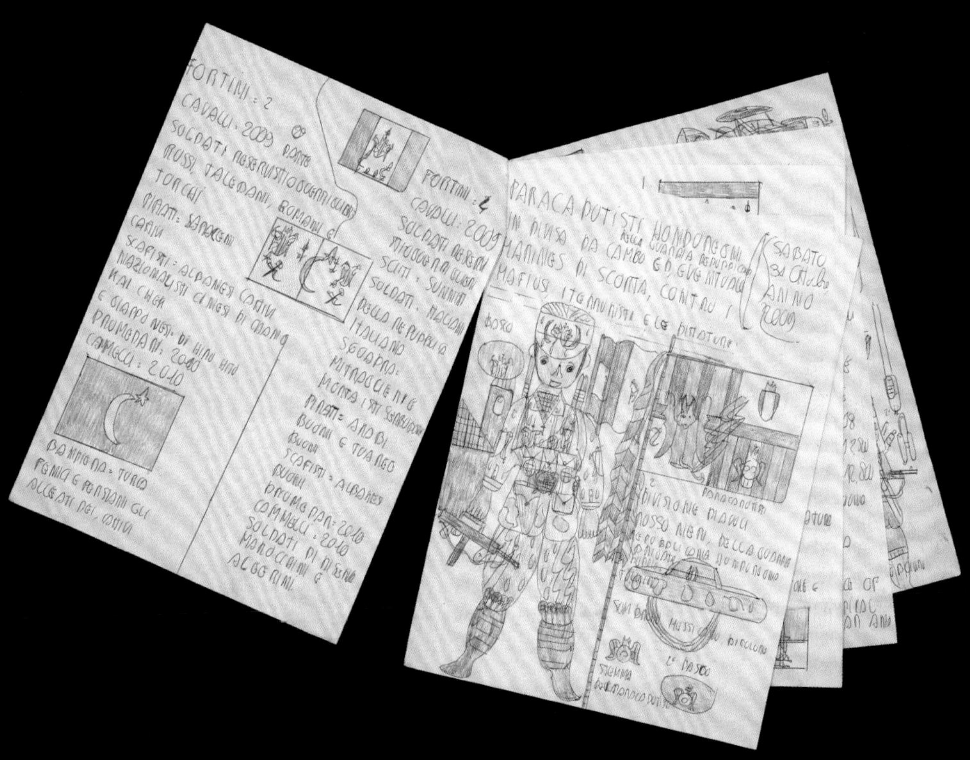

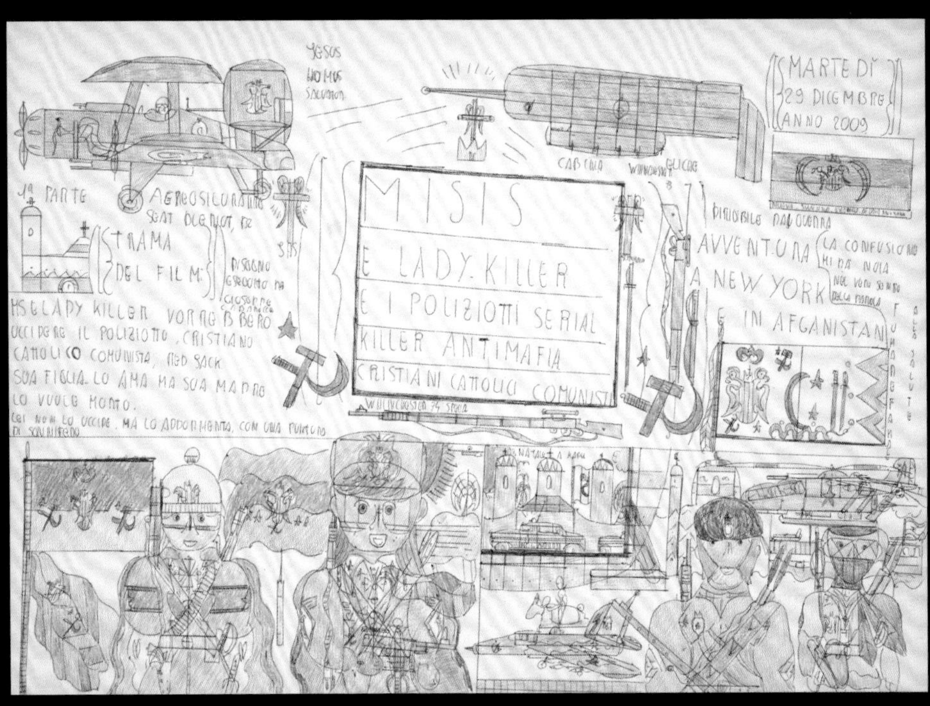

朱塞佩·巴罗奇的钢笔和铅笔绘画描绘了他在童年时期画过的许多主题，例如飞机、士兵和武器。每幅图画都包含注释和解说，并与图像整合在一起。

对页上图　“无题”（2008 年）
对页下图　“无题”（2009 年），订在一起的纸张
本页上图　“无题”（2009 年），订在一起的纸张
本页下图　《米西斯，风流帅哥》（*Misis E Lady Killer*，2010 年）

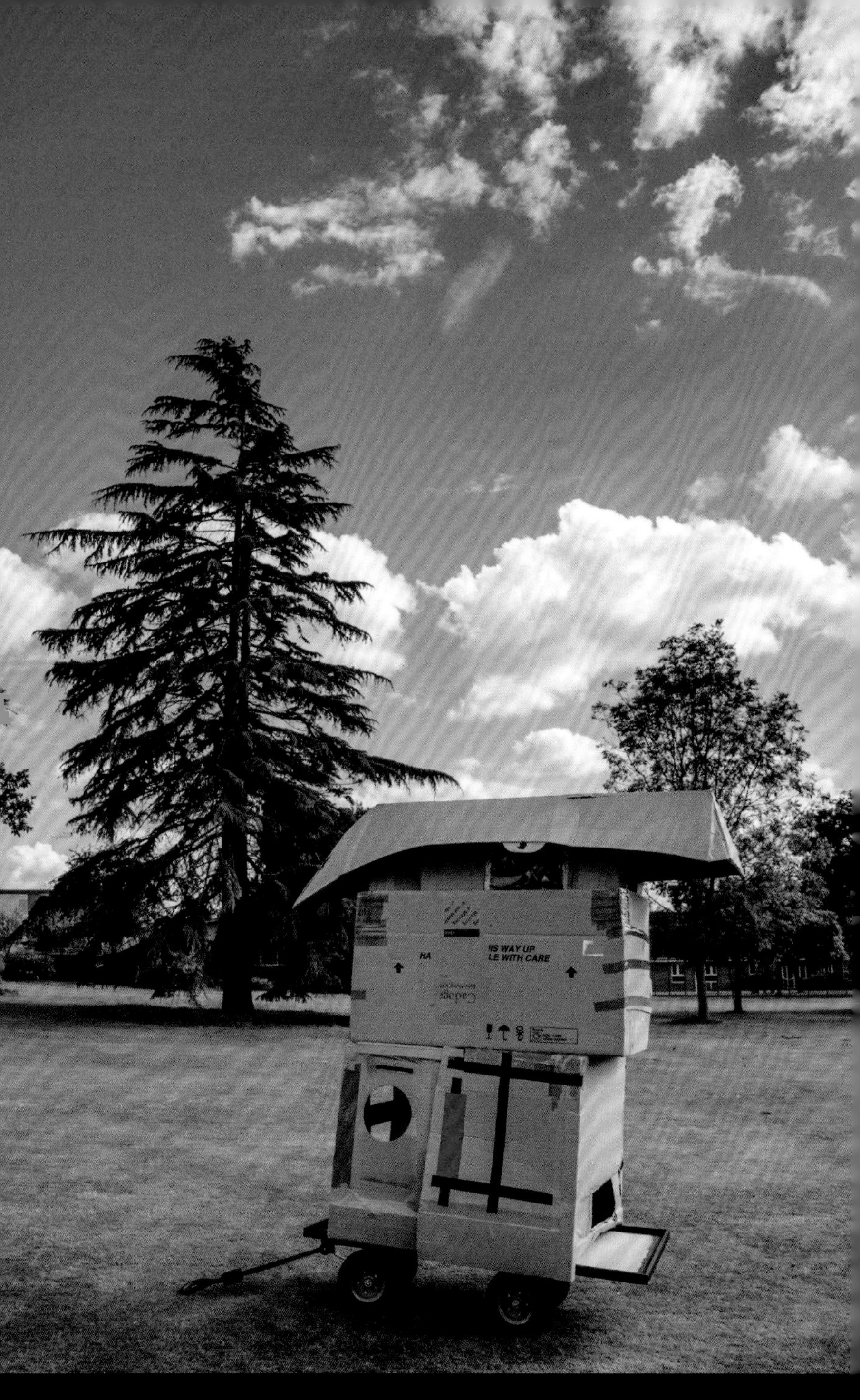

X 先生

未知 —

X 先生（Mr X）是常驻伯利恒皇家医院的艺术家，他在这里制造并反复修改纸板构筑物和运载工具。

上图

“这件作品是一种逃避形式、一个藏身之处、一件过滤器、一层新的皮肤——是在该机构中的另一种栖身方式。”[米凯拉·罗斯(Michaela Ross) 艺术助理]

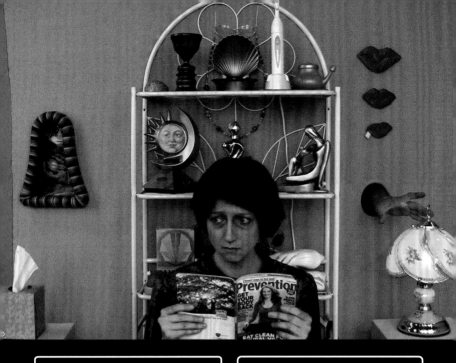

夏娜·莫尔顿

1976—

莫尔顿（Shana Moulton）的影片和丰富多彩的迷幻演出，通过她的另一个自我“辛西娅”（Cynthia）来探索当代人的焦虑。

上图

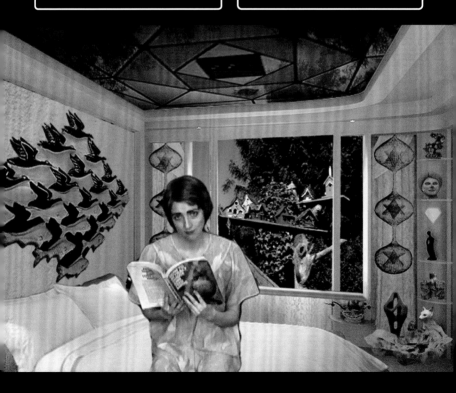

《不宁腿传奇》（*Restless Leg Saga*，2012 年），夏娜·莫尔顿拍摄的视频。辛西娅患上了不宁腿综合征，并在药物广告中寻求缓解。

下图

《飒飒作声的松树 10》（*Whispering Pines 10*，2011 年），夏娜·莫尔顿拍摄的视频。辛西娅通过她与客体的关系，寻求完美的安宁与和谐

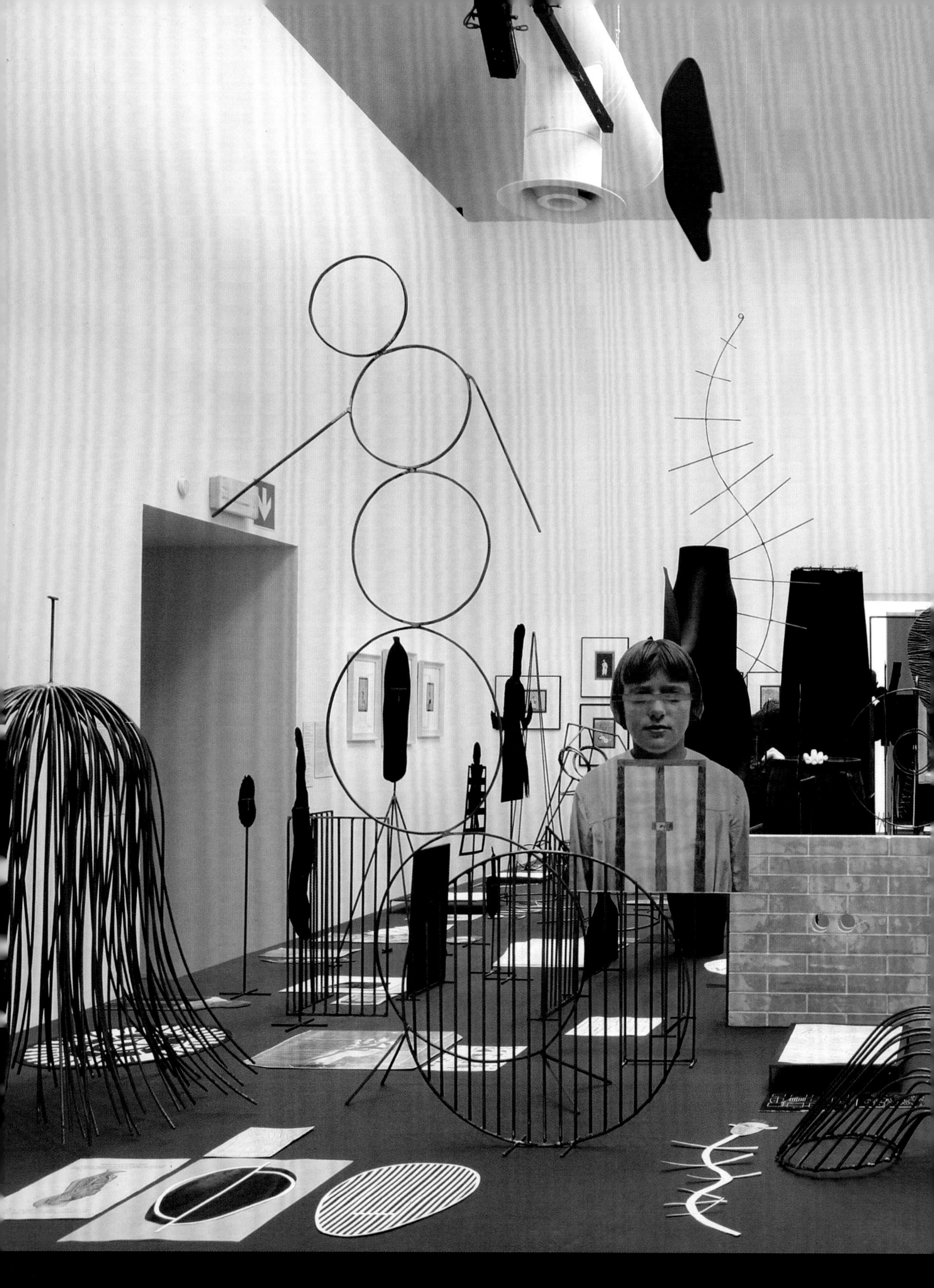

伊娃・科塔科娃

1982 —

科塔科娃（Eva Kotátková）的装置和雕塑，考察了约束和社会压力对人的心理和生理影响。

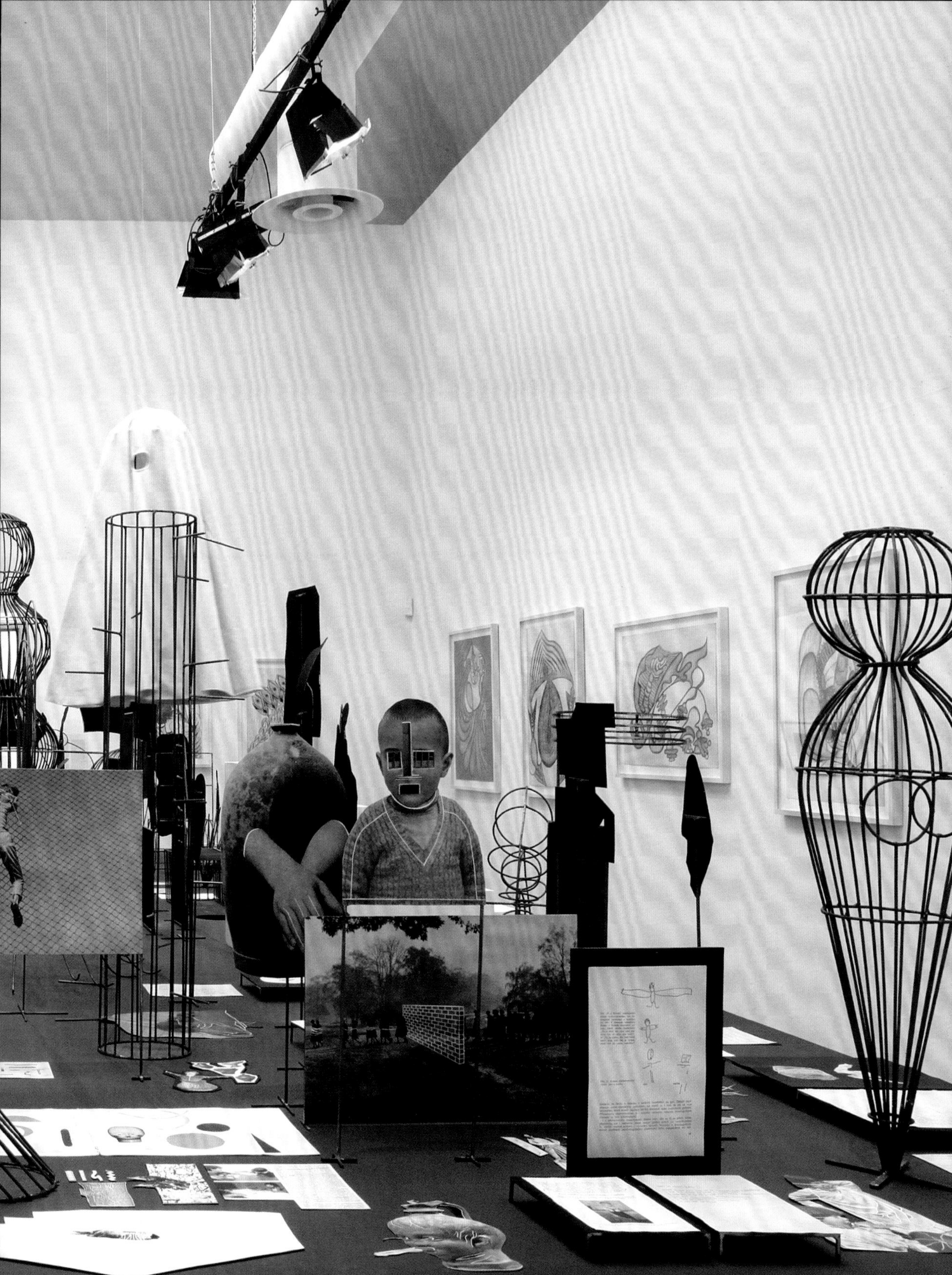

上图

基于伊娃·科塔科娃对布拉格的博恩尼斯精神病医院（Bohnice Psychiatric Hospital）的多次调查访问，该混合媒介装置被命名为《疯人院》（*Asylum*，2014 年）。通过表演者的定期操纵，该装置试图捕捉医院的约束措施和病人所构想的替代交流方式。用艺术家的话来说，"《收容所》展现了有交流障碍或难以适应社会结构的病人和儿童的担心、焦虑、恐惧及幻觉的集合，是记录内在视觉的混乱档案"。

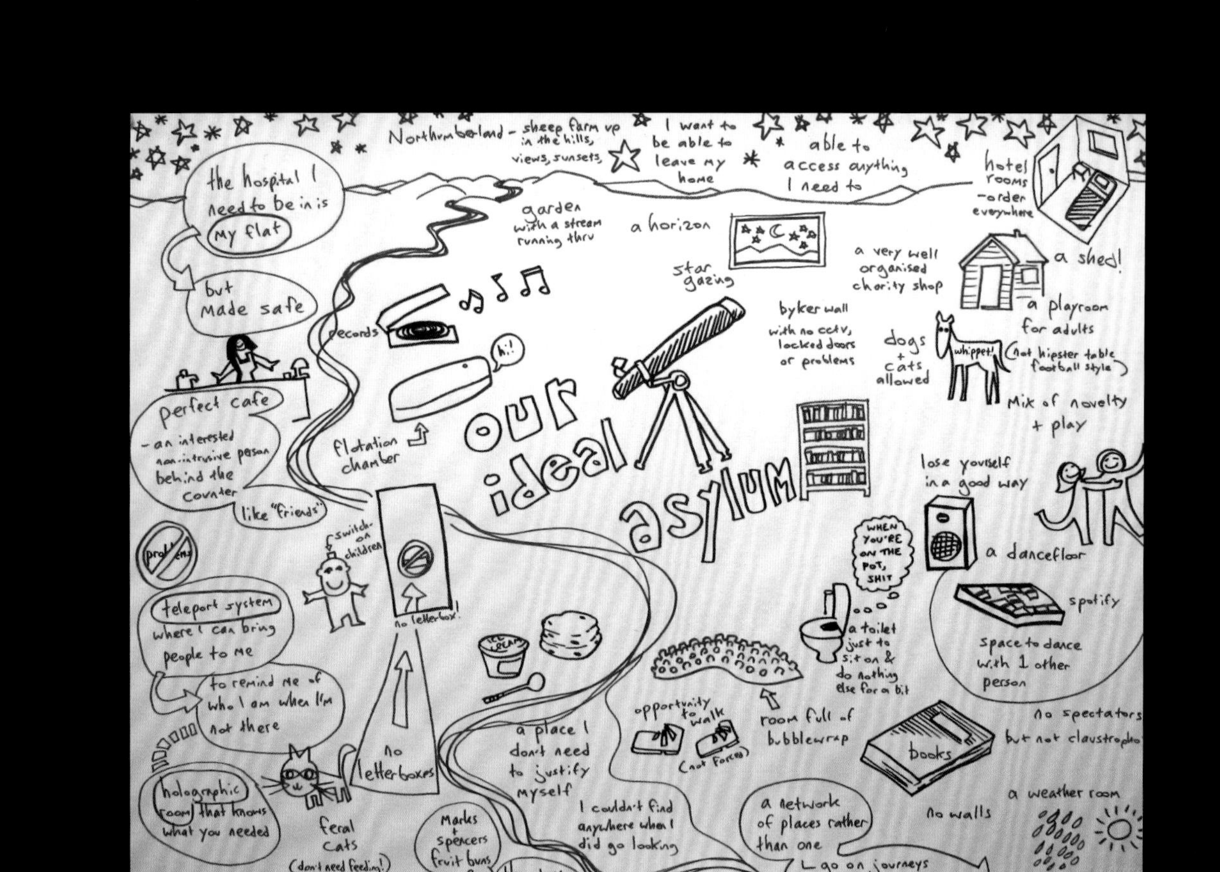

our ideal asylum
Northumberland - sheep farm up in the hills, views, sunsets,
I want to be able to leave my home
able to access anything I need to
hotel rooms - order everywhere
the hospital I need to be in is my flat
but made safe
garden with a stream running thru
a horizon
star gazing
a very well organised charity shop
a shed!
records
byker wall with no cctv, locked doors or problems
dogs + cats allowed
whippet!
a playroom for adults (not hipster table football style)
hi!
Mix of novelty + play
perfect cafe - an interested non-intrusive person behind the counter like "friends"
flotation chamber
lose yourself in a good way
switch-on children
problems
WHEN YOU'RE ON THE POT, SHIT
a dancefloor
spotify
no letterbox!
teleport system where I can bring people to me
to remind me of who I am when I'm not there
ice cream
a toilet just to sit on & do nothing else for a bit
space to dance with 1 other person
opportunity to walk (not forced)
room full of bubblewrap
no spectators but not claustropho
a place I don't need to justify myself
no letterboxes
books
holographic room that knows what you needed
feral cats (don't need feeding!)
I couldn't find anywhere when I did go looking
a network of places rather than one
go on journeys
no walls
a weather room
Marks + Spencers fruit buns & thorntons

资料来源与延伸阅读

引言

The most recent and best single-volume history of madness is Andrew Scull's *Madness in Civilization* (London: Thames & Hudson, 2015). Roy Porter's *Madness: A Brief History* (Oxford and New York: Oxford University Press, 2002) covers a similar scope in condensed form; briefer still is Andrew Scull's *Madness: A Very Short Introduction* (Oxford and New York: Oxford University Press, 2011). The emergence of Western medical views of madness can be traced through the sources collected in *Three Hundred Years of Psychiatry 1535–1860*, edited by Richard Hunter and Ida Macalpine (London and New York: Oxford University Press, 1963).

For a summary of recent research into the social correlates of schizophrenia, see Tanya Marie Luhrmann's article 'Beyond the Brain' in *The Wilson Quarterly* (Summer 2012).

The History of Bethlem (London and New York: Routledge, 1997), edited by Jonathan Andrews, Asa Briggs, Roy Porter, Penny Tucker and Keir Waddington and produced to commemorate the hospital's 750th anniversary, has become the definitive account and is my main source throughout. The most popular and influential narrative for most of the 20th century was *The Story of Bethlehem Hospital from its Foundation in 1247* by Bethlem's chaplain Edward Geoffrey O'Donoghue (London: T. F. Unwin, 1914). These two are the prime sources for most popular histories.

Margery Kempe's narrative, *The Book of Margery Kempe*, is available in a modern translation from Penguin Classics (London: 1985).

The fullest English language source for the story of Geel is Eugen Roosens's *Geel Revisited after Centuries of Mental Rehabilitation* (Antwerp: Garant Uitgevers, 2007). There is a useful English language bibliography at faculty.samford.edu/~jlgoldst/geelbiblio.html.

The role of Bedlam in Jacobean drama is the subject of Robert Reed's *Bedlam on the Jacobean Stage* (Cambridge, Mass: Harvard University Press, 1952) and Natsu Hattori's article 'The Pleasure of your Bedlam' in *History of Psychiatry*, VI (1995) pp. 283–308.

The various forms of madness recognized in 17th-century England are described in Michael MacDonald's *Mystical Bedlam* (Cambridge: Cambridge University Press, 1981).

Robert Burton's *The Anatomy of Melancholy* (1621) is available in a modern three-volume edition, edited by Thomas Faulkner, Nicholas Kiessling and Rhonda Blair (Oxford: Clarendon Press, 1990). An abridged version is edited and introduced by Kevin Jackson (Manchester: Fyfield Books, 2004). Another useful introduction is *Sanity in Bedlam: A Study of Robert Burton's Anatomy of Melancholy* by Lawrence Babb (Michigan: Michigan State University Press, 1959).

The history of Hamlet's psychiatric diagnoses is explored by William Bynum and Michael Neve in 'Hamlet on the Couch', in *The Anatomy of Madness*, ed. William Bynum, Roy Porter and Michael Shepherd, Volume 1 (London and New York: Tavistock Press, 1985). Don Quixote's madness is discussed in John Farrell's *Paranoia and Modernity* (Cornell University Press, 2007).

1. 疯人院

The emergence of the 18th-century madhouse in Britain is discussed by Roy Porter in various works, notably *Mind-Forg'd Manacles* (Cambridge, Mass.: Harvard University Press, 1987), and by William Parry-Jones in *The Trade in Lunacy* (London: Routledge & Kegan Paul, 1972).

For the wider European story see Erik Midelfort, *Madness in Sixteenth-Century Germany* (Stanford: Stanford University Press, 1999); David Lederer, *Madness, Religion and the State in Early Modern Europe* (Cambridge: Cambridge University Press, 2005) and Robert Castel, *The Regulation of Madness: The Origins of Incarceration in France* (Cambridge: Polity Press, 1988).

Alexander Cruden's *The London-Citizen Exceedingly Injured* (London: T. Cooper, 1739) is excerpted and discussed in *A Mad People's History of Madness*, a classic anthology edited by Dale Peterson (Pittsburgh: University of Pittsburgh Press, 1982).

Jonathan Andrews and Andrew Scull's *Undertaker of the Mind: John Monro and Mad-Doctoring in Eighteenth-Century England* (Berkeley: University of California Press, 2001) paints a vivid picture of practices in both public and private madhouses during that era. William Battie and John Monro's pamphlets are reproduced in Hunter and Macalpine (ed.), *Three Hundred Years of Psychiatry 1535–1860* (above).

The standard account of George III's madness is Ida Macalpine and Richard Hunter's *George III and the Mad-Business* (London: Allen Lane 1969). This is the source of the retrospective diagnosis of porphyria, which has become widely known through Alan Bennett's play and film, *The Madness of King George*. Recent scholarship has, however, brought it into question: see Peters, Timothy J. and Wilkinson, D., 'King George III and porphyria: a clinical re-examination of the historical evidence' in *History of Psychiatry* Vol 21; Issue 1; No 81 (March 2010).

Philippe Pinel's *Medico-Philosophical Treatise on Mental Alienation* (2nd ed., 1809) is published in an English translation by Gordon Hickish, David Healy and Louis C. Charland (Oxford: Wiley-Blackwell, 2008). The best English language account of the Pinelian revolution in psychiatry is Jan Goldstein's *Console and Classify* (Chicago: University of Chicago Press 1989); for an original treatment incorporating the patients' perspective, see Laure Murat, *The Man Who Thought He Was Napoleon* (Chicago and London: University of Chicago Press, 2014). On the legendary image of Pinel striking the chains from the mad, see Dora Weiner, 'Le Geste de Pinel: The History of a Psychiatric Myth' in *Discovering the History of Psychiatry*, ed. Mark Micale and Roy Porter (New York and Oxford: Oxford University Press, 1994).

James Tilly Matthews's remarkable story is the subject of my book *The Influencing Machine* (London: Strange Attractor Press, 2012), published in the United States as *A Visionary Madness* (Berkeley: North Atlantic Books 2014).

2. 疯人收容所

—

The best starting point for the story of the 19th-century asylum is the work of Andrew Scull, particularly *Museums of Madness* (London: Allen Lane, 1979) and its revised version *The Most Solitary of Afflictions* (New Haven: Yale University Press, 1993).

On the York Retreat see Anne Digby, *Madness, Morality and Medicine* (Cambridge: Cambridge University Press, 1985) and Andrew Scull, 'Moral Treatment Reconsidered' in his edited volume *Madhouses, Mad-Doctors and Madmen* (Philadelphia: University of Pennsylvania Press, 1981).

On the growing importance of mad-doctors as expert witnesses in the 19th-century courtroom, see Joel Peter Eigen, *Witnessing Insanity: Madness and Mad-Doctors in the English Court* (New Haven and London: Yale University Press, 1995).

The most influential history of the emergence of the asylum in the United States is David Rothman's *The Discovery of the Asylum* (Boston: Little, Brown, 1971); see also Andrew Scull, 'The Discovery of the Asylum Revisited' in his *Madhouses, Mad-Doctors and Madmen* (above) and *Theaters of Madness* by Benjamin Reiss (Chicago and London: University of Chicago Press, 2008).

John Perceval's story is told by Roy Porter in *A Social History of Madness* (London: Phoenix, 1996). On Ticehurst Hospital, see Charlotte MacKenzie, *Psychiatry for the Rich* (London: Routledge, 1993) and William Parry-Jones, *The Trade in Lunacy* (above).

For 19th-century perspectives on Geel, see William Parry-Jones, 'The Model of the Geel Lunatic Colony and its Influence on the Nineteenth-Century Asylum System in Britain' in *Madhouses, Mad-Doctors and Madmen* (above).

On Dorothea Dix, see her biography *Voice for the Mad* by David Gollaher (New York: The Free Press, 1995). The Alleged Lunatics' Friends Society and the abuses of private asylums are the focus of *Inconvenient People* by Sarah Wise (London: Bodley Head, 2012).

William Browne's *What Asylums Were, Are and Ought to Be* (Edinburgh: Adam and Charles Black, 1837) has been reprinted as *The Asylum as Utopia* (London and New York: Tavistock/Routledge, 1991), edited with an introduction by Andrew Scull. On Browne and art collecting, see Maureen Park, *Art in Madness: W.A.F. Browne's Collection of Patient Art at Crichton Royal Institution, Dumfries* (Dumfries: Dumfries and Galloway Health Board, 2010).

On women and the asylum, see Elaine Showalter, *The Female Malady* (New York: Pantheon Books, 1985), a wide-ranging narrative of madness in the 19th and 20th centuries, and her article 'Victorian Women and Insanity' in Andrew Scull's *Madhouses, Mad-Doctors and Madmen* (above). Her arguments are discussed by Nancy Tomes in 'Feminist Histories of Psychiatry', in *Discovering the History of Psychiatry* (above). See also Lisa Appignanesi, *Mad, Bad and Sad* (London: Virago, 2008); for the story in France, see Yannick Ripa, *Women and Madness* (Cambridge: Polity Press, 1990).

Masters of Bedlam by Andrew Scull, Charlotte MacKenzie and Nicholas Hervey (New Jersey: Princeton University Press, 1996) includes valuable chapters on both William Browne and John Conolly. Elaine Showalter also considers John Conolly in *The Female Malady* (above). On non-restraint, see also Nancy Tomes, 'The Great Restraint Controversy' in *The Anatomy of Madness* (above) and Akihito Suzuki, 'The Politics and Ideology of Non-Restraint' in *Medical History* (Vol. 39, 1995).

On Bethlem under Charles Hood, and particularly on Richard Dadd, see Nicholas Tromans, *Richard Dadd: The Artist and the Asylum* (London: Tate Publishing, 2011).

Emil Kraepelin's *Memoirs* are published in English (Berlin and New York: Springer-Verlag, 1987; tr. Cheryl Wooding-Deane). Henry Maudsley's views are most fully expressed in his *The Pathology of Mind* (London: Macmillan, 1895). See also the chapter on him in *Masters of Bedlam* by Scull et al. (above), Elaine Showalter's *The Female Malady* (above) and Trevor Turner, 'Henry Maudsley – Psychiatrist, Philosopher and Entrepreneur' in *The Anatomy of Madness* (above).

On neurasthenia, see Edward Shorter, *From Paralysis to Fatigue* (New York: Free Press, 1993) and Janet Oppenheim, *Shattered Nerves* (Oxford: Oxford University Press 1991).

On the Bellevue sanatorium, Binswanger and Nijinsky, see Peter Ostwald's *Vaslav Nijinsky: A Leap into Madness* (New York: Lyle Stuart, 1991).

Ben Shephard's *A War of Nerves* (London: Jonathan Cape, 2000) is an excellent history of shell shock; see also Peter Barham, *Forgotten Lunatics of the Great War* (New Haven: Yale University Press, 2004) and Elaine Showalter, *The Female Malady* (above).

3. 精神病院

—

On the early collectors of asylum art, see John M. MacGregor, *The Discovery of the Art of the Insane* (Princeton: Princeton University Press, 1989). Walther Morgenthaler's record of Wölfli is published in English as *Madness and Art: The Life and Works of Adolf Wölfli* (Lincoln: Nebraska University Press, 1992).

For contrasting views on the development of physical psychiatry in the early 20th century, see Edward Shorter, *A History of Psychiatry* (New York: John Wiley & Sons, 1997) and Andrew Scull, *Madness in Civilization* (above). Henry Cotton's career is examined in detail by Andrew Scull in *Madhouse* (New Haven and London: Yale University Press, 2007). The story of electroconvulsive therapy is told by Edward Shorter and David Healy in *Shock Therapy* (New Jersey: Rutgers University Press, 2007). On Artaud, see *Antonin Artaud: Man of Vision* (Chicago: Swallow Press, 1969) and Roy Porter, *A Social History of Madness* (above).

The story of Gould Farm is told in *Gould Farm: A Life of Sharing* by William McKee (Monterey, MA: Wm. J. Gould Associates, 1994).

On Mapother, Sargant, Lewis and the Maudsley Hospital in the 1930s, and for the text of Aubrey Lewis's Rockefeller Report of 1937, see *European Psychiatry on the Eve of War*, ed. Katherine Angel, Edgar Jones and Michael Neve (London: Wellcome Trust Centre for the History of Medicine at UCL, 2003). William Sargant relates his early career in his memoir *The Unquiet Mind* (London: William Heinemann, 1967).

Maxwell Jones discusses his early work in *Social Psychiatry: A Study of Therapeutic Communities* (London: Tavistock Publications, 1952), and the development of his ideas in 'The Therapeutic Community, Social Learning and Social Change', in *Therapeutic Communities: Reflections and Progress*, ed. R. D. Hinshelwood and Nick Manning (London: Routledge and Kegan Paul, 1979). His career is surveyed by D. W. Millard in 'Maxwell Jones and the Therapeutic Community', in *150 Years of British Psychiatry*, ed. German Berrios and Hugh Freeman (London and New Jersey: Athlone Press, 1996).

On the discovery of antidepressants and antipsychotics, see *The Rise of Psychopharmacology*, ed. Thomas Ban, David Healy and Edward Shorter (Budapest: Animula, 1998) and David Healy, *The Creation of Psychopharmacology* (Cambridge, MA: Harvard University Press, 2002). For a critique of the biochemical claims made for them, see Joanna Moncrieff, *The Myth of the Chemical Cure* (New York: Palgrave Macmillan, 2004).

On psychiatry and the asylum in the movies, see Michael Fleming and Roger Manvell, *Images of Madness: The Portrayal of Insanity in the Feature Film* (London: Associated University Presses, 1985) and Stephen Farber and Marc Green, *Hollywood on the Couch* (New York: W. Morrow, 1993).

Andrea Tone's *The Age of Anxiety* (New York: Basic Books 2009) tells the story of Miltown and the impact of tranquillizers on American culture in the 1950s and 1960s. On the shift to medical prescription see David Healy, *The Antidepressant Era* (Cambridge, MA: Harvard University Press, 1997).

For a critical appraisal of Erving Goffman, Thomas Szasz, Michel Foucault and R. D. Laing, see Peter Sedgwick, *Psycho Politics* (London: Pluto Press, 1982). Norman Dain connects the antipsychiatry movement of the 1960s to earlier anti-medical traditions in 'Psychiatry and Anti-Psychiatry in the United States', in *Discovering the History of Psychiatry* (above). *Szasz Under Fire* (Chicago: Open Court, 2004) is a series of debates between Szasz and his critics, edited by Jeffrey Schaler. Foucault's work is critiqued in *Rewriting the History of Madness*, ed. Arthur Still and Irving Velody (London and New York: Routledge, 1992). On R. D. Laing, see Daniel Burston, *The Wing of Madness* (Cambridge, MA: Harvard University Press, 1998) and Elaine Showalter, *The Female Malady* (above).

On the closure of mental hospitals in the second half of the 20th century, see Andrew Scull, *Decarceration* (New Jersey: Prentice Hall, 1977) and Kathleen Jones, *Asylums and After* (London and New Jersey: Athlone Press, 1993). For a contemporary psychiatrist's perspective, see Tom Burns, *Our Necessary Shadow* (London: Allen Lane, 2013) and Oliver Sacks's essay 'The Lost Virtues of the Asylum' in *The New York Review* (September 24, 2009); for a patient's perspective, see Barbara Taylor, *The Last Asylum* (London: Hamish Hamilton, 2014).

The shift to community hospitals is discussed by Gerald Grob in *From Asylum to Community* (Princeton: Princeton University Press 1991) and Norman Dain in *Discovering the History of Psychiatry* (above). Kingsley Hall is documented in Peter Robinson's film *Asylum* (1972) and satirized as 'Meditation Manor' in the novel *Zone of the Interior* by R. D. Laing's former associate Clancy Sigal (New York: Thomas Y. Crowell Company, 1976).

On Franco Basaglia, see John Foot, *The Man who Closed the Asylums* (London: Verso, 2015) and Patrizia Guarnieri, 'The History of Psychiatry in Italy' in *Discovering the History of Psychiatry* (above).

4. 飞越“疯人院”

—

The relationship between psychiatric medication and depression is analysed by David Healy in *Let Them Eat Prozac* (New York: New York University Press, 2004); Healy critiques the consequences of the modern prescription regime in *Pharmageddon* (Berkeley: University of California Press, 2012). See also Gary Greenberg, *The Book of Woe* (New York: Blue Rider Press, 2013) and 'Psychotropicana' by Mikkel Borch-Jacobsen in *London Review of Books* (11 July 2002).

For a lucid explanation of the role of the psychiatrist today, see Tom Burns, *Our Necessary Shadow* (above), which is also recommended as a readable history of psychiatry. There are many powerful and contrasting accounts of modern psychiatry from the patient's perspective. For a selection of recent books, see *The Last Asylum* by Barbara Taylor (above), which presents a personal memoir in parallel with a history of the asylum; *Sectioned: A Life Interrupted* by John O'Donoghue (London: John Murray, 2009); *Henry's Demons* by Patrick and Henry Cockburn (London: Simon & Schuster, 2011), which juxtaposes Henry's narrative of his mental breakdown with that of his father; and *Imagining Robert* by Jay Neugeboren (New York: William Morrow & Co, 1997), which describes a lifelong relationship with a brother with severe mental illness. There are many testimonies by those who have refused or abandoned psychiatric treatment, which can be found on activist sites such as igotbetter.org. The most influential advocate for this approach was Judi Chamberlin, who described her experience in *On Our Own* (London: MIND Publications, 1988).

The post-asylum world is considered by Sarah Payne in *Outside the Walls of the Asylum*, ed. Peter Bartlett and David Wright (London and New Brunswick: Athlone Press, 1999) and Kathleen Jones in *Asylums and After* (above).

The Philadelphia Association, which set up Kingsley Hall in 1965, still runs community homes that offer asylum for those in severe mental distress (www.philadelphia-association.org.uk). The Maytree, a charitable sanctuary in London for people in suicidal crisis, is profiled by Dara Mohammadi in 'Under the Maytree' (*The Lancet*, Vol. 2 No. 6, June 2015).

Present-day life in Geel is presented in the documentary film *Geel* (2007, Fish-Woestijnvis) and discussed in my article 'The Geel Question' (*The Psychologist*, Vol. 28 No. 9, September 2015).

In addition to William McKee's *Gould Farm* (above), see the website gouldfarm.org. For CooperRiis, see cooperriis.org.

索引

斜体数字代表图片所在页面

图像来源

a = above **b** = below **c** = centre **r** = right **l** = left

1 Science Museum, London/Wellcome Images; **2** By kind permission of the Royal Society of Medicine; **4–5**, **6–7** Wellcome Library, London; **8** Collection Bethlem Museum of the Mind, Beckenham, Kent. Artist's © reserved; **10–11** © Hugo Minnen; **15** Musée du Louvre, Paris; **16–17** Courtesy Bethlem Museum of the Mind, Beckenham, Kent; **18** Wellcome Library, London; **19** M.R. Holmes (ed.), *Moorfields in 1559*, London, 1963; **20a**, **20b** Photo Peter Barritt Robert Harding World Imagery/ Getty Images; **21**; Photo Peter Barritt/superstock/Getty Images; **22–23** Sotheby's; **24** Private Collection/Photo Christie's Images/Bridgeman Images; **25** Royal Museums of Fine Arts, Brussels/akg-images; **26l**, **26r** Courtesy Bethlem Museum of the Mind, Beckenham, Kent; **27** Bodleian Libraries, The University of Oxford (clockwise from above left: MS Ashmole 182, f. 213r; MS Ashmole 404, f. 32v; MS Ashmole 216, f. 128v; MS Ashmole 228, f. 249r); **28–29** *Trophaeum Mariano-Cellense*, or *The Trophy of Mariazell*, Austrian National Library in Vienna (MS 14.084); **30**, **31** Wellcome Library, London; **32** Museo del Prado, Madrid; **33** Miguel de Cervantes Saavedra, *Vida y hechos del ingenioso cavallero don Quixote de la Mancha...* Vols. 1 & 2. Brussels, Jan Mommarte, 1662; **34–35**, **36** Wellcome Library, London; **38** Courtesy Bethlem Museum of the Mind, Beckenham, Kent; **39a** Amsterdam City Archives; **39b** City Archives, 's-Hertogenbosch, The Netherlands; **40al** Bibliothèque nationale de France, Paris/Archives Charmet/Bridgeman Images; **40ar** Bibliothèque nationale de France, Paris/Bridgeman Images; **40–41** (all others), **42l**, **42r** Wellcome Library, London; **43** Private Collection/Archives Charmet/ Bridgeman Images; **44al**, **44ar**, **44b**, **45a**, **45c**, **45bl**, **45br**, **46**, **47l**, **47r**, **48**, **49** Wellcome Library, London; **50l** Private Collection; **50r** Private Collection/Bridgeman Images; **51** Courtesy Bethlem Museum of the Mind, Beckenham, Kent; **52** Sir John Soane's Museum, London; **53al** National Gallery of Art. Washington D.C. Rosenwald Collection (1944.5.27); **53ar** National Gallery of Art. Washington D.C. Rosenwald Collection (1944.5.28); **53cal** National Gallery of Art. Washington D.C. Rosenwald Collection (1944.5.29); **53car** National Gallery of Art. Washington D.C. Rosenwald Collection (1944.5.31); **53cbl** National Gallery of Art. Washington D.C. Rosenwald Collection (1944.5.32); **53cbr** National Gallery of Art. Washington D.C. Rosenwald Collection (1944.5.33); **53bl** National Gallery of Art. Washington D.C. Rosenwald Collection (1944.5.34); **53br** National Gallery of Art. Washington D.C. Rosenwald Collection (1944.5.35); **54–55** British Museum, London; **56**, **57** Wellcome Library, London; **58–59** British Museum, London; **60** Wellcome Library, London; **61a**, **61b** British Museum, London; **62** Royal Collection Trust/Her Majesty Queen Elizabeth II (RCIN 810287); **63** Private Collection/Look and Learn/Peter Jackson Collection/Bridgeman Images; **64–65** Wellcome Library, London; **66a** Bibliothèque nationale de France, Paris/Bridgeman Images; **66b** Bibliothèque nationale de France, Paris/Archives Charmet/ Bridgeman Images; **67** Bibliothèque nationale de France, Paris; **68–69** Hôpital de la Salpêtrière, Paris. Photo Josse/Scala, Florence; **70**, **71**, **72–73**, **74a**, **74bl**, **74br**, **75a**, **75b**, **76al**, **76ar**, **76bl**, **76br**, **77**, **78**, **79**, **80** Wellcome Library, London; **82**, **83** Courtesy Bethlem Museum of the Mind, Beckenham, Kent; **84–85** British Library Board/Topfoto; **86a**, **86b**, **87a**, **87b** Courtesy Bethlem Museum of the Mind, Beckenham, Kent; **88**, **90–91** Wellcome Library, London; **92a**, **92cal**, **92car**, **92cbl**, **92cbr**, **92bl**, **92br**, **93al**, **93ar**, **93bl**, **93br** Science Museum, London/Wellcome Library, London; **94a**, **94b**, **95** Wellcome Library, London; **96al** Collection Reinhart am Römerholz, Winterthur; **96ar** Musée du Louvre, Paris; **96bl** Musée des Beaux-Arts, Lyons; **96br** Museum of Fine Arts, Springfield, MA; **97** Museum of Fine Arts, Ghent; **98** Courtesy Bethlem Museum of the Mind, Beckenham, Kent; **99**, **101**, **102a**, **102b**, **103a**, **103b** Wellcome Library, London; **104**, **105** © Jane Fradgley; **107al**, **107ar**, **107cl**, **107cr**, **107bl**, **107br** Courtesy Bethlem Museum of the Mind, Beckenham, Kent; **108a**, **108b**, **109**, **110**, **111**, **112l**, **112r**, **113**, **114**, **115** Wellcome Library, London; **116al**, **116ar**, **117al**, **117ar** Paul Richer, *Etudes cliniques sur L'Hystéro-épilepsie ou Grande Histérie*. Adrien Delahaye et Emile Lecrosnier, Paris, 1881; **116–117**, **118a**, **118b**, **119** Wellcome Library, London; **120** Courtesy Bethlem Museum of the Mind, Beckenham, Kent; **121al**, **121ar**, **121b** Wellcome Library, London; **122** City Archives Geel, Belgium; **123** OPZ Geel, Belgium; **124**, **125al**, **125ar**, **125cal**, **125car**, **125cbl**, **125cbr**, **125bl**, **125br**, **126–127** Wellcome Library, London; **128al**, **128ar**, **128bl**, **128br**, **129al**, **129ar**, **129bl**, **129br** Archivio dell'ex ospedale psichiatrico San Lazzaro di Reggio Emilia - Ausl RE; **130–131** Willard Library Photo Archive, Battle Creek, MI; **132** Wellcome Library, London; **133** Science Museum/Science & Society Picture Library; **134** www.rarehistoricalphotos.com; **135al**, **135ar**, **135cal**, **135car**, **135cbl**, **135cbr**, **135bl**, **135br** Courtesy Bethlem Museum of the Mind, Beckenham, Kent; **136** Bodleian Library, University of Oxford. With kind permission of the Trustees of the Wilfred Owen Estate; **138a**, **138b** Courtesy Bethlem Museum of the Mind, Beckenham, Kent; **139** Mental Health Museum, Wakefield; **140** Private Collection, on loan to Tate, London; **141** Tate, London; **142a**, **142b**, **143a**, **143b** Courtesy Langdon Down Museum, Teddington, Middlesex; **144al** Heinrich Mermann Mebes, *Follow God abandon Gods 'Folgt=Gott Verlast=Götter'*, inv. 413v. © Prinzhorn Collection, University Hospital Heidelberg; **144ar** Heinrich Mermann Mebes, *Follow God abandon Gods 'Folgt=Gott Verlast=Götter'*, inv. 413r. © Prinzhorn Collection, University Hospital Heidelberg; **144b** Heinrich Mermann Mebes, *How honour helps? (Book 5) 'Wie Ehre hilf?' (Fünftes Heft)*, inv. 382. © Prinzhorn Collection, University Hospital Heidelberg; **145** Heinrich Mermann Mebes, *Innocence Love (Book 3) 'Unschuld Liebe' (Drittes Heft)*, inv. 381 (interior). © Prinzhorn Collection, University Hospital Heidelberg; **146–147** Franz Joseph Kleber, *Plan of the Regensburg Institution, Kartause Prüll*, inv. 4506. © Prinzhorn Collection, University Hospital Heidelberg; **148**, **149al**, **149ar**, **149bl**, **149br** Courtesy Bethlem Museum of the Mind, Beckenham, Kent; **150a** August Johann Klose, *Autobiography and history of the institution*, inv. 673. © Prinzhorn Collection, University Hospital Heidelberg; **150b** August Johann Klose, *Autobiography and history of the institution*, inv. 674. © Prinzhorn Collection, University Hospital Heidelberg; **151** Jacob Mohr, *Proofs 'Beweiße'*, inv. 627/1(1988)r. © Prinzhorn Collection, University Hospital Heidelberg; **152** © Bettmann/Corbis; **154**, **155a**, **155c**, **155b**, **156a**, **156c**, **156b**, **157a**, **157b** Courtesy Bethlem Museum of the Mind, Beckenham, Kent; **158** © Adolf Wölfli Foundation, Museum of Fine Arts Berne, Berne; **159**, **160a**, **160c**, **160b**, **161a**, **161b** Courtesy Bethlem Museum of the Mind, Beckenham, Kent; **162** Wellcome Library, London; **163** Courtesy Bethlem Museum of the Mind, Beckenham, Kent; **164a** Institute of the History of Medicine, University of Vienna; **164bl**, **164br** Photo akg-images/ Denise Bellon; **166** Wellcome Library, London; **167** Courtesy Bethlem Museum of the Mind, Beckenham, Kent; **168–169** Photo Jean-Philippe Charbonnier/Gamma-Rapho/Getty Images; **170a** W. Freeman and J. W. Watts, *Psychosurgery*, 2nd edition. Springfield, Tomas, 1950, pp. 413–414; **170b** Seattle Post-Intellingencer Collection, Museum of History & Industry (MOHAI), Seattle. Photo Ken Harris (1986.5.25616); **171l**, **171r** Reproduced by courtesy of Gould Farm, Monterey, MA; **172–173** Bundesarchiv, Filmarchiv/Transit Film GmbH **175al**, **175ar**, **175cal**, **175car**, **175cl**, **175cr**, **175cbl**, **175cbr**, **175bl**, **175br** Courtesy Bethlem Museum of the Mind, Beckenham, Kent; **176** Private Collection; **177l**, **177r**, **178a**, **178b**, **179a**, **179b** Wellcome Library, London; **180a** Poster, *Now Voyager* (1942) Dir. Irving Rapper. Warner Bros; **180b** Poster, *Dark Waters* (1944). Dir. André De Toth. United Artists; **181a** Poster, *Spellbound* (1945). Dir. Alfred Hitchcock. Selznick/United Artists; **181b** Poster, *The Snake Pit* (1948). Dir. Anatole Litvak. 20th Century Fox; **183** © Raymond Depardon/ Magnum Photos; **185** © 2013 Jon Crispin All Rights Reserved; **186** Erving Goffman, *Asylums: Essays on the Social Situation of Mental Patients and Other Inmates*, Aldine, 1968; **187al**, **187ar**, **187bl**, **187br** Collection Het Dolhuys, Museum of the Mind, Haarlem, The Netherlands; **188** Ken Kesey, *One Flew Over the Cuckoo's Nest*. Viking Press & Signet Books, 1962; **189** Poster, *One Flew Over the Cuckoo's Nest* (1975), with Jack Nicholson. Dir. Milos Forman. United Artists/Fantasy Films; **190** © Tonee Harbert; **192al**, **192ar**, **192bl**, **192br** © Dominic Harris; **194al**, **194ac**, **194ar**, **194cl**, **194c**, **194cr**, **194bl**, **194bc**, **194br** © Uliano Lucas; **196a**, **196b**, **197a**, **197b** © Christopher Payne/Esto; **198a** © 1972 Graziano Arici/Giuliano Scabia; **198b** Photo Marc Edward Smith. © Archivio Graziano Arici; **199a** Photo Renzo Vaiani, 1965. Biblioteca Panizzi, Reggio Emilia; **199b** Archivio Fotografico, Musei Civici, Reggio Emilia; **200** Photo Renzo Vaiani, 1965. Biblioteca Panizzi, Reggio Emilia; **202** Borthwick Institute for Archives, University of York; **203a** Dumfries and Galloway Archives and Local Studies (DGH1/7/3/2/3); **203b** Dumfries and Galloway Archives and Local Studies (DGH1/7/3/2/1); **204a** Collection of Elizabeth and Geoffrey Stern; **204b** American Folk Art Museum, Blanchard-Hill Collection, gift of M. Anne Hill and Edward V. Blanchard Jr. (1998.10.64); **205** © Adolf Wölfli Foundation, Museum of Fine Arts Berne, inv. A9243-20 (IV/p. 203); **206** Freud Museum, London; **207al**, **207ar**, **207bl**, **207br** Wellcome Library, London. Artist's © reserved; **208–209** Courtesy Bethlem Museum of the Mind, Beckenham, Kent. © the Estate of William Kurelek, courtesy of the Wynick/Tuck Gallery, Toronto; **210a**, **210b**, **211a**, **211b**, **212a**, **212b**, **213al**, **213ar**, **213bl**, **213br**, **214** Courtesy Associazione La Nuova Tinaia Onlus, Florence; **215** Rosemary Carson/The Wellcome Library, London; **216** © Visuals Unlimited/Corbis; **219** Damien Lovegrove/Science Photo Library; **220l** www.adbusters.org/spoofads; **220r** www.freakingnews.com; **221l** Parody of 1943 anti-Nazi propaganda poster 'You Ride With Hitler When You Ride Alone' painted by Weimer Pursell, from www.http:// knowyourmeme.com/; **221r** Parody of Edgar Allen Poe 'The Raven'; **222a**, **222b**, **223** Courtesy American Dance Therapy Association (ADTA); **224a**, **224b**, **225**, **227a**, **227bl**, **227br** OPZ Geel, Belgium; **228a**, **228b**, **229a**, **229b** © Hugo Minnen; **231a**, **231acl**, **231acr**, **231bcl**, **231bcr**, **231bl**, **231br** Reproduced by courtesy of Gould Farm, Monterey, MA; **232** Javier Téllez, *Caligari and the Sleepwalker*, 2008. Super 16mm film transferred to high-definition video, black and white, 5.1 digital dolby surround, Duration 27'07", original version in German with English subtitles. Courtesy Galerie Peter Kilchmann. © Javier Téllez; **234–235** Photo Wellcome Images. © Copyright Bobby Baker; **236a**, **236b** Bethlem Gallery, Beckenham, Kent. © David Beales; **237al**, **237ar**, **237bl**, **237br** Courtesy Associazione La Nuova Tinaia Onlus, Florence; **238–239** Javier Téllez, *Schering Chess*, 2015. Installation, mixed media, 93 × 119 × 119 cm (36 5/8 × 46 7/8 × 46 7/8). Courtesy Galerie Peter Kilchmann. © Javier Téllez; **240**, **241**, **242a**, **242b**, **243a**, **243b** Courtesy Associazione La Nuova Tinaia Onlus, Florence; **244** Bethlem Gallery, Beckenham, Kent. © Josip Lizatovic; **245a**, **245b** © Shana Moulton; **246–247** Courtesy Meyer Riegger. © Eva Kotátková; **248a** Courtesy the vacuum cleaner, in collaboration with Hannah Hull. Drawing by Michael Duckett; **248b** Courtesy the vacuum cleaner, in collaboration with Hannah Hull. *Madlove: A Designer Asylum* (2015), the vacuum cleaner and Hannah Hull. Commissioned by FACT with support from Wellcome Trust and British Psychology Society. Image Stephen King; **256** Science Museum, London/ Wellcome Images.

致谢

我在筹备和策划惠康博物馆的展览“贝德莱姆：精神病院的前生今世”时写了这本书。我非常感谢惠康公共计划的负责人詹姆斯·佩托（James Peto）在整个过程中对我的研究给予的热情和慷慨的支持。我还要特别感谢“贝德莱姆”展的联合策展人芭芭拉·罗德里格斯·穆尼奥斯（Bárbara Rodríguez Muñoz），她为这些想法的成形提供了巨大帮助，并向我提供了许多引人入胜的材料。

我在很大程度上依赖于惠康图书馆及其图像收藏，这里有关于医学人文科学特别是疯病历史的无与伦比的资源。我希望这本书能凸显他们馆藏之丰富。在研究过程中，我得到了这里工作人员的宝贵支持：特别感谢菲比·哈金斯（Phoebe Harkins）和罗斯·麦克法兰（Ross Macfarlane）在早期提供的专业指导；感谢克丽缇娜·福钦纳（Crestina Forcina）为我收集了肖像收藏中的诸多宝贵资料；感谢斯蒂芬·洛瑟（Stephen Lowther）让我能够接触到尚未编目的成箱的短时效藏品；也感谢茱莉亚·讷斯（Julia Nurse）在发掘早期文本、手稿及插图方面的专业知识和热心。

感谢所有提供图像资料的博物馆、医院、档案馆和其他出借方。特别感谢伯利恒艺术和历史收藏基金会（Bethlem Art and History Collection Trust）的档案保管员柯林·盖尔（Colin Gale），以及海尔精神病院的档案保管员伯特·博克斯（Bert Boeckx）。它们的独特历史收藏对讲好本书的故事至关重要。还要感谢玛利亚·伦德尔（Maria Rundle），与我分享了反映古尔德农场历史的故事和图像。在伯利恒医院，我还要感谢苏金德·舍吉尔（Sukhinder Shergill）和他在国家精神病中心（National Psychosis Unit）的团队，让我得以目睹他们的杰出工作，也感谢理查德·莫利（Richard Morley）安排了此次访问。

特别感谢安德鲁·斯库尔（Andrew Scull）花时间阅读本书初稿，并提出他一向深刻的评论；感谢莎拉·钱尼（Sarah Chaney），她在早期阶段与我分享了她关于收容所历史的丰富知识；感谢奥利弗·塞克斯（Oliver Sacks），向我介绍了古尔德农场及其他许多知识；感谢迈克尔·内弗（Michael Neve），关于疯病的历史，他比我所知道的要多得多；一如既往地感谢路易丝（Louise）的支持与鼓励。我还要感谢在此过程中很多人的谈话和见解，包括罗德里·黑沃德（Rhodri Hayward）、尼克·赫维（Nick Hervey）、罗博·霍华德（Rob Howard）、詹姆斯·里德比特（James Leadbitter）、约翰·马克斯（John Marks）、维多利亚·诺斯伍德（Victoria Northwood）、罗温·洛斯（Rowan Routh）、松努·仙达萨尼（Sonu Shamdasani）、维多利亚·蒂希勒（Victoria Tischler）和尼克·特罗曼斯（Nick Tromans）。

这本书由泰晤士–哈德逊出版社的一个杰出团队制作：非常感谢简·莱恩（Jane Laing）、特里斯坦·德·兰西（Tristan de Lancey）和玛利亚·拉瑙罗（Maria Ranauro）出色的编辑、设计和图片工作。还要感谢我的经纪人卡洛琳·蒙哥马利（Caroline Montgomery）和惠康博物馆的出版人柯蒂·托比瓦拉（Kirty Topiwala），感谢她们的能力和付出，帮助我将千头万绪整合在一起。

本书献给萨拉·惠勒（Sarah Wheeler）和“精神搏击俱乐部”（Mental Fight Club），感谢他们提供了一个如此鼓舞人心的实例，告诉我们“社区护理”可以且应该是怎样的。

好奇即本能，探索即欲望

wellcome collection

惠康博物馆是你无可救药的好奇心的无偿满足之地，致力于探索医学、生活与艺术在过去、现在和未来的联系。惠康博物馆隶属惠康基金会（Wellcome Trust）。惠康基金会是一家全球慈善基金会，为自然科学、人文学科、社会科学与公众活动领域的优秀人才助力，以增进所有人的健康福祉。

PILLS

封面图：弗朗兹·约瑟夫·克莱伯《雷根斯堡收容所的设计方案，普鲁尔修道院》（*Plan of the Regensburg Institution, Kartause Prüll*），编号 4506。© 普林茨霍恩收藏馆，海德堡大学医院。

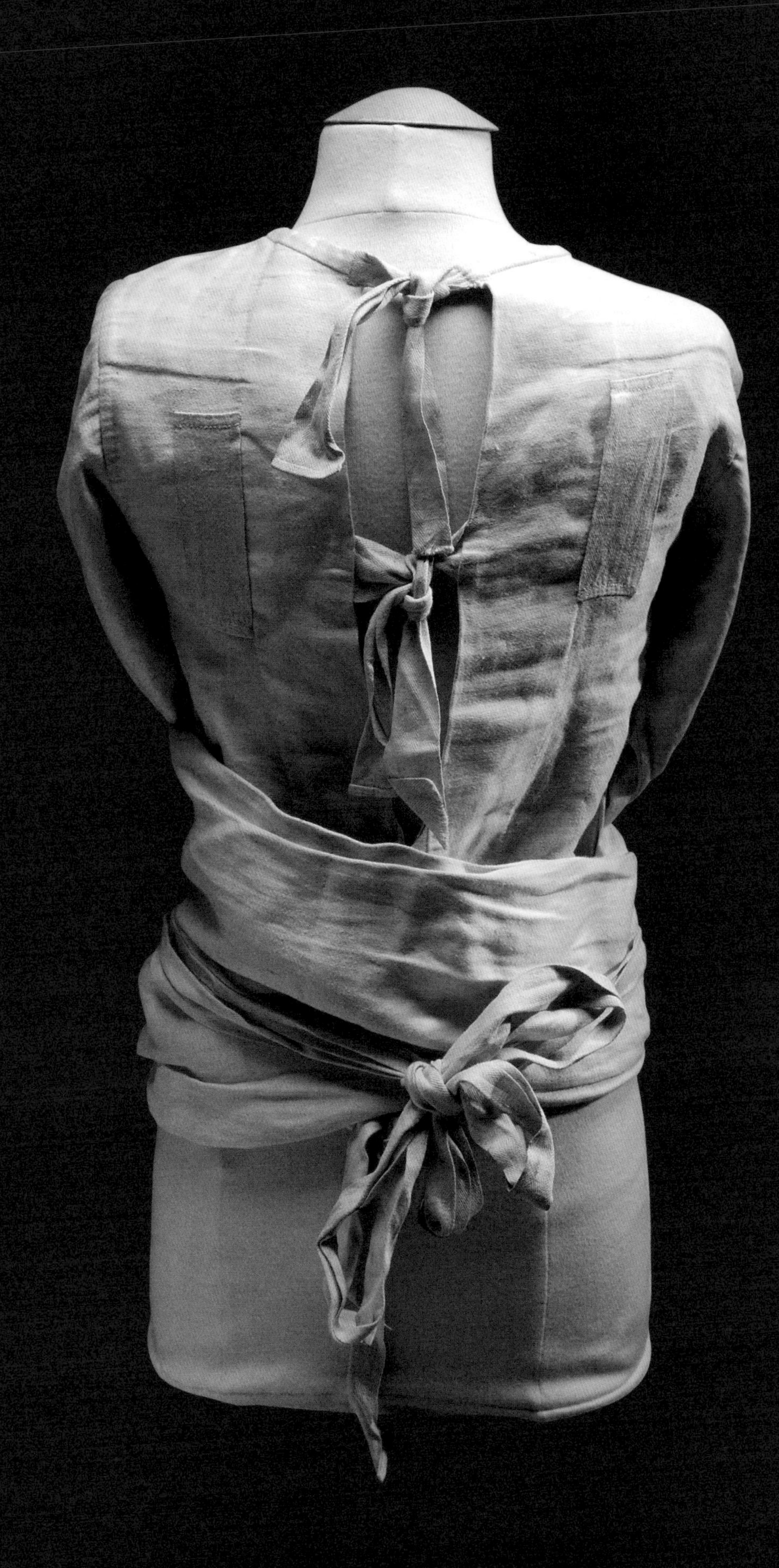

图书在版编目（CIP）数据

见证疯狂：精神病院的前世今生 /（英）迈克·杰伊 (Mike Jay) 著；邵池译. -- 海口：海南出版社，2023.3

书名原文：This Way Madness Lies：The Asylum and Beyond

ISBN 978-7-5730-0354-6

Ⅰ. ①见… Ⅱ. ①迈… ②邵… Ⅲ. ①精神病医院－历史－世界 Ⅳ. ① R197.5

中国版本图书馆 CIP 数据核字 (2022) 第 251464 号

见证疯狂——精神病院的前世今生
JIANZHENG FENGKUANG——JINGSHENBINGYUAN DE QIANSHI-JINSHENG

作　　者　［英］迈克·杰伊
译　　者　邵　池
审　　订　王子耕
责任编辑　余传炫
特约编辑　马步匀　董　婧
封面设计　李珊珊
版式设计　李爻爻
内文制作　陈基胜
海南出版社 出版发行
地　　址　海口市金盘开发区建设三横路2号
邮　　编　570216
电　　话　0898-66822134
印　　刷　中华商务联合印刷（广东）有限公司
版　　次　2023 年3月第1版
印　　次　2023 年3月第1次印刷
开　　本　889 mm × 1194 mm　1/16
印　　张　16
字　　数　307千字
书　　号　ISBN 978-7-5730-0354-6
定　　价　198.00元